当代岭南中医风湿名家临床经验集

黄清春　储永良　主编

U0301996

全国百佳图书出版单位
中国中医药出版社
·北京·

图书在版编目（CIP）数据

当代岭南中医风湿名家临床经验集 / 黄清春 , 储永
良主编 . -- 北京 : 中国中医药出版社 , 2025.3
ISBN 978-7-5132-9360-0

Ⅰ . R259.932.1

中国国家版本馆 CIP 数据核字第 202553E0W8 号

中国中医药出版社出版

北京经济技术开发区科创十三街 31 号院二区 8 号楼
邮政编码　100176
传真　010 - 64405721
河北省武强县画业有限责任公司印刷
各地新华书店经销

开本 787×1092　1/16　印张 30　彩插 1.25　字数 541 千字
2025 年 3 月第 1 版　2025 年 3 月第 1 次印刷
书号　ISBN 978 - 7 - 5132 - 9360 - 0

定价　120.00 元
网址　www.cptcm.com

服 务 热 线　010—64405510
购 书 热 线　010—89535836
维 权 打 假　010—64405753

微信服务号　zgzyycbs
微商城网址　https://kdt.im/LIdUGr
官 方 微 博　http://e.weibo.com/cptcm
天猫旗舰店网址　https://zgzyycbs.tmall.com

如有印装质量问题请与本社出版部联系（010 - 64405510）

《当代岭南中医风湿名家临床经验集》
编委会

支撑项目

1. 国家中医药管理局高水平中医药重点学科建设项目

NATCM's Project of High–level Construction of Key TCM Disciplines

项目编号：zyyzdxk–2023162

2. 李济仁学术经验传承工作室 中医二院〔2020〕161 号

吕 序

中医学是中华文明的璀璨瑰宝，几千年来一直守护着中华民族的健康。经过历代医家不断探索实践，并在传承中不断创新，中医学已经形成完整的理论、思维和治疗体系，成为我们诊疗常见病、慢性病乃至复杂疑难疾病的重要手段。西医学发展日新月异，中医学的研究同样突飞猛进。中华人民共和国成立以来，党和政府高度重视中医药的发展，特别是党的十八大以来，习近平总书记对中医药发展多次作出重要指示，党和政府出台了一系列政策措施，以促进中医药的发展。《中华人民共和国中医药法》已由中华人民共和国第十二届全国人民代表大会常务委员会第二十五次会议于 2016 年 12 月 25 日通过，现予公布，自 2017 年7 月 1 日起施行。2019 年，中共中央、国务院发布了《关于促进中医药传承创新发展的意见》。随后，国务院又多次出台具体的落实政策和措施，中医药发展进入了天时、地利、人和的大好局面，中医药步入快速发展的轨道。本书正是在这一大环境下应运而生的。

岭南地区温度高、湿度大，风湿病是当地的多发病，严重危害着人们的健康。国家卫生健康委员会 2019 年推出了《综合医院风湿免疫科建设与管理指南（试行）》，体现了国家对风湿病的重视。中医药作为当代医学的重要组成部分，在风湿病这类复杂疑难疾病的诊疗上有独到之处。

"中医水平站在前沿，现代医学跟得上，管理能力匹配到位，为患者提供最佳的诊疗方案，探索构建人类完美的医学"一直是广东省中医院的发展目标。医院践行"读经典、跟名师、做临床"这一指导方针，邀请了多批全国知名中医来广东省中医院带徒，打破了传统的流派之别，培养了一批岭南风湿名家。后来，医院又引进以刘良院士为领军人物的科学家，立足临床，用现代技术进行了系列创新性研究，汇通中西，面向国际，取得重大的研究成果，引领了大湾区中医风湿免疫学科的快速发展。继建立以防治自身免疫性疾病为主攻方向的大湾区国家中医药重点实验室之后，2021 年广东省中医院又获批建设省部共建中医湿证国家重点实验室，其主要的切入点之一就是免疫相关疾病。

中医的生命力在于临床，中医要发展，必须守住中医的"根"。同时，与其他学科的发展一样，中医要吸收人类文明的全部成果，包括西医学的成果，如此中医才能更好、更快地发展。年轻一辈的中医从业者需"继承不泥古，发扬不离宗"。黄清春教授领衔广东省中医药学会风湿病专业委员会和岭南中医抗风湿病联盟两个平台的成员，编写了《当代岭南中医风湿名家临床经验集》。本书汇聚了黄清春、陈纪藩等一批岭南地区知名中医风湿病专家治疗常见风湿病的临床经验，从对该类疾病病因病机的认识、临床辨证论治思路、中西医融合临床经验，到临证心得与体会进行全面了总结，有着岭南务实创新的风格，将国内外的新诊疗技术与传统经典的中医药经验进行融合创新，形成很多独具岭南特色的诊疗技术和方法，凸显了岭南地区中西医结合治疗风湿病的学术特点。本书既是一部传承之作，也是一部创新之作，是岭南地区风湿病学科蓬勃发展的一个缩影。希望这部专著能够给从事风湿病诊治的医务人员提供启迪，帮助他们提高诊治水平，为岭南风湿病的诊疗发展添砖加瓦。同时期待在两个平台的推动下，在各位专家的共同努力下，年轻医生在应用中医药诊治风湿病的研究方面走上更高的台阶。

广东省中医药学会会长

吕玉波

广东省中医院名誉院长

2024 年 12 月

黄　序

　　得益于改革开放的先机，岭南地区的经济经过30多年的快速发展，已接近甚至达到发达国家的水平，人们对医疗健康和服务的要求也越来越高。岭南地处北回归线两侧，北倚五岭（大庾岭、骑田岭、都庞岭、萌渚岭、越城岭），南临海洋，包括广东、广西大部，以及海南等地区，形成与中原地区截然不同的湿热气候环境，人的体质也具有独特的地方特征。《岭南卫生方》谓："岭南既号炎方，而又濒海，地卑而土薄。炎方土薄，故阳燠之气常泄；濒海地卑，故阴湿之气常盛。"

　　岭南风湿专科近年来蓬勃发展，中西医融合水平全国领先。以刘良院士为领军人物的科学家，守正创新，立足临床，用现代高精尖技术手段进行系列创新性研究，汇通中西，面向国际，取得重大的研究成果，引领大湾区中医风湿免疫学科快速发展。以陈纪藩教授、邓兆智教授为代表的当代风湿界同仁，有着岭南地区医家务实创新的风格，把国内外最新的诊疗技术与传统经典的中医药经验进行融合创新，总结出很多独具岭南地区特色的诊疗技术和方法。在活跃的学术氛围中，先后涌现出大批年轻的风湿科医生，他们已逐渐成为风湿学科的中坚力量，起着传承创新、承前启后的作用。

　　风湿病是一系列风湿疾病的总称，往往涉及多系统受累、多器官受损。大部分风湿病病因不清、病机不明，给诊断、治疗造成很大困扰。随着现代检测技术的进步，我们发现越来越多的复杂疑难疾病伴有不同程度的免疫功能紊乱，越来越多的其他专科疾病的源头多与风湿免疫相关。如何汇集临床医生的集体智慧，不断优化中西医结合诊疗方案，更好地实现达标治疗，是临床医生不懈追求的目标。

　　本书依托于广东省中医药学会风湿病专业委员会和岭南中医抗风湿联盟两个平台，汇集岭南多位具有高级职称的临床一线医生，根据临床指南和临床路径，结合自己的真实体会和实践经验，针对常见风湿疾病的病因病机、辨证论治思路、中西医融合经验和临证心得与体会进行分析总结，便于互相启发，相互借鉴，为广大风湿界的年轻医生和临床一线的基层医生提供参考和帮助。希望大家从中汲取营养，不断丰富和提高自己的临床技术水平，造福更多的风湿病患者。

广东省中医院风湿科主任　黄清春

2024 年 12 月

储　序

　　风湿疾病历史悠久，在中医学文献和西方医学史上都有清晰记载。该类疾病病因多与先天禀赋有关，病机复杂，临床证候多变，个体差异大，而且易致残、致死，所以历代医家不断研究，继往开来，在传承中创新，逐渐形成当代中西医融合的风湿病诊疗体系，在风湿病诊疗模式上百家争鸣，其研究成果更是百花齐放，各得其果。

　　岭南地区是中医的热土，风湿病是临床的疑难杂症，中医界人士迎难而上，躬耕于风湿病的临床工作及研究中，呈现出术成流、学成派的学术氛围。大家在继承老一辈国医大师或全国名中医学术思想的基础上，博采众长，融合多家经验，应用现代科研方法，促进中医、中西医结合理论的不断创新，在群星璀璨的风湿名家背后，出现了一批耀眼的新生代医家。

　　本书系黄清春教授在主持广东省中医药学会风湿病专业委员会、创立岭南中医抗风湿联盟的背景下，带领其他专家梳理岭南地区各风湿病流派的学术思想，由各位老师亲自执笔，撰写而成！同时，本书也是李济仁学术经验传承工作室的工作成果之一。希望本书的出版能为中医风湿病诊疗事业添砖加瓦，对临床发展有所裨益！

广东省中医院珠海医院风湿血液科主任　储永良

2024 年 12 月

目 录

第一章　类风湿关节炎

第二章　强直性脊柱炎

第三章　系统性红斑狼疮

第四章　痛风

第五章　干燥综合征

第十一章 纤维肌痛综合征

第十二章 反应性关节炎

第十三章 骨关节炎

第十四章 原发性骨质疏松症

第十五章 成人斯蒂尔病

第十六章 复发性多软骨炎

第十七章　冷球蛋白血症

第十八章　自身免疫性肝炎

第十九章　IgG4 相关性疾病

第二十章　回纹型风湿症

第二十一章　自身炎症性疾病

第二十二章　产后痹

第二十三章　结缔组织病相关肺间质疾病

第二十四章　白塞病

第二十五章　免疫性不孕

第二十六章　狼疮性肾炎

第二十七章　抗磷脂综合征

第一章 类风湿关节炎

第一节 陈纪藩教授诊治经验

一、对病因病机的认识

陈纪藩教授在《黄帝内经》《金匮要略》等经典理论基础的上既有继承又有创新，结合现代科学研究风湿病的发病机理，认为类风湿关节炎（rheumatic arthritis，RA）的发生是由肝肾不足，气血虚弱，感受风、寒、湿邪所致。寒热错杂、虚实相兼、阴阳失衡是其主要病理特点，痰瘀互结、筋伤骨损是贯穿本病始终的基本病理环节。

陈纪藩教授认为，RA 属于中医学"痹证"范畴，与其有着相似的病因病机：肝肾气血亏虚是本病发生的内因，而风、寒、湿邪侵袭则为发病诱因。正如《黄帝内经》所言"正气存内，邪不可干"，"邪之所凑，其气必虚"。《金匮要略·脏腑经络先后病脉证》中"若五脏元真通畅，人即安和"告诉我们——人体元真之气以先天精气为基础，赖后天水谷精微培育，元真通畅，即元真之气充盛而通行全身，各脏腑、经络等组织器官功能协调，整体生命运动保持相对稳态，则人体安和，不易受邪发病。《黄帝内经》中"风寒湿三气杂至，合而为痹"则点明其发病与六淫邪气侵袭密切相关："风邪"为百病之长，腠理空虚，客气邪风，善由外乘虚而入，流注关节；饮酒、劳汗、饮食不节等不良习惯致"湿浊"内生，内外"湿邪"相合而致湿痹，亦可积聚成"痰"，痰湿蕴结则肿；秋冬居处不慎，涉水饮冷，"寒邪"偏盛，可致经脉骨节挛缩痹阻，陈寒痼冷不去则疼痛不已，关节拘急；居处环境或气候湿热，或嗜烟饮酒、好肥甘厚腻，"热邪"痹阻，则关节红肿热痛。病程迁延，寒凝气滞，经气不通，或痰湿胶着，阻碍气血流通，或阴亏血少不能充盈脉络，或（阳）气虚不能行血，皆可导致"血瘀"，不通则痛，病情反复发作。

因此，在 RA 的发展和转归中：一方面正虚招邪，邪恋复伤正，如此反复，虚实相兼；另一方面，随着体质偏胜、药食、气候等因素的影响，风湿之邪或从阳化热，或从阴化寒，或阴损及阳，或阳损及阴，表现为寒热错杂、阴阳两虚的证候，终致脏腑功能失调，湿邪胶着不解，痰瘀凝结关节而筋伤骨损，肢体畸形废用。正虚有邪，寒热错杂，湿瘀互结，病情缠绵，经久不愈是本病常见的特点。陈纪藩教授据此提出"祛风除湿、补益肝肾、活血化痰、通络止痛"并用的治法，在经方桂枝芍药知母汤的基础上研制出具有知识产权的通痹灵片、通痹合剂和通痹合剂 2 号，取得了较好的临床疗效，并获得专利 2 项，形成中医治疗 RA 的一大特色，丰富和发展了经典理论对 RA 病因病机的认识。

二、辨证论治思路

陈纪藩教授认为，RA 的产生关系正邪两方面，正虚是内因，多由先天禀赋不足或年高体弱，气血肝肾亏虚，导致筋骨失养。陈教授根据多年临床经验，从正邪两方面入手，强调辨证最重要的是分清寒热和邪实正虚，辨邪实要分清风寒湿何者偏盛，辨正虚要分清何脏腑虚弱，通常将 RA 分为以下证型辨治。

1. 风寒湿痹

主症：肢体关节疼痛、肿胀或重着，局部皮色不红，触之不热，晨僵明显，关节屈伸不利，遇冷则痛甚，得热则痛减，或见恶风发热，汗出，肌肤麻木不仁。舌质淡或淡红，苔薄白或黄白相间，脉弦紧或浮缓或弦细。

治法：祛风散寒，除湿通络，或兼清热养阴。

方药：桂枝芍药知母汤加减。

组成：桂枝 15g，赤芍、白芍各 15g，知母 12g，防风 15g，白术 15g，制附子 12g（先煎），炙甘草 6g，或加生姜 3 片。

加减：若风邪盛者，关节游走性疼痛、恶风，酌加羌活 12g，独活 12g，桑枝 30g，海风藤 30g，白芷 12g，七叶莲 30g，祛风止痛；若寒邪盛者，关节疼痛剧烈，得温则舒，加细辛 3g，温阳散寒止痛；若湿邪盛者，关节肿胀、重着，肌肤麻木不仁，酌加粉萆薢 30g，泽泻 15g，猪苓 15g，防己 12g，茯苓皮 30g，利湿消肿。

2. 风湿热痹

主症：关节红肿热痛，或伴有积液，晨僵，肢体酸楚沉重，关节屈伸不利，或伴发热、口苦，口渴不多饮，食欲不振。舌质红或暗红，苔黄腻，脉弦或弦数。

治法：清热祛湿，通络止痛，或兼活血祛瘀。

方药：四妙散加味。

组成：苍术 15g，黄柏 15g，薏苡仁 30g，川牛膝 15g，泽兰 12g，粉萆薢 30g，忍冬藤 30g，防风 15g，白花蛇舌草 30g，羌活 12g，独活 12g。

加减：湿热中阻者，纳呆便溏，舌苔厚腻，加绵茵陈 20g，土茯苓 30g，砂仁 10g（后下），行气化湿；湿热上攻者，咽喉肿痛，加桔梗 12g，岗梅根 30g，生甘草 10g，利咽解毒；瘀热互结者，关节疼痛剧烈，加三七片 10g，全蝎 6g，姜黄 12g，活血止痛。

3. 痰瘀阻络

主症：周身关节疼痛剧烈，疼痛部位固定不移，关节屈伸不利，周围可见皮下硬结，肌肤甲错，肢体有瘀斑，口渴不欲饮，或见午后或夜间发热。舌质紫暗或有瘀点、瘀斑，舌苔白或薄黄，脉细涩。

治法：化痰祛瘀，搜风通络。

方药：桂枝茯苓丸加减。

组成：桂枝 15g，茯苓 20g，牡丹皮 12g，赤芍 15g，桃仁 12g，当归 12g，川芎 12g，威灵仙 15g，川续断 15g，牛膝 15g。

加减：顽痹，加白僵蚕 12g，乌梢蛇 12g，地龙 12g，全蝎 6g，以加强活血通络之功；关节肿胀经久不消者，加浙贝母 15g，姜黄 15g，白芥子 12g，橘红 12g，路路通 20g，以消痰散结通络。

4. 肝肾不足

主症：关节疼痛日久，腰膝酸冷，屈伸不利，或手足拘急，或关节畸形、强直，头晕耳鸣，心悸不宁，肌肉瘦削。舌质淡红，苔薄白，脉沉。

治法：补益肝肾，蠲痹通络。

方药：独活寄生汤加减。

组成：独活 12g，桑寄生 30g，茯苓 20g，桂枝 15g，白芍 15g，熟地黄 15g，当归 12g，白术 15g，防风 15g，细辛 3g，盐牛膝 15g，盐杜仲 15g，川续断 15g，秦艽 12g，熟党参 20g。

加减：病邪日久则伤阴，精血不荣，筋脉拘挛者，可用六味地黄丸（生地黄 15g，山茱萸 15g，怀山药 20g，泽泻 15g，茯苓 20g，牡丹皮 12g），加鹿衔草 12g，丹参 15g，枸杞子 12g，女贞子 12g，石斛 15g，木瓜 12g，伸筋草 15g，以补肾养阴，舒筋活络。

5.气血亏虚

主症：肢体关节酸痛，肌肤麻木不仁，入夜尤甚，伴有神疲乏力，面色少华，头晕耳鸣，心悸气短，自汗。舌质淡红或淡胖，有齿痕，苔薄白，脉沉细或弱。

治法：益气养血，除湿通络。

方药：黄芪桂枝五物汤加味。

组成：黄芪 30g，桂枝 12g，白芍 15g，生姜 3 片，大枣 10g，熟地黄 15g，当归 12g，鸡血藤 30g，党参 20g，茯苓 20g，白术 15g。

加减：阳气亏虚，气血不能通达于四肢，四肢畏冷者，酌加制附子 12g（先煎），桑寄生 15g，骨碎补 15g，牛膝 15g，杜仲 15g，鹿衔草 15g，淫羊藿 15g，巴戟天 15g，补益肝肾，强筋健骨，温阳散寒。

6.寒热错杂，邪陷少阳

主症：寒热证候均不明显，肢体关节疼痛或肿胀，活动受限，或见少阳病诸症。舌质淡或淡红，舌苔黄白相间，脉弦细。

治法：平调寒热，和解少阳。

方药：小柴胡汤或半夏泻心汤加减。

组成：柴胡 10g，黄芩 15g，太子参 15g，法半夏 10g，石斛 15g，叶下珠（阴阳草）30g，七叶莲 30g，夏枯草 10g，茯苓 15g，白术 10g，炙甘草 6g，黑枣 6g，生姜 3 片。

加减：若上肢关节病重者，加桑枝 15g，羌活 12g，威灵仙 12g，祛风通络止痛；下肢关节病重者，加独活 12g，牛膝 15g，防己 12g，萆薢 30g，通经活络，祛湿止痛。

三、中西医融合临床经验

陈教授指出，我们要坚守中医阵地，但也不可忽视西医治疗，应取长补短，西药疗效确切，可长期服用，西医配合中医治疗，共同控制病情。比如患者病情处于疾病活动期，关节肿痛明显，可配合非甾体抗炎药（NSAIDs）消炎止痛，尽快减轻患者痛苦；配合经典抗风湿药物甲氨蝶呤片等控制骨质破坏，延缓疾病进展。对于传统经典方案效果不佳的患者，生物制剂也是选择之一。

四、临证心得与体会

陈教授认为整体观念是中医学的根本指导思想,诊病不能"只见树木,不见森林"。一者,分析 RA 的病机时需要联系五脏六腑、气血津液,方能准确辨证。二者,许多风湿病的发生发展都与个体体质、饮食、情绪,以及居处环境、生活习惯、职业性质、气候变化等因素有关,我们眼里要有疾病,更要有患者及其周边环境。

辨病与辨证相结合,具体治法因人而异,在同一疾病的不同阶段,根据不同辨证结果而采用不同治法,此即体现了同病异治之思想。例如辨病为 RA,其根本病机是肝肾气血亏虚,临床上当患者关节肿痛明显时多数以邪实为主,治疗应以祛邪为主,兼顾扶正。在不同阶段辨证施治,例如当湿热偏盛时先以清热祛湿、通络止痛为法,待湿热去再以桂枝芍药知母汤加减祛风养阴,肿痛渐消,最后则需补肝肾、益气血以培其本,用独活寄生汤加减补肝肾以巩固疗效。通过整体观的思考,运用辨证论治之方法,灵活运用多种药物,疗效更好。

陈教授十分强调脾胃之重要性。脾胃为后天之本、气血生化之源,肾之精气、肝之阴血均有赖于它运化的水谷精微的充养。脾胃健,气血旺,一者气血畅行,营卫调和,邪无所附,二者肝肾精血充盛,筋骨关节得以滋养。若脾胃受损,则药食皆拒而不纳。故顾护脾胃,不容忽视。临证之时,当细问饮食、二便情况,不要丢掉这些看似微不足道的细节问题,以此谨察胃气之盛衰;处方之时,即使无明显的消化道症状,亦当加用化湿开胃、制酸止痛之药,如砂仁、海螵蛸等;一旦出现脾胃受损的症状,即应以顾护脾胃为主。RA 临床上多以脾虚胃热、寒热错杂为主,可用半夏泻心汤加减,调补脾胃,不仅可以改善患者的全身情况,也可以明显减轻一些抗风湿药对胃肠道的副作用,使患者能够坚持服药治疗。

RA 是一种慢性顽疾,治疗不能操之过急,须缓以持之。治疗本病应以提高疗效为前提,在准确辨证开具处方的同时,可辅以通痹灵片(每次 6 片,每日 3 次)和(或)昆藤通痹合剂(每次 12mL,每日 2 次)祛风除湿、活血通络止痛,外敷加味双柏散消肿止痛,尚可开展综合疗法如中药熏洗、离子透入、磁疗、药物注射、针灸按摩、蜡疗、火罐疗法等,充分发挥中医药的优势以提高疗效。同时应指导患者进行适宜摄养和功能锻炼,帮助其改善局部和全身功能,以提高生活质量。

参考文献

［1］林昌松，刘晓玲，关彤，等.薪火相传——陈纪藩名老中医学术思想精粹 [M].广州：广东科技出版社，2014.

［2］刘清平，陈纪藩，林昌松，等.金匮要略原则指导风湿病治疗 [J].陕西中医，2009，30（9）：1245.

［3］陈光星，徐长春.陈纪藩教授治痹证的特点 [J].广州中医药大学学报，2000（2）：178-180.

［4］刘清平，陈宗良.陈纪藩教授治疗痹证经验 [J].四川中医，2001（1）：5-6.

［5］陈光星，黄鹂.陈纪藩在痹证中运用通法的经验 [J].江西中医药，2000（4）：5-6.

［6］刘敏.陈纪藩运用对药治疗痹证的经验 [J].中华中医药杂志，2006（10）：604-606.

［7］廖世煌，刘晓玲.陈纪藩教授治疗类风湿病经验简介 [J].新中医，1996（4）：13-14，16.

［8］林昌松，关彤，刘晓玲，等.陈纪藩治疗类风湿关节炎临证经验述要 [J].中医药学刊，2004（2）：214-216.

［9］陈纪藩，沈晓燕，刘晓玲.提高难治性类风湿性关节炎中医疗效的思路 [J].中国中医基础医学杂志，1999（9）：14-15.

［10］陈纪藩，赵会芳.中医药治疗类风湿性关节炎的优势及研究中存在的问题 [J].新中医，1998（4）：63-64.

［11］关彤，林昌松，陈光星，等.通痹灵治疗不同证型类风湿关节炎212例疗效分析 [J].中国中医药科技，2004（4）：241-242.

（陈光星，刘清平）

第二节　沈鹰教授诊治经验

一、对病因病机的认识

岭南位于中国五岭以南，包括广东、广西大部，以及海南等地区。岭南具有热带、亚热带海洋性季风气候特点，日照充分，雨水丰富，春季常潮湿，夏、秋季多台风，冬季时有寒潮，地理气候特点决定了个人体质、生活习俗和疾病特点，对于风湿性疾病这类与气候密切相关的疾病来说，直接影响其发病特点、用药反应与治疗效果。《素问·痹论》曰："风寒湿三气杂至，合而为痹也。"风、寒、湿三邪是引起痹证的常见病因，所谓风胜则行痹、寒胜则痛痹、湿胜则着痹。岭南因为气候炎热，湿浊之气较盛，一旦发病，每可形成湿热证型。另外，风、寒、湿三气感染，皆可入里化热，即使原来寒邪较重者，在岭南亦显得寒气偏弱，或表现为寒热夹杂。

风、寒、湿、热之邪侵犯人体，郁于筋骨关节，闭阻经络，气血运行不畅，日久必生瘀血和痰浊，进一步导致筋骨不利，经络闭塞，临床上表现为关节的疼痛、晨僵、肿大、屈伸不利、类风湿结节，甚至关节畸形等。如为热邪所侵，或日久化热，可出现关节红肿、触之发热，伴有口干口苦、大便干燥、舌红苔黄腻等表现。

二、辨证论治思路

在岭南地区，RA发病初期或病情严重时，每表现为风湿热痹证型；治疗后随着病情好转，热邪渐退，则表现为寒热夹杂或风寒湿痹证型；病变后期亦可逐渐呈现肝肾亏虚、气血不足等虚损征象。

沈鹰教授寒热辨证的思路产生于20世纪80年代，他经过详细分析岭南地区RA的上述临床表现特点，在当时缺乏治疗RA有效药物的情况下，采用中医寒热辨证的方法，组成痹证1号方和痹证2号方，分别用于RA风湿热痹证和风寒湿痹证患者。他重用活血化瘀的思路来自国内对活血化瘀药物有抑制自身免疫反应的研究成果，以及大剂量复方丹参注射液（后来改名为香丹注射液）静脉滴注治疗系统性红斑狼疮、慢性肾炎临床经验的启示。此外，沈教授还适当加用非甾体抗炎药（NSAIDs），临床上取得了满意的疗效。后来，考虑到岭南地区风湿病患者即使在病情缓解期亦常表现为寒热夹杂证型，沈教授增加了一个痹证3号方，从而形成"痹证三方"。随着治疗条件的改善，他又采用中药外敷和中药熏蒸等方法治疗RA，制订了相应的处方，形成较为完整的治疗方案。

1. 中药内治

（1）风湿热痹

治法：清热胜湿，祛风止痛。

方药：痹证1号方。

组成：生石膏30g（先煎），知母12g，桂枝6g，鸡血藤30g，丹参30g，络石藤30g，忍冬藤20g，桑枝15g，木瓜15g，薏苡仁20g，防风9g，地龙15g，甘草5g。

水煎服，每日1剂，20天为1个疗程，根据病情可连续服用。

（2）风寒湿痹

治法：祛风除湿，温经散寒。

方药：痹证2号方。

组成：羌活12g，独活12g，秦艽15g，鸡血藤30g，丹参30g，络石藤30g，桂枝9g，防风9g，乌梢蛇15g，威灵仙15，附子9g（先煎），薏苡仁20g，甘草5g。

水煎服，每日1剂，20天为1个疗程，根据病情可连续服用。

（3）寒热夹杂

治法：祛风除湿，活血通络。

方药：痹证3号方。

组成：羌活12g，独活12g，秦艽10g，鸡血藤30g，丹参20g，络石藤30g，薏苡仁20g，木瓜15g，桑枝15g，甘草5g。

水煎服，每日1剂。20天为1个疗程，根据病情可连续服用。

加减：根据病变部位和疼痛程度适当加减。上肢疼痛，加防风9g，桂枝6g；下肢疼痛，加牛膝12g，防己12g；颈肩部疼痛，加葛根15g，威灵仙15g；腰背疼痛，加杜仲15g，续断15g；疼痛剧烈，加土鳖虫10g，姜黄15g。

2. 静脉滴注复方丹参注射液

组成：复方丹参注射液（香丹注射液），5% ～ 10% 葡萄糖注射液。

方法：复方丹参注射液 20mL，加入葡萄糖注射液 250 ～ 500mL 静脉滴注，每日 1 次，20 天为 1 个疗程，休息 5 ～ 7 天后可继续第 2 个疗程。

3. 中药外敷

（1）风湿热痹

主症：局部关节红肿、屈伸不利，或跌打瘀痛。

治法：清热消肿，活血止痛。

方药：关节外敷 1 号方。

组成：生石膏 25g，桑枝 15g，丹参 20g，红藤 20g，制乳香 15g，制没药 15g，鸡血藤 20g，苏木 15g，木瓜 15g，冰片 1g。

方法：以上诸药研成粗粉，水调外敷患处。每日 1 次，每次 30 分钟，20 天为 1 个疗程。治疗时配合频谱仪或神灯局部照射。

（2）风寒湿痹

主症：局部关节疼痛，或颈肩腰背疼痛。

治法：祛风除湿，散寒止痛。

方药：关节外敷 2 号方。

组成：制川乌 15g，制草乌 15g，细辛 9g，松节 20g，威灵仙 20g，丹参 20g，白芷 12g，独活 15g，冰片 1g。

方法：以上诸药研成粗粉，水调外敷患处。每日 1 次，每次 30 分钟，20 天为 1 个疗程。治疗时配合频谱仪或神灯局部照射。

4. 中药熏蒸

治法：祛风除湿，温经散寒，活血通络。

组成：羌活 20g，独活 20g，桂枝 15g，姜黄 20g，防风 15g，细辛 10g，川芎 20g，海风藤 30g，徐长卿 30g，苏木 20g，冰片 1g。

方法：采用多功能肢体熏蒸仪进行四肢熏蒸，每日 1 次，每次 30 分钟，20 天为 1 个疗程。该仪器同时具有中药淋洗功能。

三、中西医融合临床经验

RA 作为一种自身免疫性疾病，属于难治性疾病，临床上靠中药治疗且要取得明显疗效有一定的难度。我们一开始就是用中西医结合的方法来治疗本病的。

20 世纪 80 年代，因治疗该病的西药并不多，临床能选择的药物就是一些普通的非甾体抗炎药和糖皮质激素，这些药物不良反应大，仅能治标，改善一些疼痛症状而已，所以我们还是选择以中医中药为主要治疗方法。从 20 世纪 90 年代开始，一些作用较明显的控制病情药物如甲氨蝶呤（MTX）、来氟米特等先后进入临床。21 世纪初，针对肿瘤坏死因子的生物制剂的问世，给 RA 的治疗带来了更多选择。但由于生物制剂价格相对昂贵，对 RA 患者的初期治疗，我们多采用中药煎剂口服加复方丹参注射液静脉滴注，配合甲氨蝶呤和（或）来氟米特等一线药物口服。患者在用中药寒热辨证重用活血化瘀方案治疗的同时，加上控制病情的药物，疗效明显提高，中西医结合治疗明显优于单用西药治疗。可见，采用中西医结合的治疗方法，既能明显提高疗效，又不会增加患者的经济负担。

四、临证心得与体会

1. 结合岭南特点，抓住疾病重点

RA 是一种受气候影响较大的疾病，岭南气候温热、潮湿，又因夏秋季台风和冬季北方寒潮的影响，不同体质的患者临床上可表现为风湿热证、风寒湿证及寒热夹杂证等不同证型，而在疾病急性期多表现为风湿热证，后期多为寒热夹杂证或风寒湿证。用寒热辨证方法治疗本病，正是适应岭南气候、地理的特点，抓住疾病的重点和主要矛盾，也能删繁就简，便于掌握，在此基础上，再结合患者的某些证候特点适当加减，治疗上能够得心应手，临床疗效亦较满意。

2. 重用活血化瘀类药物

RA 属于中医学"痹证"范畴，《杂病源流犀烛·诸痹源流》云："痹者，闭也，三气杂至，壅蔽经络，血气不行，不能随时祛散，故久而为痹。"本疗法在中药组方中重用丹参和鸡血藤，另加复方丹参注射液（含丹参和降香）增强活血化瘀功效。中医学认为：丹参活血化瘀，功兼四物，可"除风邪留热"，"疗风痹足软"，"骨节疼痛，四肢不遂"（《本草纲目》），"利关节而通脉络"（《本草正义》）；降香行气散瘀，消肿止痛，可治"风湿腰腿痛"（《中药大辞典》）；鸡血藤行血舒筋活络，"壮筋骨，已酸痛"（《本草纲目拾遗》）。三者合而用之，协同作用，可使闭阻之经脉疏通，凝涩之气血畅行，能起到缓解病情的作用。

3. 善用藤类药物

《本草便读》云："凡藤蔓之属，皆可通经入络。"RA 顽疾，因风、寒、湿、热之邪痹阻经络，气血被阻，不通则痛，非搜风通络之品不足以除邪。"痹证三

方"用了较多的枝藤类药物，如鸡血藤、络石藤、忍冬藤、海风藤、红藤、松节、桑枝、桂枝之类，与活血化瘀药物同用起到协同作用，分别发挥活血通络、搜风除湿、清热活络或温经通络等作用，以治疗临床上寒热不同证型的关节痹痛、肿胀变形、活动不利等。

4. 热痹必用石膏

痹证 1 号方专治风湿热痹证，后者常出现于 RA 早期或活动期，此时四肢多关节红肿、灼热，疼痛明显，常伴有口干、心烦、便结、舌质红、苔黄腻等热象。此乃感受岭南湿热之邪，或风寒湿邪感染日久化热，病位在经络筋骨。张仲景《金匮要略·疟病脉证并治》曰："……身无寒但热，骨节疼烦……白虎加桂枝汤主之。"痹证 1 号方即白虎加桂枝汤加减而成，能从表里清除邪热以救关节。一般连服半个月即可起效，2 ~ 3 个月可以获得良效。如与西药甲氨蝶呤和（或）来氟米特同用则效果更佳，且疗效明显优于单用这些西药。待热势控制后，再根据病情寒热改用痹证 2 号方、痹证 3 号方。

5. 重视中医外治

中医外治是中医治病的一个主要方法，尤其对于 RA 这种病邪在经络筋骨的疼痛性疾病，采用温热的中药熏蒸和中药外敷法有明显的疗效。

熏蒸所选用的中药具有祛风除湿、温经散寒、通经活络、活血止痛等功效，且大多为辛香浓烈之品，在温热蒸气的协同作用下，药物的治疗作用更能得到充分发挥，因温热本身可疏松腠理、发汗祛邪、缓解挛急、疏通经脉。一般认为，熏蒸可通过药物的渗透、皮肤的吸收、蒸气的温热刺激等作用，改善局部血液循环，达到消炎、消肿和止痛的目的。

中药熏蒸不仅对风寒湿痹证有效，对风湿热痹证同样有效，吴师机认为，熏蒸对热证亦可用，其原因为"一则得热则行也，二则以热引热，使热外出也"。正如《医学心悟·痹》所说："热则流通，寒则凝塞，通则不痛，痛则不通也。"

中药外敷有两种关节外敷方，分别针对风湿热痹和风寒湿痹证型，用于较严重的关节疼痛和肿胀的局部治疗，配合频谱仪或神灯局部照射效果较好，是"痹证三方"治疗的补充。

6. 寒热辨证重用活血化瘀方案的具体搭配选用

寒热辨证重用活血化瘀方案是治疗 RA 的一系列方案，包括中药口服、中药熏蒸、中药外敷及复方丹参注射液（香丹注射液）静脉滴注，临床上可根据患者客观条件和情况适当选择使用。我们从 20 世纪 80 年代起开始用中药口服加复方丹参注射液静脉滴注治疗本病，适当配合非甾体抗炎药，除原先已用激素者继续维持口服原剂量，逐渐减至最低维持量而最终停用，一般不用激素治疗，即可取得满意疗效；后来加上控制病情的西药甲氨蝶呤和（或）来氟米特，部分患者增加中药外治（熏蒸或外敷），疗效明显提高。但对于门诊患者来说，受条件限制，仅用中药口服加上述西药也有很好的疗效，明显优于单用中药或单用西药。

（沈鹰，接力刚）

第三节　邓兆智教授诊治经验

一、对病因病机的认识

1.先天不足，复感风寒

邓兆智教授认为，RA 是先天禀赋不足或素体正气亏虚，复感风寒湿之邪，气血不行，关节闭涩，或风寒湿热之邪留滞筋骨关节，久之损伤肝肾阴血，筋骨失养所致。邓教授把本病的特点概括为虚、寒、湿、瘀、久、变六个字。虚：素体正气亏虚，肝肾不足，或劳累过度，损耗正气，此为本病的内因。寒：风寒外袭，寒凝血涩，痹阻经脉，久则经络、骨节不利，不通则痛，致关节疼痛不利。湿：湿性浸淫，缠绵难愈，且湿郁日久，化热成毒，热毒相搏，可见关节灼热、肿痛。瘀：风寒湿热之邪留滞筋骨关节，气血痹阻，经脉不畅，日久成瘀，致关节肿大变形、僵硬。久：本病病程漫长，反复发作，除极少数患者病情呈自限性而自愈外，大多罹患终生。变：痹证日久，则内舍其合而致五脏诸多变证。这六个字可以见于所有 RA 患者，一个患者可兼两种疾病特点。就是这样复杂多变的病机，导致 RA 无论是对中医还是西医来说都是一种疑难病、慢性病。

2.肝肾两虚为本，寒热错杂为标

邓兆智教授通过对 RA 患者症状、体征的长期研究分析，认为肝肾两虚是本病最常见的证型，寒热错杂为其基本病理特点。RA 证候单纯者少，复合者多。本病初起以邪实为主，多见寒湿阻络或湿热阻络；晚期或缓解期常数证同见，表现为痰瘀阻络、气血亏虚、肝肾不足、瘀血阻络等。

二、辨证论治思路

邓兆智教授认为，RA 的产生关系正邪两方面，正虚是内因，多由于先天禀赋不足或年高体弱，气血肝肾亏虚，导致筋骨失养，瘀血阻滞。邓教授根据多年临床经验，从正邪两方面入手，强调辨证最重要的是分清寒热和邪实正虚，辨邪实要分清风寒湿何者偏盛，辨正虚要分清楚何脏腑虚弱，通常将 RA 分为以下证型论治。

1. 风寒湿痹

主症：关节疼痛肿胀、屈伸不利，晨起僵硬不适，遇寒加剧，得热稍舒，腰酸膝软，易疲倦乏力，关节局部皮色不红。舌淡，苔白，脉细弱。

治法：祛风宣痹，散寒祛湿。

方药：风湿偏盛者选用羌活胜湿汤加减。

组成：羌活 15g，独活 15g，细辛 5g，防风 15g，柴胡 15g，川芎 10g，秦艽 10g，茯苓 15g。

加减：寒湿偏盛者可选用甘草附子汤加减（附子 15g，白术 20g，桂枝 10g，炙甘草 10g）。此方以气雄性烈之附子温经散寒，配以白术健运中土，佐以桂枝、甘草，所谓辛甘发散为阳，运阳通络，故而全方有散寒湿、通经络之效。

2. 风湿热痹

主症：关节红肿热痛，晨起僵硬难伸，活动受限，常伴有低热，心烦口渴不欲饮，小便短赤。舌红，苔黄腻，脉濡数或滑数。

治法：清热除湿，通络止痛。

方药：宣痹汤合三妙散加减。

组成：黄柏 12g，苍术 10g，牛膝 12g，连翘 15g，滑石 15g，防己 12g，生薏苡仁 30g，甘草 6g。

3. 痰瘀阻络

主症：关节肿痛，日久不愈，晨起僵硬难伸，关节周围皮色暗黑，或痛处不移，呈刺痛、麻木、重着，面色黧黑或关节变形、拘挛，或见关节周围痰核。舌质暗红或有瘀斑、瘀点，苔白腻，脉涩沉或弦涩。

治法：活血化瘀，通络止痛。

方药：身痛逐瘀汤。

组成：桃仁 20g，红花 10g，当归尾 6g，赤芍 15g，川芎 15g，牛膝 12g，秦艽 15g，地龙 12g。

4. 气血亏虚

主症：关节酸痛，或略肿，神疲气短，面色㿠白，伴头晕乏力，心悸，大便溏，纳差。舌淡红，苔薄白，脉细软。

治法：益气活血，和营通络。

方药：邓氏益气养血补肾方。

组成：黄芪20g，党参15g，白术15g，刺五加30g，山茱萸15g，枸杞子20g，菟丝子20g，女贞子15g，白芍15g，当归15g，鸡血藤30g，炙甘草5g。

加减：阴虚明显加龟甲20g，石斛15g；阳虚明显加补骨脂15，鹿茸5g（另炖）。

5. 脾肾亏虚

主症：关节隐痛，或略肿，神疲气短，易疲乏，口淡不渴，大便溏，纳差。舌淡红，苔薄白，脉细软。

治法：益气活血，补益脾肾。

方药：邓兆智补肾健脾方。

组成：黄芪20g，白术15g，淫羊藿15g，鸡血藤15g，生地黄15g，全蝎5g，蜈蚣2条，川续断15g，狗脊15g，刺五加30g，甘草5g，川芎10g，白芍15g。

6. 肝肾阴虚

主症：关节隐痛，或略肿，形瘦体弱，腰膝酸软，口干。舌红瘦，苔少或无，脉弦细。

治法：舒筋通络，滋养肝肾。

方药：邓兆智补益肝肾方。

组成：生地黄20g，龟甲15g（先煎），桑寄生15g，白芍15g，川牛膝15g，枸杞子15g，鸡血藤15g，全蝎5g，土鳖虫10g，地龙10g，白术15g，甘草5g。

方解：方中以甘凉配咸寒，以生地黄、桑寄生、枸杞子、白芍甘凉滋肾养肝，龟甲、牛膝、全蝎、土鳖虫咸寒潜阳通络，鸡血藤、地龙养血活血，白术、甘草甘温健脾。全方滋阴养血，补肾通络，以强健体质，病情向愈。

除上述6种常见证型外，瘀血阻络证常与RA的其他证型兼见，故RA之不同证型、不同病理阶段，均应配合活血化瘀之品。

三、中西医融合临床经验

虽然RA以侵犯全身关节为主，但因为存在自身抗体，所以也会累及多系统。30%左右的RA属于难治型，难治型RA进展快，很容易导致关节畸形而致残。邓教授认为，无论中医手段还是西医手段，对于此类型患者都应该中西医融合，用西药尽快消除炎症，抑制骨质破坏，同时辨证用方，扶正祛邪，治疗起来更加强而有力。在进入生物制剂的今天，邓教授认为，我们不能认为自己是中医就排斥使用西药，只要是有效的手段，我们都可以运用。免疫抑制剂及生物制剂无法解决的问题，中医药可以补其不足。传统中医的外治方法丰富多样，也是临床可以大胆开展的，例如火龙灸、火龙罐、雷火灸适用于风寒阻络、痰瘀阻络、脾肾不足型的 RA 患者，四黄水蜜外用适用于湿热阻络型的 RA 患者。

四、临证心得与体会

邓教授认为 RA 属于中医学"尪痹"范畴，虽然患者多数表现为关节肿痛、晨僵，但是人体是一个有机整体，我们要有整体观念，注重整体辨证论治，谨守虚实错杂、痰瘀阻络病机。

1. RA 复杂多变，需要分期治疗

（1）早期宜清热解毒、祛湿消肿：RA 早期以热毒或寒湿为突出表现。历代医家多主张痹证有热者为风寒湿邪郁而化热，但邓教授认为热邪亦可直接侵犯人体而致痹，尤其是湿热之邪。RA 早期以寒热错杂证型居多，邓教授常以桂枝芍药知母汤加减治疗。热毒明显者，加入金银花、白花蛇舌草、两面针、土茯苓等以清热解毒；关节肿胀明显者，加木瓜、防己、川草薢等以利湿消肿。而对于关节冷痛，遇寒加重者，邓教授因地制宜，认为岭南气候湿热，不宜使用大辛大热的乌头，而常加用细辛、制马钱子等散寒止痛，以及姜黄、羌活、独活等祛风除湿。

（2）中晚期宜补益肝肾、活血通络：RA 中晚期以肝肾两虚、痰瘀阻络为突出表现。邓教授主张 RA 中晚期的治疗以补肾活血为主，临证中常用独活寄生汤加减，因本病中晚期病邪深入经络骨髓，非走窜之物不能搜风通络，故常加用全蝎、蜈蚣、乌梢蛇等虫类之品。畏寒喜暖，手足不温，夜尿频多者，加巴戟天、淫羊藿、鹿角霜等以温肾助阳；腰膝酸软，眩晕耳鸣者，加女贞子、墨旱莲、桑椹、枸杞子等以滋养肝肾；RA 病情日久，痰浊瘀血内生，阻滞经络者，加皂角刺、赤芍等以破血行血；病久气血两虚，面色苍白，气短乏力者，加大剂量黄芪、党参、黄精等，黄芪用量高达 60g，着重补气而生血，而不用阿胶、熟地黄之类滋腻之品，以达到补而不腻之效。

2. 细辛可过钱

古代医家有"细辛不过钱"之说，主要针对细辛的毒性而言。邓教授认为，细辛入汤剂则可加大用量。因为以往细辛的入药部位是根部，现在一般是全草入药。据研究，细辛全草煎煮后，其煎液中挥发油的含量随煎煮时间增加而降低，

煎煮30分钟后细辛中的毒性成分黄樟醚的含量大大下降，不足以引起中毒。细辛在RA的治疗中多入汤剂，所以不能一味受"细辛不过钱"的束缚，以致影响细辛应有的功效。邓教授治疗RA时，细辛的最大剂量可至30g，但必须在辨证方面准确无误才可大胆使用。

3. 擅用雷公藤制剂

中药雷公藤具有祛风除湿、通络止痛、活血消肿之功效，临床上常用于风湿顽痹的治疗。但雷公藤的毒副作用较明显，常引起患者泌尿生殖系统、消化系统、血液系统等各方面损害，各地均有使用雷公藤造成中毒的报道。邓教授认为，临床上使用雷公藤治疗RA一定要注意总量的控制，雷公藤起效到达药效顶峰时间一般在服药后3个月，进入平台期其药效就难以提高了，因此雷公藤治疗RA，患者连续服用2～3个月即可。对于雷公藤的相关制剂，邓教授非常有临床经验，其团队自行研制出复方雷公藤涂膜剂（由雷公藤、乳香、没药、生南星、川芎等组成）外用治疗RA，取得了较好的临床疗效，同时避免了长期口服雷公藤带来的毒副作用。雷公藤的提取物雷公藤多苷片，因为对生殖系统毒性大，往往用于老年RA患者，但是该药效果明显、价格低，是邓教授在治疗老年RA时优先选择的药物。

（叶雪英）

第四节　何世东教授诊治经验

一、对病因病机的认识

1. 强调正虚为发病之本

何世东教授在多年的临床实践中，在《黄帝内经》《伤寒论》《金匮要略》《脾胃论》等经典理论指导下，结合西医学对风湿病发病机理的认识，认为 RA 的发生是正虚为本，复感风寒湿邪所致，扶正培本贯穿治疗全程。

何教授认为 RA 主要矛盾在于病情缠绵，反复发作。其发病机制目前不是十分清楚，遗传基因、易感基因与 RA 的发生发展密切相关。特定条件下，生物、物理等因素诱发基因异常表达，导致病理性自身免疫反应。这些基因与人体正气密切相关。正气与邪气是 RA 病程中矛盾斗争的两个方面，其中正气起主导作用。《灵枢·百病始生》认为，"风雨寒热，不得虚，邪不能独伤人"。《济生方》认为"皆因体虚，腠理空疏，受风寒湿气而成痹也"。正气不足为痹证发生的重要原因。正能胜邪，病轻而逐渐痊愈；正不胜邪，则关节肿痛反复，兼症百出。

2. 正虚之源在于肝脾肾失调

何教授认为免疫功能有赖于肝脾肾阴阳气血平衡。RA 除关节、骨骼受损外，亦常见多系统损害，如皮肤黏膜、呼吸系统、消化系统、血液系统、神经系统等，症状复杂，但肝脾肾失调，正气不足，免疫功能紊乱，为其发生的根本原因。何教授强调扶助正气，调节肝脾肾，是防治 RA 的重要原则，不论其病程长短，皆可运用扶正培本法。

脾胃是后天之本、气血生化之源，肝主筋、藏血，肾主骨、生髓，肝肾同源，共养筋骨，筋骨经脉肌肉疾病与肝、脾、肾相关。西医学认为，脾肾与免疫功能密切相关。张新民等发现肾阳虚有下丘脑－垂体－肾上腺轴、下丘脑－垂体－甲状腺轴、下丘脑－垂体－性腺轴不同环节、不同程度的功能紊乱，同时存在免疫功能低下。徐俊等认为肾气虚、肾阳虚、肾阴虚各组小鼠的红细胞免疫功能和补体 CRA（补体介导的溶解免疫复合物）活性均明显低于对照组。顾红缨等发现脾虚小鼠 T 淋巴细胞、B 淋巴细胞增殖率明显低于正常小鼠。李宏宇等发现脾虚造模组小鼠脾脏 T 淋巴细胞、B 淋巴细胞增殖急剧下降，服四君子汤 7 天后恢复到正常水平。补益脾胃方有增强体质，提高机体免疫力的作用，如四君子汤可增强脾虚小鼠腹腔巨噬细胞活性，补中益气汤可提高脾虚小鼠 NK 细胞活性、IFN-γ 效价、IL-2 活性等。

二、辨证论治思路

古今医家多以风寒湿偏重不同，或以肝肾亏虚、气血虚损分型论治 RA。何教授治疗 RA 分急性期及缓解期：急性期以祛风寒湿热邪为主，祛邪务尽；缓解期以扶正祛邪为原则，扶正为主，祛邪为辅，重视扶正培本。

1. 急性期

主症：以关节症状为主，多个关节肿热疼痛、酸楚、屈伸不利、晨僵，局部发热或稍红，遇风寒痛剧，痛有定处。

（1）风寒湿痹：关节肿痛伴恶风寒，关节疼痛肿胀、屈伸不利，晨起僵硬不适，遇寒加剧，得热稍舒，腰酸膝软，易疲倦乏力，关节局部皮色不红，舌淡苔白，脉细弱。治以祛风除湿，散寒通络。方选羌活胜湿汤，药用羌活、独活、桂枝、苍术、白术、防风、熟附子、川芎、细辛等。

（2）寒热夹杂：时有恶风，关节疼痛肿胀、屈伸不利，怕冷，但局部肤温升高，或扪久肤温高，关节局部皮色或红或不红，舌淡苔白，脉弦。此期使用桂枝芍药知母汤。桂枝芍药知母汤出自《金匮要略·中风历节病脉证并治》，书中说："诸肢节疼痛，身体魁羸，脚肿如脱，头眩短气，温温欲吐，桂枝芍药知母汤主之。"该方由桂枝、白芍、甘草、麻黄、生姜、白术、知母、防风、附子组成。方中桂枝、白芍调营卫，外散邪气；麻黄宣肺气，开腠理；附子祛一身之寒邪；白术除一身之湿邪；知母清热养阴，对风、寒、湿、热之邪均有祛除作用。全方祛风除湿、温经散寒、滋阴清热，尤适用于 RA 急性期。资料表明，急性期辨证有寒热错杂、寒湿痹阻、湿热痹阻、阴虚络热，可在桂枝芍药知母汤基础上，调整药物比例，适当加减。何教授临证经验：寒重痛痹加细辛、姜黄、淫羊藿，去知母；热重去麻黄、桂枝、附子，酌加羚羊骨、寒水石、忍冬藤、鬼羽箭、水牛角、穿山龙、丝瓜络等；湿重加苍术、独活、蚕沙、薏苡仁；血瘀明显选桃仁、红花、五灵脂、丹参、川芎；疼痛明显选蜈蚣、全蝎、延胡索、土鳖虫、白花蛇等。

（3）风湿热痹：关节红肿热痛，晨起僵硬难伸，活动受限，常伴有低热，心烦，口渴不欲饮，小便短赤，舌红苔黄腻，脉濡数或滑数。治以清热除湿，通络止痛。方以宣痹汤合三妙散加减，药用防己、桑枝、防风、桂枝、忍冬藤、薏苡仁、秦艽、鬼羽箭等。

2. 缓解期

主症：炎症指标 ESR（红细胞沉降率，简称血沉）、CRP（C 反应蛋白）等降至正常，关节炎症相对静止，但多有形体消瘦、面色少华、易疲劳、腰膝酸软、脉沉细等。何教授认为肝脾肾亏虚是重要病机，因风寒湿热留驻日久，耗伤精血，精血不足，气血亏虚，失荣之象显露，久虚失调，失于固摄，易复发。

RA 缓解期，何教授重视扶正法，多选用黄芪四君汤合右归饮加淫羊藿、巴戟天、川续断、杜仲以补脾肾。黄芪四君汤与右归饮分别为补脾肾之经典方剂。徐焱琛等发现黄芪四君汤能提高实验性脾虚大鼠 T_3、T_4 水平，以及脾脏指数、胸腺指数，改善脾虚症状。宋春风等证实右归饮可降低肾阳虚大鼠下丘脑组织钙调素 mRNA，改善肾阳虚。此期根据阴阳偏盛，何教授将其分为脾肾亏虚、肝肾阴虚两型。脾肾亏虚予刺五加、川芎、鸡血藤、桃仁、当归、蜈蚣、薏苡仁、白芥子等；肝肾阴虚可加左归丸，加重生地黄、枸杞子、鸡血藤、桃仁、薏苡仁用量。

三、中西医融合临床经验

何教授在学习历程中接受过规范的中医院校教育及卫校西医教育，并且有多年的基层临床工作经验。对于风湿病的治疗，他强调中西医结合、以中为主。20世纪 90 年代以前，西医的免疫抑制剂尚未普遍应用，患者的证型不乏风寒湿痹及风湿热痹，而随着免疫抑制剂在 RA 治疗中的普及，患者的免疫功能面临药物的抑制及免疫功能紊乱两种情况，不论哪种类型，长期用免疫抑制剂均应强调补脾肾及益气养血，中药扶正培本贯穿疾病治疗全程。

四、临证心得与体会

1. 善用岭南草药，加强清热利湿止痛

广东地处岭南，属热带及亚热带地区，在特有环境下，盛产许多道地药材。何教授对岭南草药性味认识极为深刻，治疗 RA 善用黑老虎、鸭脚皮、鬼羽箭、穿山龙等。黑老虎既入气分祛风行气消肿，又入血分活血散瘀止痛，对关节肿

痛、皮色暗瘀可酌用；鸭脚皮消肿散瘀，同时具有清热解毒利咽之效，多于关节红肿、咽喉肿痛时应用；鬼羽箭清热解毒，凉血止血，消皮肤风毒肿痛；穿山龙祛风除湿，活血通络，补肾壮督，调节免疫。

2. 扶正培本

何教授认为 RA 病情缠绵，治疗需长期或终生服药，非甾体抗炎药及免疫抑制剂往往中伤脾胃，脾胃不健，久则病情反复。治疗长病程 RA 应抓住肝脾肾亏虚这个根本内因，纠正 RA 内在体质偏差，结合祛除风寒湿热病邪，对病情控制有良好作用。何教授提倡以扶正为主，祛邪为辅，扶脾肾之阳（气），扶肝肾之阴（血），祛痰湿血瘀，通经活络，利关节止痛，可联合西医抗风湿药及免疫抑制（少量长期），中医提高机体免疫力，改善症状，减少感染，对抗西药副作用。

3. 顽疾以虫类药物搜邪通络

何教授认为长病程 RA 因关节炎反复发作，邪气久羁，深入骨骱，痰湿瘀互结，此为顽疾，非仅草木之品所能奏效，当辅以虫类药搜邪通络。何教授喜用全蝎、蜈蚣、土鳖虫、地龙、僵蚕、水蛭、白花蛇、乌梢蛇等。关节顽痛，入夜遇冷尤甚，多用蜈蚣配全蝎；湿热痹痛，用地龙配水蛭；类风湿结节，痰浊阻于关节，用全蝎配僵蚕；一身尽痛，用乌梢蛇、白花蛇。

（彭剑虹）

参考文献

［1］灵枢经 [M]. 田代华，刘更生，整理. 北京：人民卫生出版社，2005.

［2］严用和. 济生方 [M]. 北京：人民军医出版社，2011.

［3］刘永琦，王文. 虚证的免疫学本质 [J]. 中国中医基础医学杂志，2003，9（5）：7-10.

［4］张新民，沈自尹，王文健，等. 补肾对神经内分泌老化调节作用 [J]. 中医杂志，1991，32（11）：43-46.

［5］徐俊，王培训，林柄鎏，等. 肾虚与红细胞免疫和补体溶解免疫复合物功能的关系 [J]. 中西医结合杂志，1988，8（9）：519-520.

［6］顾红缨，罗晶. 实验性脾虚小鼠的淋巴免疫应答 [J]. 吉林中医药，2006，4（26）：60-61.

［7］李宏宇，汪军，高铁峰，等. 脾虚与淋巴免疫相关性实验研究 [J]. 长春中医药大学学报，2007，5（23）：16-17.

［8］冯璞，王凤连.四君子汤对小鼠腹腔巨噬细胞功能的调节作用[J].甘肃医药，1991（3）：135.

［9］万幸，梁昊若，王建华，等.补中益气汤对正常及脾虚模型小鼠NKCIL-2-IFN-γ调节免疫的影响[J].中国免疫学杂志，1993，9（3）：封4.

［10］陈湘君.扶正法为主辨治类风湿性关节炎[J].上海中医药大学学报，2007，21（5）：1-4.

［11］路志正，焦树德.实用中医风湿病学[M].北京：人民卫生出版社，2001.

［12］刘孟渊.类风湿性关节炎的证治体会[J].中医杂志，2001，42（8）：465.

［13］考希良，宋绍亮，王诗源.清痹扶正汤防治类风湿关节炎复发临床研究[J].山东中医杂志，2006，11（25）：735-737.

［14］李如意.中医分期辨证治疗类风湿关节炎60例[J].甘肃中医学院学报，2006，23（1）：38-39.

［15］张仲景.金匮要略[M].北京：线装书局出版社，2012.

［16］郭洪涛.桂枝芍药知母汤治疗类风湿关节炎述要[J].河南中医，2013，33（1）：1859-1860.

［17］徐焱琛，蓝森麟，陈津岩，等.黄芪四君汤对脾虚证大鼠甲状腺素及环核苷酸水平的影响[J].中药新药与临床药理，2007，18（4）：291-293.

［18］宋春风，尹桂山，孙素菊，等.右归饮对肾阳虚大鼠下丘脑-垂体-肾上腺轴钙调素mRNA表达的影响[J].中国中医基础医学杂志，2001，7（3）：20-22.

［19］胡熙明，张文康，朱庆生，等.中华本草[M].上海：上海科学技术出版社，1999.

［20］冉先德.中华药海[M].哈尔滨：哈尔滨出版社，1993.

［21］全国中草药汇编编写组.全国中草药汇编（上册）[M].北京：人民卫生出版社，2000.

（彭剑虹，叶雪英）

第五节　黄清春教授诊治经验

一、对病因病机的认识

黄清春教授以"痹证"论治RA，他结合自身30余年的临床诊治经验及岭南地域气候特点，提出以风寒湿热邪为首的虚邪贼风皆属RA发病之外因，而正气卫外不固，肾虚气弱失充为RA起病的内因。基于RA病情迁延日久、顽缠难愈的特点，黄教授提出瘀血是贯穿RA病程始终的核心病机之一：早期邪气羁留，与瘀血相互搏结，痹阻筋脉骨节，关节痛肿僵直，反复发病；中晚期则正气渐虚，出现胃口不佳、体重下降、肌肉瘦削等脾虚失运之症，或骨松筋挛、骨质流失、活动受限、肢节变形、功能废用等肾虚精亏之候。岭南入冬湿冷，此时若人体因先后天失养、房劳失度、久病体虚等致肾虚正不御邪，寒湿之邪便易同气相求，侵入肾，累及肝，导致贼邪盘踞肢节，痰浊瘀血交相痹阻，加重RA缠绵之病势。

二、辨证论治思路

黄教授强调应明辨疾病病程标本缓急，分期论治RA。他提出RA的初病阶段以外邪侵袭为主，中期则重视湿瘀痰浊侵犯筋脉骨节，晚期强调肝肾亏虚、瘀血痹阻。他主张RA证治应采取中西医相融合，内外兼施，分期辨治，其中活血化瘀法应贯穿RA疾病证治始终。因而黄教授结合本病各时期临床证候特点及岭南地势特征，紧扣"虚、湿、瘀"三大病理要素，主张活动期分设风寒湿痹、湿热痹阻、寒热错杂、瘀血阻络4型，缓解期分为痰瘀互结、肝肾亏虚、气血两虚3型，再结合患者个人体质、病程、病情进行加减。

1. 活动期

（1）风寒湿痹

主症：关节冷痛肿胀，肤凉欠温，屈伸受限，甚则畸形，时有晨僵。患者常感腰酸背痛，俯仰受限，面色㿠白无华，畏寒喜暖，神疲倦怠，少言懒动，症状每于天寒雨季或气温骤降时加重。舌淡胖，苔白滑，脉沉细。

治法：祛风散寒除湿，蠲痹止痛。

方药：乌头汤或麻黄附子细辛汤加减。

组成：乌头汤——制川乌3g（先煎），麻黄10g，黄芪20g，白芍20g，甘草6g。

麻黄附子细辛汤——麻黄10g，炮附子10g（先煎），细辛3g。

加减：风寒湿痹阻血气，络脉不通者，可予化瘀通痹方［丹参20g，穿山龙30g，黄芪20g，制附子10g（先煎），白芍20g，延胡索15g，甘草6g］蠲痹通络。

（2）湿热痹阻

主症：肢体关节红肿疼痛，触之肤温升高或患者自觉有热感，常感躁扰心烦，口渴或渴不欲饮，小便黄，大便黏滞不爽、味稍腥臭或干硬便结。舌质红，苔黄腻或黄厚，脉弦数或滑数。

治法：清热除湿，通络活血。

方药：四妙丸加减。

组成：黄柏15g，苍术15g，牛膝15g，薏苡仁20g。

加减：湿热重者，可酌加秦艽、桑枝、防己等祛风湿清热；热痹伤阴，出现五心烦热、盗汗烦扰等阴虚之候，可酌加玄参、生地黄、白芍等滋阴退热；胃脘痛胀不舒者，可加木香、砂仁、陈皮、海螵蛸、山药以行气运脾、制酸止痛；纳差则可选用焦三仙（焦山楂、焦神曲、焦麦芽）、鸡内金、山药等消食健脾。

（3）寒热错杂

主症：肢体关节疼痛肿胀，触之灼热或不热，畏寒或与发热共存，但无明显寒热偏向。舌质淡红或淡白，苔黄白相间，脉弦细或弦数。

治法：温清并用，阴阳同调。

方药：桂枝芍药知母汤加减。

组成：桂枝25g，芍药15g，甘草5g，麻黄10g，生姜10g，白术30g，知母15g，防风10g，附子15g。

加减：因胃气上逆致恶心、呕吐者，可予陈皮、半夏、竹茹等和胃降逆止呕。

（4）瘀血阻络

主症：关节疼痛僵直、屈伸不利，痛处固定且多为刺痛，昼轻夜重，面色黧暗，唇甲暗红，或有皮下结节、瘀斑，妇女可见月经色暗、结块甚则闭经。舌质紫暗有瘀点、瘀斑，苔薄或腻，脉涩或结代。

治法：活血化瘀，通络开痹。

方药：活血通络方加减。

组成：桃仁 10g，川红花 10g，赤芍 15g，生地黄 10g，酒川芎 15g，地龙 10g，丹参 15g，牛膝 15g，桑枝 15g，伸筋草 15g，白芷 10g，甘草 5g。

加减：RA 早期以瘀热为重，当选用牡丹皮、赤芍、络石藤之属；疾病发展至后期，正虚邪恋，病情缠绵难愈，可予扶正养血之当归、鸡血藤等。

2. 缓解期

（1）痰瘀互结

主症：关节漫肿日久，常感肢节重着顽麻，僵硬变形，按之稍硬，或见痰核、结节，局部皮色暗黧或紫暗，或见胸闷痰多，肢节局部刺痛、昼轻夜重。舌淡红或有瘀斑、瘀点，苔白腻，脉细滑或涩。

治法：活血化瘀，通络祛痰。

方药：身痛逐瘀汤合指迷茯苓丸加减。

组成：茯苓 20g，秦艽 15g，羌活 15g，香附 15g，牛膝 15g，枳壳 15g，法半夏 15g，桃仁 10g，川芎 10g，当归 10g，没药 10g，地龙 10g，甘草 5g。

加减：瘀血偏重者，可酌加红花、鸡血藤等活血通络；痰湿偏重者，可予胆南星、白芥子、浙贝母、川贝母等燥湿豁痰；若关节活动、功能严重受限者，应酌加乌梢蛇、全蝎、蜈蚣等虫类药搜剔钻骨。

（2）肝肾亏虚

主症：关节肿痛不甚，遇劳遇冷加重，肢节屈伸不利，活动受限，肌肉瘦削，常感腰膝酸软，耳鸣目昏，怯寒怕冷，小便清长。舌淡红，苔薄白，脉沉细弱。

治法：祛风湿，通经络，益肝肾，补气血。

方药：独活寄生汤加减。

组成：独活 15g，桑寄生 15g，杜仲 15g，牛膝 15g，细辛 3g，秦艽 15g，茯苓 15g，防风 9g，党参 15g，甘草 5g，当归 10g，白芍 10g，生地黄 15g。

加减：若肾虚不固致起夜频繁、夜尿清长者，可酌加海螵蛸、芡实益肾固精摄遗；腰背酸痛明显者，可酌加狗脊、续断、菟丝子、枸杞子等。

（3）气血两虚

主症：关节和（或）肌肉肿痛、晨僵、屈伸受限，筋肉萎缩，关节变形，常见肢节麻木乏力，活动后尤甚，面色萎黄或淡白无华，心悸怔忡，失眠健忘，食少懒言，喜静恶动。舌淡，苔薄白，脉细弱。

治法：活血益气，和营通络。

方药：八珍汤加减。

组成：北芪 30g，熟党参 15g，茯苓 15g，白术 15g，当归 15g，酒川芎 15g，白芍 15g，生地黄 10g，天麻 10g，枸杞子 15g，益母草 15g，甘草 5g。

加减：若因气血亏虚，中土失养，致脾虚失运，腹胀不舒者，可酌加厚朴、莱菔子理气除胀；脾虚湿蕴者，酌取泽兰、佩兰、山药、薏苡仁等祛湿健脾；若营卫失和，气虚不摄，致汗多淋漓，稍动即遍身汗出者，可酌加浮小麦、糯稻根行固表敛汗、益气养阴之功。

三、中西医融合临床经验

黄清春教授认为，RA 急性期应以尽快控制关节炎症、尽早控制病情为主要治疗目标，把西医治疗放在首位，中医药起协同、辅助作用。在西医用药方面，以甲氨蝶呤为首的慢作用抗风湿药（DMARDs）是 RA 治疗之基石，对于脾胃功能较弱的患者可采用皮下注射以减少对胃肠道的刺激；当存在甲氨蝶呤使用禁忌时，可单用来氟米特、柳氮磺吡啶等替代或视病情需要采取 DMARDs 联合用药。若病情进展严重，出现明显的骨破坏迹象而传统 DMARDs 应用无效时，应在排除感染、肿瘤等危险因素后，推荐患者结合自身经济情况考虑是否应用小分子靶向药或生物制剂，同时应用适当、足量的非甾体抗炎药（NSAIDs）抗炎止痛。若患者存在肝肾功能不全，或对 NSAIDs 不敏感、存在使用禁忌者，可考虑搭配钙剂及护胃药，小剂量、短疗程使用糖皮质激素。此外，临床还应适当予以钙剂补充骨质流失，随症配合正清风痛宁胶囊、痹祺胶囊、白芍总苷等植物中成药进行辅助治疗。当患者存在不同程度的活动受限或关节功能损害时，可在中西医融合的基础上及时采用局部艾灸、中药外敷、中药熏蒸、关节腔内注射、针刀治疗等内外治法，有利于标本兼攻，事半功倍。疾病处于缓解期/慢性期，应当充分发挥中医药治病求本、辨证施治、高效低毒的治疗优势，结合黄教授"补肾健脾，活血通络"的 RA 治则，从整体上调节虚实、把控病情、规避不良反应，以期减少复发及长期稳定病情。进入疾病晚期者，常伴有不同程度的关节活动障碍及骨质破坏情况，治疗时应以最大限度提高患者的生活质量为目标。此时患者单纯用药治疗大多效果不显，黄教授倡导应全面综合评估患者的病程、病情，融合荟萃滑膜切除术、截骨术矫正，以及膝、髋关节置换术等外科疗法，以期达到最优的治疗效果。

四、临证心得与体会

1. 活血化瘀贯穿病程始终

黄教授认为 RA 病势缠绵反复，易阻滞血气运行与痰湿浊毒胶结不化，日久贼邪亦循经入络形成瘀血。因此他结合自身 30 余年 RA 诊治经验及科研成果，提出"血瘀是贯穿 RA 始终的核心病机之一"的致痹理论，提倡祛瘀通络法应贯穿本病治疗全过程。在疾病不同的病程，RA 瘀血阻滞的程度亦有所不同，本文主要讲述黄教授对于活血化瘀药在 RA 不同病程应用中的独到见解。

早期 RA 以瘀热为主要致病因素，表现为关节急性期的红、肿、热、痛等炎性症状，宜选用牡丹皮、丹参、赤芍等一类具有清热凉血、化瘀解毒作用的活血药；日久贼邪循经入内，阻络伤正，出现疾病肢疼时作、气血不畅的正虚邪恋之候，建议酌加川芎、当归、鸡血藤等扶正养血化瘀之属。若疾病发展至晚期，出现肢节活动功能障碍、僵直畸形等影响日常生活的症状、体征，建议增加 1 ～ 2 味虫类药搜剔深达筋骨之瘀血，如全蝎、水蛭、乌梢蛇、露蜂房等都有公认的搜剔钻骨、通络止痛之功，但需谨防多服、久服此类药物耗气动血。

2. 时刻不忘固护脾胃

非甾体抗炎药（NSAIDs）、激素等药物虽有助于快速缓解病情活动，控制炎症进展，但其对胃肠道的副作用亦不容小觑，黄教授倡导宜在饭后适当配合护胃药。另外，补益肝肾的中药大多滋腻碍胃，RA 病程较长，服药日久则损及后天之本，更不利于气血的生化与运行，因此对于 RA 的辨证施护当时刻注意固护中土。黄教授常叮嘱患者少食寒凉生冷、辛辣刺激之品，饮食有节，日常保暖，按时进行炎症指标、风湿三项、血常规、肝肾功能等检验复查。

3. 分期辨证治疗

早期 RA 治疗以中西医结合药物治疗为主。此期患者仅有软组织肿胀，尚无骨侵袭、破坏，以及关节畸形等，药物治疗效果较好。中西医结合的目的在于取中西医之所长而避其所短，以达到缓解症状，控制病情进展，阻止不可逆的骨破坏，尽可能保护关节和肌肉功能，降低关节畸形率的目的。中期治疗应强调内治外治相结合。因为此时关节面、滑膜已遭破坏，单纯药物治疗难以取得理想的效果。中期 RA 常用的外治疗法有微创扩张松解术、电子针镜术、针灸法、推拿法、中药敷贴法、中药熏洗法、药浴疗法、穴位注射法、穴位埋线法、蜂蜇疗法等。晚期 RA 的治疗，黄教授主张内科外科并举。对于晚期 RA 的治疗是改善生活质量、控制病情发展最为关键的一环。RA 发展至此，已非单纯内科治疗所能奏效了，此时，外科治疗也是一种行之有效的方法。因此晚期 RA 关节畸形、功能障碍，可考虑外科手术治疗，以尽可能恢复或重建功能。

4. 重视情绪护理，运动调护

黄教授建议患者可通过音乐疗法、言语开导法、移情易性法、打坐调息法、宁神静志法等舒缓负面情绪，释放内心压力；同时重视功能锻炼"以动防残"，如以太极拳、八段锦、广播体操、有氧训练等为主的全身运动及局部功能锻炼均是不错的选择。

参考文献

［1］何晓红，夏璇，黄清春. 黄清春辨治类风湿关节炎经验 [J]. 上海中医药杂志，2013，47（8）：18-20.

（陈秀敏，梁华胜）

第六节　林昌松教授诊治经验

一、对病因病机的认识

1. RA 属于中医学痹证范畴

林昌松教授认为，中医学并无 RA（类风湿关节炎）的病名，根据其临床症状当属中医学"痹证"范畴。西医学认为 RA 为慢性、全身性疾病，并非只局限于关节，也可累及血管、肺、心、胃、肠、肾、神经、血液、外分泌腺等而出现关节外症状。《素问·痹论》中根据累及部位，将痹证分为皮、肌、脉、筋、骨五体痹，以及心、肝、脾、肺、肾五脏痹，其中五体痹大多与关节症状相关，而五脏痹则主要为关节外症状。中医学对痹证的认识，外可累及肢节，内可累及五脏，与西医"RA 为全身性疾病"的认识一致。

《金匮要略·中风历节病脉证并治》桂枝芍药知母汤条文中，对关节症状和关节外症状进行了较为全面的描述，言："诸肢节疼痛，身体魁羸，脚肿如脱，头眩短气，温温欲吐，桂枝芍药知母汤主之。"其中"诸肢节疼痛"为关节症状，其余症状为关节外症状。《说文解字》认为，"脚，胫也"，"脚肿如脱"即为下肢小腿肿胀。RA 累及肾脏导致肾功能不全时，常会出现小腿浮肿。"头眩"，RA 常累及造血系统，出现贫血时常出现头眩症状。"短气"，RA 累及肺脏较为常见，如肺间质病变，主要表现为活动后气喘。"温温欲吐"，RA 累及胃肠道或者长期服用抗风湿类药物都可导致胃肠受累，出现恶心、欲呕等症状。

RA 高发于中老年女性，这与女性的生理密切相关。陈良甫在《妇人大全良方·调经门》指出"妇人以血为基本"，其经、孕、产、乳皆依赖阴血化生、滋养。薛立斋在《女科撮要·经闭不行》中曰："夫经水，阴血也，属冲任二脉主，上为乳汁，下为月水。"故女性"有余于气，不足于血，以其数脱血也"。林教授指出正是女性有"阴血不足"的生理特点，腠理疏松，外邪杂至，痹阻经络，才使得"荣气不通，卫不独行，荣卫俱微，三焦无所御，四属断绝……便为历节也"。

从疾病的临床表现而言，古人对于痹证的认识与西医学对RA的认识高度一致，因此RA当属于中医学痹证范畴。

2. 风湿瘀阻，筋伤骨损

林教授认为，RA病因病机为风、寒、湿三气杂至，初则客于五体，气血瘀阻，久则筋伤骨损，肝肾亏虚。若邪气深入，则损及五脏，发为五脏痹，病重难治。因此，其基本病因病机可简要总结为"风湿瘀阻，筋伤骨损"。

《素问·痹论》记载："风寒湿三气杂至，合而为痹也。其风气胜者为行痹，寒气胜者为痛痹，湿气胜者为着痹也。"痹证为风、寒、湿杂合致病，三气各有偏胜则症状亦有差异。风为百病之长，肝为五脏之贼，风气通于肝，风性轻扬开泄，肝主疏泄，最易开泄腠理，耗散五脏精气，引邪深入，导致病位由浅入深，病情由轻向重发展。RA为全身性免疫性疾病，具有风性"善行而数变"的特性。RA病程长，反复发作，属于慢性疾病，与湿性留恋、重浊黏腻的特点相符。RA中痹阻之象最为突出，关节症状如晨僵、疼痛、肿胀、畸形，大多遇寒加重，得热觉舒，均为气血痹阻的确证，与寒性收引、凝滞特点相符。RA关节外症状复杂，从西医角度言之，其基本病理变化为血管炎所致血管腔狭窄或闭塞，微观辨证亦为气血痹阻之象。风、寒、湿三气杂至，痹阻气血，初为关节肿痛，日久不愈继为关节畸形，筋伤骨损，病情继续发展，终可累及五脏。

二、辨证论治思路

林昌松教授认为RA应分期辨证，立法制方。

1. 活动期

主症：患者多在天气变化或淋雨受寒后以急性关节肿痛为主要症状，亦可见急性加重，痛处不定；关节肤温升高，或见皮色潮红，晨僵明显，重则疼痛剧烈，难以忍受，关节活动受限，伴随肢体乏力不舒。舌淡或红，苔白或黄，脉浮弦或滑数。此期多属于风湿侵袭，入内化热，流注关节，导致关节肌肉肿痛。

治法：祛风除湿，通络止痛。

方药：桂枝芍药知母汤。

组成：桂枝10g，白芍10g，甘草6g，麻黄6g，生姜10g，白术15g，知母10g，防风10g，附子10g（先煎）。

加减：湿浊盛者，加野木瓜、羌活、薏苡仁、粉萆薢、防己等，以利湿祛浊，祛风除痹。

2. 缓解期

主症：受累关节疼痛漫肿、畸形，甚至活动受限，关节表面皮肤暗红，肤温不高，或恶寒，遇风寒加重，常伴有腰背酸痛。舌暗红或淡，苔少或苔白，脉沉细或涩。此期表现缘于久病不愈或治疗不当，湿浊、痰、瘀流注关节，气血瘀滞，脉络不通，痰瘀痹阻，致关节疼痛、肿胀迁延不愈。

治法：通血脉，补肝肾，强筋骨。

方药：断藤益母汤。

组成：川续断 15g，益母草 30g，桂林产昆明山海棠 45g（先煎 3.5 小时）。

加减：疼痛剧烈者，可酌情加入全蝎、蜈蚣、地龙等，以加强走窜祛风、通络止痛之效。

3. 兼杂病证，随证加减

（1）风湿兼瘀

主症：关节疼痛，或呈游走不定，或遇寒加重，或重着麻木等，伴关节肿胀、晨僵、活动受限，局部可有压痛，神疲乏力。舌薄白、淡红或淡暗，局部有瘀点、瘀斑，脉弦细或紧或涩。

治法：祛风除湿，养血通脉。

方药：三藤舒筋方。

组成：石楠藤 20g，鸡血藤 30g，半枫荷 15g，宽筋藤 15g，醋没药 10g，野木瓜 15g，桑寄生 15g，豨莶草 15g，羌活 10g，赤芍 15g，炙甘草 6g。

加减：林昌松教授在原方基础上根据风寒湿热等邪气不同而随证加减。如风邪甚者，加防风，与羌活合用，以散上下周身风湿而止痹痛，再佐川芎上行头目，旁通络脉，活血行气而止头身之痛；寒邪甚者，予淡附片、干姜相须为用，走守兼备，配合细辛通彻表里上下，外可达皮毛而除表寒，内可散寒温中、通络止痛；湿邪甚者，予萆薢、茵陈、土茯苓祛湿分清浊，泽泻、泽兰、薏苡仁渗湿利水消肿，同时加强通络止痛之功。

（2）湿邪下注

主症：RA 湿气胜者为着痹，主要表现为关节肿胀、精神疲倦、乏力、肢体困重、双下肢浮肿，可伴不欲饮食、口干不欲饮、小便不利、大便溏等表现。

治法：利水渗湿，温阳化气。

方药：五苓散。

组成：猪苓 9g，泽泻 15g，白术 9g，茯苓 9g，桂枝 6g。

加减：若湿邪入里化热，可酌情加用野木瓜、金钱草、土茯苓等以清热利湿。

（3）气血不足

主症：久病不愈，素体虚弱，或产后劳倦，忧思过度，均可致正气不足，气血耗伤，血虚脉涩。若复感外邪，入里与痰湿瘀血凝结，则血脉不通；正虚邪恋，气血亏虚，四肢失养，则致关节肌肉肿痛变形，乏力麻木，面色无华，懒言少气，甚则可见筋脉拘挛、肌肉萎缩、头晕心悸、失眠多虑等症。《诸病源候论·风病诸候》曰："亦有血气虚，受风邪而得之者。"《圣济总录》提出："由血气衰弱，为风寒所侵，血气凝涩，不得流通关节，诸筋无以滋养，真邪相搏，所历之节，悉皆疼痛。"临床上 RA 气血不足型的患者常合并慢性贫血。

治法：益气和血，温经通痹。

方药：黄芪桂枝五物汤。

组成：黄芪 9g，桂枝 9g，芍药 9g，生姜 18g，大枣 4 枚。

加减：若气虚较甚，可加用八珍汤；若关节肿痛剧烈，可加用鸡血藤、丹参、益母草以活血化瘀，加用全蝎、地龙、乌梢蛇、蜈蚣等以增强通络走窜之功；兼见心悸、失眠，可加酸枣仁、柏子仁、首乌藤等。滋阴养血和补益肝肾药物性多滋腻，如熟地黄、山茱萸、制何首乌、枸杞子等，过服则易致"闭门留寇"。

三、中西医融合临床经验

林昌松教授系全国名老中医陈纪藩学术经验继承人，从事中医药治疗风湿免疫疾病三十余载，勤求古训，博采众长。他带领科研团队在 RA 领域研究颇丰，积极采纳新的实验研究成果，结合中医理论指导，临床取效颇佳。

林昌松教授善用藤类药物，认为治疗痹证应"以通为用"，且基于取象比类，藤类药攀绕的特点如同人体周身络脉纵横交错，多具有通经络、走行通利之性。现代药理学研究亦表明，藤类药可通过不同的作用通路和靶点发挥抗炎、镇痛、调节免疫等作用。林昌松教授常用益母草，既中和了祛风药过于温燥的特点，又加强了全方祛风除湿的作用。现代药理学研究表明，益母草中所含益母草碱可通过多靶点、多通路治疗 RA 的滑膜炎症及关节破坏。林昌松教授也常用虫类药物，如土鳖虫、蜈蚣、全蝎等，藤虫并用，借助虫蚁类走窜之力、通络之性，直达病所，以通络搜剔，使病去体安。现代药理研究表明，蜈蚣有镇痛、调节免疫等作用。林昌松教授认为，虫类药可适用于 RA 病程各个时期：早、中期以其走窜之性，消散气滞血瘀、痰凝瘀阻等，使气血开运，络脉畅通；久病晚期，正气亏虚，气血耗损明显，虫类药又以血肉有情之躯，益肾填精，补虚扶正。

林教授在继承陈纪藩名老中医学术经验的基础上，对昆明山海棠进行系统的临床和实验研究，尤其是利用药对配伍方法，开展了断藤益母汤（昆明山海棠配伍益母草）和二藤通痹合剂（昆明山海棠配伍鸡血藤）的减毒增效研究，均取得了良好的临床效果。昆明山海棠为卫矛科雷公藤属植物昆明山海棠的干燥根，性温，味辛、苦、涩，有大毒，归胃经，能通行十二经，有祛风除湿、活血散瘀、续筋接骨、祛瘀通络等功效，其活性成分雷公藤内酯醇、雷公藤次碱、雷公藤吉碱等在治疗风湿免疫疾病方面均有显著疗效。益母草和鸡血藤均为养血活血之品，与昆明山海棠配伍，既能减轻其辛温苦燥之性，又能增强其活血通络之效。

林昌松教授指出，中医药治疗风湿免疫疾病具有增效减毒、个体化治疗等优势，中药制剂联合西药治疗 RA 有更好的疗效。中西医治疗 RA 各有长处，临床取用时不应拘泥，以改善患者生活质量为导向。

四、临证心得与体会

林昌松教授治疗 RA 以祛风除湿、培补肝肾、养血通脉为总法，处方上攻补兼施，标本兼顾，辨证施治遵循以下两个原则。首先，林教授注重分期论治，把握扶正祛邪的进退分度。其次，林教授把握三因制宜的原则。活动期病程初起，以邪盛为主，患者常表现为关节疼痛，伴晨僵、关节肿胀、肤色不变或稍红，急则治标，治疗重视祛邪，以祛风除湿止痛为主，不忘培补肝肾及阴血。缓解期病程进入慢性进展阶段，久病多虚、多瘀、多痰，患者常表现为关节漫肿疼痛、逐渐变形、活动受限等。治疗时在祛风除湿基础上，须辅以搜风通络止痛之藤类药、虫类药，以及活血化瘀药，才能除瘀血、顽痰等病理产物，同时加大培补肝肾、阴血及顾护中焦的力度。

三因制宜尤其体现在林教授的用药上，如针对患者风寒湿痰瘀等邪气不同，精气血津液、五脏等亏损有别，应进行处方侧重和用药的加减；对有生育要求的患者，应避免使用生殖毒性的药物；岭南地区气候潮湿，终年湿度大，祛湿尤为关键，用药宜以淡渗利湿为主，慎用辛燥之品，防止辛燥走窜之品耗损津液。

广东地处岭南，中草药资源丰富，有不少质量上乘、疗效显著的道地药材，如槟榔、砂仁、藿香等。岭南医家和民间在运用地方特色药材治疗疾病方面亦积累了丰富的临床经验。林教授在总结前人经验的基础上，对岭南常用的祛风湿药进行系统梳理，精选出昆明山海棠、野木瓜、宽筋藤、杜仲藤、黑老虎、过岗龙、广东海风藤、鼎突多刺蚁等疗效确切的岭南特色药材。

昆明山海棠为有毒中药，《中国药典》虽未规定先煎，但林昌松教授习惯先煎以减轻其毒副作用。林昌松教授使用昆明山海棠饮片常用量在 15～45g：使用 15g 时，嘱患者先煎 1 小时；使用量在 30～45g 时，嘱患者先煎 3.5 小时。昆明山海棠主要毒副作用为对生殖系统的抑制作用，女性可表现为月经稀少甚至闭经。断藤益母汤方中昆明山海棠配伍续断、益母草，可在一定程度上缓解其抗生育作用。林昌松教授的经验是，服用此方 3～6 个月，对生殖系统的抑制一般可恢复，停药后半年月经通常会正常来潮。但若长期使用本方，其对生殖系统的抑制作用是否可逆，仍需进一步观察。近期有生育要求者，不推荐使用本方。长期使用需要充分与患者沟通。此外，昆明山海棠偶有对血液系统的抑制，为安全起见，通常嘱咐患者每 1～2 个月复查血常规，若出现三系减少，则需停药观察。

林教授同时指出，我们坚守中医的阵地，但也不可忽视西医的治疗，西医配合中医治疗，可取长补短，西药疗效确切，可长期服用，共同控制病情。比如患者病情处于疾病活动期，关节肿痛明显，非甾体抗炎药能消炎止痛，尽快减轻患者痛苦。中药配合经典抗风湿药物甲氨蝶呤片等能控制骨质破坏，延缓疾病进展。对于传统经典方案效果不佳的患者，生物制剂也是选择之一。

参考文献

［1］黄帝内经素问 [M].田代华，整理.北京：人民卫生出版社，2005.

［2］黄竹斋.金匮要略方论集注 [M].北京：人民卫生出版社，1957.

［3］许慎.说文解字 [M].北京：中华书局，1985.

［4］盛维忠.陈自明医学全书 [M].北京：中国医药科技出版社，2005.

［5］盛维忠.薛立斋医学全书 [M].北京：中国医药科技出版社，1999.

［6］刘佳维，王永辉，李艳彦，等.黄芪桂枝五物汤对类风湿关节炎 CIA 模型大鼠 JAK-STAT 信号通路的影响 [J].时珍国医国药，2019，30（4）：811-814.

［7］林昌松，梁江，刘风震，等.断藤益母汤治疗类风湿关节炎的临床疗效观察 [J].广州中医药大学学报，2012，29（6）：632.

［8］林昌松，姬森国，徐强，等.二藤通痹合剂联合正清风痛宁缓释片治疗类风湿关节炎疗效观察 [J].辽宁中医杂志，2010，37（12）：2308.

（林昌松，郑雪霞）

第七节　刘晓玲教授诊治经验

一、对病因病机的认识

1.禀赋薄弱，外感风（寒）湿

RA 属于中医学"痹证"范畴，因其病情顽固、缠绵难愈且疼痛遍历周身多个关节，故有别于一般的痹证，历代医家常称之为"历节""白虎历节""鹤膝风""顽痹"等。《素问·刺法论》云："正气存内，邪不可干。"《素问·评热病论》说："邪之所凑，其气必虚。"故 RA 的发病由内外因相合所致，其内因为先天禀赋薄弱，正气不足，外因为风（寒）湿等外邪侵袭，导致气血阴阳失调，经络痹阻，发为痹证。其中正虚是 RA 的内在因素，邪侵是致病的重要条件。病程中随着机体阴阳盛衰、饮食、劳倦等因素的影响，易致痰浊、瘀血等形成，使病情迁延难愈。总之，本病的病机为虚实夹杂，病势缠绵难愈。

2.肝肾气血亏虚，痰瘀阻络

肝为罢极之本，主藏血，在体合筋，统帅筋骨关节，肾为先天之本，藏精生髓。一身筋骨不仅依赖肝肾化生的精血濡养，而且需要肾阳气的推动温煦，使之行动有力。RA 多见于女性，尤以生育期和围绝经期者多见。生育期妇女产后气血亏虚，多虚多瘀。《素问·上古天真论》有云："七七，任脉虚，太冲脉衰少，天癸竭……"围绝经期妇女多肝肾亏虚，精血不足，不能养肝，肝失条达，以致气滞血瘀、气郁痰凝，导致关节肿胀、疼痛，甚至关节畸形、屈伸不利。

二、辨证论治思路

刘晓玲教授临证时将 RA 分为风湿痹阻、寒湿痹阻、湿热蕴结、寒热错杂、痰瘀凝滞、肝肾（气血）亏虚等证型。风寒湿痹阻证多见于 RA 早期；寒湿痹阻证多见于 RA 早、中期；湿热蕴结证，多见于 RA 早期或中期；寒热错杂证多见于 RA 中、后期；痰瘀凝滞证多见于 RA 中、后期；肝肾（气血）亏虚证多见于 RA 后期；痰瘀凝滞证多见于 RA 中、后期。

具体辨证用药如下：

1. 风湿痹阻

主症：关节肿痛不甚，呈游走性，恶风或易汗出，关节局部皮色正常，无灼热感，晨僵时间较短，10～20分钟，舌淡，苔薄白或白腻，脉濡缓或弦或浮紧。缘产后妇女气血亏虚，或育龄期女性经期卫表不固，容易感受风湿邪气，导致痹证。

治法：疏风祛湿，通络止痛。

方药：麻黄杏仁薏苡仁甘草汤或黄芪桂枝五物汤加味。

加减：多关节游走性疼痛伴恶风者，加防风、桂枝、羌活以祛风；关节肿胀明显者，加川萆薢、浙贝母、泽泻以除湿散结；风湿日久化热者，加牡丹皮、赤芍以清热凉血；疼痛剧烈者，加全蝎、泽兰、露蜂房以通络止痛。

2. 寒湿痹阻

主症：关节肿胀疼痛较甚，痛有定处，遇寒加重，得温则减，关节不可屈伸，晨僵时间较长，超过1小时，面色苍白，畏寒肢冷，小便清长，大便溏烂。舌淡胖，苔白腻，脉弦紧或沉紧或迟。

治法：温经散寒，除湿通络止痛。

方药：桂枝附子汤或白术附子汤加味。

加减：寒湿偏于中焦者，合用甘姜苓术汤（肾着名汤）；关节疼痛剧烈，遇寒加重，得温则舒者，加淡附片、麻黄、细辛以温阳散寒止痛；关节肿胀重着者，加川萆薢、泽泻、白术、茯苓以利湿消肿；气虚者，重用黄芪补气固表，升提阳气；关节痹阻疼痛剧烈者，加露蜂房、全蝎、白花蛇通络止痛。

3. 湿热蕴结

主症：关节肿胀疼痛伴灼热感，身重乏力，口干、口苦、口臭，纳呆，小便黄赤，大便秘结。舌质红，苔黄腻或黄燥，脉弦滑而数。

治法：清热利湿，通经活络（热重于湿者）。

方药：四妙散加忍冬藤、绵茵陈、栀子。

加减：湿重于热者，用茵陈五苓散加薏苡仁、川萆薢；大便秘结者，加枳实、大黄、知母；舌暗或有瘀斑者，加桃仁、泽兰；兼见阴虚之象者，加知母、石斛等；湿热痹阻关节，引发关节剧烈疼痛时，加用白芷、路路通、全蝎等通络止痛。

4. 寒热错杂

主症：关节肿胀，有灼热感，畏寒恶风，或关节肿胀遇寒加重但触之局部发热，或上肢热下肢凉，或下肢热上肢凉，辨属"胃热脾寒"，大便溏烂，次数较多。舌质淡，苔黄，或舌质稍红，苔白，脉弦滑或弦细。

治法：祛寒清热，散风除湿，通经活络。

方药：半夏泻心汤加减。

加减：嗳气较甚者，加柿蒂、陈皮、砂仁以行气和胃降逆；寒湿甚者，可加淡附片、细辛、黄芪、羌活以温阳散寒止痛；湿热甚者，加茵陈、忍冬藤、川萆薢、土茯苓、泽泻、薏苡仁、黄柏以清热祛湿；兼外感可与小柴胡汤合用；大便溏烂者，加炒薏苡仁、麸炒白术、苍术等以健脾燥湿；关节肿胀者，加浙贝母、肿节风、泽泻、山慈菇等以化痰散结消肿，并加全蝎、露蜂房以通络止痛等。

5. 痰瘀凝滞

主症：关节肿胀畸形、屈伸不利，肢体麻木，形体瘦弱。舌淡暗或有瘀斑，苔薄白，脉细涩或弦涩。

治法：活血祛瘀，化痰通络。

方药：桂枝茯苓丸或当归芍药散加减。

加减：若无生育要求者，亦可用昆断全蝎汤。方中昆明山海棠有抗风湿、调节免疫的功效；续断补益肝肾、强筋骨；全蝎化瘀散结、通络止痛。瘀血凝滞较甚者，加三七、丹参、泽兰以加强活血通络之力；关节局部肿胀经久不消，按之如棉絮或皮囊状者，加浙贝母、半夏、山慈菇以消痰散结；脾虚湿困者，加茯苓、薏苡仁、麸炒白术以健脾祛湿；气虚乏力者，加北芪或五指毛桃、党参以补气温阳。

6. 肝肾（气血）亏虚

主症：关节微肿胀、疼痛或伴畸形，形体消瘦，头晕，面色无华，气短乏力，劳则加重，心悸失眠，或低热自汗。舌淡或舌红而暗滞，苔薄白，脉细弱或弦细。

治法：补益气血，滋养肝肾（气血），祛瘀通络。

方药：偏气血亏虚者用八珍汤合当归补血方加减。偏于肝肾虚者用六味地黄丸加杜仲、续断补肝肾。

加减：久病必瘀，加当归、红花、鸡血藤等活血化瘀通络；关节麻木、疼痛较甚者，加泽兰、三七、丹参；佐以祛湿健脾的薏苡仁、萆薢、豨莶草等健脾祛湿；关节痛甚者，加全蝎、露蜂房、连钱草、蜈蚣等通络止痛。

三、中西医融合临床经验

RA病程长，病势缠绵，大多数患者长期使用激素、免疫制剂、非甾体抗炎药治疗，且控制不佳，寻求中医药治疗。根据患者既往使用西药的疗程，酌情进行调整，采用中西医结合治疗。

1. 关于激素的使用

长期服用激素治疗的RA患者不能骤停激素，辨证服用中药一段时间后，待病情改善再缓慢减量，直至病情控制后停用激素。在激素减量过程中，往往容易导致疾病的反复。根据患者病情，原则上按2～4周调整一次激素用量，缓慢减量，以每次减半片为宜，待病情稳定以后再进一步减量。若患者对激素依赖较甚，则需2～3个月调整一次用量。激素减量过程中，可能会有关节疼痛症状加重的情况，此时需要重用虫类药物如全蝎、蕲蛇、蜈蚣等，加强通络止痛效果。

2. 关于非甾体抗炎药的使用

长期应用非甾体抗炎药的患者，重用全蝎、露蜂房、蜈蚣、蕲蛇、路路通、白芷等中药，取其通络止痛效果，并配合白芍养阴柔筋，可以达到良好的通络止痛效果。以药物可以媲美非甾体抗炎药的止痛疗效。关节疼痛剧烈的患者，全蝎用量可达8～10g；中度疼痛的患者，全蝎可用6～8g；轻度疼痛的患者，全蝎则可使用4～6g。多数RA患者通过中医药调理，均可缓慢减少非甾体抗炎药物的使用，最后停用。

3. 西药不良反应的调理

长期使用免疫制剂等西药的RA患者，多伴有骨髓抑制、贫血、肝功能异常、脱发、胃脘胀闷、恶心等问题。

（1）对于骨髓抑制的患者，运用中药四君子汤、八珍汤补气生血，重用北芪、党参固护正气，同时加用黄精、枸杞子、阿胶等滋补肝肾，在调整中药的基础上配合使用鲨肝醇升高白细胞计数，中西医结合共同对抗免疫制剂的不良反应。

（2）贫血患者加强补血，如当归、北芪、阿胶等共奏补气养血之功。

（3）对于胃脘胀闷不适的患者，用砂仁、陈皮行气和胃降逆；伴有恶心呕吐者，加陈皮、半夏、竹茹化湿止呕；有消化道溃疡者，加入海螵蛸、浙贝母等制酸止痛；嗳气患者，加入柿蒂、枳壳行气导滞。

（4）对于脱发的患者，可加用鸡血藤、首乌藤、当归、黄精等补血益肾填精。

（5）长期使用激素的患者，容易出现面部痤疮、食欲剧增、失眠等副作用，对于此类患者，应在辨证论治基础上，辨证与辨病相结合。痤疮患者多属肝肾阴虚型，配合使用知柏地黄丸；食欲剧增多属胃火较甚，加用黄连、黄芩清泄内热，麦冬滋阴降火；失眠者，重用茯神、酸枣仁安神助眠。

（6）对于肝损伤的患者，重用疏肝、养肝、柔肝之品，加四逆散、逍遥丸等。

四、临证心得与体会

治疗 RA 用药当温而不燥、凉而不寒、滋阴而不柔腻、活血而不峻猛，攻补温清之法权衡于寒热虚实之间，寒热虚实兼转之变调和于理法方药之中。我们总结侍诊期间之感悟，大体有以下几点。

1. 利湿散结一以贯之

湿邪是导致 RA 的重要因素，湿性阴柔，重浊黏滞，最易留滞经络关节肌肉，痹阻气血，久则湿聚为痰，痰湿胶着，气血停滞而成瘀。关节肿胀疼痛，多伴有痰浊瘀滞，故消肿散结、健脾祛湿为治疗之首要，理应贯穿本病治疗的始终。消肿散结药物可酌情使用浙贝母、山慈菇、白术、半夏等；祛湿药的使用，宜以健脾淡渗利湿为主，如茯苓、薏苡仁、泽泻、萆薢、白术等，慎用辛燥之品。

2. 通络止痛贯穿始终

RA 患者长期遭受关节疼痛不适的煎熬，所以治疗时通络止痛尤为重要。对于通络止痛药物，一般选用活血化瘀之缓品，少用破血逐瘀之峻品，取"宿邪宜缓攻"之意。常用药有当归、川芎、丹参、姜黄、赤芍、牡丹皮、三七、泽兰、益母草、桃仁、全蝎、露蜂房等。RA 病久关节肿胀难消、疼痛明显者，多为痰湿瘀血深入筋骨关节，难以祛除，此时当用虫类搜风剔络之品，如全蝎、僵蚕、露蜂房、地龙、蕲蛇、乌梢蛇等，正如叶天士所云："搜剔经络之风寒痰瘀莫如虫类。"但虫类药物多有毒，且多服、久服易破气耗血，故临证宜选用 1～3 味，不宜繁杂、过量，同时配以党参、黄芪等补气药助其搜剔逐邪，麦冬、山药等养阴药防其伤阴，相互配合疗效更为彰显。

3. 用药当顾护脾胃

RA 患者在治疗过程中，由于长期服用非甾体抗炎药、慢性抗风湿药或激素等药物，往往出现胃脘胀痛不适、嗳气恶心、食欲减退、大便溏烂等消化道症状，可应用半夏泻心汤予以调理，旨在辛开苦降，顾护脾胃。其用药特点是寒多者重用干姜、人参，热多者重用黄连、黄芩，呕吐明显者加生姜、竹茹，胃胀满者加厚朴、枳壳，嗳气反酸者加砂仁、海螵蛸等。

4. 饮食起居调护

饮食调护对 RA 患者来说非常重要。RA 患者应忌口，如虾蟹、公鸡、冬菇、竹笋、芋头等发物。患者应当辨证使用食疗方法：风湿较甚者，宜用生姜、大葱等辛温发散之品；寒湿较甚者，宜用干姜等温热食品，禁用生冷；湿邪偏甚者，宜用薏苡仁、山药、茯苓等祛湿之品；湿热较甚者，宜食用薏苡仁、冬瓜、苦瓜、丝瓜等。患者进食宜清淡，不宜辛辣刺激之品，同时注意保暖，避免受寒、受潮，预防感染。对湿邪为患且关节肿胀明显的 RA 患者，食疗方面建议多服用薏苡仁鲫鱼汤，取其利水消肿、健脾祛湿、舒筋除痹之功，使肿胀得消，痹痛得除，脾胃得健，该汤对活动期 RA 患者疗效显著。晨僵较甚的患者嘱咐其多晒太阳及多进行户外活动。

5. 功能锻炼不可忽视

适当的功能锻炼，对维持关节活动，避免出现僵直挛缩、肌肉萎缩，恢复关节功能具有重要意义。寒湿者，以户外锻炼为主；全身症状明显伴关节严重肿痛的患者，可在卧床休息的同时，进行床上或室内四肢关节屈伸、旋转等锻炼；病情稳定好转，关节疼痛有所缓解者，可从事室外活动，多做关节屈伸、旋转，以及慢步行走、起立下蹲等动作。

6. 重视心理疏导

RA 是慢性进展性疾病，病情常渐渐加重，给患者心理带来沉重的负担，以致失去治疗的信心，甚至放弃治疗。因此，医者常需要耐心细致，给予足够的人文关怀，认真解释病情，给患者心理安慰，指导患者功能锻炼的方法，鼓励患者坚持治疗和功能锻炼，安抚患者情绪，树立战胜疾病的信心。

RA 为慢性炎症性疾病，病程较长，治疗的目的主要在于减轻患者的临床症状，阻止不可逆的骨损害，尽可能保护关节、肌肉的功能，避免其他脏器受累，从而改善患者生存质量。因此，本病的治疗重点应放眼于控制风湿活动，祛除诱因的影响，保护未受累关节，改善病变关节功能。活动期应以祛邪为主，选方用药宜平和，切忌温燥或苦寒攻伐太过，以平调阴阳为期，兼顾气血津液；缓解期仍应坚持治疗，兼以调补肝肾脾胃，补益血，加强调护，缓解病情。

（刘晓玲，钟静雯）

第八节　张剑勇教授诊治经验（传承李志铭教授）

一、对病因病机的认识

李志铭教授是广东省人民政府授予的第一批"广东省名中医"，是新中国成立后最早从事中医痹证（相当于西医学的风湿类疾病）研究的中医专家之一。他精于医理，专于实践，为开发研究中草药雷公藤治疗风湿类疾病的成功作出了巨大贡献，并出版了《痹证论》等相关专著。李教授在痹证的治疗尤其是对 RA 的治疗方面有独到的见解和丰富的经验。

李志铭教授认为 RA 发生的基本因素为正气内虚、腠理不固，而由内外因共同导致。正气虚弱是主要因素，为内因，而风寒湿热邪气侵袭机体是外因。若素体阳气偏虚，卫阳不固，风寒湿邪入侵，阻滞经络，凝滞关节，多形成风寒湿痹。若素体阴血不足，内有郁热，与外邪相搏结，形成邪火，耗损肝肾之阴，使筋骨失去濡养；或风寒湿邪郁久化热，熏蒸津液，饮食积聚为痰浊，形成湿火，而壅滞经络关节，形成风湿热痹。痹证经久不愈，导致气血俱伤，肝肾不足，脾胃虚弱。气滞、血瘀、痰浊，邪气久恋不去，形成本虚标实、寒热错杂、虚实夹杂之证。

二、辨证论治思路

RA 是风湿类疾病中较为顽固难治的疾病，多归属于中医学痹证中"顽痹"的范畴，反复发作，致残率高，至今为止不断进步发展的治疗方案繁多，但均未达到最理想的治疗效果。李教授擅以"调气活血，祛邪排毒，调理脾肾，优势互补"的方式治疗 RA，并以此为基础，结合临床经验，总结了以下针对 RA 的"四结合疗法"。

1. 辨证与辨病相结合

辨证和辨病分别指中医的分型辨证论治，用西医学的知识、检查方法对患者的症状做出诊断。通过辨证和辨病相结合，可以提高临床对患者病情诊断的准确性，从而优化临床疗效，两者结合，相得益彰，尽早控制病情的发展。例如在RA 的急性发作期，可以通过西药配合中药综合治疗以缓解病痛、控制病情，而在 RA 缓解期则可以通过纯中药治疗来达到改善病情的目的。近年国内的研究发现了多种临床上可有效抗风湿的中草药，而如雷公藤制剂、昆明山海棠制剂及青风藤制剂等中成药制剂的出现更是有效配合了传统的中医辨证疗法，治疗效果良好。

2. 内治与外治相结合

李教授在治疗 RA 的过程中善于结合内治法与外治法，如将内服煎煮后的中药药渣包裹敷于局部关节肿痛处，或者用第三次煎煮后的中药汤剂熏洗或浸泡局部肿痛关节，使药物通过皮肤到达局部产生药效并改善关节处的血液循环，从而缓解关节处的肿胀及疼痛。当病情基本控制后，对患病的局部关节采用推拿、理疗、电疗及针灸等疗法，配合适当的关节运动，对恢复关节功能有良好的作用。

3. 中药与（民间）草药相结合

通过中医的辨证论治，临床取得了不错的效果，但李教授发现，通过在中药处方中配合一些对 RA 有效的中草药单药或对药、验方，在治疗时间和症状缓解的程度上往往可以更进一步，如民间的草药雷公藤、昆明山海棠、牛大力、救必应、千斤拔、五爪龙、青风藤等。

4. 休养与锻炼相结合

在 RA 的治疗过程中，需要针对疾病时期及患者个人的症状来安排日常生活中的休养和锻炼比例。在 RA 急性期，患者多应限制活动时长，禁止剧烈运动，以便减少关节间隙组织液的渗出，缓解局部疼痛，利于关节的逐步恢复；在 RA 缓解期，患者应适当加强关节的活动，注意对病变关节的锻炼，从而加强关节的灵活性，逐步恢复其功能。

三、中西医融合临床经验

西医学认为包括 RA 在内的风湿类疾病均属于自身免疫性疾病，多由患者自身免疫功能失调而导致。李教授从中医学角度出发，发现 RA 患者多有正虚邪实的情况，认为卫气虚弱与西医理论上机体免疫功能低下或失调相对应，RA 的产生原因为"正气不足、外邪入侵"，主张治疗上以"扶正祛邪"为主，提出"从气论治痹证"。他临证常将玉屏风散、生脉散及四君子汤一类调气方加减入处方，以壮元气、补中气、强卫气及益气活血通络。

补气、调气虽是辨证论治中重要的一环，但李教授提出"从气论治痹证"的主要目的在于将调气法与免疫概念相结合，以提供新的治疗思路。中医临床不可舍本逐末，无论何时都应注重整体观念和辨证论治。

参考文献

［1］张剑勇，刘题章，陈敏庄，等.李志铭教授应用四结合疗法治疗类风湿性关节炎经验介绍 [J].河南中医杂志，2009（11）：1065–1066.

［2］李志铭.从气论治痹证的意义及其免疫学基础 [J].中西医结合风湿病杂志，1994（6）：338–339.

（张剑勇，姜平）

第九节　李燕林教授诊治经验

一、对病因病机的认识

李燕林教授认为RA属于中医学"痹证"范畴，痹证的发生多与腠理不固之正虚相关，其发病不外乎风、寒、湿、热、虚、瘀之因。诸虚内存、正气不足是RA发生的根本内部原因。先天禀赋不足，素体气虚，腠理空虚，卫外不固，邪易入侵，或劳逸过度，耗伤正气，筋骨脆弱，失于濡养，邪易妄入，或久病体虚，则邪易乘虚而入，流连筋骨，气血不畅而成痹；痹证日久邪舍于内，可客五脏，从而形成五脏痹，脏腑衰弱，反过来加重肢体关节的症状。外感诸邪是RA发病的外部条件。李燕林教授沿袭了《黄帝内经》关于风寒湿邪与内在机体"外内相合"致痹的观点，在秉持"自然、人体、疾病"三者不断变化的"天人合一"的整体观下探讨痹证由表入里、由浅入深的发展规律。李燕林教授认为，外邪虽不是疾病的本质所在，却起着较大的作用。如风寒湿邪乘虚侵袭筋骨，流注关节，阳气不能外达，气血闭阻可发为风寒湿痹。若素体内有蕴热，外邪与之搏结于经络，阻滞气血，亦可发为热痹。病久不愈者每因病情反复，外入之邪羁留不去，内外相引，同气相召，导致风、寒、湿、热内生，成为久痹的病理基础。故RA的发病既有外因，又有内因，外因为标，内因为本，两者相互联系、作用，使RA的证候纷繁错乱，复杂多变。

李教授指出，RA早期、急性发作期以外邪为主导，在诸多诱因中湿邪占有重要地位，然标实的同时寓有本虚，先天禀赋不足、肾精亏虚是其发病之根。中晚期则内生之邪为病久难愈的重要条件。湿邪胶着，痰瘀互结是病理关键。瘀血、痰浊可以是诱发RA的病因，也可以是病邪作用人体的病理性产物。一方面，正气不足、脏腑气血阴阳失调是RA发病的内在因素，气不行血，津液不布，会产生瘀血与痰饮。另一方面，RA又是一种慢性缠绵日久的疾病，外邪乘虚而入可加重瘀血和痰浊。痰瘀互结，胶着于关节，闭阻经络气血，并使关节、皮肤、肌肉、筋骨失于濡养，造成关节肿大，变形，疼痛剧烈，皮下结节，肢体僵硬，麻木不仁，其疾病顽固难愈，此时的 RA 称为顽痹。此外，李燕林教授还认为，活动性 RA，尤其是有大剂量应用激素史的患者，可从毒邪致病而论治，主要有热毒、湿毒、瘀毒，热毒又包括湿热毒、瘀热毒与阴虚热毒，临床可采用清热、利湿、化瘀解毒法，达到毒去正安的目的。

疼痛是 RA 的主要表现之一，李燕林教授强调，"不通""不荣"是其发病的关键所在。"不通"指经脉气血为邪气所扰，运行不利，甚则闭阻不通。"不荣"指气血不足，无以濡养经脉、关节。《素问·举痛论》曰："寒气入经而稽迟，泣而不行，客于脉外则血少，客于脉中则气不通。"寒凝经脉，热耗津液，湿滞气血，久病气血亏虚，导致痹证的各种原因均可导致血瘀证的发生，瘀血是痹证过程中的产物，又可加重痹证的各种证候。瘀血不去则新血不生，病及脏腑和所属五体而致虚，病邪内舍于肝肾，使关节失养而不用，筋骨失养而挛缩。

综上所述，李燕林教授认为，RA 的发病是内因与外因相互作用的结果。正气不足是 RA 发病的根本原因，也是发病的内在基础；外感邪气是 RA 发病的外在因素；湿邪胶着，痰瘀互结是病理关键；"不通""不荣"是疼痛发生的关键所在。RA 起病多由素体虚弱，后天劳损，外邪侵袭，气血不足，痰瘀互结，肝肾亏损而致。病位在筋骨关节，病性多为本虚标实，虚实夹杂。

二、辨证论治思路

论治痹证，李燕林教授认为临证之时当首辨标本虚实，明确正虚为本或邪实为因，再辨病位，察明邪袭体表经络或入里客脏腑。RA 早期、急性期以外邪为主导，邪流于肌表经络，治疗多以攻邪为主；中晚期内客脏腑，湿邪、瘀血、痰浊内生，则需祛邪兼以扶正，既要养阴气，又需助阳气，同时顾护气血津液。攻邪时重在辨病邪之偏胜：若风胜则以疏风为主，佐以祛寒理湿，并可少佐补血之品；湿胜则除湿，佐以祛风散寒，并重视理脾之品的应用；寒重则散寒，佐以疏风燥湿，可适当加用补火之品；对于风寒湿痹，善用虫类药、藤类药疏风散寒除湿，同时通络止痛也效佳；热炽则清解，佐以理气止痛。对于活动性 RA，李教授主张合用清热、利湿、化瘀解毒法，达到毒去正安的目的。对于经常规治疗不起作用的顽固性痹证，可从瘀血痰浊论治。具体辨证论治如下。

1. 风寒湿痹

主症：肢体关节疼痛、肿胀或重着，局部皮色不红，皮温不高，晨僵明显，关节屈伸不利，或遇冷则痛甚，得热则痛减，或见恶风发热，肌肤麻木不仁，游走不定。舌质淡或淡红，苔薄白或白腻，脉弦紧或浮缓。

治法：祛风散寒，除湿通络。

方药①：风寒胜者选用桂枝芍药知母汤加减。

组成：桂枝10g，芍药10g，白术15g，知母10g，防风10g，生姜10g，炙甘草10g，制附子10g（先煎）。

方药②：风湿胜者选用羌活胜湿汤加减。

组成：羌活15g，独活15g，防风10g，荆芥穗10g，川芎10g，炙甘草10g，昆明山海棠15g（先煎），穿山龙15g。

2. 风湿热痹

主症：关节红肿热痛、晨僵，伴活动受限，或伴发热、口苦，口渴不多饮。舌红，苔黄腻或厚腻，脉濡数或滑数。

治法：清热除湿，通络止痛。

方药：当归拈痛汤合四妙散加减。

组成：羌活10g，防风10g，苍术10g，当归10g，知母10g，黄柏15g，泽泻20g，白术10g，黄芩10g，葛根20g，苦参6g，牛膝20g，薏苡仁30g。

3. 痰瘀痹阻

主症：周身关节疼痛，日久不愈，痛处固定不移，周围可见皮下硬结，肌肤甲错，肢体有瘀斑，口渴不欲饮，或见午后或夜间发热。舌质暗红或有瘀点、瘀斑，苔白腻，脉弦涩。

治法：活血化瘀，通络止痛。

方药：身痛逐瘀汤加减。

组成：桃仁20g，红花10g，当归10g，川芎15g，牛膝20g，秦艽15g，地龙15g，香附10g，羌活10g。

4. 热毒蕴结

主症：关节红肿，触之灼热，疼痛剧烈如刀割，筋脉拘急，烦渴喜饮。舌红苔黄，脉弦数。

治法：清热解毒，活血止痛。

方药：四妙勇安汤加减。

组成：金银花20g，玄参20g，当归15g，甘草10g，丹参20g，黄连3g。

5. 气血亏虚

主症：肢体关节酸痛，肌肤麻木不仁，伴乏力、纳差，面色少华，头晕气短。舌淡，苔薄白，脉沉细或弱。

治法：益气活血，和营通络。

方药：黄芪桂枝五物汤加减。

组成：黄芪 30g，桂枝 15g，生姜 10g，白芍 15g，大枣 10g。

6. 寒热错杂

主症：肢体关节疼痛、活动受限，无明显寒热倾向，或见口苦、咽干。苔薄白，脉弦。

治法：寒热平调，和解少阳。

方药：小柴胡汤加减。

组成：柴胡 15g，黄芩 10g，党参 20g，半夏 15g，炙甘草 10g，生姜 10g，大枣 10g。

三、中西医融合临床经验

RA 是一种以关节滑膜炎症、血管翳形成为主要病理特征的自身免疫性疾病，可以累及心血管、肺、肾等多器官，给家庭和社会带来严重的经济负担。中医属"痹证"范畴。近年来随着 RA 发病机制和药物研发的进展，RA 的治疗药物取得了较好的发展。目前治疗 RA 的药物包括 NSAIDs、DMARDs、糖皮质激素、分子靶向药物，治疗效果明显，但毒副作用也不容忽视，中医药对于改善 RA 临床症状并延缓疾病进程具有独特优势。RA 属中医学"痹症"范畴，中医药治疗本病有数千年历史，经验丰富，方法独特，理论自成体系。中医药治疗 RA 强调辨证论治，着重改善患者的整体素质，在细胞和分子水平多靶点影响 RA 的发生发展，临床上多与西药联合应用。

根据本地区 RA 患病特点及自身 30 余年临床经验，李燕林教授在传统经方桂枝芍药知母汤基础上改良形成了桂昆风湿合剂，主要由桂枝、昆明山海棠、白芍、鸡血藤、乌梢蛇、薏苡仁、生姜等组成，具有祛风除湿、温经散寒的功效，临床尤其适用于寒湿痹阻型痹证。李燕林教授团队经研究表明，桂昆风湿合剂在改善 RA 炎症及减轻临床炎症表现等方面具有独特的优势，并且联合 MTX 长期服用不良反应少，因此认为桂昆风湿合剂联合 MTX 治疗 RA 是一种安全有效的治疗方案，临床能取得较好的疗效。

四、临证心得与体会

基于"治病必求于本"的宗旨，李燕林教授临床上多以病本为主，顾本虑标，RA 的发生发展是内外合邪而致，是本虚标实之证，治当扶正祛邪、虚实兼顾。李燕林教授常以羌胡祛上部风湿，独活祛下部风湿，两者相合能散周身风湿，舒利关节而通痹；用防风、藁本等祛风止痛；用川芎活血止痛。在疾病整个过程中，脾胃为转枢，中运失健，则湿聚成痰，流注关节；脾胃虚弱，中气不足，气血亏虚，亦致筋脉失养。李燕林教授认为中焦脾胃对全身代谢有举足轻重的作用。把握中焦这一环节，对病势之消长进退将产生重要影响。临床可投以补益脾胃、益气补血之品，如白术、党参、黄芪、鸡血藤等。

李燕林教授认为治疗 RA 疼痛应以"通"为用。"通"之法，因其病机不同而有所不同：虚证当以补益助其通也；实证当祛其壅阻之邪使之通也。临床上，患者大多因筋骨疼痛而就诊，其最迫切之目标当为缓解痛楚，恢复筋骨功能。医者不可受患者之焦急心态影响，急于攻邪医病，大量投风药、理气祛湿药、理血药等耗伤气血，使正更虚而邪愈重矣。他认为不仅要注重痹证的急性疼痛期的治疗，还要关注痹证缓解期的养护调摄，做到"已病治病，未病先防"。

（李李，李燕林）

第十节　肖长虹教授诊治经验

一、对病因病机的认识

1. 内有不足，复感外邪

肖长虹教授认为 RA 属于中医学"痹证"中的"尪痹"，国家中医药管理局对尪痹的定义为"风寒湿邪客于关节，气血痹阻"，其与痹证有着相似的病因病机，肝肾气血不足为内因，风寒湿热侵袭为外因，痰瘀凝聚、腐筋灼骨为病理表现。本病初期或急性期以邪实阻络多见，或湿热，或寒湿，或毒热，晚期或慢性期多见肝肾亏虚、气血不足等，且常伴有痰瘀阻络。

2. 毒邪致痹

肖教授通过长期的临床研究分析，认为应当重视毒邪致痹的病机，毒邪具有火热性、反复性、侵袭性、依附性、多变性等特点，这在 RA 的发生发展过程中都表现得非常充分。通过对古籍文献的学习，我们发现历代医家对此早有描述，如《诸病源候论》"热毒气从脏腑出，攻于手足，手足则焮热赤肿疼痛也"和《备急千金要方》"热毒流入四肢，历节肿痛"。现代诸多中医风湿名家在治疗 RA 中也强调解毒的重要性，如朱良春国医大师善用虫蛇类药以毒攻毒、张鸣鹤老中医一直提倡清热凉血解毒，以及中国中医科学院姜泉教授的清热凉血方也是以清热解毒立法。肖长虹教授认为正是因毒邪致痹，故 RA 相对其他关节炎或软组织风湿病更加缠绵难愈，更易出现骨质破坏及血管炎。

二、辨证论治思路

肖长虹教授根据多年临床经验，强调中医治疗 RA 时先辨疾病急性期、慢性期，再辨证，辨证时从正邪两方面考虑他强调需分清寒热虚实：急性活动期多以邪实为主，风寒湿热各有偏盛；慢性期多以正虚为主，其中慢性进展期多兼有痰瘀阻络，抑或寒热错杂。临床上多将 RA 分为以下证治类型。

（一）急性期

1. 风湿热痹

主症：肢体关节肿胀、疼痛，或晨僵，活动不利，局部可见皮色发红，或触之有热，或伴发热，或口苦，或小便黄。舌质红或暗红，苔黄腻，脉滑或数。

治法：清热利湿，通络止痛。

方药：宣痹汤合三妙散。

组成：防己 15g，杏仁 10g，滑石 10g，连翘 10g，栀子 10g，薏苡仁 30g，法半夏 9g，蚕沙 9g，赤小豆 10g，海桐皮 10g，黄柏 10g，苍术 10g，牛膝 10g。

加减：上肢关节肿痛，加羌活 10g，威灵仙 12g；下肢关节肿痛，加独活 15g；伴纳差，加茯苓 20g，白术 10g；伴发热、恶风，加金银花 15g。

2. 毒热瘀痹

主症：肢体关节红肿、剧痛，活动明显受限，局部皮肤灼热或皮色焮红，拒触拒按，发热，甚者高热寒战，或伴皮下红斑、结节，口渴，小便短黄，大便干燥。舌质红，舌苔黄或燥，脉弦滑数。

治法：清热解毒，凉血通络。

方药：三水白虎汤。

组成：生地黄 20g，水牛角 20g，牡丹皮 10g，寒水石 20g，知母 12g，青蒿 15g，虎杖 15g，薏苡仁 20g，白芥子 3g，独活 15g，细辛 6g，桑枝 15g，鸡血藤 20g，蜈蚣 2 条，全蝎 3g，地龙 5g，南蛇藤 10g，陈皮 10g，生甘草 5g。

加减：关节僵硬者，加僵蚕 10g，伸筋草 15g；肿胀严重者，可将薏苡仁加至 30g，并加甲珠 10g（用代用品）；皮下红斑明显者，加紫草 15g，赤芍 10g；高热时可用片仔癀退热，1g，口服，每天 2 次。

3. 风寒湿痹

主症：肢体关节肿胀伴持续性疼痛，屈伸拘急，晨起僵硬，局部皮色正常或苍白，触之不热或有凉感，遇寒加重，得热减轻，或肌肤麻木不仁。舌质淡红或暗红，舌苔薄白，脉弦紧或濡缓。

治法：祛风散寒，除湿通痹。

方药：薏苡仁汤合乌头汤加减。

组成：薏苡仁 30g，当归 10g，白芍 15g，赤芍 15g，肉桂 10g，苍术 10g，麻黄 5g，黄芪 20g，川乌 10g，蜈蚣 2 条，全蝎 3g，川芎 15g，炙甘草 5g。

加减：关节肿胀明显者，加白芥子 6g，制南星 10g；关节疼痛剧烈者，将加全蝎加至 5g；晨僵严重者，加僵蚕 10g，伸筋草 15g，红花 10g。

（二）慢性期

1. 久痹

主症：肢体关节肿大畸形，伴晨僵，关节屈伸严重受限，或伴活动时刺痛，周围可见皮下结节、按之坚硬，腰膝酸软，肌肉瘦削，心悸气短，疲倦乏力，或面色无华或晦暗，或面色潮红。舌质暗红，或舌淡胖有齿印，或有瘀斑，舌苔薄白或白微腻，脉沉弦或沉细涩。

治法：补益肝肾，宣痹止痛，养血活血。

方药：独活寄生汤合桃仁四物汤。

组成：独活 15g，桑寄生 15g，秦艽 10g，防风 10g，细辛 5g，熟地黄 15g，白芍 15g，当归 10g，川芎 10g，鹿角霜 6g，茯苓 20g，杜仲 15g，牛膝 10g，党参 15g，鸡血藤 15g，蜈蚣 2 条，地龙 5g，补骨脂 10g，桃仁 10g，红花 10g，全蝎 3g，土鳖虫 10g，炙甘草 5g。

2. 寒热错杂

主症：肢体关节肿胀、疼痛，症状时轻时重，患者自觉偶有热感，触之有热，皮色正常或稍红；或偶有恶寒，关节不适遇寒加重，局部触之有凉感，皮色正常或稍苍白。舌质红或暗红，舌苔薄黄，脉弦滑数或濡缓。

治法：祛风除湿，散寒清热，活络通痹。

方药：桂枝芍药知母汤加味。

组成：桂枝 10g，白芍 10g，知母 10g，麻黄 5g，生姜 10g，白术 15g，防风 10g，附子 10g，青蒿 15g，虎杖 15g，牡丹皮 10g，炙甘草 5g。

三、中西医融合临床经验

对于 RA 的治疗，肖长虹教授认为应中西医结合才可取长补短，西药治疗机制明确，中药扶正、祛邪、固本，两者结合让患者的治疗效果更加显著。临床上约有 30% 的患者为顽固性（难治型）RA，其在常规药物治疗中仍出现持续性滑膜增生、进行性骨质破坏，西医治疗除了常用的激素、cs-DMARDs、bio-DMARDs、JAK 小分子抑制剂等药物外，肖长虹教授提倡运用微创针刀镜术加光动力疗法联合治疗。微创针刀镜术是利用影像设备进行可视操作，在可视条件下清除关节内外的致病因子，从源头上阻断局部超敏反应进程，还可松解组织粘连，恢复关节内外正常生理环境。而光动力疗法是一种用光敏剂和激光活化治疗增生滑膜的治疗方法，通过特定的波长照射摄取光敏剂的滑膜细胞，光敏药物将能量传递给周围的氧，生成活性很强的单态氧，单态氧能与附近的生物大分子发生氧化反应，产生细胞毒性，进而杀伤滑膜细胞。对于关节反复肿胀、变形的RA患者而言，光动力疗法是非常有效的一种治疗手段。此外，中医外治法也是多种多样的，如雷火灸、中药熏洗、局部湿敷、砭石刮痧等疗法都可大力开展。只有让中西医各自的有效手段充分发挥作用，才可为患者获得更好的治疗效果。

四、临证心得与体会

1. 毒热瘀痹的重要性

肖长虹教授十分强调毒热瘀痹在RA发病过程中的重要性，RA的发生发展过程复杂多变，在治疗时需认清疾病的分期。急性活动期外邪侵袭，脏腑功能失常，内外相合，邪郁化火，火热过盛而化毒，加之疾病发展过程中会产生瘀血、痰浊等病理产物阻塞经络，久积不散而成毒，肖长虹教授为此创制清热解毒、凉血活血、祛湿消肿、通痹止痛的三水白虎汤。本方由《千金》犀角散及《广济》白虎方化裁而来，方中生地黄、水牛角、牡丹皮、寒水石、知母、青蒿泄热透毒、凉血活血；虎杖、薏苡仁、白芥子、独活、细辛除湿消肿；桑枝、鸡血藤、蜈蚣、全蝎、地龙、南蛇藤、甘草通络止痛。

2. 补益肝肾、活血化瘀的必要性

对于RA慢性期或中晚期的治疗，肖长虹教授主张以补益肝肾、活血化瘀为主。相关实验研究表明：补益肝肾能促进软骨与骨质的修复，增加骨密度，还可通过调节内分泌功能来抑制免疫炎症反应；活血化瘀能抑制血管增生，增强纤维蛋白溶解以缓解关节滑膜炎症慢性化及纤维化。临证中肖长虹教授常用独活寄生汤合桃仁四物汤加减治疗，同时配伍全蝎、蜈蚣、土鳖虫、地龙等虫类药以搜风剔邪通络，对于手足不温、畏寒喜暖者，可加鹿角霜、补骨脂等药以温补肾阳。

3. 擅用微创针刀镜术联合光动力疗法

肖长虹教授指出，我们在坚守中医药阵地的同时不可忽视西医治疗，现有的西医治疗除了药物外，还可以使用微创针刀镜术联合光动力疗法以改善关节症状。对于关节严重畸形者，肖长虹教授提倡行微创针刀镜术联合光动力疗法，这种治疗方式对正常组织几乎没有影响或影响很小，同时可以显著提高成功率，降

低复发率。

参考文献

［1］袁毅，左芳芳，陈恩生，等.微创针刀镜治疗难治性膝关节类风湿关节炎的疗效观察 [J].广州医科大学学报，2018，46（5）：51–54.

［2］顽固性类风湿关节炎滑膜增生的光动力治疗 [C]//2017 江西省中西医结合学会风湿类疾病专业委员会年会暨肌肉骨骼超声及水针治疗学习班会议资料册，2017：94–102.

［3］肖长虹.类风湿关节炎的中医研究应该重视毒邪致痹 [J].中国中西医结合杂志，2017，37（7）：773–774.

［4］杨敏，肖长虹，吴启富，等.三水白虎汤治疗活动期类风湿关节炎 59 例临床观察 [J].新中医，2006（10）：52–54.

［5］类风湿关节炎中医证候与实验指标相关性研究的思路 [C]// 第六届中国中西医结合风湿病学术会议论文汇编，2006：71–76.

［6］杨少锋，吴启富，肖长虹，等.中西医结合治疗类风湿关节炎 85 例临床疗效分析 [C]// 第六届中国中西医结合风湿病学术会议论文汇编，2006：145.

［7］肖长虹，何剑平.老年类风湿性关节炎的临床特点分析 [J].第一军医大学学报，1999（S1）：65–67.

［8］肖长虹，胡文第.试论类风湿性关节炎中医研究的思路与方法 [J].新中医，1997（11）：2–5.

［9］肖长虹.治疗类风湿性关节炎值得注意的几个问题 [J].新中医，1990(5)：12–13，21.

（林娜，肖长虹）

第十一节　黄闰月教授诊治经验

一、对病因病机的认识

首先，黄教授认为，在天寒地冻缺少必要御寒物品及食物相对匮乏的古代，"风、寒、湿、热"等外邪，可能是导致 RA 的主要病因。然而随着社会的发展、生活方式的变迁，如今更需要从肝脾肾等脏腑论治。其次，黄教授首次发现并命名了自我反馈激活的细胞信号通路——"COX-2/TxA2 自反馈激活通路"，提出血瘀是 RA 的重要病机。黄教授认为，脾肾两虚、湿瘀互结是 RA 核心病机，与肝密切相关。

1. 脾肾两虚、湿瘀互结是 RA 核心病机

RA 的病机往往并不单一，常常虚实夹杂，难分难解，而"脾肾两虚，湿瘀互结"便是其中的核心。脾为"后天之本"，《黄帝内经素问集注·五脏生成篇第十》曰："脾……主运化水谷之精，以生养肌肉，故合肉"，肾为"先天之本"，亦为五脏阴阳之本，"肾主身之骨髓"，主肌肉、主骨的脾肾往往为 RA 的常见病位，而阻遏气血的湿浊与血瘀为 RA 的常见实邪。脾虚、肾虚、湿浊与血瘀为风湿病的基本病机，且彼此之间常常互为因果，并不完全独立。

2. 血瘀贯穿 RA 疾病的始终

血瘀是 RA 的重要病机和证候，黄教授首次发现并命名了自我反馈激活的细胞信号通路——"COX-2/TxA2 自反馈激活通路"，并通过进一步的临床与实验研究证实该通路是 RA 血瘀证的重要分子基础，贯穿 RA 疾病的始终。

3. 不通则痛——肝失疏泄参与了 RA 的发病过程

肝与春气相通应，为东方之木，以升为常。人体之肝主疏泄，喜条达而恶抑郁，肝失疏泄，可导致躯体疼痛。如《医学入门》曰："周身掣痛麻者，谓之周痹，乃肝气不行也。"究其缘由，则有三个方面：一者，肝气的疏泄作用，主要体现在调畅全身气机，使脏腑经络的气机运行畅通无阻。一旦肝失疏泄，则脏腑经络之气机闭阻，气血运行不畅，则肢体关节麻木不仁、屈伸不利，易发为 RA。

二者，若肝气不疏，气滞日久，血涩而不畅，不疏之气必致瘀滞之血。瘀滞日久，血中津液旁渗，又可产生痰湿。若停痰留瘀与风寒湿热之邪，结于关节，阻滞经络，外邪痰瘀互结可出现关节肿大、强直、畸形等 RA 典型表现。三者，RA 病势缠绵难愈，易于反复，反过来又可加重肝气郁结。

4. 不荣则痛——肝血不足为 RA 重要内因

肝主藏血，《素问·五脏生成》曰："故人卧血归于肝，肝受血而能视，足受血而能步，掌受血而能握，指受血而能摄。"肝贮藏血液，可濡养肝脏及其形体官窍。肝主筋，《素问·痿论》载："肝主身之筋膜。"筋即筋膜，包括肌腱和韧带，附于骨而聚于关节，是连接关节、肌肉，主司关节运动的组织。正是由于筋的收缩、弛张，关节才能运动自如。筋依赖于肝血的濡养，肝血充足则筋得其养，才能运动灵活而不受限制。反之，若肝血不足，血液不能正常流布，筋骨关节和手足关节失于濡润，则可见 RA 之手足关节僵硬不适或筋骨关节肿胀之症。如明代秦景明《幼科金针》所记载："痹者，内因肝血不足，外被寒湿所中，盖肝主筋，通一身之血脉也。"清代陈士铎在其著作《辨证录·痹证门》中亦阐述了一致的观点，"肝之所以成痹者，人知之乎？虽风寒湿三者成之，然亦气血之不足而成之也"。

5. 肝肾亏虚是 RA 病情不断进展的根本原因

《金匮要略·中风历节病脉证并治》谓："寸口脉沉而弱，沉即主骨，弱即主筋，沉即为肾，弱即为肝，汗出入水中，如水伤心，历节黄汗出，故曰历节。"本病内因方面是肝肾两虚和气血不足，正虚则外邪侵入，与正气相搏，故称"历节"。RA 病位在关节，关节由筋脉和骨组成。肝主筋，肾主骨，故 RA 主要与肝肾两脏关系密切。中医学认为肝肾同源，肝主藏血，肾主藏精，肝肾同源以精血互生为基础。若肝血不足，下汲肾精，致肾精亏损，不能充骨生髓以营养骨和关节，可致筋脉挛缩，骨质疏松。RA 后期常见的骨质侵蚀、关节毁损，即由关节周围滑膜增生、血管翳形成所导致，这与肝肾同源互化，久病肝损及肾而致骨病的中医认识有着高度的相似性。

二、辨证论治思路

黄闰月教授在治疗 RA 时，注重从肝、脾、肾论治，临床上强调疾病分期，且在疾病的任何时期都重视活血化瘀药的使用。在疾病早期，关节疼痛、肿胀、麻木不甚，伴随肝郁的表现，主要归纳为肝气郁结型；疾病深入，影响中焦运化，湿浊阻滞，脉络不通，主要归为寒湿瘀阻型；疾病日久，肝肾亏虚，归为肾虚血瘀型。

1. 肝气郁结

主症：肢体关节发热，麻木不仁，屈伸不利，伴随胁痛，头晕耳鸣、心烦、易怒。舌苔薄，舌缘可见白色泡沫唾液，脉弦数。

治法：疏肝理气，活血通络。

方药：柴胡疏肝散加减。

组成：陈皮（醋炒）6g，柴胡6g，川芎4.5g，香附4.5g，枳壳（麸炒）4.5g，芍药4.5g，甘草（炙）3g，桂枝6g，白芍6g。

2. 寒湿瘀阻

主症：手足关节冷痹、肿胀，缠绵难愈，腰膝沉重、举动艰难。舌体胖大，舌质偏淡或暗，舌苔白腻或白腻滑。脾胃湿气，可出现胃纳呆、脘腹胀满、食欲不振。下焦有湿，可出现大便黏滞气味轻微、小便浑浊。

治法：祛风除湿，蠲痹止痛。

方药：蠲痹汤加减。

组成：羌活3g，独活3g，乳香3g，木香3g，桂心2g，川芎2g，甘草2g，桑枝9g，当归9g，海风藤6g，白术6g，茯苓10g。

3. 肾虚血瘀

主症：四肢关节疼痛如刺，痛有定处，痛处拒按，日轻夜重。

次症：腰部板硬、活动受限，腿软无力、遇劳更甚。

舌脉：舌质紫暗，或舌边瘀斑，脉涩。

治法：益气补肾，活血化瘀。

方药：化瘀强肾通痹方。

组成：丹参20g，穿山龙30g，黄芪30g，白芍20g，天山雪莲3g，杜仲20g，骨碎补20g，川续断15g，熟地黄15g，甘草10g。

三、中西医融合临床经验

1. 诊断上，辨病与辨证相结合

对RA的确诊既要符合西医学的诊断标准，也要进行准确的中医辨证，将辨病与辨证相结合，以明确既往根源，把握现有征象。

2. 治疗上，中西药结合组方，减毒增效

免疫抑制剂、糖皮质激素和非甾体抗炎药等是治疗风湿病的常用药物，但这些药物常常给患者带来不同程度的不良反应，如胃肠道反应、肝肾损伤、血液系统损伤、骨髓及生殖功能抑制等。面对不同的风湿病，免疫抑制剂、激素和非甾体抗炎药作为基础用药，常常不可随意舍去。在使用这些西药的同时，医生应辨脏腑、明病机，合理地使用中药来顾护脾胃、调补肝肾，将中西药进行合理的结合，能很好地减轻毒副作用，并增强原有的药物疗效，达到减毒增效之功。如针对甲氨蝶呤的胃肠道反应及骨髓抑制的副作用，黄教授常在中药处方中加用四君子汤或焦三仙等顾护脾胃，并指导患者平时以代茶饮或药膳的形式使用八珍汤或参苓白术散等增强体质。

四、临证心得与体会

RA 病属中医学"痹证""历节"等范畴。黄教授在临床中发现，从传统理论的风、寒、湿三邪论治 RA 的效果往往不甚理想，而从肝论治 RA 可取得不俗疗效。再者，黄教授传承李济仁老先生"藤类治痹"的临床经验，在健脾补肾，辨清寒热的基础上使用络石藤、海风藤、青风藤等藤类药，在痹证治疗中常发挥独特效果。对于 RA 等骨痹之病，黄教授在使用青风藤、鸡血藤、羌活、独活、粉萆薢、丹参等药祛风除湿、化瘀除痰而祛邪之余，不忘使用黄芪、淫羊藿等以健脾补肾为根本的中药。最后，血瘀贯穿痹证的整个阶段，不论是疾病早期或中晚期，黄教授常在辨证用药的基础上添加化瘀药，疗效颇佳。

（黄闰月，高恺昕）

第十二节　郑宝林教授诊治经验

一、对病因病机的认识

郑宝林教授认为，RA 属于中医学"痹证"的范畴，其总的病机为"体虚腠理空虚，受风寒湿气而成痹也"。正如《济生方》所曰："风寒湿三气杂至，合而为痹，皆因体虚腠理空疏，受风寒湿之气而成痹也。"郑宝林教授认为 RA 早期以肝肾不足为本，气血虚复感风寒湿，乃致痹证。如《素问·五脏生成》曰："故人卧血归于肝，肝受血而能视，足受血而能步，掌受血而能握，指受血而能摄，卧出而风吹之，血凝于肤者为痹。"

郑宝林教授在临床上注重分期辨证，认为 RA 急性发作期以邪实为主，风、寒、湿侵袭人体，阻滞经络，营卫不和，正如《金匮要略·中风历节病脉证并治》曰："荣气不通，卫不独行，荣卫俱微，三焦无所御，四属断绝……便为历节也。"临床表现为关节疼痛剧烈，肿胀明显，肢体麻木僵硬，活动受限。而随着病程的发展变化，加之用药后，RA 缓解期患者以正虚为主，且多兼有脾虚，加之病久气血不通，血瘀、痰湿夹杂，正如《丹溪心法》曰："若肢节肿痛，脉涩数者，此是瘀血"。《金匮要略·痰饮咳嗽病脉证并治》曰："胸中有留饮，其人短气而渴，四肢历节痛。"故临床上多表现为关节疼痛不甚，但可出现关节畸形、肢体屈伸不利、皮下结节等。综上所述，郑宝林教授认为 RA 病因病机错综复杂，病程多变，至今在中西医看来都是一个疑难杂症。

二、辨证论治思路

郑宝林教授认为，RA 辨证论治是治疗的关键，要审证求因，分清主次，辨别虚实，强调应从辨病性、定病位、分主次三方面入手：辨病性就是以中医辨证论治理论为指导，分清痹证的表里、虚实、寒热，这是论断痹证的先决条件；定病位就是确定痹证侵犯的具体部位，确定病变的具体位置；分主次是在错综复杂的病症中分清孰轻孰重，孰为本，孰为标。郑教授认为应探明邪气与正气之间、病因与症状之间的关系，辨别病变的主要表现和次要表现之间的相互关系，抓住决定疾病发展的主要矛盾，作为临床治疗的依据，通常将 RA 分为以下证治类型。

1. 风寒痹阻

主症：关节疼痛明显，疼痛呈游走性，痛无定处，关节局部喜暖畏寒，得热则舒，关节外观皮色不变，伴有面色不华，畏风寒，身寒足冷。舌质淡红，苔薄白，脉沉迟。

治法：祛风散寒，通络止痛。

方药：桂枝汤合三藤汤加减。

组成：桂枝 15g，白芍 15g，青风藤 30g，鸡血藤 15g，络石藤 15g，炙甘草 5g，大枣 10g，干姜 5g（或加生姜 3 片）。

加减：关节肿者，加薏苡仁 10g，防己 10g；下肢关节疼痛为主者，加牛膝 10g；上肢疼痛为主者，可加桑枝 30g；寒邪甚者，加制附子 3～5g，细辛 3g。

2. 寒湿痹阻

主症：关节畏风寒，遇热则痛减，痛有定处，疼痛明显，入夜痛甚，局部喜暖，得热则舒，关节拒按，病变部位肿胀变形，但皮色不变，阴雨天加重，伴有形寒肢冷，便溏溲清长，倦怠懒言。舌质淡，苔白或白腻，脉弦紧或沉紧。

治法：散寒除湿，通络止痛。

方药：桂枝附子汤合三藤汤加减。

组成：桂枝 15g，白芍 15g，附子 10g，青风藤 30g，鸡血藤 15g，络石藤 15g，炙甘草 5g，大枣 10g，干姜 5g（或加生姜 3 片）。

加减：关节肿胀者，加白芥子 10g，猪苓 10g；关节僵硬者，加莪术 10g，丹参 15g；关节痛甚者，加细辛 3g，乌梢蛇 10g，蜂房 5g。

3. 湿热痹阻

主症：关节红肿热痛或伴有低热，局部拒按，触之灼手，伴有口渴，烦躁不安，大便干。舌质红，苔黄或黄腻，脉弦滑或滑数。

治法：清热祛湿，消肿止痛。

方药：四妙散合防己黄芪汤加减。

组成：苍术 15g，黄柏 15g，薏苡仁 30g，川牛膝 15g，防己 10g，白术 10g，炙甘草 5g，大枣 10g，生姜 3 片。

加减：关节痛甚者，加海桐皮 15g，延胡索 15g，姜黄 15g；湿证明显，关节肿甚者，可加猪苓 15g，茯苓 15g；热象明显，如口干渴甚、大便干、高热者，可加知母 10g，生石膏 30g。

4. 痰瘀阻络

主症：关节疼痛明显，以钝痛或刺痛为主，入夜为甚，关节发红或紫暗，周围可见皮下硬结，局部拒按，可有身热，伴有心烦、急躁。舌紫暗，舌质略红边有瘀斑，脉滑或涩。

治法：化痰祛瘀，活血止痛。

方药：桂枝茯苓丸合三藤汤加减。

组成：桂枝 15g，茯苓 20g，牡丹皮 10g，赤芍 15g，桃仁 10g，当归 10g，川芎 10g，青风藤 30g，鸡血藤 15g，络石藤 15g，炙甘草 5g。

加减：热痰者，可加黄芩 10g，胆南星 10g；寒痰者，可加干姜 10g，细辛 3g；皮下结节者，加连翘 10g，白芥子 10g，胆南星 10g；刺痛明显者，可加用地龙 10g，蜈蚣 2 条，加强通络止痛作用。

5. 肝郁脾虚

主症：关节疼痛，时隐时作，劳累后加剧，关节皮色不变，伴有倦怠懒言，声低语怯，面色不华，郁闷不舒。舌质淡，苔白，脉沉细或弦。

治法：健脾益气，行气止痛。

方药：逍遥散合黄芪桂枝五物汤加减。

组成：当归 10g，白芍 15g，茯苓 15g，白术 15g，柴胡 10g，薄荷 5g，黄芪 15g，桂枝 10g，大枣 10g，炙甘草 5g，生姜 3 片。

加减：偏于脾虚者，症见肌肉酸楚疼痛，活动后加重，神疲倦怠，气短乏力，加用党参 10g，山药 15g。

6. 肝肾阴亏

主症：关节疼痛日久，肿胀变形，或成鹤膝风，关节喜温喜按，畏寒，伴有低热，心烦急躁，口干渴。舌体瘦小，舌质红苔少，脉沉细。

治法：滋补肝肾，养阴通络止痛。

方药：独活寄生汤加减。

组成：独活 10g，桑寄生 30g，秦艽 10g，防风 10g，细辛 3g，当归 10g，白芍 15g，川芎 10g，熟地黄 15g，杜仲 15g，牛膝 10g，党参 10g。

加减变化：阴虚内热明显，症见口干渴，低热，可酌加地骨皮 10g，枸杞子 15g；偏于肾阴不足，症见关节变形，腰膝酸软，潮热盗汗，五心烦热，遗精，选加山茱萸 10g，菟丝子 10g，鳖甲 30g；偏于肝阴不足，症见肌肤麻木不仁，筋脉拘急，屈伸不利，加枸杞子 10g，沙参 10g，麦冬 10g。

三、中西医融合临床经验

郑教授非常重视中西医结合治疗 RA，善于在传统治疗的基础上汲取现代医学之精华，主张在 RA 治疗全程贯彻中西医联合诊疗的方针，发挥中西医各自独特的治疗优势，互为补充，弥补不足，优化疗效，使患者获益最大化。

1. 中西医结合有助于早期诊断，规范治疗，改善预后

RA 早期有一些不典型的症状，尤其是血清学阴性的 RA 易被漏诊或误诊，错失治疗机会之窗，故早期诊断尤为重要。郑教授善于利用骨肌超声技术辅助完成 RA 的早期诊断，观察有无滑膜增厚、血供增多；利用 MR 观察关节周围软组织肿胀，有助于鉴别不典型的早期 RA；利用实验室指标判断疾病的分型和预后，关注 RF（类风湿因子）、抗 CCP 抗体（抗环瓜氨酸多肽抗体）、抗角蛋白抗体及其滴度、ESR（红细胞沉降率）、CRP（C 反应蛋白）的升高程度、PLT（血小板）是否增多等与 RA 预后不良的相关因素，指导临床用药，辨病与辨证相结合，尽快达到治疗目标。

2. 中西医结合个体化治疗，尽快达到疾病低活动度或缓解

郑教授在临床过程中十分关注有效个体化治疗使患者的病情尽快缓解或处于疾病低活动度。初始治疗时，根据患者病情、依从性、是否合并其他疾病，个体化选用适合的改善病情抗风湿药、非甾体抗炎药、激素、生物制剂等，早期联合治疗，严密观察药物的毒副作用，实现达标治疗。在传统治疗不佳的患者中，灵活应用生物制剂，如 TNF（肿瘤坏死因子）抑制剂、JAK 抑制剂，根据患者的病情变化，选择恰当的时机进行干预，在病情缓解后逐渐减药，以更好地控制疾病的进展，延缓骨质的破坏。局部关节肿胀疼痛者，可配合中药制剂外敷，比如医院自制的伤科黄水、清香止痛膏等，可以有效缓解局部症状。

3. 重视 RA 合并症及药物毒副作用的中西医治疗

郑教授强调整体观念，高度重视 RA 合并症，如消化道溃疡、乙肝（乙型病毒性肝炎）、结核病、心脑血管疾病等。对于有共病者，积极治疗合并病，同时调整抗风湿和非甾体药物，监测并及时处理心血管疾病、消化道疾患、血液系统损害、肝肾损害等危险因素。此外，认识 RA 药物的毒副作用尤为重要。长期使用激素的患者可能出现骨质疏松，及时补钙或使用双膦酸盐类药物可以有效预防；甲氨蝶呤易致白细胞减少、肝功能不全，宜从小剂量起用，老年人从 5mg 起，正常成年人从 7.5mg 起，逐渐加量，1～2 周复查血常规，检查结果趋于稳定后再缓慢加量，直至 15mg 足量给药；口服不能耐受者，可改用 25mg 皮下注射。RA 患者病久且长期接受抗风湿治疗，体质虚弱，可配合中药辨证论治，加医院特色复元饮、膏方调理等，可以有效增强患者体质，预防复发。值得注意的是，使用生物制剂的患者感染风险更高，需要完善乙肝、结核等检查后再使用，且使用生物制剂期间应避免接种活病毒疫苗。在使用西医治疗 RA 的过程中，根据患者的证候分型，配合中药干预，不仅有利于病情缓解，也有助于减轻西药的毒副作用。

四、临证心得与体会

郑教授认为 RA 复杂多变，虽然目前无法治愈，但是可以有效控制，其关键在于早期诊断，综合评估，规范治疗，科学管理。

1. 综合评估有助于 RA 的鉴别诊断

据统计，20%～25% 的 RA 患者血清学检查结果为阴性，有 55%～65% 的患者为隐匿性起病，因此，郑教授重视症状、体格检查，尤其注意对称小关节的肿胀、压痛，45 分钟以上的晨僵等，注意询问家族史，结合超声影像，综合分析，对不典型的患者注意鉴别诊断。据观察，早期诊断血清学检查为阴性的 RA 患者中，部分患者随着病程进展，RF 逐渐转为阳性，出现典型类风湿表现。对于病程不满 6～12 周的患者，出现类风湿典型症状，需要考虑病毒感染的可能，部分患者可能自愈，需警惕识别，慎用激素和抗风湿药物。此外，老年起病的患者，尤其是抗风湿治疗效果不佳者，需格外注意肿瘤模拟类风湿表现的副癌综合征，通过完善肿瘤筛查、免疫固定电泳、骨穿刺等，明确诊断。

2. 擅用虫类、藤类药治疗 RA

郑教授认为 RA 患者气血痹阻，喜用虫类、藤类药物舒筋活络、通络止痛，如蜈蚣、地龙、青风藤、鸡血藤、络石藤、雷公藤等，疗效明显。其中，雷公藤制剂在临床中应用广泛，因雷公藤多苷片有抗炎和免疫抑制作用，用于治疗 RA 疗效显著。临床使用过程中需要重视其不良反应，因其有生殖毒性、肝损害，有生育要求的患者慎用，老年患者及绝经后妇女应用该制剂更为广泛。一般从小剂量开始，逐渐加量，同时定期复查血常规、肝肾功能，密切监测其毒副作用，必要时配合中成药肾肝宁等保护肝肾。此外，郑教授使用雷公藤制剂还注重其厂家和产地，在大量的临床实践中，郑教授发现浙江得恩德及江苏美通制药的雷公藤多苷片疗效最佳。

3. 注重患者宣教，规范管理

郑教授强调 RA 是一个迁延不愈的慢性疾病，目前尚无法治愈，因此让患者正确认识类风湿关节炎，学会良好的自我管理至关重要。郑教授及其团队会不定期在公众号、视频号上科普 RA 的病情特点、常见临床表现、治疗过程、主要用药、日常锻炼等，增加患者对 RA 的了解，强调了坚持规律诊疗的必要性及重要性，同时应用微信群等线上管理 RA 病友，对提高患者的依从性，监控患者病情变化具有积极意义。

（齐堃，熊甚，薛秋倩，郑宝林）

第十三节 黄胜光教授诊治经验

一、对病因病机的认识

黄胜光教授认为,除风、寒、湿邪以外,人体正气亏虚,以及热毒、瘀血在本病发病中亦占有重要地位。

RA 的发生多与先天禀赋不足、内脏亏虚有关,既病之后,反复发作,迁延不愈,正气更加受损。RA 之虚证病位,主要在肺、脾、肝、肾诸脏。肺气亏虚,卫表不固,易被风邪侵袭,风邪则携诸邪而致病。脾虚水湿不化,易与外湿相合,湿邪流注关节经络,致肢节肿痛绵绵。肾藏精主骨,肝主筋,RA 病程日久致肝肾亏虚,不能充养筋骨,使筋挛骨弱而缠绵难愈。

RA 的发生还与感受毒邪有关。尤在泾的《金匮要略心典》认为,"毒者,邪气蕴蓄不解之谓",说明毒邪由邪气偏盛,蕴积酿化而成。本病的外因为感受六淫之邪,偏盛则化为毒;内因为脏腑功能紊乱,气血阴阳失调,病理代谢产物蕴积亦化为毒。RA 初期常有关节灼痛、局部肿胀、皮色发红、触之灼热等征象。唐代孙思邈认为这是热毒所致,并对因"热毒流入四肢,历节肿痛"者,用犀角汤治疗。从现代研究理解:外来之毒邪包括各种致病微生物及其毒素、各种理化因素导致的中毒等;内生之毒邪则包括各种原因导致的组织细胞功能障碍、病理生理生化过程中产生的代谢产物,如自由基损伤、白细胞浸润、代谢产物的聚集、炎性介质及免疫复合物损伤等。感染可能是持续存在的刺激,亦可能仅早期存在,但其激发的自身免疫反应则持续存在,引起炎症反应,导致关节红、肿、热、痛。

RA 与瘀血的关系亦十分密切。《杂病源流犀烛·诸痹源流》说:"痹者,闭也,三气杂至,壅蔽经络,血气不行,不能随时祛散,故久而为痹。"这说明气血运行不畅,脉络痹阻是痹证的重要病理环节。RA 病程漫长,反复发作,迁延难愈,日久则入络入血而见瘀血,故言:"痹久必有瘀血"。痹证夹瘀,外因感受风、寒、湿、热之邪,内因脏腑虚损。寒性凝涩,寒邪侵犯经脉,使经脉收引,血液运行迟缓而致瘀血。热邪伤津耗液，使血液黏稠而致瘀。湿性黏滞重浊，湿邪侵犯经络，滞气碍血，亦可成瘀。RA 病程漫长，久病不愈耗伤正气，气虚则运血无力，阳虚则脉失温通，血行凝涩，阴血虚则血脉不充，血行不畅，皆可致瘀。RA 患者常有关节肿痛、痛有定处、痛处拒按、久治不愈、局部硬结瘀斑，以及肌肤干燥无光泽甚则肌肤甲错、舌质紫暗等瘀血的临床症状和体征。"瘀"既是 RA 原始的动因，又作为本病的病理机制贯穿整个疾病过程。久病生瘀、生痰，瘀久化热，痰瘀、痰热相搏，病情复杂，变化多端。故 RA 的发生与先天禀赋不足、内脏亏虚、外感热毒、久病血瘀相关。

二、辨证论治思路

黄胜光教授认为：正气亏虚、脏腑功能低下是本病发生的内因；风、寒、湿、热之邪侵袭，邪气偏盛蕴酿成毒，壅塞经络，血气不行成瘀，是本病发生的外因。湿热瘀毒夹杂既是 RA 的主要发病因素，也是 RA 的主要病理特征，风、寒、湿邪可诱发或加重病情。根据 RA 发病特点，黄教授将其分为以下证型。

1. 风寒湿痹

主症：肢体关节疼痛、重着、肿胀、屈伸不利，遇寒痛增，得热痛减，阴雨天加重。舌淡红，苔白，脉弦。

治法：祛风散寒，除湿通络。

方药：羌活胜湿汤加减。

组成：羌活 10g，独活 10g，防风 10g，川芎 10g，桂枝 10g，白芷 10g，当归 10g，丹参 15g，海风藤 15g，透骨草 15g，炙甘草 6g。

加减：关节肿甚者，加薏苡仁 30g，防己 15g；关节冷痛剧烈者，加制附子 10g（先煎）、细辛 3g；痛以上肢关节为主者，加桑枝 15g；痛以下肢关节为主者，加牛膝 15g；兼气虚者，加黄芪 30g，白术 15g。

2. 风湿热痹

主症：肢体关节游走性疼痛，肩背沉重，关节红肿，或有热感，痛不可触，遇热则痛重，得冷稍舒，口渴不欲饮，烦闷不安，小便黄，或有恶风发热。舌红，苔白腻、微黄，脉弦数或濡数。

治法：利湿清热，疏风止痛。

方药：当归拈痛汤加减。

组成：知母 20g，泽泻 15g，猪苓 15g，白术 10g，黄芪 15g，当归 10g，葛

根 10g，苍术 10g，茵陈 15g，秦皮 15g，羌活 10g，升麻 15g，防风 10g，黄芩 15g，炙甘草 6g。

加减：发热明显者，加生石膏、忍冬藤各 30g；肢节疼甚者，加桑枝 30g，姜黄 15g，海桐皮 15g；湿停关节，肢节沉重肿痛甚者，加防己 15g，木瓜 15g，薏苡仁 30g。

3. 湿热痹阻

主症：肢体关节肿胀、疼痛、重着，触之灼热或有热感，口渴不欲饮，身热。舌质红，苔黄腻，脉濡数或滑数。

治法：清热祛湿，通络止痛。

方药：宣痹汤加减。

组成：防己 15g，杏仁 10g，滑石 15g，连翘 15g，金银花 15g，忍冬藤 15g，薏苡仁 30g，晚蚕沙 10g，羌活 10g，当归 10g，赤芍 10g，甘草 10g。

加减：风邪胜者，加防风 10g，威灵仙 15g，海桐皮 15g；热邪胜者，加生石膏 30g，知母 20g；湿邪胜者，加萆薢 15g。

4. 热毒痹阻

主症：关节红肿热痛，不可触摸，动则痛甚，难以屈伸，肌肤见皮疹或红斑，或伴高热，面赤咽痛，口渴心烦，小便黄，大便干。舌质红或绛，苔黄，脉滑数或弦数。

治法：清热解毒，凉血通络。

方药：犀角汤加减。

组成：犀角（水牛角代替）30g，生地黄 30g，黄芩 10g，栀子仁 15g，射干 10g，熟大黄 10g，升麻 15g，赤芍 15g，牡丹皮 10g，生甘草 10g。

加减：热毒较盛者，加生石膏 30g，知母 15g，忍冬藤 30g；肿痛明显者，加防己 15g，桑枝 30g，苍术 10g。

5. 痰瘀痹阻

主症：关节肿痛日久不消，晨僵，屈伸不利，关节周围或皮下有结节。舌紫暗，苔白厚或厚腻，脉沉细涩或沉滑。

治法：活血化瘀，化痰通络。

方药：小活络丹加减。

组成：胆南星 10g，制川乌 5g，制草乌 5g，地龙 10g，乳香 10g，没药 10g。

加减：关节肿胀，局部发热者，加虎杖 15g，山慈菇 10g；关节不温者，加干姜 10g，细辛 3g；皮下结节者，加夏枯草 30g，土贝母 15g；关节肿痛日久者，可加用搜风破血散瘀之品，如露蜂房、蜈蚣、乌梢蛇等。

6. 肝肾不足

主症：关节疼痛、肿大或僵硬变形，屈伸不利，腰膝酸软无力，伴头晕眼花，耳鸣，形体消瘦，失眠多梦，男子遗精，女子月经量少。舌淡苔白，脉细弱。

治法：滋补肝肾，通经活络。

方药：独活寄生汤加减。

组成：独活 10g，桑寄生 15g，杜仲 15g，牛膝 10g，细辛 3g，续断 15g，茯苓 15g，肉桂 6g，防风 10g，川芎 10g，人参 10g，当归 10g，白芍 10g，赤芍 10g，熟地黄 15g，甘草 5g。

加减：若邪深入络，痛甚者，加乌梢蛇 15g，制川乌 5g，地龙 10g，红花 10g；寒湿甚，腰腿冷痛重着者，可加制附子 10g，干姜 10g，防己 15g，苍术 10g；气虚甚者，加黄芪 30g，白术 15g。

三、中西医融合临床经验

黄胜光教授认为中西医结合是我国治疗 RA 的特色。中药作用和缓，相对安全，但是起效缓慢；西药起效快，可迅速控制病情，但不良反应较多。黄胜光教授提出了中西医结合治疗 RA 的思路与方法，以达到提高疗效、减少不良反应的目的。

1. 要根据疾病的不同分期使用药物

RA 急性活动期，关节肿胀疼痛明显，此时应该以生物制剂、免疫抑制剂、非甾体抗炎药治疗为主，迅速控制炎症；中药则应以清热解毒、除湿化瘀为基本治则，辅以理气和胃之品，减轻西药的消化道反应。在疾病的缓解期，以小剂量西药维持治疗，中药以补肾壮骨、活血通络为主，改善关节功能和全身状态。

2. 要遵循早期治疗和长期缓解的原则

RA 早期只是关节滑膜的炎症，关节软骨和骨质还没有受到损伤。如果此时能够给予有效的治疗，关节炎症可以得到很好的控制，严重的关节畸形也可以避免。所以，发病的前 1～2 年是治疗的关键时期，务必在该阶段将疾病控制在完全缓解或低活动度状态。若非如此，随着病情的发展，关节软骨和骨质逐渐遭到破坏，即使给予强有力的治疗，残疾也难以避免，疗效会差一些。另外，像高血压、糖尿病等慢性疾病一样，RA 目前还不能根治，需要较长时间的维持治疗。有些患者担心药物的不良反应等问题，往往在病情稍微缓解后就自行停药，从而导致疾病反复发作，最终迁延不愈。因此，为防止复发，原则上患者不能随意停药，可以根据病情逐渐减量维持治疗。

3. 要重视关节腔药物注射和关节镜下滑膜切除术的应用

对于一些病程较长、疾病控制不理想，而膝、腕、肘等大关节炎症明显的患者，关节腔药物注射（复方倍他米松注射液 7mg，甲氨蝶呤 10mg）不失为行之有效的方法，往往可以取得意想不到的效果。如果病程更长，膝关节滑膜增生更严重者，则须行关节镜下滑膜切除术。滑膜在 RA 疾病过程中起到中心作用，因此手术直接切除滑膜，清除各种炎性细胞及炎症因子，可以阻止炎症的发展，迅速缓解肿痛，使破坏过程停止或减缓，可以起到"釜底抽薪"的作用，获得药物所不能达到的效果。此外，膝关节是人体最大的滑膜关节，双膝关节滑膜面积占全身滑膜面积的一半以上，切除膝关节的病变滑膜，也有利于全身其他关节炎症的控制。但是，滑膜切除术后仍须坚持药物治疗。

四、临证心得体会

由于认识到虚、毒、瘀诸因素在 RA 发病中的重要作用，因此黄胜光教授对扶正固本、清热解毒、活血化瘀诸法在 RA 治疗中的运用有较深入研究，并获得较好的疗效。

1. 扶正固本

RA 为本虚标实之证，故治疗时要重视扶正固本。该病发作期主要为风湿热毒之邪为患，表现为关节红肿热痛，治疗上应着重祛风除湿、清热解毒，但亦常需配以补虚扶正之品。若肺卫亏虚，面白神疲者，宜配黄芪、灵芝等补益肺气；脾胃虚弱，纳差便溏，肢体肿痛绵绵者，宜配茯苓、白术、薏苡仁等健脾化湿。即使患者虚象不显，亦宜在逐邪的基础上，配伍大剂量黄芪等以扶正祛邪。RA 活动期虽邪气壅盛，但临床实践证明，补虚扶正与清热解毒诸法配合使用，不仅未见恋邪之弊，且可增强疗效。《景岳全书·伤寒典》说："补以治虚，非以治实。"补以扶正，泻以祛邪，二者并行不悖，相得益彰。

RA 活动期得到控制后则进入缓解期。此时患者形体消瘦，关节肿胀变形，肌肉萎缩，常伴腰膝酸软，气短乏力，眩晕耳鸣，面色少华。此为肝肾亏虚，气血不足，痰瘀阻滞，虚实互见。治疗应强肾补骨，养血舒筋，祛痰化瘀，补泻兼施。补肝肾宜用熟地黄、鹿角霜、龟甲胶、牛膝、狗脊、续断、骨碎补、桑寄生、菟丝子等。若兼气血亏虚者，宜加大剂黄芪、当归等益气养血，再配以全蝎、蕲蛇、白芥子等行瘀化痰。

2. 清热解毒

RA 的发病与毒邪密切相关，故应重视清热解毒一法。"无湿不成痹"，RA 患者多合并湿邪，故常选兼有化湿作用之清热解毒药如土茯苓、白花蛇舌草、半枝莲、金银花等，此类药甘寒清香，清热解毒而不伤胃；配合清热解毒而不遏郁之蒲公英、紫花地丁等药。若热毒炽盛，关节红肿灼热，舌质红绛，则配用大剂量水牛角、生地黄、牡丹皮、黄连等凉血、清热、解毒。RA 活动期当重用清热解毒药，即使在缓解期，若有关节热痛者，亦考虑余毒未清，当配清热解毒之品。

3. 重视活血化瘀

如前所述，瘀血是 RA 的重要病理机制，贯穿疾病的全过程，故活血化瘀疗法亦应贯穿本病治疗的始终。本病在不同阶段，瘀的程度有所区别，故活血化瘀药物的选用也有所不同。RA 早期关节红肿热痛，瘀热现象较明显，宜选用兼有清热、凉血、解毒作用的化瘀药如赤芍、丹参、牡丹皮等。随着病情发展，正虚邪恋，宜选用兼有养血化瘀作用的药如当归、川芎等。本病后期久治无效，关节肿痛，功能障碍，此时病邪与瘀血凝聚经隧胶结难解，常规草木之药难以奏效，必须采用透骨搜剔之品，方可搜剔深入经隧骨髓之瘀血。首选药物如蜈蚣、全蝎、露蜂房、水蛭、蕲蛇之类，可搜剔透骨，通络止痛。但这类药大多有毒，也易耗气伤津，故不宜多用或久用，并可酌情加用补气滋阴之品。

一般而言，RA 活动期应侧重于清热解毒、扶正化瘀，缓解期则宜侧重扶正固本、活血行瘀。其他尚有祛风、除湿、化痰诸法，皆当与以上三法配伍使用。总之，本病应以中医基本理论为指导，辨病治疗和辨证论治相结合，才能获得良效。

参考文献

[1] 黄胜光，朱辉军 . 类风湿关节炎中医治法浅议 [J]. 湖南中医学院学报，2002，22（2）：37-38.

[2] 朱辉军 . 黄胜光教授治疗类风湿性关节炎经验介绍 [J]. 新中医，2004，36（1）：9-11.

［3］黄胜光，马楚平，温伟强，等.滑膜切除联合药物治疗难治性类风湿关节炎临床观察[J].广东医学，2007，28（4）：647.

（黄胜光，朱辉军，杨朔）

第十四节 盛正和教授诊治经验

一、对病因病机的认识

RA是一种慢性、炎症性疾病，临床表现以对称性多关节炎为主，基本病理改变为滑膜炎，造成关节软骨、骨和关节囊的破坏，亦可造成多器官、多系统损害，有一定的致畸性，严重影响患者的生活质量。本病属中医学"痹证"范畴，中医学对"痹证"病因病机的认识历来以《素问·痹论》"风寒湿三气杂至，合而为痹也"和《儒门事亲》"痹病以湿热为源，风寒为兼，三气合而为痹"为指导原则。外邪入侵是痹证发生的重要因素。随着对RA认识的不断加深，盛正和教授认为，RA的病机为本虚标实，虚为正气不足，肝脾肾亏虚，实为湿热毒邪，痰浊瘀血痹阻经络、筋脉、骨节等。

（一）病因

RA的发生与体质因素、气候条件、生活环境及饮食等有密切关系，其他如产后、七情失调、过劳、外伤等是RA之诱因，正虚卫外不固是RA发生的内在基础，邪气痹阻为其病机根本，病变多累及关节、筋骨、肌肉，甚则影响脏腑。素体正气亏虚或先天禀赋不足，复感风寒湿之邪，血气不行，经络闭涩，或风寒湿（热）之邪留滞筋骨关节，久之损伤肝肾阴血，筋骨失养，故见关节肿痛、僵硬、屈伸不利、活动障碍、筋挛肉缩诸症。我们特别应该关注围绝经期女性因激素水平剧烈变化引起的早期轻症RA，此特殊类型极易在临床中被忽略，其病因与天癸绝、肝肾不足相关，临床往往是纯虚证而病症轻微。

（二）病机

正气不足，邪气乘虚而入，滞留关节、筋骨、肌肉，经络痹阻，不通则痛，是RA的基本病机。患者平素体虚，或因饮食不节，损及脾胃，或因年老久病，或因过劳等，导致气血阴阳亏虚，肝肾不足，关节筋骨失于所养。《内经》中有"正气存内，邪不可干"和"邪之所凑，其气必虚"之说，腠理、筋骨不得濡养，则不能固守元气，易为风寒湿热之邪侵袭，痹阻关节筋骨，而致营卫行涩，经络不通，伤于气则见关节肌肉肿胀，伤于形则见疼痛。人禀赋不同，外邪可因此有寒热转化，素体阳气偏盛或阴血不足内有虚热者，可从阳化热，阳气不足又内有虚寒者，则可从阴化寒。本病的病机特点可从"虚""寒""湿（热）""痰瘀""久""变"6个方面概括。

1. 虚

素体正气亏虚，肝肾不足，气血亏虚，或劳累过度，损耗正气是本病的内因，在本病的发生、发展过程中自始至终起着重要的作用。正气亏虚，外邪易于入侵；正气既虚，无力祛邪外出，致病程缠绵，不易痊愈。邪气肆虐日久，进一步损耗正气，正虚邪实反复，病情日趋恶化，终致关节畸变，甚则脏腑变损而危及生命。

2. 寒

体虚风寒外袭，寒凝血涩，闭阻经脉，久则经络、骨节不利，不通则痛，致关节痛肿不利。肾之水，应于冬季，寒气为冬季主气，故肾虚之人，寒邪特别深入，深筋着骨，致筋骨损，渐成此病。

3. 湿（热）

风寒与湿邪相合，缠绵难以速去，致病程漫长。湿郁日久，亦可化热成毒，毒热相搏于气营，亦可见高热、关节灼热肿痛。毒热煎熬，营阴受损，肌肉、经脉、骨节失于濡养，日久致肌肉瘦削，筋挛骨损、脉痿诸症，甚则化火，上犯神明，产生诸多损证。

4. 痰瘀

风寒湿热之邪留滞筋骨关节，气血闭阻，经脉不畅，日久成瘀，致关节肿大变形、僵硬。久病生痰，瘀久化热，痰瘀、瘀热相搏，致本病证型复杂，变化多端，表现各异，亦可加重本病的病情变化与发展，最终成为尪痹。

5. 久

本病病程漫长，易反复发作，既病之后，除 1/5～1/4 的患者病情呈自限性或自愈外，大多伴随终身。

6. 变

变，一指关节畸变，二指"五脏各有所合"。痹证日久，则内舍其合而致五脏诸多变证：内舍于心，则心悸胸闷，甚则上扰神明，癫狂痫发作；舍于肺，则咳嗽，气急，喘促；舍于脾（胃），则纳谷减少，脘腹饱胀，甚则呃逆、呕吐、便溏、泄泻；舍于肝，则胁痛，胁肋不利，甚则呕血；舍于肾，则水肿、尿少，甚则水气凌心、心悸、气促发作。

综上所述，疾病初起以邪实为主，随着疾病迁延不愈，还可致正虚或虚实夹杂表现。邪痹经络，络道阻滞，气血津液输布失调，且久病必损脾肾，脾主化生水谷精微而肾主水，脾肾不足则水液不能化生津液发挥濡养作用，停滞于关节、脉络等而成痰饮。又久病必瘀，病久气血不畅则生瘀。痰瘀互结，则进一步加重关节症状，甚至出现关节畸形、活动不利等表现。部分患者久病之后，可出现关节症状减轻，而以虚证为主的表现。RA 后期，病邪可内舍五脏，如上所述出现心悸、胸闷、咳嗽、便溏等临床表现。

二、辨证论治思路

RA 是一种以正气亏虚、肝肾不足为本，风寒湿（热）邪痹阻关节经络，久则化痰成瘀、深筋着骨为标的慢性反复发作性疾病。正虚邪实，相互为病，且影响病情的进退。本病辨证要点在于掌握体虚与邪实的孰重孰轻，脏腑气血阴阳的亏耗，风、寒、湿（热）、痰、瘀之偏胜，而随证施以补益气血、滋补肝肾、祛风散寒、化湿清热、逐痰消瘀、通络止痛等法。

1. 风湿痹阻

主症：肢体关节疼痛、重着，或有肿胀，痛处游走不定，关节屈伸不利。舌质淡红，苔白腻，脉濡或滑。

治法：祛风除湿，通络止痛。

方药：羌活胜湿汤加减。

组成：羌活 12g，独活 12g，防风 9g，蔓荆子 9g，川芎 15g，桂枝 12g，秦艽 15g，青风藤 15g。（方中青风藤疗效较好，但是要注意其有严重致敏倾向，以及对肝、肾功能的损害。）

加减：若风盛，恶风，关节游走性疼痛明显者，加白芷 12g，桑枝 15g，白花蛇 1 条，以祛风止痛；上肢关节病重者，加姜黄 12g，威灵仙 12g，以通络止痛；酸痛以膝踝等下肢关节为主者，加牛膝 15g，防己 9g，以祛湿止痛；酸痛以腰背为主者，加杜仲 15g，桑寄生 30g，续断 12g，以补益肝肾；瘀血症状明显者，加红花 12g，皂角刺 9g，乳香、没药各 6g，或苏木 15g，以行气活血化瘀。

2. 寒湿痹阻

主症：肢体关节冷痛，局部肿胀，屈伸不利，关节拘急，局部畏寒，得寒痛剧，得热痛减，皮色不红。舌胖，舌质淡暗，苔白腻或白滑，脉弦缓或沉紧。

治法：温经散寒，祛湿通络。

方药：乌头汤合防己黄芪汤加减。

组成：制川乌12g（或制附片15g）（先煎），桂枝12g，赤芍15g，生黄芪30g，白术15g，当归12g，薏苡仁30g，羌活12g，防己9g，白芍30g，生甘草6g。

加减：阳虚寒盛，关节疼痛剧烈者，可加制草乌15g，细辛3g，以温阳散寒止痛；湿盛，关节肿胀重着、肌肤麻木不仁者，加萆薢15g，茯苓皮30g，以利湿消肿，也可加泽泻15g，桂枝、泽泻同用，对消除关节肿胀及关节腔积液有益；痛剧者，加延胡索15g，以止痛。使用该处方时应注意观察发现乌头碱中毒早期征象，及时用绿豆甘草汤解毒。

3. 湿热痹阻

主症：关节肿痛，触之灼热或有热感，口渴不欲饮，烦闷不安，或有发热。舌质红，苔黄腻，脉濡数或滑数。

治法：清热除湿，活血通络。

方药：宣痹汤合三妙散加减。

组成：防己12g，薏苡仁30g，苍术15g，防风9g，黄柏9g，土茯苓15g，萆薢15g，蚕沙12g，怀牛膝15g，白芍30g。

加减：关节痛甚，加忍冬藤30g，络石藤15g，桑枝15g，木瓜15g，延胡索15g，加强清热通络止痛之功；热甚，加水牛角30g，白花蛇舌草15g，连翘15g，以清解热毒；湿浊甚者，加滑石30g，赤小豆30g，以分清水湿；中焦湿盛，纳呆便溏，苔厚腻者，加绵茵陈15g，砂仁12g，以行气化湿；湿重至膜原者可用草果15g，伴气滞者可用草豆蔻15g。

4. 痰瘀痹阻

主症：关节肿痛日久不消，晨僵，屈伸不利，关节周围或皮下结节。舌暗紫，苔白厚或厚腻，脉沉细涩或沉滑。

治法：活血行瘀，化痰通络。

方药：小活络丹加减。

组成：炙乳香6g，炙没药6g，地龙15g，制南星15g，白芥子12g，当归12g，赤芍15g，川芎15g，白芍30g。

加减：关节局部肿胀，按之如棉絮状或囊肿状，经久不消者，加浙贝母

15g，白僵蚕 12g，以消痰散结；疼痛剧烈者，加全蝎 9g、土鳖虫 12g 等虫类祛风搜剔、逐饮散瘀之品，或加莪术 12g、雷公藤 9g（久煎）等活血定痛药，雷公藤祛风除湿效果好，但是煎煮后毒性不稳定，注意监测肝功能、肾功能；若瘀血凝滞较甚者，加全蝎 6g，以加强活血通络之功。以上消痰散结药均为散气耗血之品，盛教授的经验是根据体质特点加生黄芪或者炙黄芪 15 ～ 30g 补气托毒。

5. 气血两虚

主症：关节肌肉酸痛无力，活动后加剧，或肢体麻木，筋惕肉削，肌肉萎缩，关节变形，伴少气乏力，自汗，心悸，头晕目眩，面黄少华。舌淡，苔薄白，脉细弱。

治法：益气养血，活络祛邪。

方药：八珍汤合蠲痹汤加减。

组成：当归 12g，川芎 15g，白芍 15g，熟地黄 15g，生黄芪 30g，白术 15g，茯苓 30g，炙甘草 9g，羌活 12g，独活 12g，桂枝 12g，秦艽 15g，海风藤 30g，桑枝 15g，木香 12g，乳香 6g。

加减：关节疼痛重者，加附片 15g，或草乌 6 ～ 9g；舌苔厚腻，脘胀纳呆者，去熟地黄，加陈皮 10g，砂仁 6g，焦三仙各 30g；痹久肢体麻木不仁者，加乌梢蛇 12g，地龙 12g 以搜风通络；若血虚明显，面色萎黄无华，甲唇色淡者，加阿胶 9g（烊服）、紫河车 9g 以补益精血。气血两虚者消化水谷精微之力偏弱，补血的同时注意健脾益气、行气化湿，可用陈皮 15 ～ 30g，炒麦芽 15g。

6. 肝肾不足

主症：关节肌肉疼痛，肿大或僵硬变形，屈伸不利，腰膝酸软无力，关节发凉，畏寒喜暖。舌红，苔薄白，脉沉弱。

治法：补益肝肾，蠲痹通络。

方药：独活寄生汤加减。

组成：独活 12g，桑寄生 30g，杜仲 12g，怀牛膝 15g，当归 12g，川芎 15g，生地黄 15g，赤芍 15g，党参 15g，山茱萸 15g，淫羊藿 15g，骨碎补 12g，桂枝 12g，炙甘草 6g，生黄芪 15g。

加减：肢体关节蜷挛僵屈者，加生薏苡仁 30g，木瓜 15g，白僵蚕 12g；手足筋脉拘急者，加木瓜 15g，伸筋草 15g 以舒筋活络；偏阴虚者，加左归丸；偏阳虚者，加右归丸；身体羸弱者，可予血肉有情之品，如紫河车 9g，猪脊髓 15g，龟甲胶 30g，鹿角胶 15g，阿胶 9g；关节酸痛或针刺样痛者，加乌梢蛇

15g，白花蛇 15g 以搜风通络止痛；舌质暗红，或有瘀点、瘀斑者，加桃仁 15g，红花 12g 以活血化瘀。

三、中西医融合临床经验

盛教授指出，RA 的病因至今仍不清楚。遗传因素造成了 RA 的易感性，感染因素可能促发疾病，但都不是直接的原因。多种复杂的因素参与了 RA 关节内在的全身免疫功能紊乱过程。现阶段西药治疗原则主要是从急性活动期以小剂量激素或者生物制剂、靶向治疗药物控制滑膜炎，非甾体抗炎药对症止痛，过渡到长期使用改变病情药抑制骨关节破坏。西药对机体免疫功能的作用多表现为单向调节，毒副作用较大，适应人群或长时程治疗受限制，易造成低免疫状态，继发肿瘤、感染等疾病，以及脏器药源性损害。中医学认为，在机体正气不足的条件下，风寒湿等外感六淫诱使，从而"合而为痹"。在指导临床方面相关研究仍有较大空间，我们在关于中医药治疗 RA 的一系列课题研究中，根据 RA 为本虚标实的病因病机特点，发现祛风除湿、活血养阴中药在 RA 急性活动期能替代小剂量激素的"桥梁"作用，并能降低药物不良反应事件发生率。临床观察发现，中药汤药单独服用往往获效缓慢，西医药联合中医药治疗，可取长补短，共同控制病情。

四、临证心得与体会

RA 虽以关节病变为特征表现，但亦可造成多器官、多系统损害，具体治疗方案因人而异，此与中医理论同病异治之思想不谋而合。中医理论的辨病辨证论治须联系五脏六腑、气血津液、经络等，在同一疾病的不同阶段，根据不同辨证结果，会采用不同治法。因此，根据 RA 不同阶段、不同证型处方用药可做到有的放矢。本病病机特点早期以邪实为主，主要为湿热痹阻证、寒湿痹阻证、痰瘀阻证，中期虚实夹杂，晚期以本虚为主，多为肝肾亏虚证、气血亏虚证。其总的治疗以祛邪、化瘀、扶正为法，分析邪正主次、风寒湿相互转化，辨证治疗。处方用药在祛风湿、补虚、活血化瘀的主体下，重视枝类、藤类药物的应用，辨证论治时注意药性寒热的合理搭配，有利于改善 RA 活动期症状，同时重视虫类药物的应用，搜剔顽邪，二者配合，共奏走经络、通关节之功；"益火之源，以消阴翳"，配以温阳药是治疗顽痹的根本手段；同时顾护脾胃、反佐小剂量清热燥湿之品，可以减少处方对于岭南人群来说容易滋生湿热的风险。

此外，中医外治在"痹证"的治疗中有独特的优势，急性期可外敷中药解毒膏、双柏膏消肿止痛，同时可予中药熏洗、离子导入、磁疗、针灸、针刀、蜡疗、火罐等疗法，充分发挥中医药的优势以提高疗效。RA 有一定的致畸性，关节的功能障碍严重影响患者的生活质量，治疗时应指导患者进行适宜摄养和功能锻炼，帮助其改善局部和全身功能，以提高生活质量。

（李志铭，李文珺）

第十五节　谈平教授诊治经验

一、对病因病机的认识

RA 是一种以侵蚀性关节炎为主要表现的自身免疫性疾病，表现为以双手、腕、膝、距小腿和足关节等小关节受累为主的对称性、持续性关节炎。中医的痹证是人体正气亏虚或营卫失调，感受风寒湿热之邪，正邪相合，使气血经脉乃至筋骨痹阻，失于濡养，而出现的以人体关节和肌肉肿痛、酸楚、僵硬、麻木、活动受限，严重时可造成关节畸形为主要特征，病情反复，且逐渐加重，甚至累及脏腑的一类疾病的总称。中医学对痹证的论述始见于《黄帝内经》，《素问·逆调论》提出了"骨痹"的病名。《金匮要略》中对诸关节疼痛为主的疾病称为"历节病"，湿邪偏盛证称为"湿痹"。历代医家根据病因、病位、病机、临床表现及病程长短对本病进行分类，多将"风湿痹""历节病""痛风病""顽痹"等以关节疼痛为主要表现的疾病归属于"痹证"，RA 属于中医学"痹证"范畴。

谈平教授认为，痹证之风寒湿痹，是风、寒、湿之邪侵袭人体，太阳首当其冲，体表受邪，风寒外束于表，经气不利，经脉痹阻，不通则痛，故临床可见关节疼痛；风寒之邪客于肌表，在表之卫气不固，内外合因，邪正交争于体表，则畏寒。疼痛日久，可见痛处重着；病程日久，风湿之邪或从阳化热，或从阴化寒，或阴损及阳，或阳损及阴，表现为寒热错杂证。痹证日久，迁延不愈，病情反复，久病多虚、多瘀。《素问·痹论》曰："风寒湿三气杂至，合而为痹也。……荣卫之气亦令人痹乎……不与风寒湿气合，故不为痹。"书中认为正气亏虚是导致疾病的内在原因，风寒湿热之邪是导致疾病的外在原因。《金匮要略·中风历节病脉证并治》有"寸口脉沉而弱，沉即主骨，弱即主筋，沉即为肾，弱即为肝。汗出入水中，如水伤心，历节黄汗出，故曰历节"和"盛人脉涩小，短气，自汗出"之说，《金匮要略·血痹虚劳病脉证并治》有"血痹阴阳俱微……夫尊荣人，骨弱肌肤盛，重因疲劳汗出，卧不时动摇，加被微风，遂得之"之说。张仲景用大量的条文说明，正是由于荣卫虚弱、肝肾不足、阴血亏虚、盛人阳虚等正虚的存在，才导致了风寒湿热之邪乘虚侵袭经络而流注关节，阻碍气血运行，形成痹证。历代医家又补充了"热、痰、瘀"等多种致病因素。谈平教授认为，痹证总以本虚标实、虚实夹杂、痰瘀互结为主，实证多由风、寒、湿、热、痰、瘀等病理因素导致，本虚则多因肝肾亏虚、营卫气血不足等致病，其中寒、瘀贯穿疾病始终。

谈教授认为本病病机是急性期以邪实为主，稳定期以正虚为主。急性期因风、寒、湿之邪侵袭人体，因而发病；病程迁延，正气耗损，对于外感邪气无力斗争，本已正虚，又兼内生水湿、痰饮、瘀血等病理产物于组织关节。稳定期肝肾两虚，兼有实邪。

二、辨证论治思路

谈教授提出急性期以温化寒凝、散寒通经兼化瘀为主，稳定期以温经通络、滋补肝肾兼化瘀为主，温通、化瘀贯穿整个治疗过程。急性期以寒凝气滞为主要病机。寒邪侵蚀关节，寒为阴邪，寒主阳气的收集和抑制，可使血瘀，并导致冷凝和气滞，引起关节疼痛、活动不利等症状。治疗时重在温化，以温化寒凝、散寒通经为主，选择桂枝类方，桂枝与芍药配伍，一卫一营，调和营卫，起到发汗解肌、温经通络、温阳化气、温经除痹等功效。阳虚，风寒湿邪侵袭经络关节，因寒为阴邪，易损伤阳气，若畏寒显著者，可加附子温经散寒止痛。王清任《医林改错》曰："血受热则煎熬成块。"风湿之邪或从阳化热，热邪可致瘀，血瘀又可与热邪互结成瘀热，瘀热阻络则见关节红肿疼痛。此阶段，患者寒热错杂，治疗以通阳行痹、祛风除湿，佐以清热活血，常加用乳香、没药、鸡血藤、忍冬藤。疾病后期肝肾亏虚，痰瘀互结，痹阻经络，使病情反复发作，缠绵难愈，治疗以滋补肝肾、温经通络、活血化瘀为法，配合虫类中药搜风通络。

1. 风寒湿痹

主症：疼痛较剧，遇寒更甚，得热痛减，关节屈伸不利，晨起僵硬不适，局部皮色不红，触之不热，畏寒，局部有冷感。舌苔白，脉弦。

治法：温经散寒。

方药：桂枝汤加减。

组成：桂枝15g，白芍15g，甘草10g，生姜10g，大枣15g，姜黄20g，葛根30g。

加减：关节肿胀疼痛，加乳香、没药各5～10g；腰膝关节疼痛，加牛膝

10g，川续断 10g，桑寄生 10g。

2. 寒热错杂

主症：肢体关节疼痛、肿胀，自觉局部灼热，局部变形，屈伸不便，畏风恶寒。脉象紧数，舌苔黄白相间。

治法：通阳行痹，祛风除湿，佐以清热。

方药：桂枝芍药知母汤加减。

组成：桂枝 15g，白芍 15g，白术 15g，黑顺片 10g（先煎），防风 10g，甘草 10g，知母 10g，麻黄 10g，川芎 15g，桑寄生 15g，牛膝 15g，杜仲 15g。

加减：湿重，加薏苡仁 20g；关节红肿疼痛、肤温高，加鸡血藤 15g，忍冬藤 15g；关节肤温高，灼热，加石膏 30g（先煎）；自汗出，加麻黄根 10g。

3. 肝肾两虚，痰瘀互结

主症：关节疼痛日久，腰膝酸冷，晨起僵硬难伸，关节周围皮色暗黑，或痛处不移，呈刺痛、麻木、重着，面色黧黑，或关节变形、拘挛，头晕耳鸣，心悸不宁，肌肉瘦削。舌质淡红，苔薄白，脉涩沉或弦涩。

治法：补益肝肾，祛风除湿，活血化瘀。

方药：独活寄生汤加减。

组成：桑寄生 20g，杜仲 15g，川牛膝 10g，独活 10g，川芎 10g，防风 10g，白芍 10g，肉桂 10g，当归 10g，秦艽 10g，人参 10g，细辛 6g，甘草 6g。

加减：脾虚，加砂仁 5g，白术 10g；关节疼痛合并麻木，加全蝎 5g，地龙 10g；关节肿胀疼痛，加乳香、没药各 5～10g；掌指关节疼痛，加姜黄 15～20g。

三、中西医融合临床经验

谈教授提出本病的治疗应坚持中西医并重，二者结合治疗，辨病与辨证相结合，中药性味与现代药理相结合。在临床上，他运用西医的诊断方法明确疾病，疾病早期根据西医指南制定适合治疗方案，控制病情预防病情进展，导致关节畸形；根据 RA 临床特征、病理特特点，进行中医辨证分期、分型。

在遣方用药时，谈教授根据中医辨证原则，灵活吸收前人药理研究成果，筛选出具有显著抗炎止痛作用的中药。比如在缓解疼痛方面，他多选用乳香（没药）和姜黄配伍。乳香性温，味辛、苦，归心、肝、脾经，具有辛散温通、活血定痛、消肿生肌的功效，主治痈疮跌打损伤、痛经和产后瘀血等症。现代药理学研究表明，乳香具有显著的抗炎、杀菌等作用，临床广泛用于治疗 RA 和骨关节炎疾病。姜黄味苦、辛，性温，归脾、肝经，具有破血行气、通经止痛的功效。现代药理学研究表明，姜黄中的姜黄素具有抗炎、镇痛等作用。谈教授也经常以葛根与麻黄配伍。麻黄发散表寒，葛根解肌发表，共同缓解项背强拘紧疼痛。现代药理学研究表明，葛根的有效成分异黄酮具有维持血管稳定、保护脑神经、抗氧化、防止肝肾损伤、改善代谢与免疫功能等多种药理作用。

附子也是谈教授常用中药，大辛大热，温经助阳，散寒滞，通经脉，偏散里寒，鼓邪外出，还具有止痛作用。附子所含乌头碱为双酯类生物碱，口尝有麻辣感。酯类生物碱分子中的酯键是产生毒性的关键部分，水解后产生的氨基醇亲水性增加，毒性降低很多。将乌头碱在中性水溶液中加热，酯键也同样被水解。一般其水溶液在 100℃时，除去一分子醋酸，生成苯甲酰乌头碱。苯甲酰乌头碱亲水性比乌头碱强，毒性则小得多。因此临床常根据患者情况选用附子用量，需要先煎减毒。

四、临证心得与体会

谈教授认为，寒、瘀是痹证的标，存在于痹证的各个阶段。中医之痹证，西医临床多见于 RA 疾病，疼痛常较为剧烈。王清任言"痹证有瘀血"，关节疼痛又可加重瘀血，瘀血与痹证相互影响。谈教授认为血瘀关节疼痛是主要因素，临床上配合使用桃仁、红花、川芎、鸡血藤、乳香、没药等活血化瘀通络之品。对于关节肿胀疼痛者，以醋乳香、醋没药配伍，辛散温通，活血定痛，二药醋制后，活血止痛之力更强。对于红肿疼痛、肤温高者，常用鸡血藤、忍冬藤配伍，调气活血养血，清热止痛。西医学研究表明，部分活血化瘀中药有明显的抗炎、抗粘连作用。

痹证之经脉痹阻，血行不畅，风寒湿邪内侵，深入筋骨，特别是久病合并关节麻木者，谈平教授常使用虫类药物搜风通络。对于痰瘀胶结积久而成之顽症、沉疴，一般药物实难中病，非虫类之属难承其任。虫类中药药性峻猛，活血破瘀，搜经剔络。蜈蚣辛温有毒，入肝经，息风止痉，解毒散结，通络止痛。由于蜈蚣走窜之力最速，内而脏腑，外而经络，凡气血凝聚之处皆能开之，故通络止痛力强。全蝎辛平有毒，功同蜈蚣，因其善入肝经，具有搜风发汗之能，故息风止痉力强。两药伍用，相得益彰，增强搜风逐风、通络止痛、息风止痉之力，临床根据患者病情可单用或者联用。除虫类药物外，谈平教授还常用藤类药物，藤类入药，善走经络，有祛风湿、解筋挛、舒筋活络的功效，《本草便读》云："凡藤蔓之属，皆可通经入络。"盖藤者缠绕蔓延，犹如网络，纵横交错，无所不至，其形如络脉。临床上常用忍冬藤、鸡血藤配对，忍冬藤具有清热解毒、疏风通络的功效，鸡血藤养血活血、通络止痛，二药配伍，可达瘀化血行、祛瘀生新、疏通经络、调理脏腑的目的。

谈平教授根据不同部位关节疼痛，使用靶向关节药对治疗。对于颈部、上肢、掌指关节疼痛，常用姜黄、葛根配伍，姜黄具有破血行气、通经止痛之效，葛根具有发表解肌、升阳功效，二药配伍，药力上行，行气活血，缓解肩颈、上肢关节疼痛。对于腰膝关节、足踝关节等下肢关节疼痛，常用牛膝、川续断配伍，牛膝补肝肾、强筋骨、活血通经，善引诸药下行，川续断补肝肾、强腰膝、壮筋骨，二药配伍既可补肝肾、强壮筋骨，又可通经活络、活瘀血以祛邪，善治下肢关节疾病。

痹证日久，迁延不愈，病情反复，久病多虚。谈教授认为其虚多在气血和脏腑，因痹证属于筋骨病变，"肾主骨，肝主筋"，肝与肾同居下焦，因此治疗痹证日久必配伍补益肝肾之品，如桑寄生、牛膝、川续断、杜仲、菟丝子、徐长卿等。

参考文献

［1］吴丰，付新利.桂枝芍药知母汤治疗痹证的临床应用与研究进展［J］.中西医结合研究，2021，13（4）：260-263，266.

［2］李树岗，杨德富.桂枝芍药知母汤治疗寒热错杂型类风湿性关节炎疗效观察［J］.中医学报，2018，33（6）：1115-1119.

［3］甘璐.桂枝汤临床应用体会［J］.甘肃中医，2007（7）：23-24.

［4］郑继宇，张文涛，李为理.中医辨证论治类风湿性关节炎的研究进展［J］.中医临床研究，2014，6（18）：59-60.

［5］张磊.桂枝汤治疗痹证之心得体会［J］.中国中医药现代远程教育，2010，8（13）：186.

［6］陈雷鸣，包洁，谢志军.中医痹证理论的源流与发展［J］.中国中医急症，2013，22（11）：1870-1872.

［7］李刚.从《金匮要略》探讨痹证的治疗［J］.世界最新医学信息文摘，2016，16（61）：236-237.

［8］林冬晶，王转转，谈平.谈平教授运用葛根汤辨治痹证经验 [J].亚太传统医药，2021，17（2）：91-93.

（谈平，吴东明，曾翠青）

第十六节　刘洪波教授诊治经验

一、对病因病机的认识

RA 是一种慢性进行性疾病，主要侵犯外周小关节，严重者可影响患者的日常生活。中医学虽无"类风湿关节炎"之名，但诸多医书有类似本病的论述，按其临床表现及特点应归属于中医学"痹证""历节病""尪痹""白虎历节""风湿"等范畴，以风、寒、湿三气杂至合于人体致病。一项 Meta 分析显示，近 10 年 RA 中医证型分布主要以风湿痹阻证、肝肾不足证、寒湿痹阻证、湿热痹阻证、瘀血痹阻证居多，但目前关于证候分布情况存在地域及年限差异。另外，很多医家认为，RA 以"虚为本，实为标"。东汉医圣张仲景在《金匮要略·中风历节病脉证并治》指出，"风寒湿"等外邪侵袭固然重要，但患者内在素有气血阴阳亏虚，以致体虚不能抵御外邪才是历节病的根本原因。隋代著名医家巢元方同样在《诸病源候论》中指出，体虚受邪是痹证的发病基础。元代"滋阴派"医家朱丹溪将本病首次命名为"痛风"，他在《格致余论》中指出，"彼痛风者，大率因血受热，已自沸腾，其后或涉冷水，或立湿地，或扇取凉，或卧当风……所以作痛，夜则痛甚，行于阴也"，认为先是体内血分受热，又遇外界寒凉之气，因此而阴阳失衡，才导致关节疼痛。因此，刘洪波教授认为，痹证的风寒湿等外因固然重要，但人体内在正气不足、脏腑虚损，以致气虚血瘀才是疾病的根本所在。

结合地域不同，因时因地制宜，分析当地人群体质特点而辨证施治，是刘洪波教授治疗复杂疾病的重要方法和策略。海南岛地处热带北缘，属热带季风气候。海南各地的年平均气温为 22.5 ～ 25.6℃。海南雨量充沛，年平均降雨量为 1639mm，海南岛全年湿度大，年平均水汽压为 23kPa（琼中）至 26kPa（三亚）。海南整体环境以高温高湿为主，因此火（热）、湿邪气盛行，成为骨与关节疾病的致病因素，形成了海南特有的热带骨伤科疾病的特征。刘洪波教授对第六批全国老中医药专家学术经验继承工作指导老师韩平的多年临床经验进行整理分析，湿为 RA 的主要病因，湿可为外湿，更多的是内生之湿，湿性黏滞，反复发作，缠绵难愈，久病多虚，因此本病多为脾虚气虚。同时居民喜避阳光，长期处于空调寒凉之地，寒邪伤阳，故阳虚体质多见。这就形成了岭南地区中海南当地 RA 的病因学理论。

二、辨证论治思路

1. 风湿热痹

主症：关节红肿热痛，晨起僵硬难伸，活动受限，常伴有低热，心烦，口渴不欲饮，小便短赤。舌红，苔黄腻，脉濡数或滑数。

治法：清热除湿，通络止痛。

方药：四妙散合驳骨活血方加减。

组成：苍术 15g，黄柏 15g，薏苡仁 30g，川牛膝 15g，大驳骨 15g，鸡屎藤 10g，鸡血藤 30g，九里香 15g。

2. 风寒湿痹

主症：关节疼痛、肿胀，屈伸不利，晨起僵硬不适，遇寒加剧，得热稍舒，腰酸膝软，易疲倦乏力，关节局部皮色不红。舌淡，苔白，脉细弱。

治法：祛风宣痹，散寒祛湿。

方药：蠲痹汤合麻黄附子细辛汤加减。

组成：羌活 10g，独活 10g，桂枝 10g，秦艽 10g，川芎 10g，防己 10g，乳香 10g，桑枝 15g，海风藤各 15g，麻黄 6g，淡附片 10g，细辛 3g。

3. 寒热错杂

主症：肢体关节疼痛、肿胀，局部触之发热，但患者自觉畏寒，或局部触之不热但患者自觉发热，全身热象不显，关节屈伸不利。舌质红，脉数。

治法：温经散寒，祛风清热除湿。

方药：桂枝芍药知母汤加减。

组成：土茯苓 30g，知母 15g，赤芍 15g，桂枝 10g，防风 10g，防己 10g，威灵仙 10g，独活 10g，川芎 10g，麻黄 5g，甘草各 5g，细辛 3g。

4. 痰瘀阻络

主症：关节肿痛，日久不愈，晨起僵硬难伸，关节周围皮色暗黑，或痛处不移，呈刺痛、麻木、重着，面色黧黑，或关节变形、拘挛，或见关节周围痰核。舌质暗红，或有瘀斑、瘀点，苔白腻，脉涩沉或弦涩。

治法：活血化瘀，通络止痛。

方药：桃红四物汤加减。

组成：桃仁 20g，红花 10g，熟地黄 10g，当归 15g，白芍 15g，川芎 10g，苍术 10g，土茯苓 15g，接骨草 15g，千斤拔 15g。

5. 肝肾不足

主症：关节疼痛日久，腰膝酸冷，屈伸不利，或手足拘急，或关节畸形、强直，头晕耳鸣，心悸不宁，肌肉瘦削。舌质淡红，苔薄白，脉沉。

治法：补益肝肾，蠲痹通络。

方药：独活寄生汤加减。

组成：独活 12g，桑寄生 30g，茯苓 20g，桂枝 15g，白芍 15g，熟地黄 15g，当归 12g，白术 15g，防风 15g，细辛 3g，盐牛膝 15g，盐杜仲 15g，川续断 15g，秦艽 12g，熟党参 20g。

三、中西医融合临床经验

非甾体抗炎药（NSAIDs）具有抗炎镇痛的作用，在临床上广泛用于疾病所致的疼痛。在 RA 中，NSAIDs 常用于缓解疾病所致的关节疼痛，并配合其他抗风湿药辅助治疗疾病，常见用药有布洛芬、双氯芬酸钠、塞来昔布、依托考昔等。改善病情的抗风湿药，又称慢作用抗风湿药，是一类能改善 RA 病情和延缓疾病进展的药物，通常起效较慢，一般需要 6～8 周才显现疗效，但药物作用持续时间较长，即使停药仍能维持一段时间的治疗效果。该类药物在临床上应用较多的有甲氨蝶呤、来氟米特、羟氯喹和柳氮磺吡啶，其中甲氨蝶呤是最新治疗指南推荐的 RA 一线用药。对于传统经典方案效果不佳的患者，生物制剂也是选择之一。

四、临证心得与体会

类风湿关节炎是以多发性关节炎为特征，累及外周关节的慢性、系统性、炎症性自身免疫性疾病，病理表现以滑膜炎、血管翳生成、关节软骨及骨组织破坏为主，临床表现多见关节肿胀压痛，伴晨僵，甚者关节畸形。基于内在病因和外在临床表现，刘洪波教授认为，本病治疗中应遵循整体观念、内外兼治的原则，再根据地区性特点（如居处环境、生活习惯、职业性质、气候变化等）进行辨证，抓住病机。

肾阳不足者，以独活寄生汤为主方，加巴戟天、补骨脂，以温肾阳，祛风湿；结合海南地区湿热气候，配合艾灸治疗，可加强温肾祛风湿之力，取命门穴、肾俞穴、足三里穴、丰隆穴和关节局部施灸。如此内外结合治疗，以调体质，除症状。

痰瘀阻络者，在活血化瘀的同时关注痰湿的生成和致瘀的因素，刘洪波教授认为其与脾虚生痰湿、外在环境潮湿均有关系，在桃红四物汤基础上注重健脾化湿，加苍术、土茯苓。湿邪较重，脾虚气虚，大便不成形者，可考虑以参苓白术散加减。内治的同时予药物外敷，祛关节局部寒湿瘀，可用驳骨活血方制成热罨包外敷。

参考文献

［1］赵越，晏菁遥，黄闰月，等.近十年治疗类风湿关节炎文献的中医证候分布与遣方用药规律分析［J］.中华中医药学刊，2019，37（9）：2168-2177.

［2］周利民，闫兆东，黄健，等.天然黎王贴外敷配合推拿治疗膝骨性关节炎风寒湿痹证 40 例［J］.中国中医骨伤科杂志，2020，28（11）：14-17.

［3］黄健，闫兆东，白曼莫.浅谈黎医黎药在热带骨伤科学临床中的应用价值［J］.中国中医骨伤科杂志，2018，26（9）：79-81.

［4］刘洪波，靖春颖，韩平.驳骨活血方联合盐酸氨基葡萄糖片治疗膝骨性关节炎临床 48 例临床分析［J］.中国实验方剂学杂志，2015，21（15）：164-167.

［5］朱兰妃，韩平，黄秀锦.桃红四物汤治疗膝骨性关节炎气滞血瘀证的临床研究［J］.时珍国医国药，2013，24（11）：2702-2704.

［6］刘洪波，靖春颖，韩平.重组人 Ⅱ 型 TNF 受体 - 抗体融合蛋白联合风湿骨痛片对类风湿性关节炎患者的疗效观察［J］.川北医学院学报，2019，34（4）：358-361，376.

（刘洪波，韩平）

第二章 强直性脊柱炎

第一节 何羿婷教授诊治经验

一、对病因病机的认识

何羿婷教授乃焦树德教授亲传弟子，得到焦老的悉心指导。焦老认为，虽然强直性脊柱炎（ankylosing spondylitis，AS）的病情复杂，但肾督阳虚，阳气不得开阖是其根本病机。何教授谨守焦老对 AS 根本病机的认识，认为肾虚督寒是 AS 的主要病机，而肾虚是其核心，且强调肾虚主要在于肾阳虚。由于督脉与肾相联系，间接导致了督脉阳虚，失去其温煦蒸化之功能，寒湿内侵，则腰胯脊柱之阳气失于布化，阴精失于荣养，而发为本病。而肝肾同源，肾虚，母不得生子，又易引起肝阳、肝气、肝阴不足；现代人生活节奏加快、工作繁多、长期熬夜，或劳累后不注意休息，或因本病反复缠绵给患者增加了心理负担，肝失疏泄、肝气不疏者常见，肝郁日久则耗伤肝阴。肝主筋，肾主骨，肝肾亏虚，则筋骨失去濡养，进而活动受限，最终导致腰脊疼痛和脊柱僵曲废用。

结合古今医家的论述和自己的多年临床经验，何教授认为痰瘀是 AS 的主要病理因素，痰瘀互结在 AS 的发病中扮演着重要的角色。肾、督是阳气的根本，肾督阳气亏虚，导致全身脏腑、经络失去阳气的温煦，不能发挥脏腑的生理功能，引起疏泄、运化不足，则气血行涩，津液聚之。另外，肝郁横逆犯脾胃，则运化失常，水湿内盛，皆可致痰浊内生。痰浊下注膀胱、肾，流注腰脊，日久生瘀，闭阻经络，继而痰瘀交互停聚于骨骺、脊柱之中，形成新的致病因素，继续戕伐精血，郁遏肾督。脊髓久失温煦，痰瘀胶着于脊骨、脊肌、韧带，终致韧带钙化，脊骨持僵，强直变形。

另外，岭南地区属亚热带、热带季风气候区，高温多雨，且盆地众多，因此该地区"水土弱，雾露之所聚"，易受外湿的侵犯，且岭南地区人们喜食生冷和肥甘厚腻之品，易损伤脾胃，加之肝气不舒，横逆犯脾，或肾督阳虚导致"火不暖土"，脾胃虚弱，引起湿邪内生。李东垣在《脾胃论》中有这样的记载："脾病则下流乘肾，土克水，则骨乏无力，是为骨蚀，令人骨髓空虚，足不能履地，是阴气重叠，此阴盛阳虚之证。"因此，何教授认为，脾胃虚弱，阴邪内生，以致肾阳虚，骨失所养，也是 AS 的病因病机之一。

总之，何教授对于 AS 的病因病机有独到的理解和认识，其病因与外邪、正虚密切相关，感受外邪是标，正气亏虚，尤其肾督亏虚是本，而导致外邪入侵，肾、督、肝、脾不足的原因，均可视为本病的病因。因此，肾督阳虚是 AS 的根本，寒湿、痰瘀是主要病理因素，也波及脾、胃和肝。

二、辨证论治思路

何教授认为，AS 的主要病机在肾虚督寒，故本病的治疗原则是以补肾强督为主，佐以祛寒化湿，通活血脉，强化筋骨。如有邪郁化热者，可佐用苦以坚肾、化湿清热之品；痹阻肢节者，可适当加用疏风、散寒、通利关节活血通络之品；犯于肝者，助以疏肝养肝之品；脾虚湿盛者，加用健脾化湿之品；痰瘀重者，加用化痰祛瘀之品。

1. 肾虚督寒

主症：腰胯疼痛，喜暖畏寒，膝腿酸软，或腰腿疼痛，腰部不能转摇，俯仰受限，遇寒加重，得热则舒，或兼男子阴囊寒冷、女子白带寒滑。舌苔薄白或白厚，脉象多见沉弦，或尺脉沉弦略细，或弱小。

治法：补肾祛寒，强督助阳，活瘀通络，壮骨舒筋。

方药：补肾强督治偻汤。

组成：骨碎补 18g，补骨脂 12g，熟地黄 15g，淫羊藿 12g，狗脊 30g，鹿角胶（或片、霜）6～9g，羌活 12g，独活 10g，川续断 18g，杜仲 20g，川牛膝 12g，土鳖虫 6g，桂枝 15g，赤芍、白芍各 12g，知母 15g，制附片 12g，炙麻黄 5g，干姜 6g，白术 6～9g，威灵仙 15g，白僵蚕 12g，炙山甲 6g（用代用品），防风 12g。

加减：寒甚，疼重者，加制川乌、制草乌各 3g；舌苔白厚腻者，去熟地黄，加苍术 10g，炒白芥子 6g，茯苓 10～20g；大便溏软者，减羌活、川牛膝用量，加茯苓 20g，白术加至 12g；久病关节强直，不能行走者，加透骨草 15g，自然铜 6～9g（先煎），炒神曲 12g。

2. 督寒标热

主症：腰胯疼痛，性情急躁，五心烦热，膝腿乏力，腰脊僵困，下午（或夜间）低热，喜凉爽，大便或干，或欠爽。舌苔薄黄或少津，口燥，脉象多见沉弦细数，或数大有力。

治法：补肾强督，清热化湿，活血通络。

方药：补肾强督清化汤。

组成：骨碎补18g，生地黄15g，炒黄柏12g，川续断18g，杜仲20g，苍术10g，川牛膝12g，狗脊30g，鹿角霜6g，羌活10g，秦艽15g，土鳖虫6～9g，桑枝30g，桂枝6～9g，赤芍、白芍各12g，知母15g，制附片6～9g，白术6g，威灵仙15g，白僵蚕12g，薏苡仁30g。

加减：下午潮热明显者，加银柴胡10g，地骨皮12g，青蒿12g；腰部怕风明显者，加独活10g；口燥咽干（或痛）者，加玄参15g，生地黄加至20g；兼有腿疼痛者，加地龙6g，焦槟榔10g，伸筋草20～30g；疼痛游走者，加青风藤15～20g，独活10g，防风10g；病久腰背僵曲者，骨碎补加至20g，白僵蚕加至15g，另加炒白芥子6g，透骨草15～18g，自然铜6～9g（先煎）。

3. 痹阻肢节

主症：除腰、脊、胯、尻疼痛外，兼见膝、踝、肩、肘等关节疼痛，或上下肢游走痛，一般痛处喜暖怕凉，女子或兼有痛经、乳少等症。但邪气久郁化热或从阳化热者，则痛处不怕寒反喜凉爽。不化热者舌苔多白，脉多沉弦或浮大兼弦；化热者脉象可兼数，舌苔可见薄黄或黄。

治法：补肾壮督，疏风散寒，通利关节。

方药：补肾强督利节汤。

组成：骨碎补18g，补骨脂12g，狗脊30g，鹿角胶（或片、霜）6～10g，土鳖虫6～9g，杜仲20g，防风12g，羌活、独活各10g，川牛膝12g，片姜黄10g，桂枝15g，赤芍、白芍各12g，知母15g，制附片12g，制草乌3～5g，炙麻黄5g，白术6g，青风藤、海风藤各30g，松节30g，威灵仙15g，白僵蚕12g，伸筋草30g。

加减法：有化热征象者，去草乌、麻黄，减少附片、桂枝用量，加秦艽12～15g，炒黄柏10g；若关节疼痛而喜凉爽者，加忍冬藤30g，络石藤30g；踝关节肿痛喜暖者，加地龙6g，吴茱萸6g；上肢关节疼痛闭者，改羌活为12g，片姜黄为12g；上肢关节痛而不怕凉者，加桑枝20～30g；关节疼痛，喜暖怕冷明显者，加制川乌 3g。余可参考上两方的加减法。

4. 肝失疏养

主症：脊背僵痛，俯仰受限，遇寒加重，得热则舒，腰膝酸软，胸部憋闷，气短，两胁隐痛，深吸气胁痛，生气时症状加重，脘腹胀闷不舒。舌苔白，脉象弦急，尺脉弱。

治法：补益肝肾，壮督散寒，理气祛瘀。

方药：补肾强督调肝汤。

组成：骨碎补 18g，补骨脂 12g，川续断 18～20g，炒杜仲 20g，川牛膝 10～12g，泽兰 15g，狗脊 30g，土鳖虫 6～9g，鹿角片 6～10g，白蒺藜 10～12g，炒枳壳 10～12g，片姜黄 10～12g，桂枝 15g，赤芍、白芍各 12g，知母 15g，防风 12g，制附片 12g，炙麻黄 5g，羌活、独活各 10g，干姜 3～6g，白僵蚕 12g，炒白术 10g。

加减：兼有胃部胀满，食欲不振者，加厚朴 12g，枳实 10，陈皮 10g；有微咳者，可加杏仁 10g，炒苏子 10g，紫菀 15g；深吸气胁痛者，加丝瓜络 10g，茜草 10～15g，海螵蛸 5g；有低热者，去麻黄，减少干姜用量，加炒黄柏 10g，秦艽 10～15g，玄参 12g，附片用量可酌减；颈部僵硬明显者，加葛根 10～12g，羌活改为 12g。

5. 督寒脾湿

症状：脊背僵痛，遇寒加重，得热则舒，疲倦乏力，少气懒言，头身困重，口淡不渴，口腻纳呆，大便溏泄不爽。舌淡有齿痕，苔薄腻，脉细。

治则：补肾壮督，化湿健脾，祛寒止痛。

方药：强督健脾治偻汤。

组成：骨碎补 18g，补骨脂 12g，淫羊藿 12g，狗脊 30g，鹿角胶（或片、霜）6～9g，羌活、独活各 10g，川续断 18g，杜仲 18g，川牛膝 12g，土鳖虫 6g，桂枝 15g，赤芍、白芍各 12g，知母 15g，制附片 12g，炙麻黄 5g，干姜 6g，炒白术 12～15g，防风 12g，党参 20g，黄芪 20g，茯苓 20～30g，薏苡仁 30g，甘草 6g。

加减：寒甚，疼重者，加制川乌、制草乌各 3g；舌苔厚腻者，加苍术 15g；大便溏泄者，加藿香 15g，布渣叶 15g；血虚痹痛者，加当归 10g；痰浊重者，加白芥子 10g，制南星 15g；血瘀重者，加莪术 10g。

6. 肾督痰瘀

主症：脊背僵硬，甚至板硬，关节强直，难以转动，动则痛剧，甚至不能屈伸，疼痛以刺痛为主。舌暗或有瘀斑，苔白腻，脉滑。

治法：补肾强督，蠲痹通络，涤痰止痛。

方药：强督祛浊治偻汤。

组成：骨碎补18g，补骨脂12g，狗脊30g，鹿角胶（或片、霜）9～15g，独活10g，川续断18g，杜仲20g，川牛膝12g，土鳖虫6g，桂枝15g，赤芍、白芍各12g，知母15g，制附片12g，炙麻黄5g，干姜6g，白术6～9g，防风12g，陈皮6～9g，茯苓12～15g，炮山甲5～10g（用代用品），川芎6～9g，当归9～12g，地龙9～12，白芥子10g，莪术10g。

加减：寒甚，疼重者，加制川乌、制草乌各3g；有化热征象者，去麻黄，减少附片、桂枝用量，加秦艽12～15g，炒黄柏10g；瘀血明显者，加三棱15g，莪术加至15g，或加桃仁15g，红花15g；久病关节强直，不能行走者，加透骨草15g，炒神曲15g，自然铜6～9g（先煎）。

三、中西医融合临床经验

AS主要侵犯骶髂关节和中轴关节，虽亦可累及肾脏、心脏等内脏系统，但较其他自身免疫性疾病而言，系统受累较少见。典型的AS病理变化是从最初的炎症阶段进展到骨化强直阶段，最终发生关节融合，但是炎症与骨化的关系目前尚不明确，临床常发现，应用西医消炎药物虽能有效控制AS患者的炎症，但是其骨化却仍然在进展，因而中医药在本病的治疗中展现了一定的优势。

1. 无严重内脏系统受损或关节外表现者，或有内脏受累但整体状况尚可，或患者基础疾病较少，不接受西医联合治疗者，可以中医辨证治疗为主。

2. 发病较急，病情较重，伴有严重内脏系统受损或关节外表现者，如肾脏淀粉样变性、骨折、心血管病变等，或疼痛难以缓解，炎症指标持续居高不降者，可中医辨证结合西医治疗，以求迅速控制病情。

3. 目前临床以西医治疗为主，病情控制尚可，但不能耐受西药毒副作用者，可利用中医药优势，联合治疗消除毒副作用，提高疗效。

4. 关节严重变形，放射学检查达到4级改变，需要外科参与治疗。

5. 正确合理地选择中西医结合治疗AS，取长补短，可收到更好的临床疗效，对患者预后也有积极的作用。但是，中西医合用时，对胃肠的刺激较大，治疗时需特别注意顾护中焦脾胃。大部分药物均需要通过肝肾代谢，两种药物合用，可能加重肝肾的负担，容易出现不良反应，要尤其注意对不良反应的监测，及时复查肝肾功能、血常规等。中药和西药之间可能还有交互作用，处方用药时应慎重考虑，服药时注意中药、西药服用时间应间隔至少半小时。

四、临证心得与体会

1. 提倡辨病与辨证相结合

凡"疾病"都有其特定的病因病机、证候表现、发展过程及转归变化等，辨病着眼于疾病整个病理演变过程，辨证则侧重于疾病某阶段的特征。何教授治疗AS，主张在"辨病"基础上进行"辨证"，辨病与辨证相结合。AS以肾督阳虚，寒邪深侵为基本病机特点，因此在治疗上以补肾强督祛寒为主，随证加减。如以疼痛游走不定，恶风寒为主要表现时，以"风"为主要特点，应以宣痹通络为主，佐以疏风之品；肢体关节紧痛不移，局限一处，遇寒则痛甚，得热则痛缓，以"寒"为主要特点，应以温经散寒为主，佐以和营之品；肢体关节沉重酸胀、疼痛，重则关节肿胀，重着不够，以"湿"为主要特点，应以渗湿通经活络为主，佐以健脾之品；肢体关节疼痛，痛处焮红灼热，肿胀疼痛剧烈，得冷稍舒，筋脉拘急日轻夜重，以"热"为主要特点，应以清热解毒通络为主，佐以疏风之品。在辨病前提下辨证，有助于从整体水平认识疾病的阶段、病位、病性、病势；辨病结合辨证，既有整体认识，又有阶段性认识，可以动态把握疾病发生、发展的变化规律，准确辨别病因、病性、病位，从而取得更好的临床疗效。

2. 主张内治与外治相结合的综合治疗方案

对于AS这一难治性顽疾，采用单一的治疗方法常难以取得满意的效果。何教授临证治疗时除处以辨证内服中药外，还常配合使用督灸、五运六气针等外治方法，缓解患者临床症状，改善预后，内外结合具有更好的效果，突显中医药特色。另外，何教授认为功能锻炼在AS的治疗中也十分重要。功能锻炼不仅可以保持强直患者的活动度，防止肢体废用性萎缩，还可以减轻疼痛，缓解疾病活动，减缓骨化的发生。从中医角度而言，针对AS阳虚寒侵的病机特点，通过功能锻炼可使阳气得到舒展，从而深侵的寒邪能得以驱散。

3. 善用大方，巧用引经药物，注意顾护脾胃

（1）善用大方：肾虚寒甚，邪深入骨，如无强有力的补肾温阳之品难以祛邪出外，故何教授在组方中应用了大队补肾药物，众药合力，共祛入骨之邪外出。

常用补骨脂、骨碎补等温肾阳、祛少阴风寒之邪，熟地黄填补肾精，川续断、杜仲、牛膝、桑寄生等补肝肾、强筋骨。另外，在治疗中除外补肾祛寒，还要注意温通督脉，常用狗脊、鹿角霜、淫羊藿等补肾兼有强健督脉作用的药物。风寒湿三气杂至，合而为痹，所以痹证治疗要同时祛风散寒除湿。该病以感寒为重，故在祛除三邪的同时，要加强散寒之力，常用附子、干姜、桂枝等温阳祛风散寒之品。由于本病缠绵难愈，病久入络，致瘀血顽痰阻滞经络，出现关节固定部位疼痛、僵硬明显，治疗中需注重化瘀涤痰，故在补肾祛寒、温阳通络基础上，宜加强活血化痰之力，加用地龙、三棱、莪术、白芥子、僵蚕使瘀血痰浊去，而除顽疾。因此，临证时往往需以上药物并驾齐驱，以大方治复杂顽疾。

（2）巧用引经药物：何教授多根据疾病部位应用引经药。如颈项痛，用羌活、葛根，肩背痛用葛根、桂枝、羌活；胸胁痛，用蒺藜、香附、枳壳、柴胡、郁金；上肢痹痛，选羌活、桂枝、桑枝、片姜黄；督脉失养，须加狗脊；背部痹痛，用葛根、羌活、防风；病变在腰脊者，合用蜂房、乌梢蛇、土鳖虫行瘀通督，并配以川续断、狗脊；下肢痹痛，可选独活、牛膝、泽兰、杜仲等；周身骨痛，加当归、威灵仙。此外，根据病变部位的深浅，何教授临证时也有自己的用药特点：病在肌肤经络者，一般用防风、麻黄、桂枝、金银花、连翘、青风藤等辛散之药；病在筋骨者，用白芥子、白附子、川芎、草乌、附子、马钱子及虫类药；病在脏腑者，多用补益之药。

（3）注意顾护脾胃：治疗时需时时注意顾护脾胃，可加大茯苓、白术用量，加用炒山楂、鸡内金等。阴虚患者运用养阴滋腻药物时也应注意配合行气开胃之药，如熟地黄易滋腻碍胃，可配合砂仁、木香以促进运化，或加苍术、藿香以化湿邪。

（何晓红）

第二节 林昌松教授诊治经验

一、对病因病机的认识

林昌松教授认为，AS 虽属于中医学"痹证"范畴，但与一般痹证的表现有所不同，AS 累及的病位以脊柱、腰骶部为主。《素问·脉要精微论》认为"腰者肾之府，转摇不能，肾将惫矣"，而《灵枢·经脉》有"贯脊属肾"之说，指出腰背部与肾关系密切。肾主骨生髓，骨髓依赖于肾气充养，肾虚筋骨失养则见腰背部疼痛，"肾虚者，其督脉必虚，是以腰疼"，故林昌松教授认为，肾虚为 AS 发病之本。

湿邪和瘀血为标。《素问·痹论》认为"风寒湿三气，合而为痹"，湿邪是 AS 发生的重要一环。《金匮要略·痉湿暍病脉证》言："湿家之为病，一身尽疼，发热，身色如熏黄也。"《素问·太阴阳明论》曰："伤于湿者，下先受之。"《素问·本病论》说："人久坐湿地，强力入水即伤肾。"

瘀血是 AS 发病中重要的一环，既是致病因素，也是病理产物。《素问·痹论》提到"病久入深，荣卫之行涩，经络时疏，故不通"，提示痹证日久，影响营卫气血的运行，瘀血内生。《医林改错》提出"痹证有瘀血"，瘀血留于经脉，停于筋骨，"不通则痛"，瘀血的存在会加重关节疼痛的症状，故林昌松教授强调活血化瘀在治疗 AS 中的作用。

二、辨证论治思路

林昌松教授认为，AS 患者以青年居多，以肾虚为本，肾主骨，肾虚则筋骨不能受濡养。外感湿邪，或因脾胃运化失常，湿流关节，加之瘀血内生，停于筋骨，故湿邪与瘀血为标。AS 总体治疗以补肾壮骨、祛湿活血通络为法，故以肾气丸合桂枝茯苓丸为基础创立强柱方。

强柱 1 方组成：桂枝 10g，茯苓 20g，牡丹皮 10g，白芍 15g，桃仁 10g，姜黄 15g，宽筋藤 30g，络石藤 20g，狗脊 30g，炙甘草 6g，全蝎 5g，山药 30g，山茱萸 15g，牡丹皮 15g，泽泻 15g，附子 10g（先煎）。

强柱 2 方组成：桂枝 10g，茯苓 20g，杜仲 20g，续断 15g，菟丝子 15g，熟地黄 15g，姜黄 15g，黄芪 20g，络石藤 20g，宽筋藤 20g，全蝎 6g，生甘草 6g，苍术 15g，黄柏 15g，薏苡仁 30g，牛膝 15g。

林教授根据寒热偏盛，将 AS 分为肾虚血瘀兼寒湿证和肾虚血瘀兼湿热证，在此基础上进行药物加减。

1. 肾虚血瘀兼寒湿

主症：多见于 AS 中期，病情为慢性活动，患者素阳虚，风寒湿邪内侵，邪留督脉。腰骶部冷痛或重着，骨节酸痛，得温则舒，身重转侧不利，晨起尤甚，活动后减轻，阴雨天加重，口淡不渴。舌淡红，苔白，脉濡缓或弦紧。

治法：补肾壮骨，温阳化湿，活血通络。

方药：桂枝茯苓丸合肾气丸加减。

组成：桂枝 10g，茯苓 20g，杜仲 20g，续断 15g，菟丝子 15g，熟地黄 15g，姜黄 15g，黄芪 20g，络石藤 20g，宽筋藤 20g，全蝎 6g，生甘草 6g，山药 30g，山茱萸 15g，牡丹皮 15g，泽泻 15g，附子 10g（先煎）。

2. 肾虚血瘀兼湿热

主症：多见于 AS 早、中期的急性活动期，邪正斗争激烈，气血壅滞。腰部疼痛剧烈、拒按、僵硬，屈伸不利，夜间尤甚，甚则翻身困难，不能活动，活动后减轻。或伴下肢关节肿痛、灼热，身重，发热，口干口苦，胃纳差，小便黄赤，大便干结。舌红或暗红，苔黄腻或黄燥，脉弦数、滑数或濡数。

治法：补肾壮骨，清热祛湿，活血通络。

方药：桂枝茯苓丸合四妙丸加减。

组成：桂枝 10g，茯苓 20g，牡丹皮 10g，白芍 15g，桃仁 10g，姜黄 15g，宽筋藤 30g，络石藤 20g，狗脊 30g，炙甘草 6g，全蝎 5g，苍术 15g，黄柏 15g，薏苡仁 30g，牛膝 15g。

加减：湿热偏重，舌苔黄腻者，加野木瓜、川草薢；关节灼热或有发热者，加忍冬藤、白花蛇舌草、生地黄以清热凉血解毒；肩颈部拘急不适者，加葛根以舒筋活络；气虚四肢乏力者，加黄芪以益气健脾；伴有视物模糊，畏光流泪者，加枸杞子、女贞子、杭菊花以养肝明目；胃脘不适、反酸者，加砂仁、海螵蛸。睡眠差者，加女贞子、墨旱莲等。

三、中西医融合临床经验

目前生物制剂对于治疗 AS 有确切的疗效，林昌松教授坚持中西医结合治疗本病对于处于活动期，病情进展较快的患者，注射生物制剂也是一个较便捷的选择。

四、临证心得与体会

1. 因地制宜，详审病机

林昌松教授提倡 AS 的治疗要因地制宜。岭南地区气候温暖潮湿，患者在肾虚基础上感受风寒湿外邪，流注筋骨、关节，引起背部、腰骶部疼痛。《医学衷中参西录》曰："凡人之腰疼，皆脊梁处作疼，此实督脉主之……肾虚者，其督脉必虚，是以腰疼。"湿性凝滞，故病情缠绵难愈，治疗时需要用祛湿通络的药物。

2. 善用藤类药

《本草便读》云："凡藤蔓之属，皆可通经入络。"而中医学认为 AS 是经络受阻，痹而不通，故林昌松教授临床常用藤类药祛风除湿、舒筋活络，如雷公藤、络石藤、宽筋藤、鸡血藤、七叶莲、海风藤、忍冬藤等。其中雷公藤被称为中药的抗风湿慢作用药，药理研究表明其具有抗炎和免疫调节的作用。林昌松教授常用昆明山海棠祛湿破瘀通络、续筋接骨，但需要先煎以消除药物毒性。络石藤通络止痛、解毒消肿，作用偏于舒筋止拘挛。宽筋藤、海风藤祛风止痛，舒筋活络。鸡血藤活血养血，舒筋通络，没有明显的寒热倾向，故寒热虚实皆可使用。七叶莲祛风活络，利水消肿，活血止痛。忍冬藤清热活血通络。藤类药物对于治疗风湿痹痛都有较好的效果。

3. 善用虫类药搜风通络

林昌松教授博采众长，临证时知常达变，学习国医大师朱良春的经验（虫蚁搜剔治其标），对于病情日久，邪气稽留入骨，腰背强直、僵硬、屈伸不利的 AS 患者，植物药的药力所不能到达之处，考虑用虫类药搜剔窜透，祛除深伏之邪，邪去则气血畅通。虫类药如全蝎、蜈蚣、僵蚕、地龙、乌梢蛇，均能祛浊开凝。疼痛较甚，用全蝎、蜈蚣有较好的止痛作用；关节强直僵硬麻木明显，用僵蚕消痰散结，地龙通筋活络。有毒的虫类药须先煎，注意不同虫药的安全剂量及中毒剂量。

（林昌松，刘明岭）

第三节 刘晓玲教授诊治经验

一、对病因病机的认识

AS 是一种慢性炎症性疾病，主要侵犯骨骼关节、脊柱骨突、脊柱旁软组织及外周关节，并可伴发关节外表现，严重者可发生脊柱畸形和强直。由于患者先天禀赋不足，肾气亏虚，导致筋骨失养而腰脊空虚，"至虚之处，必是容邪之所"，一旦起居、饮食稍有不慎，外界风、寒、湿、热之邪便乘虚而入，侵及腰脊，影响气血的运行，导致痰瘀痹阻而致 AS。

1. 肾气亏虚

AS 的内因为肾气亏虚，外因多是风寒湿瘀等邪气入侵，关键病机是肾督两亏，内外合邪。《素问·骨空论》中"督脉为病，脊强反折"和《素问·痹论》中"骨痹不已，复感于邪，内舍于肾……肾痹者，善胀，尻以代踵，脊以代头"，皆符合 AS 的临床特点。肾主骨生髓，若素体亏虚，肝肾不足，督脉失养，风寒湿瘀之邪乘虚而入则发为痹证，由此可见，本病辨证以肾脏为本，经络、骨骼为标。

2. 痰瘀阻络

由于本病具有病程长、病势缠绵的特点，必将产生"瘀血"这一病理产物，且研究证实，AS 患者血小板及 D– 二聚体升高明显，血液多为高凝状态，患者常出现晨僵、腰背疼痛、入夜尤甚的特点，符合瘀血的致病特点。由此可见，AS 以肾虚为本，又感风、寒、湿、热、痰、瘀、毒七邪，血络瘀滞，风湿入骨，损伤腰尻而发病。由于肾虚致精血不足，使筋挛骨弱而邪留不去，因此病情缠绵难愈。

二、辨证论治思路

湿热痹阻证多见于 AS 早期，有脊柱外表现的患者；肾气亏虚证多见于 AS 中后期；痰瘀阻络证多见于 AS 后期，伴有关节畸形的患者；寒热错杂证多见于伴有胃脘不适的患者。

1. 湿热痹阻

主症：腰骶部疼痛剧烈，踝关节、膝关节肿胀疼痛，屈伸不利，局部扪之发热，夜间尤甚，常伴有晨僵，活动后减轻，口干口苦，纳呆，小便黄赤，大便干结。舌红，苔黄腻，脉弦数或滑数。

治法：清热化湿，通络止痛。

方药：四妙丸加味。

加减：湿重者加萆薢、茵陈、泽泻、泽兰以除湿；热盛者加忍冬藤、牡丹皮、赤芍以清热凉血；风气盛见多关节肿痛、游走痛者，加浙贝母、山慈菇以散结止痛；疼痛剧烈，瘀阻明显者，加全蝎、白芷、路路通、露蜂房以活血通络止痛。

2. 肾气亏虚

主症：腰背强直，屈伸不利，腰膝酸软，面色无华，头晕耳鸣，肌肉瘦削，遗精早泄。偏于阳虚者，畏寒肢冷，夜尿频，大便溏烂。舌淡胖，苔薄或腻，脉沉细。偏于阴虚者，潮热盗汗，咽干，小便黄，大便干少，舌红少苔，脉弦细数。

治法：补肾强筋，通络止痛。

方药：

偏于阳虚者，以八味肾气丸加减，可加淫羊藿、补骨脂、巴戟天温阳壮骨，加入麸炒白术、苍术以健脾燥湿。

偏于阴虚者，以六味地黄丸加减，可加女贞子、墨旱莲、桑寄生，滋肝肾之阴。

腰膝酸软，头晕耳鸣较甚，偏肝肾亏虚者，用独活寄生汤加减，可加杜仲、续断、山茱萸滋补肝肾；女子月经不调者，加益母草、丹参、泽兰调经活血。

3. 痰瘀阻络

主症：腰背部僵硬甚至畸形，屈伸不利，肢体麻木，形体瘦弱。舌淡暗或有瘀斑，苔薄白，脉细涩或弦涩。

治法：活血祛瘀，化痰通络。

方药：昆断全蝎汤加减。

加减：颈项疼痛者，加桑枝、葛根；腰背部僵硬疼痛较甚者，加宽筋藤、络石藤、连钱草通络解痉止痛，白芍养阴柔筋；瘀血凝滞较甚者，加三七以加强活血通络之力；脾虚湿困者，加茯苓、薏苡仁健脾祛湿；气虚乏力者，加北芪或五指毛桃益气升阳。

4. 寒热错杂

主症：腰骶部酸痛伴有晨僵，久坐或久卧后腰背僵硬，畏寒恶风，怕风而关节局部扪之灼热，或关节肿痛恶寒，遇冷加重，可有低热，口干不欲饮，胃胀痞闷不适，或呕吐，反酸，嗳气，大便溏烂。舌质淡，苔黄，或舌质稍红，苔白，脉弦滑或弦细。

治法：祛寒清热，散风除湿，通经活络。

方药：半夏泻心汤。

加减：胃脘不适者，加砂仁、陈皮、海螵蛸，以行气开胃消滞、制酸止痛；腰背部僵硬疼痛者，加用豨莶草、透骨草、苍术、牛膝、络石藤、葛根以祛湿通络止痛。

三、中西医融合临床经验

刘晓玲教授认为 AS 为慢性病，用药宜平和，以图缓攻缓补，并总结出一些常用药，随症选用 1～2 味，可提高疗效。肩颈痛者，加葛根、钩藤，以通络止痛；下肢挛急者，加芍药、木瓜、蚕沙，以舒筋活络；膝、踝关节肿胀难消者，加泽兰、泽泻，以利水化湿消肿；腰背强直僵硬者，加露蜂房、全蝎、玉竹，以柔筋通络；肝肾不足，腰痛隐隐者，加续断、杜仲、牛膝、桑寄生，以补肝肾、强筋骨；舌苔厚腻难消者，加萆薢、滑石、石菖蒲，以醒脾开窍化湿；舌淡白，恶寒者，加川乌、麻黄、黄芪，以温阳祛寒；舌暗或有瘀斑者，为内有瘀血，加三七、丹参，以活血祛瘀。

1. 用药当顾护脾胃

AS 患者常有胃脘胀痛、嗳气、泛酸、食欲减退、恶心等消化道症状，究其原因，患者长期服用非甾体抗炎止痛药、改善病情抗风湿药或激素，又由于 AS 患者中湿热痹阻型居多，常服用清热解毒类药物，这类药物大多苦寒，有寒凉败胃之弊。脾胃功能的强弱与 AS 的疗效、转归和预后有密切关系，因"五脏六腑皆禀气于胃"，脾胃是后天之本、气血生化之源，肾之精气、肝之阴血均有赖于水谷精微的不断充养，而且药物的吸收、输布也有赖于脾胃的运化。所以在 AS 的治疗中，维护中气、调补脾胃非常重要。刘晓玲教授临床常使用党参、白术、茯苓、扁豆、山药健脾养胃，胃胀有湿者加砂仁，泛酸者加海螵蛸。

2. 祛湿尤为重要

风、寒、湿、热邪是导致 AS 不可缺少的因素，风、寒、热邪常夹杂湿邪，湿邪留恋往往可见于本病整个病理过程，使病情缠绵难愈，故除湿为治疗之第一要务，理应贯穿治疗的始终。在祛湿药的使用上，刘晓玲教授以淡渗利湿药为主，佐以健脾之品，如萆薢、茵陈、茯苓、泽泻、生薏苡仁等，而慎用辛燥之品。

3. 通络止痛贯穿始终

风、寒、湿邪侵袭人体，痹阻关节经络之后必然引起血行不畅，进而产生瘀血。不管证属何种类型，均存在不同程度的瘀血。所以，尽管不同时期病机不同，活血化瘀通络仍应贯穿治疗始终。在本病治疗过程中，使用活血药有两方面的意义：病轻、病程短，瘀尚未形成者，意在活血行血，使局部气血流通，不给外邪立足之地；病久瘀血已成者，意在活血逐瘀，祛瘀生新。临床应根据病位、病情轻重不同，适当选用丹参、三七、赤芍、桃仁、姜黄、泽兰、牛膝等活血化瘀通络之品。

4. 注重功能锻炼

在药物治疗的同时，应当注重功能锻炼，及早进行活动锻炼是争取治愈的重要手段之一。刘晓玲教授常叮嘱患者坚持做俯卧撑、仰卧起坐、扩胸运动等，尤其是八段锦。八段锦动作柔和，能使脊柱得到很好的活动，经常练习可使 AS 患者保持良好的躯体功能状态。AS 患者练习八段锦时，可根据自身情况，适当选择其中部分节段反复练习，随时调整功架高低、动作幅度，以舒适为度，做到个体化锻炼。"动则生阳"，阳气是人体生命的动力，多一分阳气，则多一分生机。坚持长期运动，就能不断"生阳"，不断地提高抵抗疾病的能力，有利于疾病的痊愈、脊柱的修复。

5. 重视心理治疗

由于 AS 是慢性进展性风湿性疾病，病情常渐渐加重，这给患者心理带来了沉重负担。AS 患者的焦虑抑郁症状产生于躯体疾病背景下，同时又影响着躯体疾病的各个阶段，影响患者的病情及生活质量，病情、生活质量下降又可影响患者的焦虑抑郁情绪，如此便形成恶性循环。对于 AS 患者，应在进行药物治疗的同时，积极配合心理干预治疗，减轻焦虑抑郁情绪。医生也应及时对患者进行有效的宣教工作，鼓励患者保持积极乐观的心态，敦促患者坚持运动锻炼，积极采取综合干预治疗，将会大大提高 AS 的临床疗效。

总之，AS治疗的目的主要在于减轻患者的临床症状，阻止不可逆的骨损害，尽可能保护脊柱关节的功能，从而改善患者的生存质量。因此，医生的治疗重点应放在及早诊断及控制风湿活动，祛除诱因的影响，保护未受累关节，改善病变关节功能；选方用药宜平和，切忌温燥或苦寒攻伐太过，以平调阴阳为期，兼顾气血津液；嘱患者坚持治疗，后期兼以调补肝肾脾胃，补益气血，加强调护，以减少复发。同时，患者要注重功能锻炼，防治关节畸形。AS是慢性炎性疾病，病程长，医生还需要注重患者及家属的心理建设，并进行有效的宣教工作。

（刘晓玲，王汝俊）

第四节　郑宝林教授诊治经验

一、对病因病机的认识

郑宝林教授认为 AS 的发生是由肾督亏虚，复感风寒湿热诸邪所致，久而留邪不去，痰瘀互结，虚实夹杂。中医将 AS 归为"痹证"范畴，和古代中医病名"肾痹""督痹""竹节风""大偻"的临床表现类似。《素问·痹论》有"风寒湿三气杂至，合而为痹"，最早提到痹证的病因病机。外感风寒湿等邪气，或素体亏虚复感外邪，"不与风寒湿气合"就不会致痹。《素问·痹论》曰："肾痹者，善胀，尻以代踵，脊以代头。"《素问·骨空论》曰："督脉为病，脊强反折。"《诸病源候论·风病诸候下》曰："历节风之状，短气，自汗出，历节疼痛不可忍，屈伸不得是也。"因其病深入肾脏、督脉，症状较其他痹证重，临床表现为腰脊僵直、功能受限、关节疼痛或骨节肿胀变形等。"大偻"病名出自《素问·生气通天论》，曰："阳气者……开阖不得，寒气从之，乃生大偻。"焦树德教授称 AS 为"大偻"。

郑宝林教授认为，AS 的核心病机是本虚标实，肾督亏虚为本，外感风寒湿热之邪，瘀血阻滞脉络为标。肾为先天之本，为水火之脏，主髓藏精。督脉统一身之阳，隶属于肝肾，循行脊里，为"阳脉之海"。因先天禀赋不足，或后天饮食不节、房事不节致肾精不足，督脉失荣，风寒湿热等邪气乘虚侵袭机体，盘踞经脉而致气血运行不畅，"不通则痛"，不通提示气滞，气滞则血瘀，痰浊血瘀相互交结于肾督，可见骨节疼痛反复，久则形成龟背、颈僵畸形，步履维艰，甚至瘫痪不起。

二、辨证论治思路

郑宝林教授认为，AS 的产生在本为肾督亏虚，在标为外邪侵袭，瘀血围络。他根据自己多年临床经验，从标本两方面入手，强调辨证最重要的是分清虚实，辨邪实要分清楚风寒湿何者偏盛，辨正虚要分清楚何脏腑，通常将 AS 分为以下证型论治。

1. 肾虚督寒

主症：腰骶脊背疼痛，痛连颈项，背冷畏寒，脊柱僵硬弯曲，直腰、弯腰受限，两腿活动受限，大腿外展或下蹲受限，得温暖而痛减，或兼男子阴囊寒冷、女子白带寒滑。舌苔薄白或白厚，脉象沉弦或兼细，或沉细弦迟。

治法：补肾强督，祛寒除湿。

方药：补肾强督祛寒汤。

组成：狗脊 30g，熟地黄 20g，葛根 20g，制附片 10g，鹿角 10g，骨碎补 15g，杜仲 15g，桂枝 10g，白芍 15g，知母 10g，独活 15g，羌活 15g，续断 20g，防风 15g，威灵仙 10g，川牛膝 15g。

2. 肾虚湿热

主症：腰骶脊背疼痛剧烈，难以俯仰、坐立，痛处灼热，或伴下肢关节肿痛，夜间腰背疼痛加重，翻身困难，口苦，口渴不欲饮，便秘尿赤。舌质红，苔黄腻，脉滑数。

治法：补肾强督，清利湿热。

方药：四妙散加味。

组成：苍术 15g，黄柏 15g，薏苡仁 30g，川牛膝 15g，泽兰 15g，粉萆薢 30g，忍冬藤 30g，防风 15g，白花蛇舌草 30g，羌活 15g，独活 15g，葛根 15g。

3. 肝肾不足

主症：腰骶脊背僵硬疼痛，以晨起为显，经活动后减轻，兼头晕耳鸣，手足心热，健忘失眠，咽干，盗汗。舌红少苔，脉沉细，或细数。

治法：补益肝肾，通络止痛。

方药：独活寄生汤加减。

组成：独活 15g，桑寄生 30g，盐杜仲 15g，盐牛膝 15g，秦艽 15g，茯苓 20g，桂枝 10g，白芍 15g，熟地黄 15g，川芎 15g，当归 15g，白术 15g，防风 15g，川续断 15g，熟党参 20g，山茱萸 15g，葛根 15g。

4. 瘀血痹阻

主症：腰骶脊背疼痛，颈项脊背强直畸形，俯仰转侧不利，活动受限，胸闷如束，伴有头晕耳鸣，面色晦暗。唇舌紫暗，苔白腻或黄腻，脉细涩或细滑。

治法：活血祛瘀，通络止痛。

方药：身痛逐瘀汤加减。

组成：秦艽 15g，川芎 15g，桃仁 10g，红花 10g，甘草 5g，羌活 15g，没药 10g，当归 15g，伸筋草 10g，香附 15g，牛膝 20g，地龙 10g，杜仲 20g，桑寄生 20g，续断 10g，葛根 15g。

三、中西医融合临床经验

（一）早期诊断

中医学没有与现代 AS 这一疾病完全对应的名称，对于 AS 的认识现在还有很多不足之处，我们在临床实践中发现存在大量误诊、漏诊的情况。郑宝林教授认为，AS 早期诊断、早期治疗对 AS 的预后发展有着重要的影响。如何早期诊断 AS，我们的经验是依靠详细的病史采集，尤其是一级家族史的询问、关节和骨骼外表现、影像学检查等多种手段进行诊断。

1. 病史采集

（1）熟悉炎症性腰背痛：郑教授强调 AS 早期诊断需要熟悉炎症性腰背痛。炎症性腰背痛的特点：45 岁以前发病；持续 3 个月以上的疼痛（慢性炎症）；起病隐匿；下半夜因背痛痛醒；活动后改善，休息后不能缓解；用非甾体药物有效。

（2）AS 阳性家族史：询问患者的一级亲属是否患有 AS。在 AS 的发生中，遗传因素起重要作用，现在已知的遗传因素是 HLA-B27 这一基因。

2. 关节及骨骼外表现

（1）关节表现：主要是下肢不对等关节炎，如单侧髋关节、膝关节疼痛。另外，肌腱端炎症也是非常重要的表现，如足跟肌腱、股四头肌腱附着点。

（2）骨骼外表现：眼病（葡萄膜炎或虹膜炎）；炎症性肠病（克罗恩病或溃疡性结肠炎），表现为腹泻；尿道炎；银屑病，尤其是藏在发际线里的皮疹，指甲改变会出现腊肠指。

3. 影像学检查

X 线片，虽然骶髂关节的 X 线片发现骶髂关节炎是支持 AS 成立的证据之一，但骶髂关节炎并不是 AS 患者早期或必备表现。早期应用 MRI 可以灵敏、准确地检出患者存在的骶髂关节病变，诊断价值优于 X 线检查。郑教授非常擅长运用超声检查来诊断早期的 AS，初诊患者有长时间炎症性腰背痛，血液检查未见明显异常，可在足跟、双手、双膝等部位进行超声检查，如发现血流信号丰富，积液滑膜增厚，提示疾病处于炎性活动期，可作为诊断 AS 的有利辅助手段。

另外，实验室检查中血常规检查对诊断 AS 意义不大。CRP 或 ESR 的升高可能与疾病活动度有关。鉴别原发性 AS 和继发性 AS 在疾病的诊治中也非常重要。原发性 AS 指不伴有其他相关疾病，而继发性 AS 指伴有银屑病或炎症性肠病。银屑病伴有 AS，主要是观察患者有无皮疹，郑教授还强调不要遗漏发际线中的皮疹表现，腊肠指的改变也是银屑病的特征；炎症性肠病主要包括克罗恩病和溃疡性结肠炎，AS 患者可发现内镜下和组织学肠道炎症。

（二）西医治疗配合中医治疗

AS 是一种自身炎症性风湿病，损伤的靶器官有骶髂关节、脊柱、外周关节，严重者出现脊柱畸形，或者影响行走。AS 进展较快，活动期疼痛难忍，郑教授认为治疗时，需要采用西医治疗配合中医治疗。在疾病初期或活动期用非甾体抗炎药双氯芬酸、塞来昔布等消炎止痛，尽快减轻患者痛苦，再配合传统抗风湿药物甲氨蝶呤、柳氮磺吡啶、雷公藤中的一种药物针对病情治疗，最常用的是柳氮磺吡啶。郑教授不提倡两种抗风湿药联合应用，对于 AS 患者而言没有增效作用。生物制剂在 AS 的治疗中发挥重要作用，一般消炎止痛、抗风湿治疗效果不佳时可采用生物制剂治疗。

郑教授非常重视患者的胃肠道风险，活动期 AS 患者需要长期使用非甾体药物治疗，他们有可能出现胃黏膜损伤、胃溃疡，更有甚者出现胃肠道穿孔，所以医生要注意胃肠道的病变。郑教授非常推荐早期 AS 患者在条件允许的情况下，进行肠镜和胃镜检查。肠镜检查是为了鉴别患者是否存在克罗恩病或溃疡性结肠炎等炎症性肠病，胃镜检查是为了评估非甾体药物的风险。在用药时，郑教授在常规治疗基础上通常会配合抑制胃酸和保护胃黏膜的药物，减轻药物带来的不良反应，以便疾病活动时能正常用药。

此外，中医的外治疗法可以起到很好的辅助作用，如浮针疗法、腕踝针疗法、皮内针疗法、穴位贴敷疗法、艾灸疗法等。

四、临证心得与体会

临床诊疗过程中，郑教授非常重视患者的心理疏导，在面诊时尽量关心患者，缓解患者紧张、焦虑情绪，给予其治疗的信心，使患者更能遵医嘱坚持服药，有利于疾病的治疗。另外，在生物制剂的使用上，郑教授非常重视使用前对患者的疾病进行筛选，一定要排除结核活动期、乙肝、肺炎、尿路感染等感染性疾病，以及排除合并胃肠道疾病等危险因素。AS 的治疗是一个漫长的过程，对于长病程的治疗，郑教授强调对患者要进行管理，注重随访，及时调整用药方案。在使用生物制剂过程中，他强调患者一旦出现感冒、发热、咽痛等症状，需要及时检查胸片和血常规，关注是否有感染，如果患者有出现高热，需要及时联系专科医生，降低突发风险。使用生物制剂时，患者免疫力下降，郑教授的经验是配合服用补中益气汤或玉屏散，以增强免疫力。

（齐堃，熊甚，薛秋倩，郑宝林）

第五节　黄胜光教授诊治经验

一、对病因病机的认识

1. 肾虚血瘀是核心病机

黄胜光教授认为，AS 的病机比较复杂，既与先天禀赋不足、内脏亏虚有关，又有风、寒、湿、热、痰、瘀等病邪参与其中，但是肾虚血瘀是本病的核心病机，并贯穿疾病始终。

《素问·脉要精微论》云："腰者肾之府，转摇不能，肾将惫矣。"书中明确指出肾脏居于腰部，肾脏虚惫可导致腰的活动障碍。肾藏精主骨，若先天禀赋不足，或后天劳形过度，肾脏精气亏损，骨髓失充，则骨骼空虚，导致腰脊强痛，骨与关节痹痛不舒，甚至出现椎体方形变、脊柱"竹节样变"等。黄教授认为，AS 之肾虚有肾阴虚、肾阳虚、肾精虚、肾气虚之不同，尤以肾气虚多见。

《杂病源流犀烛·诸痹源流》说："痹者，闭也，三气杂至，壅蔽经络，血气不行，不能随时祛散，故久而为痹。"血气不畅，脉络瘀阻是痹证的重要病理环节。寒性凝滞收引，使血液运行迟滞而成瘀；热邪灼耗津液，使血液黏稠而成瘀；湿邪黏滞，阻碍气血运行，亦可成瘀；久病伤正，气虚则运血无力，阳虚则脉失温通，血行凝涩，阴血虚则血脉不充，血行不畅，皆可致瘀血。

2. 其他因素参与发病

《医学心悟》云："腰痛，有风，有寒，有湿，有热，有瘀血，有气滞，有痰饮，皆标也。肾虚，其本也。"这提示肾虚血瘀是 AS 的主要病机，但还有其他因素参与发病。在引起 AS 的外邪中，风邪起着重要作用，常为诸邪致病之先导。肺气亏虚，卫表不固，易被风邪侵袭，风邪则携诸邪而致病；脾虚失运，水湿不化，常与外湿相合，湿邪浸淫骶髂关节和脊柱，致脊柱、腰骶重着胀痛。《素问·痹论》云："其热者，阳气多，阴气少，病气胜，阳遭阴，故为痹热。"AS 活动期腰骶疼痛难忍，多因风寒湿邪郁久化热，湿热痹阻关节所致。湿邪胶着不去，久而化为痰浊，阻滞关节而致其肿胀疼痛。

二、辨证论治思路

肾虚血瘀贯穿本病发展的全过程，因此，黄胜光教授以此为辨证论治的基础，同时考虑是否兼有肺、脾、肝等脏虚损，以及风、寒、湿、热、痰等病邪。肾虚可分为肾阴虚、肾阳虚、肾精虚、肾气虚，AS 以肾气虚多见。黄教授创制补肾活血汤作为治疗 AS 的基本方，在临证过程中，将 AS 分为以下 5 种证型，各型均以补肾活血汤为基础加减、合方治疗。

1. 肾阳亏虚，经脉瘀滞

主症：脊背、腰骶疼痛，背冷恶寒，晨起项背僵痛、活动不利，得温痛减，遇寒加重。舌淡，苔薄白，脉沉弦或细迟。

治法：温补肾阳，活血化瘀。

方药：补肾活血汤加肉苁蓉、巴戟天。

组成：熟地黄 15g，山茱萸 10g，鹿角霜 15g，杜仲 15g，川牛膝 10g，骨碎补 10g，狗脊 10g，桑寄生 15g，续断 30g，肉苁蓉 10g，巴戟天 10g，黄芪 30g，鸡血藤 15g，当归 10g，川芎 15g，赤芍 10g，延胡索 10g，炙甘草 10g。

加减：寒甚痛重不移者，加制附子 10～15g（先煎）、淫羊藿 15g；舌苔白厚腻，关节僵痛沉重伴肿胀者，去熟地黄，加薏苡仁 30g，苍术 10g；大便稀溏者，可去川牛膝，加炒白术 10g，补骨脂 10g；脊背冷痛不舒者，加麻黄 5～10g，干姜 10g。

2. 肝肾阴虚，经脉瘀滞

主症：腰背酸痛，伴头晕耳鸣，眼干目涩，口燥咽干，失眠健忘，男子遗精，女子月经不调。舌质红，苔少，脉沉弦细。

治法：滋补肝肾，活血通络。

方药：补肾活血汤合六味地黄丸加减。

组成：熟地黄 30g，山药 15g，山茱萸 10g，牡丹皮 10g，泽泻 10g，龟甲 15g，杜仲 15g，川牛膝 10g，骨碎补 10g，狗脊 10g，桑寄生 15，续断 15g，黄芪 15g，鸡血藤 15g，川芎 10g，赤芍 15g，延胡索 10g，甘草 5g。

加减：若午后潮热明显者，加青蒿 10g，炙鳖甲 15g，地骨皮 10g；咽干、咽痛者，加玄参 15g，知母 15g；若胸锁、胸肋关节痛甚，伴有心烦易怒者，可加青皮 10g，川楝子 10g。

3. 寒湿痹阻，经脉瘀滞

主症：脊柱、骶髂关节疼痛，痛势较剧，部位固定，遇寒则痛甚，得温则痛减，腰脊屈伸不利，形寒畏冷，肢体沉重。舌质淡，苔薄白，脉弦紧。

治法：散寒除湿，活血通络。

方药：补肾活血汤合乌头汤加减。

组成：制川乌5g，麻黄10g，黄芪30g，熟地黄15g，鹿角霜10g，杜仲15g，川牛膝10g，骨碎补10g，狗脊10g，桑寄生15g，续断30g，鸡血藤15g，桂枝10g，川芎15g，赤芍10g，延胡索10g，甘草5g。

加减：脾胃虚弱，纳差便溏，腰背沉重而痛者，加茯苓15g，炒白术10g，薏苡仁30g；上肢关节疼痛，晨僵畏寒者，加羌活10g，片姜黄10g；下肢关节沉重肿胀，伴倦怠、纳差者，加苍术10g，白术15g。

4. 湿热痹阻，经脉瘀滞

主症：脊柱、骶髂关节灼痛，活动不利，伴烦热，汗出，口渴，小便黄，大便干。舌红，苔黄腻，脉滑数。

治法：清热化湿，活血通络。

方药：补肾活血汤合宣痹汤加减。

组成：防己10g，杏仁10g，滑石15g，连翘10g，栀子10g，薏苡仁30g，晚蚕沙10g，赤小豆15g，生地黄15，杜仲15g，牛膝10g，骨碎补10g，狗脊15g，续断15g，鸡血藤15g，忍冬藤30g，赤芍15g，延胡索10g，甘草10g。

加减：关节红肿热痛兼有积液，活动受限者，加茯苓15g，猪苓15g，泽兰10g，葶苈子10g；脘闷纳呆者，加佩兰10g，砂仁6g，厚朴10g；口苦、胸闷者，加半夏10g，黄连5g，瓜蒌皮10g。

5. 气血两虚，经脉瘀滞

主症：腰骶疼痛，头晕心悸，神疲倦怠，气短懒言，面色苍白，唇甲色淡。舌淡红，苔薄白，脉沉细。

治法：益气养血，活血通络。

方药：补肾活血汤合八珍汤加减。

组成：熟地黄30g，山茱萸10g，鹿角霜15g，杜仲15g，川牛膝10g，骨碎补10g，狗脊10g，续断15g，黄芪30g，鸡血藤15g，当归10g，党参15g，白术10g，茯苓15g，桂枝10g，川芎15g，赤芍10g，延胡索10g，炙甘草5g。

加减：若关节拘挛，屈伸不利者，加僵蚕10g，蕲蛇10g；AS后期伴肌肉萎缩者，重用黄芪、白术，加露蜂房 15g，蕲蛇 10g。

三、中西医融合临床经验

黄胜光教授认为对于本病的治疗而言，中西医各有所长，中西医结合治疗，可以取长补短，增加疗效。西医治疗方面，NSAIDs 可以控制关节炎症，缓解关节症状，但可能引起胃肠道不适、消化道溃疡或出血、肝肾功能异常等；如无禁忌，病情活动者可以持续服用，病情稳定者则按需使用。如果 NSAIDs 控制不佳，则需使用生物制剂，常常可以获得明显的效果。以外周关节病变为主者，可使用甲氨蝶呤及柳氮磺吡啶。

中医治疗的优势主要体现在以下方面：①辨证论治，病证结合，个体化治疗。②中药与西药配合可发挥"增效减毒"的作用，如使用生物制剂的患者可能继发感染，中药配伍黄芪、白术等益气扶正之品则能降低感染风险；口服西药出现消化道反应者，使用香砂六君丸可以改善症状。③中医外治法种类多样，如蜂针、中药熏蒸、中药热敷、中药离子导入、针刺、艾灸、拔罐等疗法，可改善患者关节疼痛、晨僵等症状。

四、临证心得与体会

黄胜光教授提出 AS 的核心病机是"肾虚血瘀"，创立补肾活血汤作为治疗本病的基础方；运用蜂针疗法治疗本病；非常重视 AS 的运动疗法，创立"南山强脊操"，指导患者练习以促进疾病康复。

1. 自创补肾活血汤

黄教授创立补肾活血汤作为治疗 AS 的基本方。药物组成：熟地黄、山茱萸、鹿角霜、杜仲、桑寄生、牛膝、骨碎补、狗脊、续断、黄芪、鸡血藤、当归、川芎、赤芍、延胡索、甘草。方中熟地黄甘温质润，入肝肾而功专补血养阴，填精益髓，为滋补真阴、封填骨髓之圣药；鹿角霜味咸涩，性温，归肝、肾经，长于补肾助阳，兼能收敛精血。二者一阴一阳，一柔一刚，肾精得充而阴阳均补，精血不亏则筋骨强劲，共为主药。杜仲、桑寄生、续断、骨碎补、牛膝长于补肝肾，强筋骨；当归、川芎、赤芍、鸡血藤、延胡索养血活血，既能养血扶正，又可散瘀血、止痹痛。以上为补肾活血方的主体部分。狗脊益肾强腰并祛风湿，兼顾祛风散寒除湿；甘草味甘性平，调和诸药。全方益肾填精，阴阳两补，活血散瘀，强筋壮骨，临床加减运用于 AS 的治疗良有效验。

肾阳虚明显，腰背酸冷而痛者，加巴戟天、肉苁蓉、淫羊藿等温补肾阳；肾阴虚明显，腰背酸软，五心烦热者，加墨旱莲、女贞子、龟甲等滋补肾阴；肺卫亏虚，面白神疲者，加黄芪、人参等补益肺气；脾胃虚弱，纳差便溏，腰背沉重而痛者，加茯苓、白术、薏苡仁等健脾化湿；肝血不足，头晕眼花，腰背拘急而痛者，加枸杞子、白芍等养血敛阴；阴寒较甚，脊背、腰骶冷痛者，加附子、细辛、川乌等温散沉寒；若血瘀甚者，加土鳖虫、桃仁、红花等破血逐瘀；若痰阻甚，关节僵硬者，加僵蚕、半夏、天南星、白芥子等化痰散结；痰瘀交阻，腰背顽麻刺痛，屈伸不利者，加半夏、白芥子、蜈蚣、全蝎等涤痰散结，祛瘀搜风。

2. 用药特色

黄胜光教授治疗 AS 用药有以下特点：

（1）补肾注重壮骨强筋：AS 主要属于脊柱筋骨的病变，在用药选择上，除补肾填精的药物如熟地黄、山茱萸等外，黄教授对既能补肾又有壮骨强筋功效的药物，如桑寄生、续断、杜仲、怀牛膝、骨碎补、狗脊等尤为青睐。

（2）补益避免过于温燥：黄教授使用附子、桂枝、杜仲等温补肾阳药物时，常配伍熟地黄、山茱萸、枸杞子等滋润之品，这样既能补肾填精、温阳益气，又能中和前药温燥之性以杜其伤阴之弊。

（3）合理使用血肉有情之品：鹿角胶等血肉有情之品主入肝、肾经，以养血填精、培元固本之功见长，多用于病程较久、有明显虚损症状的 AS 患者。

（4）活血重视养血通络：《临证指南医案》认为，"初病在经，久痛入络，以经主气，络主血……" AS 病情迁延难愈，大多属"久病"，选用当归、鸡血藤、赤芍之属，既能活血通络，又能养血涵正。

（5）善用虫蚁搜剔之品：对于病程既久，邪气深入骨节、经络的患者，草木类药物宣达之力不逮，必借全蝎、蜈蚣、土鳖虫等"虫蚁飞走"之品搜剔窜透，以除深伏之病邪而复久困之正气。

（6）补肺固卫改善病情：风为诸邪之先导，若卫表不固，外受风邪，则寒、湿等邪亦随之而至，故常重用黄芪之类加强补肺固卫之功，以抵御诸邪，托邪外出，从而减少 AS 的反复发作、加重。

3. 创立"南山强脊操"

中轴型 AS 的慢性损害：一是由于椎体韧带、椎骨及胸肋关节的病变，导致脊柱的活动度受损；二是因为胸椎及胸肋关节的病变，使胸廓扩张度下降，顺应性降低，导致限制性通气功能障碍和呼吸功能降低。因此，黄胜光教授认为 AS

患者功能锻炼的目的，主要是改善脊柱活动度和胸廓扩张度。坚持合理的功能锻炼，以维持脊柱的最佳状态，增加肺活量，这对改善 AS 患者的预后有重要意义。"南山强脊操"是黄胜光教授根据 AS 的疾病特点而设计的保健治疗操。具体方法：身体直立，两足分开与肩同宽，双臂上举外展，身体尽量后仰，同时深吸气；继而弯腰双手下垂，指尖尽量触地，同时深呼气。一仰一俯、一吸一呼为1次，建议每天早晚各做 60～100 次。南山强脊操能有效锻炼腰背肌力量，改善脊柱活动度；锻炼胸廓扩张度，保护呼吸功能。此外，该操简单易学，数分钟即可学会；对场地的要求低，有数平方米的空间即可；花费的时间少，随时都可以练习。

4. 蜂针疗法

蜂针疗法是相当于针刺、药物、灸法相结合的一种疗法。黄胜光教授在中西药治疗的基础上，辅以蜂针治疗，可有效促进 AS 病情的改善。考虑到安全性，单次用蜂量一般从 1～2 只开始，然后隔天增加 2～3 只，根据患者体质和病情，单日用蜂量可达 8～20 只。每日或隔日 1 次，10 次为 1 个疗程。

参考文献

［1］杨朔，贺守第，徐剑峰 . 黄胜光教授治疗强直性脊柱炎临床经验 [J]. 湖南中医药大学学报，2018，38（7）：760–764.

［2］王承德，沈丕安，胡荫奇 . 实用中医风湿病学 [M].2 版 . 北京：人民卫生出版社，2015.

［3］北京中西医结合学会风湿病专业委员会 . 强直性脊柱炎长期管理专家共识（2021 年）[J]. 中国中西医结合杂志，2021，41（12）：1426–1434.

（黄胜光，杨朔，谭宁）

第六节　窦乘华教授诊治经验

一、对病因病机的认识

AS 是脊柱关节病（SpA）的原型病，我国人群发病率在 0.3% 左右，具有特征性的临床症状及病程。本病属于中医学"痹证"范畴，古人称之为"龟背风""竹节风""脊强""肾痹"。现代著名老中医焦树德教授提出用中医的病名"大偻"来命名 AS，已得到中医界的普遍认同。

脊柱为人身之主骨，督脉行于其中。骨的生长全赖于髓的滋养与血的濡润，肾主骨生髓，脾生营化赤为血藏于肝，肝主筋。若先天禀赋不足，肾精亏虚，或阴血不足，则督脉阳气失于输布，则阳气不布，阴寒内生；外邪易留注筋脉，则局部湿热痹阻；气血阻滞日久，则痰瘀痹阻。

《素问·脉要精微论》指出："腰者肾之府，转摇不能，肾将惫矣。"督脉循行于背部正中，对全身阳经起到调节作用，为阳脉之总督。该病病位责之于肝、肾、督脉。《济生方》曰："皆因体虚，腠理空虚，受风寒湿气而成痹也。"邪之所凑，其气必虚，该病也可由肝肾精血不足而感受外邪导致疾病症状加重。风寒湿三邪深侵肾督，内外合邪，深入骨骱、脊柱。病久痰瘀内生，痹阻经络，督脉之阳失于布化，背部营血失于荣养，必致背部筋脉挛急，渐致痰浊瘀血胶结，脊柱僵曲，大偻之疾生矣，其脊柱状如竹节，其背如龟形。痰浊瘀血阻络病机逐渐加重，日久可累及全身多个脏腑。

二、辨证论治思路

本病性质为本虚标实，肝肾督脉虚损为本，外邪侵袭，留注筋节则局部湿热痹阻为标，及其日久痰瘀内生亦为标。其病机一是肝血肾精亏虚，二是督脉阳虚，寒邪内生，故辛荣通络法是治疗大法，三是夹杂外感内伤杂症，多以夹湿热为主，日久必兼痰瘀。本病临床分为发作期和缓解期，发作期辨证为肝肾虚寒、湿热痹阻两个证型。

（一）发作期

1. 肝肾虚寒

主症：腰、臀、胯疼痛，晨起僵硬，活动方舒，牵及膝腿痛，或酸软无力，畏寒喜暖，得热则舒，俯仰受限，活动不利，脊强厥冷，日久出现腰脊僵直或后凸变形，行走坐卧不能，病程中可见男子阴囊挛缩、女子白带寒滑。舌苔白或满布舌面，脉沉弦或沉弦细。

治法：补肾祛寒，暖肝荣筋。

方药：左归丸合暖肝煎。

组成：熟地黄 15g，山药 10g，淫羊藿 9g，巴戟天 10g，鹿角胶 6g，杜仲 15g，桂枝 9g，当归 9g，小茴香 6g，枸杞子 10g，续断 10g，威灵仙 15g，川牛膝 15g，川芎 10g，甘草 6g。

加减：寒甚痛重不移者，加制川乌、制草乌各 3g，接骨七厘片 4 粒随汤药口服，以助温阳散寒、通络止痛之效；夜间痛甚者，加桃仁、红花、露蜂房各 10g；大便溏稀者，可去川牛膝或减少其用量，加焦白术 10g，补骨脂 10g；久病关节僵直，不能行走，或腰脊坚硬如石者，可加透骨草 15g，自然铜 9g（先煎），全蝎 6g，乌梢蛇 15g 等。

临床体会：此证临床颇为多见，可看作 AS 发作期的基本证型，与肾精不足，肝血亏虚而不荣为基本病机，故以暖肝肾之阴为主。若患者服药觉温热，可反佐知母、白芍等药，以制方中温热之性。

2. 湿热痹阻

主症：腰骶酸痛、重着、僵硬，髋、膝、踝等关节肿胀热痛，绵绵不解，可伴低热，汗出心烦，口苦黏腻或口干不欲饮，脘闷纳呆，大便黏滞不爽，小便黄赤，甚或关节红肿灼热焮痛。舌质偏红，苔腻或黄腻或垢腻，脉沉滑、弦滑或弦细数。

治法：清热祛湿，活血通络。

方药：四妙丸合当归拈痛汤加减。

组成：苍术 6g，黄柏 9g，牛膝 15g，薏苡仁 20g，赤芍 10g，当归 9g，络石藤 15g，土茯苓 30g，苦参 10g，木瓜 10g，秦艽 10g，地黄 15g，威灵仙 10g，萆薢 12g，泽泻 9g，甘草 6g。

加减：发热者，加柴胡 10g，黄芩 10g，生石膏 15g；关节积液者，加葶苈子

15g，泽兰 15g，桂枝 10g；腰背项僵痛，俯仰受限者，可加透骨草 15g，伸筋草 15g，葛根 15g，羌活 15g；腹中不适，便意频频，大便黏滞不爽者，加焦槟榔片、枳壳各 10g。

临床体会：本证于柳州地区多见，因柳州地处岭南湿热之域，于潮湿、闷热之环境中长期生活工作的人群，若素体肾虚，湿热之邪入侵蕴结则易伤肾、伤督。本方系在四妙散的基础上合用当归拈痛汤，使湿邪有出路，同时能活血祛瘀。

（二）缓解稳定期

经治疗后，腰、脊、背、胸、颈及关节等部位疼痛、僵硬基本消失或明显减轻，无发热，血沉、C 反应蛋白等化验结果基本在正常范围。窦乘华教授常选用院内制剂固肾骨舒丸，每次 15 粒，每日 3 次，口服，并嘱患者配合八段锦锻炼。

临床体会：缓解稳定期，患者应继续服药，巩固疗效，重在预防疾病复发。患者即使关节不疼痛，也要定期门诊随诊，做疾病活动度评分及影像学检查。

三、中西医融合临床经验

AS 病因病机复杂，病势缠绵，病程冗长，单纯依靠西药或某一疗法对控制病情发展均有不足之处，临床上要采用综合治疗，并加强身心调理，充分调动患者的积极性。中医药治疗的优势在于整体调节，其治法需要内治与外治相结合，辨证与辨病相结合，既能改善症状，又能取得稳定的远期疗效。髋关节受累，骨质受损，关节结构破坏、功能丧失是 AS 预后不良的重要原因，中西医结合研究的重点应放在中药减少 AS 性骨破坏，防治关节功能障碍、强直的研究方面。此外，临床还应继续开发有效成分清楚、药理机制明确、携带方便的中成药长期口服。针对附着点炎疼痛，窦乘华教授擅长运用浮针进行治疗，在患肌及 MTrP（附着点）局部进针，疗效颇佳，值得进一步研究。

四、临证心得与体会

本病与肝、肾二脏及督脉密切相关，其中尤与肾脏关系为要。先天肾精、肝血不荣，督脉郁滞是本病的内因。督脉阳气不能输布，必然内生阴寒，此寒为非外感之寒，故常无须用辛温解表药物。其活动初期即有本虚夹寒证，若饮食生活不节，夹杂外邪后，肢节脊柱经络不通，容易出现湿热痹阻证，所以其外周附着点炎多表现为湿热痹阻的特征。病程日久，痰瘀阻络导致骨骱变形，则必用虫类药物搜剔经络。疾病进入稳定期（低活动度或临床缓解）依然存在肝肾虚兼督脉阳气失于输布的特点，只是症状较轻，所以此时应标本同治，可选用固肾骨舒丸口服。该方组方具有中医学与民族医学相结合的特点，方以淫羊藿、地黄滋阴补阳为君，骨碎补、鹿角霜温阳补督强筋为臣药，佐以牛大力、接骨木等滋阴清热除痹，枳壳、黄芪行气补气，气行血行，最后以少量知母、黄柏反佐以制前药过温热，且能苦寒坚阴。此方祛邪补虚，丸剂药性缓和，能有效改善强直患者疲劳、僵硬、疼痛等症状。

（窦乘华）

第七节　谢学光教授诊治经验

一、对病因病机的认识

AS 属于中医学"痹症"范畴，焦树德教授提出中医病名"大偻"。大偻可起于先天禀赋不足或后天失调，如房室不节，惊恐、郁怒，或病后失于调养，遂致肾督阳气不足，复因风寒湿三邪深侵肾督，内外合邪，深入骨髓、脊柱。病久肝肾精血亏虚，使筋挛骨弱而邪留不去，渐致痰浊瘀血胶结。其病机可概括为风、寒、湿、热、痰、瘀胶结不解，肝肾气血不足，虚实相兼，寒热错杂。

1. 先天不足

先天禀赋不足，阴阳失调，肾气亏虚，外邪乘虚而入。若兼房室不节，命相火妄，水亏于下，火炎于上，阴火炼烁，真阴愈亏。病久阴血暗耗，阴损及阳，时有外感风寒湿热诸邪，深侵肝肾，筋骨失荣。

2. 肾督亏虚

《素问·逆调论》中说："肾者水也，而生于骨，肾不生则髓不能满，故寒甚至骨也。……病名曰骨痹，是人当挛节也。"《素问·脉要精微论》指出，"腰者肾之府，转摇不能，肾将惫矣。"说明肾虚会使人腰部活动困难。肾主骨生髓，肾气不足，寒湿内盛，兼寒湿之邪乘虚内侵，内外合邪，使气血运行不畅，不通则痛。因脊柱乃一身之主骨，骨的生长发育又全赖骨髓的滋养，而骨髓乃肾中精气所化生。故肾中精气充足，骨髓充盈，则骨骼发育正常，坚固有力；肾中精气不足，骨髓空虚，则骨松质脆，酸软无力。督脉循行于背部正中，对全身阳经起到调节作用，为阳脉之总督，肾虚寒湿深侵，肾气不足，督脉失养，脊骨受损而致本病。

3. 感受外邪

风寒、湿热诸邪由腠理而入，经输不利，营卫失和，气血阻滞脉络，经脉痹阻，不通则为病。如《素问·痹论》中"风寒湿三气杂至，合而为痹也"和《素问·痹论》中"所谓痹者，各以其时，重感于风寒湿之气也"，均指出了风寒湿等外邪为本病病因。《济生方》认为"皆因体虚，腠理空虚，受风寒湿气而成痹也"，说明痹证也可由体虚而感受外邪所致。因风寒湿邪（尤其是寒湿偏重者）深侵肾督，脊背腰胯之阳失于布化，阴失荣养，加之寒凝脉涩，必致筋脉挛急，脊柱僵曲，则生大偻之疾；或因久居湿热之域，或素嗜辛辣，伤脾蕴湿，化热胶结，伤骨则骨痹僵曲、强直而不遂，损筋则"软短""弛长"而不用，损肉则肉削倦怠，形体虚羸，亦可生大偻之疾；或因肾督虚，邪气实，寒邪久郁，或服温肾助阳之药后阳气骤旺，邪气从阳化热，热盛伤阴，阳之布化受抑，阴之荣养乏源，筋脉挛废，骨痹痛僵，则生大偻之疾；若兼邪痹胸胁、四肢、关节、筋骨，则胸胁不展，肢体肿痛僵重，屈伸不利等。

4. 瘀血阻络

大偻病程漫长，反复发作，迁延难愈，日久必入血、入络，形成瘀血。清代王清任《医林改错》云："凡肩痛、臂痛、腰痛、腿痛或周身疼痛，总名曰痹证。明知受风寒，用温热发散药不愈；明知有湿热，用利湿降火药无功……实难见效。因不思风寒湿热入皮肤何处作痛。入于气管，痛必流走；入于血管，痛不移处……已凝之血，更不能活。如水遇风寒，凝结成冰，冰成风寒已散。明此义，治痹证何难。"王清任指出痹证日久有合并瘀血的现象，故血瘀证伴随大偻的各期、各型。

二、辨证论治思路

大偻的证候特征表现为本虚标实，肾督亏虚为本，风寒湿邪为标。

大偻的治疗，根据该病病程缠绵，反复发作，经久难愈，又由于人之体质、地域、气候、生活、饮食、年龄、受邪轻重等各有不同，其病邪的从化各异，证候也有种种不同，但不外乎从虚、实、寒、热等方面并结合脏腑气血辨证以施治。治疗之时，审其虚实，或先标后本，或标本同治，整体调节，内治与外治相结合，辨证与辨病相结合。兹将大偻常见证候和治疗方法归纳如下。

1. 肾虚督寒

主症：腰、臀、胯疼痛，僵硬不舒，牵及膝腿痛，或酸软无力，畏寒喜暖，得热则舒，俯仰受限，活动不利，甚则腰脊僵直或后凸变形，行走坐卧不能，或兼男子阴囊寒冷、女子白带寒滑。舌苔薄白或白厚，脉多沉弦或沉弦细。

治法：补肾祛寒，散风除湿，强督活瘀，壮骨荣筋。

方药：补肾强督祛寒汤。

组成：狗脊 15g，熟地黄 15g，制附片 9g，鹿角 9g，骨碎补 15g，杜仲 15g，桂枝 15g，白芍 15g，知母 15g，独活 12g，羌活 15g，续断 20g，防风 12g，威灵仙 15g，川牛膝 15g。

加减：寒甚痛重不移者，加制川乌、制草乌、淫羊藿、七厘散，随汤药冲服，以助温阳散寒、通络止痛之效；舌苔白厚腻，关节沉痛僵重伴肿胀者，去熟地黄，加生薏苡仁、炒白芥子；大便溏稀者，可去川牛膝或减少其用量，加白术，并以焦、炒为宜，加补骨脂；畏寒重并伴脊背冷痛不舒者，加炙麻黄、干姜；久病关节僵直不能行走，或腰脊坚硬如石者，可加透骨草、自然铜，甚者可加急性子。

2. 邪郁化热

主症：腰、骶、臀、胯僵痛、困重，甚则牵及脊项，无明显畏寒喜暖，反喜凉爽，伴口干、咽燥、五心烦热，自汗盗汗，发热或午后低热，甚者关节红肿热痛、屈伸不利，纳呆倦怠，大便干，小便黄。舌偏红，舌苔薄黄或黄白相兼少津，脉多沉弦细数，尺脉弱小。

治法：补肾清热，强督通络。

方药：补肾强督清热汤。

组成：狗脊 15g，生地黄 15g，知母 15g，鹿角霜 10g，骨碎补 20g，龟甲 30g，秦艽 15g，羌活 12g，独活 12g，桂枝 9g，白芍 9g，黄柏 12g，杜仲 20g，桑寄生 20g。

加减：午后潮热明显者，加青蒿、银柴胡、炙鳖甲、胡黄连、地骨皮；咽干、咽痛者，加玄参、知母、板蓝根；关节红肿疼痛、僵硬、屈伸不利者，加忍冬藤、桑枝、寒水石、生薏苡仁、片姜黄、白僵蚕；疼痛游走不定者，加威灵仙、青风藤、防风；腰脊、项背僵痛不舒，活动受限者，加葛根、白僵蚕、伸筋草。

3. 湿热伤肾

主症：腰、臀、胯酸痛、沉重、僵硬不适，身热不扬、绵绵不解，汗出心烦，口苦黏腻，或口干不欲饮，脘闷纳呆，大便溏软，或黏滞不爽，小便黄赤，或伴关节红肿灼热痛，或有积液，屈伸活动受限。舌质偏红，苔腻或黄腻或垢腻，脉沉滑、弦滑或弦细数。

治法：清热除湿，祛风通络，益肾强督。

方药：补肾强督清化汤。

组成：狗脊 15g，苍术 12g，黄柏 12g，牛膝 15g，薏苡仁 40g，忍冬藤 30g，桑枝 30g，络石藤 30g，白蔻仁 10g，防风 9g，泽泻 15g，桑寄生 20g。

加减：关节红肿热痛，兼有积液，活动受限甚者，可加茯苓、猪苓、泽兰、白术、寒水石；脘闷纳呆甚者，可加佩兰、砂仁、川朴；低热无汗，或微汗出而热不解，五心烦热者，可加青蒿、炙鳖甲、龟甲、知母；腰背项僵痛，俯仰受限者，可加白僵蚕、伸筋草、葛根、羌活；兼见畏寒喜暖恶风者，加桂枝、赤芍、白芍、知母；口黏，胸闷，咽中黏痰频频者，加苏藿梗各、杏仁、茯苓、化橘红；腹中不适，便意频频，大便黏滞不爽者，加焦槟榔片、炒枳壳、木香、乌药。

4. 邪痹肢节

主症：病变初起表现为髋、膝、踝、足跟、足趾关节，以及上肢肩、肘等关节疼痛、肿胀、沉重、僵硬，渐见腰脊颈僵痛不舒，活动不能；或除腰、背、胯、尻疼痛外，并可累及以下肢为主的大关节，畏寒、疼痛、肿胀，伴倦怠乏力、纳谷欠馨等。病处多见畏寒喜暖（亦有无明显畏寒、反喜凉爽、发热者）。舌淡红暗，苔白，脉沉弦或沉细弦。

治法：益肾强督，疏风散寒，祛湿利节。

方药：补肾强督利节汤。

组成：狗脊 10g，骨碎补 15g，络石藤 20g，桂枝 12g，白芍 15g，制附片 10g，知母 15g，秦艽 15g，独活 12g，威灵仙 15g，续断 20g，桑寄生 20g。

加减：若见口干欲饮、溲黄便干等化热征象者，可减或去桂枝、制附片，加大知母用量，并加用炒黄柏、生地黄；若关节红肿热痛，或不恶寒、反恶热喜凉者，可加忍冬藤、桑枝、寒水石，或减去桂枝、制附片；若上肢关节疼痛，晨僵畏寒者，可加羌活、片姜黄、制川乌或草乌；若恶风畏寒，腰尻凉痛喜覆衣被，四末不温者，可加淫羊藿、干姜、炒杜仲；若下肢关节沉重肿胀，伴见倦怠、纳差者，可加千年健、苍术、白术；若关节屈伸不利、僵硬不舒甚者，可加伸筋草、白僵蚕。

5. 邪及肝肺

主症：腰、脊、背部疼痛、僵硬、屈伸受限，心烦易怒，胸锁关节、胸肋关节、脊肋关节疼痛，有肿胀感，或伴有压痛，或伴有胸闷、气短、咳嗽、多痰等，或伴有腹股沟处、臀部深处及坐骨结节疼痛，或伴有双目干涩疼痛，且可牵及头部，双目白睛红赤或红丝缕缕，发痒多眵，大便或干或稀。脉象多为沉弦，舌苔薄白或微黄。

治法：燮理肝肺，益肾壮督，通络利节。

方药：补肾强督燮理汤。

组成：狗脊 20g，骨碎补 15g，延胡索 15g，香附 12g，姜黄 12g，枳壳 12g，桂枝 15g，白芍 15g，续断 15g，杜仲 20g，羌活 15g，独活 10g，防风 12g。

加减：若腰脊背痛僵明显者，可加桑寄生、菟丝子；如同时兼畏寒及颈项僵痛者可再加干姜、炙麻黄、葛根；若胸锁关节、胸肋关节、脊肋关节疼痛甚，且伴有心烦易怒者，可酌加青皮、川楝子；若胸闷、气短明显者，加檀香、杏仁、槟榔；若胸脘胀满，纳谷欠馨者，可去枳壳，酌加厚朴、枳实、陈皮；若微咳者，可酌加炒苏子、炒莱菔子、枇杷叶、紫菀；若伴低热者，可减少桂枝用量，酌加炒黄柏、知母、龟甲；若白睛红赤双目干涩、发痒多眵明显者，可酌加白菊花、枸杞子、知母、炒黄柏、炒黄芩，去掉桂枝、骨碎补或减其用量；若大便秘结者，可加生地黄、决明子；若大便溏稀日数次者，可酌加补骨脂、莲子肉、炒薏苡仁。

6. 缓解稳定

经治疗后，腰、脊、背、胸、颈及关节等部位疼痛、僵硬基本消失或明显减轻，无发热，血沉、C反应蛋白等化验结果基本在正常范围。

治法与方药：鉴于病情明显减轻且较稳定，可将取效明显的最后一诊方药5剂共研细末，每服 6g，温开水送服，每日 3 次以巩固疗效。

三、中西医融合临床经验

AS 属于中医学"痹证"范畴，古人称之为"龟背风""竹节风""骨痹""肾痹"，现代著名老中医焦树德教授提出用中医病名"大偻"来指代 AS 已得到中医界的普遍认同。西医一般以对症治疗为主，使用对症药物多以非甾体抗炎药、肾上腺糖皮质激素、慢作用抗风湿药及免疫抑制剂为主，方法较为单一，且毒副作用大难以长期大剂量使用，中药与西药合用可增强其疗效并减少毒副作用，提高患者的生活质量。

四、临证心得与体会

1. 补肾固本，祛邪通络

脊柱乃一身之主骨，骨的生长发育又全依赖骨髓的滋养，而骨髓乃肾中精气所化生，故肾中精气充足，骨髓充盈，则骨骼发育正常、坚固有力；肾中精气不足，骨髓空虚，则骨质疏松、酸软无力。督脉"循背而行于身后，为阳脉之总督，督之为病，脊强而厥"，督脉"贯脊属肾"，肾虚寒湿深侵，肾气不足，督脉失养，脊骨受损而致"脊强反折"。肾主骨生髓，肾气不足，感受风寒湿邪或邪气郁久化热，痰瘀内生，闭阻经络，使气血运行不畅，不通则痛，而致本病急性发作或加重。《灵枢·百病始生》曰："风雨寒热，不得虚，邪不能独伤人。"大偻病程迁延反复，肾督本虚，肝肾受损，筋脉拘急，屈伸不利，风寒湿热诸邪杂合为痹，治疗方面须用"主督""走督""通督"等药物，或在祛邪方药中适时加入补肾健骨药以固本，补益肝肾药应贯穿各种证治类型之中。

2. 循经辨治

从中医学角度分析，肾督本虚是本病的内因，风寒湿邪是外因，治疗时以补肾强督为主，佐以祛邪，同时要循经辨治，遣方用药时重视药物归经，"引药直达病所"。例如肾督亏虚为本病基础，治疗上予狗脊、补骨脂、骨碎补、杜仲、续断等，补益肝肾、强腰健骨以治其本。若见项背强痛，应配伍兼入膀胱经的葛根以辛散解表，除脊背之僵硬；腰背痛者，加入桂枝、防风、羌活、独活等归膀胱经之品，既能祛风湿、止痹痛、解表散寒，又能通达肾于膀胱，祛两经之邪；外周关节疼痛时，加入鸡血藤、青风藤、海风藤、络石藤等藤类药物，以祛风除湿，通达四末、通络利节，除四肢痹痛。

3. 外治

大多数医师在治疗大偻时往往只重视内服中药的作用，却忽视了中医外治法的疗效。其实很多中医外治法都有特殊的治疗作用，其疗效确切，副作用更小。如中药熏蒸、火龙罐、穴位贴敷、盘龙灸、中药离子导入正清风痛注射液等疗法。这些中医特色外治法通过热效应、电效应，以及中药的直接作用，达到舒筋活络止痛、缓解症状的目的。故谢学光教授认为，内治法配合外治法的疗效远远大于单纯内治法，在临床治疗中反复强调中医特色外治法的使用。

（谢学光）

第三章 系统性红斑狼疮

第一节 邓兆智教授诊治经验

一、对病因病机的认识

邓兆智教授认为，中国古代对系统性红斑狼疮（systemic lupus erythematosus，SLE）无统一名称，可从相关文献中找到一些与本病类似的描述。张仲景在《金匮要略》首先提出"阴阳毒"之说，后世医家又相继提出"日晒疮""温毒发斑""周痹"等学说。《金匮要略》以"阴阳毒"辨证，总分为"阳毒证"及"阴毒证"。"阳毒证"以"面赤斑斑如锦纹，咽喉痛，唾脓血"为特点，类似于SLE急性发作期，以热毒证为主，治以清热凉血解毒，方用升麻鳖甲汤；"阴毒证"以"面目青，身痛如被杖，咽喉痛"为持点，类似于SLE慢性缓解期，以气阴两虚、血瘀证为主，治以益气养阴、活血散瘀，方用升麻鳖甲汤去雄黄蜀椒。本病由于先天禀赋不足，阴血亏乏，或后天阴精耗伤，阴虚火旺，阳盛血热，复感风、寒、暑、湿、燥、火、热、毒之邪，病变可累及肌肤、筋骨，以及气、营、血分，甚则毒攻脏腑。中医药治疗本病的优势在于整体调节，从而灵活应对本病病机复杂、病情多变的特点。

邓教授认为本病病机以肝肾阴虚、阴虚内热为本，毒热为标。临床所见绝大多数患者亦以阴虚内热证候表现为主，故治疗上以养阴、清热治法贯彻始终。养阴之法因症状表现的不同，或以滋肝肾之阴为主，或以养肺胃之阴为主。

二、辨证论治思路

阴虚为本病之本，瘀血为其病理产物，在具体应用方法上，有清热凉血化斑解毒法、养阴补气活血化瘀法、清热解毒法、疏肝清热活血化瘀法、调补脾肾温阳利水活血化瘀法，临床根据症状随症加减。SLE证型复杂，常为虚实错杂，但总体来说，阴虚兼瘀毒这一发病关键已成为多数专家共识，临床辨证可根据病邪偏盛，具体分型而治。通常将 SLE 分为以下证治类型。

1. 热毒炽盛

主症：起病急骤，高热持续不退，两颧发红，或手部红斑，斑色紫红，神昏。

次症：烦躁口渴，关节疼痛，尿短赤。

舌脉：舌红绛，苔黄，脉洪数或弦数或滑数。

治法：清热解毒，凉血消斑。

方药：犀角地黄汤加减。

组成：水牛角 30g（先煎），生地黄 12g，赤芍 12g，牡丹皮 12g，玄参 12g，白花蛇舌草、蒲公英、金银花各 15g。

加减：高热不退而见神昏谵语者，加羚羊角粉 0.6g（兑服）、石膏 30g，以清热安神定惊；瘀斑出血甚者，加藕节 15g，白茅根 30g，紫草 10g，以凉血止血；大便干结者，加大黄 9g（后下），以泄热通腑。

2. 阴虚内热

主症：持续低热，斑疹鲜红，脱发，口干咽痛，盗汗，五心烦热。

次症：腰膝酸软，关节肌肉隐痛，心悸。

舌脉：舌红苔少，脉细数。

治法：滋阴清热，解毒祛瘀。

方药：青蒿鳖甲汤加减。

组成：青蒿 9g，炙鳖甲 30g（先煎），生地黄 12g，知母 12g，墨旱莲 12g，女贞子 12g，地骨皮 12g，牡丹皮 9g，白花蛇舌草 9g，赤芍 9g，甘草 6g。

加减：低热不已者，加银柴胡 9g，以清虚热；关节痛甚者，加桑枝 20g，秦艽 12g，鸡血藤 15g，白花蛇 10g，蜈蚣 1 条，以加强祛邪通络镇痛之功。

3. 瘀热闭阻

主症：双手指瘀点累累，变白变紫，口疮，下肢红斑，甚者溃烂，低热缠绵。

次症：烦躁易怒，关节肌肉疼痛，脱发，月经不调。

舌脉：舌暗红，有瘀斑、瘀点，脉细弦。

治法：化瘀解毒，清热凉血。

方药：血府逐瘀汤合四妙勇安汤。

组成：柴胡、当归、赤芍各9g，生地黄、玄参、金银花各15g，白花蛇舌草30g，枳壳、桔梗、三棱、莪术各12g，红花、甘草各6g。

加减：肝脾肿大，加龟甲、鳖甲各15g，以软坚消癥；肝木乘脾，若见纳呆、腹胀或伴便溏等脾虚症状，加党参、白术、山药各15g，陈皮3g，以补脾消滞。

4. 风湿热痹

主症：双手指漫肿，四肢关节疼痛，或伴肿胀，或痛无定处，周身皮疹时现，肌肉酸痛。

次症：发热，恶风，关节重着、僵硬。

舌脉：舌红，苔黄，脉滑数或细数。

治法：祛风化湿，清热通络。

方药：白虎加桂枝汤加减。

组成：石膏（先煎）、生薏苡仁各30g，桂枝12g，炒白芍12g，知母12g，山药12g，羌活9g，独活9g，秦艽9g，威灵仙9g，木瓜9g，豨莶草9g。

加减：若一身尽疼，下午热甚，常为汗出当风，或长时间贪冷所致，可仿《金匮要略》麻杏苡甘汤，加麻黄3g，杏仁、炙甘草各6g，取微汗，祛风除湿清热；若湿聚热蒸，阻于经络，寒战发热，关节疼痛剧烈，面黄尿赤，舌苔黄腻或灰滞，可仿《温病条辨·中焦篇》宣痹汤，加姜黄6g，防己、晚蚕沙、海桐皮、赤小豆皮、连翘、山栀、杏仁各9g，滑石15g，以清化湿热，宣痹通络。

5. 脾肾阳虚

主症：面部四肢浮肿，畏寒肢冷，神疲乏力，腰膝酸软。

次症：面色无华，腹胀满，纳少，便溏泄泻，尿少。

舌脉：舌淡胖，苔白，脉沉细。

治法：温肾健脾，化气行水。

方药：真武汤合金匮肾气丸加减。

组成：淡附片3g（先煎），茯苓9g，泽泻9g，炒白术9g，生白芍9g，生姜9g，桂枝6g，熟地黄24g，山药12g，山茱萸12g。

加减：腰酸痛明显者，加杜仲、巴戟天各12g，以益肾壮腰；足肿、蛋白尿者，加黄芪30g，补骨脂12g，土茯苓30g，以补脾益肾，利水消肿；脱发者，加何首乌12g，以养血生发；畏寒肢冷者，淡附片加至12g（先煎），肉桂3g（兑服），以散寒温阳。

6. 肝肾阴虚

主症：腰膝酸软，脱发，眩晕耳鸣，或有低热。

次症：乏力，口燥咽干，视物模糊，月经不调或闭经。

舌脉：舌质红，苔少或有剥脱，脉细。

治法：调肝补肾，滋阴清热。

方药：六味地黄汤合一贯煎加减。

组成：熟地黄24g，山药12g，山茱萸12g，茯苓9g，泽泻9g，牡丹皮9g，北沙参9g，枸杞子9g，当归片9g，女贞子15g，墨旱莲15g。

加减：低热不退者，可加秦艽、地骨皮各9g，以清虚热；心烦不眠者，加酸枣仁、柏子仁各15g，知母9g，以养心安神，滋阴清热。

7. 气血两虚

主症：面色苍白，神疲乏力，汗出，心悸气短。

次症：眩晕耳鸣，月经量少色淡，或闭经。

舌脉：舌淡苔薄，脉细无力。

治法：益气养血。

方药：归脾汤加减。

组成：炒黄芪30g，太子参30g，当归9g，白芍9g，丹参9g，白术9g，茯苓9g，远志9g，龙眼肉9g，酸枣仁15g，炙甘草6g。

加减：自汗者，加五味子6g，以敛汗；心烦不眠者，加酸枣仁、柏子仁各12g，以养心安神。

三、中西医融合临床经验

邓教授认为，SLE是一种侵犯全身多脏器、多系统的自身免疫性疾病，病情凶险，单予中医辨证施治往往难以控制病情，建议中西医结合治疗，疗效较佳。另外，他指出临证时应准确判断患者病情轻重缓急之势。如年纪较轻，病情较重，脏器损害较多者，应立即给予重拳出击，果断应用激素冲击治疗及强有力的免疫抑制剂治疗，以迅速控制病情活动。而对50岁以上的患者，病情相对稳定，脏器损害不明显者，应更多关注药物不良反应的发生，在激素及免疫抑制剂的使用上应慎重。

狼疮危象起病急，病情重，稍有不慎即可危及生命，受累脏器功能难于逆转，邓教授认为此时治疗的目的，一是挽救患者生命，二是保护受累脏器，三是防止后遗症。对于狼疮危象的治疗，当果断应用大剂量甲泼尼龙冲击治疗，针对受累脏器进行对症治疗和支持治疗，以帮助患者度过危象。冲击治疗以甲泼尼龙1000mg，每天1次，加入5%葡萄糖250mL，缓慢静脉滴注1～2小时，连续治疗3天为1个疗程，冲击后需给予泼尼松0.5～1mg/（kg·d）。尽管冲击治疗对狼疮危象常有立竿见影之功，但本法只能解决急性期的症状，疗效难以持久，故须与其他免疫抑制剂，如环磷酰胺冲击疗法配合使用，否则病情容易反复。此外，临床还要注意并发症的治疗，纠正水电解质紊乱、酸碱平衡紊乱和低蛋白血症，积极防治感染，纠正高血压、心力衰竭等并发症，保护重要脏器，必要时需要透析支持治疗。对于神经精神性SLE，除上冲击治疗外，配合中医抢救，可提高疗效，具体可参照中医中风辨证，分清闭证与脱证。若邪气内闭清窍，症见神昏、牙关紧闭、口噤不开、肢体痉强，考虑为闭证，属实证。根据有无热象，又将闭证细分为阳闭与阴闭。阳闭为痰热闭阻清窍，临床可见面赤身热、躁扰不宁、气粗口臭、舌苔黄腻、脉弦滑而数；阴闭为湿痰内闭清窍，临床可见面白唇暗、痰涎壅盛、四肢不温、静卧不烦、舌苔白腻、脉沉滑或缓。阳闭和阴闭可相互转化，当依据临床表现、舌象、脉象的变化综合判断。脱证是五脏真阳散脱于外，临床可见目合口开、昏愦无知、四肢松懈瘫软、汗多手撒肢冷、二便自遗、鼻息低微，为中风危候。另外，临床上尚有内闭清窍未开而外脱虚象已露，即所谓"内闭外脱"者，此时往往是疾病安危演变的关键时机，应引起高度重视。对于阳闭患者，治以清热化痰、醒神开窍，羚角钩藤汤配合灌服或鼻饲安宫牛黄丸；对于阴闭患者，治以温阳化痰、醒神开窍，涤痰汤配合灌服或鼻饲苏合香丸。对于脱证患者，治以益气回阳固脱，用参附汤治疗。此外，对于中枢性SLE包括横贯性脊髓炎在内，除激素冲击治疗外，还可用地塞米松10mg或联用甲氨蝶呤10mg鞘内注射，每周1次，共2～3次。

妊娠生育是女性一生中的大事，邓教授认为大多数SLE患者在疾病控制后，可以安全地妊娠生育。一般来说，在无重要脏器损害，病情稳定1年或1年以上，环磷酰胺、甲氨蝶呤等细胞毒免疫抑制剂停药半年，激素仅用小剂量维持（≤10mg/d）时，方可怀孕。但病情不稳定时，因存在流产、早产、死胎和诱发母体病情恶化的危险，主张不应怀孕。因此SLE患者妊娠后，需要定期随访诊治，出现病情活动时，还可以根据病情需要调整用药。泼尼松龙经过胎盘时被灭活，但是地塞米松和倍他米松可以通过胎盘屏障，影响胎儿，故不宜选用；在妊娠后期促胎肺成熟时可选用地塞米松；妊娠前3个月至妊娠期应用环磷酰胺、甲氨蝶呤等免疫抑制剂，可影响胎儿生长发育导致畸胎，需特别注意。对于有习惯性流产病史和抗磷脂抗体阳性的孕妇，主张口服低剂量阿司匹林（100mg/d）和（或）小剂量低分子肝素抗凝，防止流产或死胎，并可根据辨证加用中药。如患者血虚湿热，胎动不安，可仿《金匮要略》当归散，选用黄芩、白芍、白术等药养血健脾、清化湿热；辨证为脾虚寒湿，胎动不安者，可仿《金匮要略》白术散，选用白术、蜀椒、牡蛎健脾温中除湿。至于可否用川芎，中医有"有故无殒，亦无殒也"之说，尽管中医治疗妊娠病的许多名方如当归芍药散、白术散、当归散、泰山磐石散均含有川芎，但本病患者大多已经加用西药阿司匹林和低分子肝素治疗，故妊娠期妇女还是慎用川芎为妙。

四、临证心得与体会

邓教授认为，SLE以年轻女性多见，其主要病因病机为先天禀赋不足，肝肾阴虚，精血不足，加之情志内伤、劳倦过度、六淫侵袭、阳光暴晒等原因，致瘀血阻络，血脉不通，皮肤、关节、脏腑受损。而肝主藏血，肾主藏精，精血不足，则虚火内生或虚火上炎；或因感受外邪，郁而化热，耗伤阴津，或长期服用激素，药毒化火，伤阴耗液，导致阴血内热。所以SLE患者多见发热、面部红斑、口腔黏膜溃疡。邓教授认为，阴血内热的病机贯穿SLE的整个病程，滋阴清热为其治疗大法，临证多以青蒿鳖甲汤为基础加减。同时，邓教授认为其病机多兼有瘀血痹阻，因为阴血不足，血虚则血行不畅，且阴虚多内热，热郁血瘀，故治疗中应辅以活血化瘀之品，可选用丹参、赤芍、皂角刺、桃仁、三七、益母草等。

邓教授认为，临床应抓住主症，重视兼见次症，并结合舌脉来诊治SLE。

主症：低热，五心烦热，盗汗，脱发，斑疹鲜红，口干咽痛，头晕耳鸣。

兼见次症：口腔溃烂，关节肌肉痛楚，足跟痛，腰膝酸软，心悸，视物模糊，女性月经不调或闭经。

舌脉：舌质红苔少，或舌光无苔，脉细数。

若主症具备3项及3项以上，有兼见次症，再参照舌脉，则诊断为肝肾阴虚或阴虚内热证，即可应用加味地黄汤治疗。

加味地黄汤是邓兆智教授在继承前人论述的基础上，结合自己多年的临床经验和体会，反复推敲二创立的、对SLE用之多验的方剂，由知柏地黄丸合二至丸加桃仁、丹参、青蒿、玄参、槐花等组成。

药物组成：黄柏、知母、生地黄各30g，山茱萸、青蒿、山药、牡丹皮、茯苓、女贞子、墨旱莲、丹参各15g，玄参9g，槐花、泽泻、桃仁各10g。

用法：每日1剂，水煎2次，共取药汁400mL，分2次服，早上9～10时和晚上临睡前各服1次。

方解：生地黄味甘、苦，性寒，归心、肝、肾经，可清热凉血、养阴生津，青蒿清退虚热，女贞子味甘、苦，性凉，旱莲草味甘、酸，性寒，三者共奏补肝肾之阴，凉血解毒之效，共为君药。玄参味甘、苦、咸，归肺、肾二经，能滋阴降火、清热解毒、凉血生津，山茱萸补养肝肾，山药补益脾阴，槐花清热泻火、凉血活血、解毒养阴，配泽泻利湿泻浊，牡丹皮清泻相火，茯苓淡渗脾湿，知母、黄柏加强滋阴清热泻火作用，共为臣药。桃仁、丹参活血化癥，以防滋腻，为佐药。全方补而不腻，凉而不寒，共奏滋阴补肾、清热解毒、活血化瘀之效。

现代药物研究表明，生地黄具有清热凉血、养阴、生津之效。动物实验证明，生地黄能对抗连续服用地塞米松后血浆皮质酮浓度下降，并能防止肾上腺皮质萎缩，促进肾上腺皮质激素合成，若与糖皮质激素合用，可减少激素引起的阴虚阳亢的副作用。玄参滋阴降火，清热解毒，凉血生津。丹参能改善外周循环，抑制免疫复合物在肾小管的聚集，降低血液高黏状态，改善肾微循环，调节组织修复与再生，解除微血管痉挛及抗自由基等。清热解毒药青蒿及养阴药生地黄、玄参、女贞子、墨旱莲等均有免疫调节作用，生地黄、玄参还能减轻免疫抑制剂的副作用。槐花含有丰富的芦丁，具有抗炎和叶酸样作用，有维持血管抵抗力，降低其通透性，减少血管脆性等作用，还有抗病毒和抑制醛糖还原酶的作用。活血祛瘀药丹参等能改善血液循环，抑制血小板凝集，增加肾血流量，改善肾小球功能，促进机体免疫的自身稳定作用，二至丸和六味地黄丸均有免疫调节作用，对人体有良好的影响。综上，加味地黄汤能很好地治疗辨证为阴虚内热及肝肾阴虚的慢性活动期SLE。

参考文献

[1]何晓红，夏璇，徐侦雄.邓兆智教授治疗风湿病经验介绍[J].新中医，2013，45（5）：200–201.

[2]刘孟渊.邓兆智教授中西医结合治疗系统性红斑狼疮的经验[J].中医研究，2007，11（20）：55–57.

[3]郑筱萸.中药新药临床研究指导原则（试行）[M].北京：中国医药科技

出版社，2002.

［4］王维华. 加味地黄汤合强的松、复方环磷酰胺治疗系统性红斑狼疮的临床研究 [D]. 广州：广州中医药大学，2006.

［5］中华医学会风湿病学分会. 系统性红斑狼疮诊断及治疗指南 [J]. 中华风湿病学杂志，2010，14（5）：342–346.

（何晓红）

第二节　何世东教授诊治经验

一、对病因病机的认识

1. 基本病机——肝肾阴虚，络脉瘀阻

SLE 是一种可累及全身多脏器的自身免疫性结缔组织疾病，青年女性多见，是自身免疫性疾病的原型。根据皮肤表现，本病可归属于中医学"蝴蝶斑""阴阳毒"范畴，临床表现复杂，病情迁延，尚不能根治。

西医学认为 SLE 病因未明，但发病机理清楚，主要是抗原抗体的免疫复合物损伤内脏、血管、皮肤等多脏器。何教授认为，本病系先天禀赋不足，因七情内伤，劳累太过，房事失节，阴阳气血失衡，运行不畅，气滞血瘀，经络郁滞，热自内生，致热毒内盛，燔灼阴血，瘀阻经脉，伤害脏腑，蚀于筋骨而成；肾阴不足，肝肾同源，肝肾阴虚为基本病机。本病以女性多见，好发于育龄期女性。先天禀赋不足，经带胎产所致阴阳气血失衡易诱发本病，故肝肾阴虚为发病之本。另外，SLE 病理特点为血管炎，危重病例常有微血栓形成，这与中医络病理论有相合之处。有研究认为，SLE 危象以络脉阻滞为特征，邪入络脉标志着疾病的发展与深化，基本病机为"久病入络"所致的虚滞、瘀阻、毒损络脉。何教授认为络脉瘀阻为 SLE 另一特点。瘀阻关节或气血不足，可发生不通则痛或不荣则痛；热迫血行，血自络脉而出，可发为皮疹或皮肤紫癜；肢端络脉痹阻，则为雷诺现象、网状青斑；脏腑络脉受损，于肾脏则为蛋白尿、血尿等精微物质流失，于脑部则清阳受遏为头痛、眩晕，甚则元神受扰致神昏谵语等。因此，肝肾阴虚，络脉瘀阻为贯穿 SLE 病程始终的主要病机。

2. 急性期——热毒炽盛，入营入血

何教授认为，本病急性期热毒炽盛为主要病机，常见发热、新发红斑皮疹、口腔溃疡、关节肿痛、手足血管炎等，伴口咽干燥、目赤心烦。有90%以上的患者出现发热，有高热、中等热、低热等，畏寒不明显，合并感染可见寒战。素体肝肾阴虚，水不济火，内火升浮燔灼，若外感六淫之邪化火，内有真阴不足，

则易致外火引动内火，化热成毒，入营入血，充斥三焦，SLE 可急性暴发。除热毒炽盛外，本病还可兼湿浊内盛或水饮内停，出现肢体浮肿、胸闷心悸气促、神昏谵语（肾病综合征、心肌炎、心包积液、SLE 脑病、肝炎等）等危重证候。朱对 SLE 辨证分型的分析研究中，确诊 SLE 3967 例，热毒炽盛型为各型之首，亦提示热毒炽盛为急性期的主要病机。

二、辨证论治思路

SLE 临床表现涉及广泛，稍有不慎则变证丛生，故辨证选方存在一定难度。何教授提出治疗应谨守病机，纲目清晰，抓住肝肾阴虚、络脉瘀阻之本，以及热毒炽盛之标，将 SLE 分为急性期及缓解期，在此基础上灵活变通。

1. 急性期——清热凉血

急性期热毒炽盛，易入营入血，当以清解为原则。何教授多选用清热解毒、凉血清营或清热利尿消肿之品，配合活血祛瘀药，主方选用吴鞠通《温病条辨》清营汤，以清营透热，养阴生津。根据卫气营血分层治疗，营血证重者可加强凉血祛瘀之药，如金银花、红条紫草、天葵、蛇舌草、丹参、茜根等；邪入心包者，加安宫牛黄丸或紫雪丹。伤肾水肿者，用五皮饮加白花蛇舌草、茅根、猪苓、薏苡仁、泽泻、白术、车前草等加强利水，生地黄、牡丹皮、赤芍、半边莲、鱼腥草以清热凉血解毒。

2. 缓解期——扶正培本

缓解期虚实夹杂，扶正为主，祛邪为辅；扶正养阴益气为基本原则，视患者体质或兼症，配合清热除湿、活血祛瘀，方用六味地黄丸合四君子汤，加黄芪、丹参、紫草、茜根、白花蛇舌草、田七等。何教授认为补脾补肾中药可增强免疫功能，改善免疫紊乱状态，常辅以祛瘀通络、清热除湿之品，清除抗原抗体复合物，减少疾病复发。本病需长期治疗，纠正体质偏差，提高自身抗病能力。

三、中西医融合临床经验

何教授在治疗 SLE 时强调中西结合，相辅相成。SLE 是一种全身多脏器、多系统受累的自身免疫性疾病，病变涉及广泛，病情多较凶险，单纯中医治疗往往难以控制病情。何教授在治疗 SLE 时坚持中西结合，急性期病势急进，激素及免疫抑制剂等当用则用，有内脏损害时激素需足量使用，配合免疫抑制剂如环磷酰胺或环孢素等。病情稳定后，激素及免疫抑制剂减量维持使用，激素的减量遵循每次减原剂量的 10% 左右。西医应用肾上腺皮质激素及免疫抑制制治疗，在降低病死率方面取得了较好的效果，但不容忽视的是，长期应用这类药物产生的毒副作用及其所致的免疫抑制下的感染已跃居 SLE 的第一死因。中医药的参与可很好地拮抗西药毒副作用，并加强其治疗作用。

四、临证心得与体会

SLE 临床表现涉及全身多个脏器，治疗过程中易出现药物性脏器损害，此时中西医结合治疗有一定优势。

1. 雷诺现象

雷诺现象除见于 SLE 外，亦多见于混合性结缔组织病、SSc，追问病史时可发现该现象常于发病前多年存在，且相当一部分患者在疾病缓解时雷诺现象依然存在。何教授认为雷诺现象乃肢端脉痹，遇冷加重，得温可减，系局部阳气闭郁，气血瘀滞，可选黄芪桂枝五物汤或阳和汤，加以虫类药物如全蝎、蜈蚣、地龙、水蛭等治疗。

2. 慢性血细胞减少

红细胞、白细胞、血小板等血细胞减少可出现在 SLE 活动期，与自身抗体破坏有关，但上述细胞计数长期偏低可出现在缓解期，相当于血虚。何教授认为活动期以治疗原发病为主，疾病得以控制则血细胞可恢复；缓解期因血细胞减少，宜生血治疗，选用健脾益气、柔肝益肾之品，如黄芪、熟地黄、鸡血藤、枸杞子、阿胶、女贞子等，亦可用血肉有情之品、至阴聚秀之物滋填，如龟甲、鳖甲、紫河车等。

3. 蛋白尿、血尿

在 SLE 的漫长病程中，出现肾损害很常见，可病初首发，也可在病程演变中出现，甚至在稳定后因感染、劳累而诱发，以蛋白尿、血尿为主。治疗慢性蛋白尿、血尿时，何教授除重视健脾补肾药外，还擅用活血化瘀及虫类药物，如茜草、蒲黄、水蛭等。

4. 激素相关性痤疮、溃疡

长期使用激素及免疫抑制剂，多出现面部痤疮、口腔溃疡，伴口苦、脘闷纳呆，舌苔黄腻或白腻。此因药物阻碍脾胃运化升降，湿浊内生或湿蕴化热，用养阴滋柔之品易碍胃助湿，而燥湿太过又易伤阴，平衡两者需斟酌。何教授通常选取健脾、芳香、淡渗的药物，如五爪龙、白术、茯苓、泽泻、车前子、薏苡仁、竹茹、砂仁等，祛湿而不伤阴，清润而不滋腻，长期服用可减轻面部痤疮及口腔溃疡。

5. 孕育困难

SLE 好发于育龄期女性，随着医学发展，患者孕育已经不是遥不可及的事情。免疫抑制剂不可避免地对孕育产生影响，保护生育能力是患者求助中医的一大因素。何教授治以补肾化瘀、调经助孕，多选熟地黄、鸡血藤、菟丝子、山茱萸益肾填精，当归、川芎、丹参、益母草、三七、绞股蓝活血化瘀生新，肾阳虚加淫羊藿、杜仲、覆盆子加强补益肾阳，肾阴虚加女贞子、墨旱莲、桑椹以补益肾阴，使冲任气血调和而易受孕。

SLE 为慢性疾病，中医治疗强调整体观，体现生理 – 心理 – 社会结合的医疗模式；针对 SLE 患者体质偏差辨治可提高临床疗效，减少激素副作用及并发症，突显治疗优势。何教授在治疗 SLE 时，谨守病机，灵活变通，急性期与缓解期以中西医结合治疗控制病情，促使患者自身免疫能力的恢复，以长期巩固疗效。

参考文献

［1］中华中医药学会. 系统性红斑狼疮诊疗指南 [J]. 中国中医药现代远程教育，2011，9（11）：146-147.

［2］国家中医药管理局. 中医病证诊断疗效标准 [J]. 中医药管理杂志，1994（6）：270.

［3］何任，何若苹. 金匮要略 [M]. 北京：人民卫生出版社，2005.

［4］沈丕安. 红斑狼疮中医临床研究 [M]. 北京：人民卫生出版社，2001.

［5］沈思钰，张永文，姚茹冰. 中医络病理论与系统性红斑狼疮危象的证治关系 [J]. 贵阳中医学院学报，2007，29（2）：6-8.

［6］朱方石. 对 SLE 辨证分型论治现状的分析与思考 [J]. 江苏中医，2001，22（8）：31-32.

［7］邓中甲. 方剂学 [M]. 北京：中国中医药出版社，2003.

［8］蒋明. 风湿病学 [M]. 北京：科学出版社，1995.

［9］栗占国，张奉春，曾小峰. 风湿免疫学高级教程 [M]. 北京：人民军医出版社，2014.

［10］关彤，张明英. 中医药治疗系统性红斑狼疮的优势探讨 [J]. 中医杂志，2011，52（3）：197-198.

（彭剑虹）

第三节　张剑勇教授诊治经验

一、对病因病机的认识

张剑勇教授在继承前贤对 SLE 基本病机即肝肾阴虚为本、虚火上炎为标的基础上，结合自身临床经验，认真总结，认为 SLE 发病是由于先天禀赋不足，七情、劳倦、久病伤及气血，外受风、湿、热毒之邪侵袭。虚实并见，本虚标实为其基本病机，肾精亏虚为本，兼有肝阴亏虚，标实多见郁热、瘀滞，故滋阴清热、活血通络应贯穿缓解期治疗的始终。而 SLE 急性发作期及重症狼疮，多以邪实为主要矛盾，在采用激素、免疫抑制制治疗的同时，加用中药可起到减毒增效的作用。

张教授认为本病以肾精亏虚为本，SLE 的发病与先天禀赋之肾精亏虚有着千丝万缕的联系。肾精即为肾阴肾阳，《景岳全书》中认为，"命门为元气之根，为水火之宅，五脏之阴气，非此不能滋，五脏之阳气，非此不能发"，故其阴以滋养、阳以温煦，阴平阳秘，才能维持各脏腑的正常基本生理功能。若肾精不足，导致各个脏腑阴阳功能失调，肾先病而波及全身各个系统。肝肾同源，肝肾之阴相互滋养，故肝肾二者，若亏虚程度较深，一损易俱损。"司疏泄者，肝也"，气机畅达，气血调和，经络通利，五脏协调均赖于肝疏泄功能的协调。肝藏魂且喜条达而恶抑郁，故其与情志相关。本病多见于年轻女性，"女子以肝为先天"，女性生性心思细腻，多思善虑，易情志失调，进而影响肝的基本生理功能，导致肝失疏泄，气血失于调和。气滞不行，瘀血、热毒等得不到有效的清理疏通，在外则见雷诺现象，在内则见各脏腑功能失调。郁久化热，伤及阴液，肝肾二者均内藏相火，肝肾不足，则难制相火，虚火上炎，可见面部红斑、血管炎等。

因此，张教授在 SLE 的治疗上强调，首先应辨明病情严重程度，分清轻重缓急。急性、重症应当以西医治疗手段为主，辅以中药治疗以减毒增效；患者病情处于慢性缓解期，当充分发挥中药的作用，此时当以"滋养肝肾，兼以清热、解郁通络"为主，在临床上应用六味地黄丸为基本方，加柴胡、黄芩、益母草、女贞子、僵蚕、八月札而成的祛斑养阴颗粒。如此中西医结合，张教授在稳定SLE患者病情、减毒增效、提高患者生存质量方面取得了良好的效果。

二、辨证论治思路

张剑勇教授认为，SLE 的发病，内因（肝肾阴虚）是主要的，外因多为情志、劳倦诱发，或是外感风、湿、热毒伤及气血所致的标实证，其中郁热、瘀滞等病理状态的产生因与肝、肾相关，故临床多见。慢性缓解期的治疗，应以滋养肝肾为主，清热、解郁、通络的力度，应视累及其他脏腑、出现兼杂证的具体情况而定。清何处之热、瘀，热占几分，瘀有几何，兼杂的病位、病性均应细细辨别。而急性期的治疗，应当坚持急则治其标的原则，中西医结合，迅速稳定患者的发病状态。

1. 热毒炽盛

主症：起病急，多见高热不退，烦躁，口渴，面赤，多关节、肌肉的疼痛、肿胀，可出现神昏甚至谵语，大便秘，小便赤。舌红，苔黄，脉数。

治法：清热解毒，凉血消斑。

方药：十八子克斑汤（《李志铭经验妙方》）。

组成：羚羊角丝 3g（冲服），白花蛇舌草 30g，生石膏 30g，救必应 20g，野菊花 20g，金银花 20g，生地黄 20g，牡丹皮 20g，紫花地丁 20g，连翘 15g，赤芍 15g，地龙 15g。

加减：神昏狂躁明显者，可加钩藤、僵蚕；大便秘结者，加生大黄；小便赤者，可加车前草、泽泻等药。

2. 热郁积饮

主症：胸胁满闷不适，心悸怔忡，可伴有咳嗽、咳痰，身微热，口苦，烦躁难安。舌红，苔黄厚腻，脉濡数，偶有结代脉。

治法：清热蠲饮，泻肺利水。

方药：泻白散合葶苈大枣泻肺汤。

组成：地骨皮 30g，桑白皮 30g，石膏 30g，薏苡仁 30g，杏仁 10g，沙参 15g，枳壳 15g，葶苈子 3g。

加减：水肿明显者，可加五皮饮；小便不利较重者，可选用猪苓汤；纳差者，可加焦三仙、苏梗；咳嗽较重者，可加浙贝母、炙百部等；气急者，可加苏子、瓜蒌、厚朴、枳壳等。此证属于 SLE 引起的胸膜炎、胸膜积液、心包积液等症，在使用足量激素的前提下，应用中药可改善患者症状。

3. 阴虚内热

主症：斑疹隐隐，腰酸膝软，脱发，伴有乏力，口燥咽干，女性可见月经不调或闭经，或见低热，盗汗，五心烦热，关节肌肉隐痛。舌质红，苔少或剥脱，脉细。

治法：滋养肝肾，兼以清热解毒，开郁通络。

方药：祛斑养阴方加减。

组成：生地黄 30g，山茱萸 15g，山药 20g，泽泻 10g，牡丹皮 15g，茯苓 20g，柴胡 10g，黄芩 10g，益母草 10g，女贞子 15g，僵蚕 10g，八月札 10g。

加减：虚热较重者，加知母、黄柏；低热口干者，加芦根、天花粉；郁热较重者，可加石膏、薏苡仁等；纳差者，合平胃散，加紫苏梗等灵动药，健运脾胃。当患者出现肺部轻症，属气阴两伤证时，选用清燥救肺汤加减。

4. 瘀热痹阻

主症：关节疼痛肿胀，脱发，面部红色斑疹，可见皮下出血，手足瘀点、瘀斑，或其他部分出血，月经愆期，低热或自觉烘热，烦躁易怒。舌红，边有瘀斑、瘀点，舌下瘀点，脉弦细。

治法：滋阴凉血，活血散瘀。

方药：犀角地黄汤合四妙勇安汤。

组成：生地黄 15g，牡丹皮 10g，忍冬藤 30g，玄参 15g，当归 15g，薏苡仁 30g，茯苓 30g，石膏 30g，沙参 15g，秦艽 10g。

加减：瘀血较重且伴有轻度水肿者，加益母草、泽兰等活血利水通经；大便干者，加大黄或酒大黄；瘀热上蒸者，加僵蚕、钩藤。

5. 气血亏虚

主症：面色少华，语声低微、头晕目眩，纳眠差，月经量多色淡或月经量少。舌淡，苔薄，脉细弱。

治法：益气养阴，解郁通络。

方药：八珍汤合祛斑养阴颗粒。

组成：太子参 20g，白术 10g，当归 15g，川芎 10g，白芍 15，生地黄 30g，山茱萸 15g，山药 20g，泽泻 10g，牡丹皮 15g，茯苓 20g，柴胡 10g，黄芩 10g，益母草 10g，女贞子 15g，僵蚕 10g，八月札 10g。

加减：阴虚重者，加二至丸；气虚重者，可加太子参用量，加黄芪。

6. 脾肾两虚

主症：面色不华，爪甲无华，神疲乏力，畏寒肢冷，双下肢甚至全身水肿，口干，小便短少。舌淡、胖大有齿印，苔白腻，脉濡或细。

治法：滋肾填精，健脾利水。

方药：济生肾气丸。

组成：六味地黄加附子、肉桂、车前子、牛膝等。

加减：水肿明显者，可加五皮饮；小便不利较重时，可选用猪苓汤；纳差者，可加焦三仙、苏梗。

三、中西医融合临床经验

无论是从中医学角度还是西医学角度来讲，SLE 的病机都相当复杂，但是张剑勇教授认为，肝肾阴虚为本病的基本病机，贯穿疾病的始终，基于此，他研制出以六味地黄为基础的祛斑养阴颗粒，滋养肝肾，兼以解毒。同时，张教授认为不应拘泥于此，肝肾阴虚为本，邪实为标，郁热、瘀滞在 SLE 亦常见，因此在祛斑养阴颗粒中加入了柴胡、黄芩、僵蚕等药，以清郁热、通瘀滞。除此之外的实邪，应当仔细分辨其程度、定位，加减用药应以三因制宜为原则。

治疗 SLE，尤其是急症、重症时，西医西药还是作为首选，中医中药具有稳效、持久、副作用少的优势。我们应当以患者为中心，在西医快速控制病情的前提下，充分发挥中医药的优势，解决西医西药解决不了或者不好解决的问题，以减少免疫抑制剂、激素等用量，稳定病情，降低各种毒副作用或并发症发生的概率，中西医结合，减毒增效，造福患者。

四、临证心得与体会

张教授认为 SLE 在中医学属于"阴阳毒"范畴，但不局限于此，当患者出现肾损伤，排尿出现问题时，则属于中医学"癃闭"的范畴，出现水肿时属于中医学"水肿""悬饮"等范畴。因此，我们对待复杂疾病时，不要拘泥，随病而变，随证治之。当然，其标实之邪多变，但肝肾阴虚之本不易变。

1. SLE 本虚常在，标实多变

（1）谨守肝肾阴虚之病机，灵活处置标实之多变：SLE 病机复杂，这给临床治疗带来了不小的挑战，要求医生在临床辨证时，去伪存真。张教授认为，在 SLE 整个病程过程中的大部分时间，病机是以肝肾阴虚为主的。但是外在的病理

表现也就是"标"则是多样的，并且以实邪为主，以郁热、瘀滞多见。因此他在治疗上多用六味地黄化裁而来的祛斑养阴颗粒加减，以滋养肝肾、解郁清热。

SLE病理表现多样，所表现出的标实是不固定的，郁热、瘀滞是由于与肝肾关系密切造成的病理表现，虽多见，但不仅仅如此。SLE几乎侵袭人体所有的器官，所以其病理表现注定是千变万化的，切记要随证治之。

（2）急则治其标，缓则治其本：SLE急性期，邪实是其主要矛盾，急则治其标。由于患者病情变化快且较为凶险，我们应当在应用激素及免疫抑制剂的同时，寻找中医药治疗的切入点，改善患者症状，使患者平稳渡过急性期。急性期多表现为热、毒、瘀、饮，所以选方用药时多选用大清里热、逐水饮之重剂。攻邪药多峻烈，所以在攻邪的同时，应当兼顾脾胃，护后天之本，为病情稳定期的治疗打下良好的基础。SLE缓解期多以肝肾阴虚为本，所以选用六味地黄丸，补中有泻，以防关门留寇之弊。本虚之外，还见标实，其中尤以郁热、瘀滞多见，故组方中有黄芩、柴胡、益母草、僵蚕等清解、活血剂，药性较为和缓，使祛邪不伤正。至于SLE的后期，多以虚证为主，所以需加大补益的力量，但要慎用紫河车、阿胶等血肉有情之品，少用桂、附、参等大辛大热大补之药，以免过犹不及。

2. 身心同治，已病防变

张教授非常注重患者的依从性问题，他认为，门诊开药诊治，仅仅是诊治过程的开始。作为医生，应当引导患者建立良好的看病习惯，学习必要的疾病知识，帮助患者建立一个正确的疾病认知。只有这样，患者才会更好地配合医生，做到规律复诊，将疾病控制在低活动度状态，或缓解状态，不再进展，同时可消除患者对疾病的恐惧心理，形成良性循环，真正做到未病先防、已病防变。为此，张教授通过推动科室线上与线下的科普讲座、建立痛风爱心俱乐部病友群、及时回复患者的疑问、赠送相关科普书籍等，为实现患者真正的身心同治、上工不治已病治未病的大医理念而不懈努力。

参考文献

［1］张剑勇，娄玉钤.风湿免疫疾病中医特色疗法[M].北京：人民卫生出版社，2019.

［2］张剑勇，高建华，谢静静，等.祛斑养阴颗粒在系统性红斑狼疮治疗中的减毒增效作用[J].风湿病与关节炎，2012，1（1）：27-30.

［3］陈敏庄．祛斑养阴颗粒剂治疗红斑狼疮的生存质量观察［D］.广州：广州中医药大学，2010.

［4］丁烨．系统性红斑狼疮治疗方法的有效性和安全性的网状 Meta 分析 [D].长春：吉林大学，2022.

［5］何浩，邹荣，杨惠琴．犀角地黄汤结合针灸治疗系统性红斑狼疮热毒炽盛型临床疗效 [J].中国实验方剂学杂志，2022，28（16）：123–129.

［6］吴景梅．系统性红斑狼疮患者压力感知及其影响因素研究 [D].合肥：安徽医科大学，2022.

（张剑勇，李志岭，朱海琼）

第四节　肖长虹教授诊治经验

一、对病因病机的认识

现代中医学中对 SLE 并无确切病名，根据其临床表现，多属于"阴阳毒""蝴蝶斑""鬼脸疮""内伤发热""痹证"等范畴。

肖长虹教授认为"本虚标实"是 SLE 病因病机的要点，本病是由于先天禀赋不足，或后天失养，导致肝肾阴虚，加之七情内伤、劳累过度，或外感他邪等因素，致使气血失衡，毒邪为患，瘀血阻络。正如《金匮要略·百合狐惑阴阳毒病脉证治》所言："阳毒之为病，面赤斑斑如锦纹，咽喉痛，唾脓血……阴毒之为病，面目青，身痛如被杖，咽喉痛……"阳毒为热毒伤络，迫血妄行，致血不循经而泛溢肌肤，可见颜面或肢体红斑、咽喉口疮、发热等；阴毒为毒邪内陷，气血凝滞，可见肌痛、关节疼痛等。按病情的进展可将 SLE 分为 3 期，不同时期的病机有所侧重。急性活动期以热入血分为主，瘀热互结，燔灼营血，故"热毒""血瘀"都是 SLE 急性期不可忽视的病理表现，临床表现也以实证为主；诱导缓解期病情较前有所好转，SLE 患者素体禀赋不足，加之狼疮日久、缠绵难愈，热毒瘀血蕴结体内，耗损肝肾之阴，引起气血失衡，故此期病机以肝肾阴虚或气血亏虚为主；维持治疗期的患者多已使用激素日久，阴虚更甚，阴损及阳，加之毒邪伤及脾胃，致脾气亏虚，化源不足，肾阳失充，故此期多表现为脾肾阳虚或阴阳两虚的病理状态。

二、辨证论治思路

肖长虹教授认为，对于 SLE 的中医辨证治疗，可根据其疾病活动度进行细分。其中急性活动期为热毒血瘀证，诱导缓解期多见气血亏虚或肝肾阴虚证，维持治疗期多为脾肾阳虚证。

1. 热毒血瘀

主症：斑疹鲜红，面赤，关节肌肉酸痛，口疮，或见发热，甚至高热，小便黄，大便秘结。舌质红，苔黄，脉滑数或洪数。

治法：凉血解毒，祛瘀消斑。

方药：狼疮方。

组成：水牛角 20g，白花蛇舌草 15g，白芍 15g，连翘 10g，生地黄 10g，牡丹皮 10g，青蒿 10g，知母 15g，荆芥 10g，桑枝 10g，鸡血藤 20g，白术 15g，茯苓 15g，蝉蜕 3g，蛇床子 15g，当归 15g，川芎 15g。

2. 肝肾阴虚

主症：低热，盗汗，面颧潮红，局部斑疹暗褐，口干咽燥，腰膝酸软，脱发，眼睛干涩或视物模糊，月经不调或闭经。舌质红，苔少或光剥，脉细或细数。

治法：滋补肝肾，养阴清热。

方药：青蒿鳖甲汤加减。

组成：青蒿 10g，炙鳖甲 10g，生地黄 10g，知母 10g，地骨皮 10g，牡丹皮 10g，山茱萸 15g，山药 15g，白花蛇舌草 15g，赤芍 10g，炙甘草 6g。

3. 气血亏虚

主症：神疲乏力，头晕，心悸，气短，自汗，面黄少华，或见紫癜、齿衄。舌质淡红，苔薄白，脉细弱。

治法：益气补脾，养血活血。

方药：归脾汤加减。

组成：生黄芪 20g，太子参 20g，当归 10g，白芍 10g，丹参 10g，白术 15g，茯苓 20g，生地黄 10g，女贞子 10g，鸡血藤 20g，青蒿 10g，僵蚕 10g，炙甘草 6g。

加减：若见紫癜、齿衄，加白茅根 20g，侧柏叶、蒲黄、藕节各 10g。

4. 脾肾阳虚

主症：神倦肢冷，心悸，气促，脘腹胀闷，面浮身肿，腰以下尤甚，按之凹陷不易恢复，尿量减少或增多，或腰部冷痛酸重，面色萎黄或㿠白或灰滞，纳减或纳呆，大便溏泄。舌质淡，舌体胖，苔白腻或白滑，脉沉细、沉迟无力、沉弱或沉缓。

治法：温脾补肾，渗湿利水。

方药：真武汤合防己黄芪汤加减。

组成：茯苓 20g，白术 15g，白芍 10g，生姜 10g，制附子 10g，益母草 10g，地龙 6g，蒲公英 10g，青蒿 10g，黄芪 20g，防己 10g，泽泻 10g。

三、中西医融合临床经验

目前关于 SLE 主要及有效的西医治疗方案为激素联合免疫抑制剂或生物制剂，然临床中激素、免疫抑制剂的剂量、使用时间及个人体质等是药物不良反应发生、发展不容轻视的因素。据此，肖长虹教授强调 SLE 的治疗需要中西医结合，中医中药在这个过程中发挥着增效减毒的作用，不但能缓解病情、预防疾病复发或降低疾病进一步进展，还可以减少西药产生的不良反应，调节全身功能，提高患者有效生存率。通过结合西医学、中医学理论，肖长虹教授主张对 SLE 应辨病辨证结合及分期论治。急性活动期者辨证多以热毒炽盛、热入营血为主，以肖教授自创的狼疮方凉血解毒、祛瘀消斑，不仅可以改善症状，还可以减轻激素的不良反应；诱导缓解期，由于早期"纯阳"之激素使用过多，热盛阴伤，故辨证以肝肾阴虚、气血亏虚为主，方用青蒿鳖甲汤、归脾汤、六味地黄丸等；维持稳定期，由于激素的长期使用，导致体内阴虚及阳，出现脾肾阳虚之象，治以温补脾肾、渗湿利水，方可用真武汤、防己黄芪汤、右归丸等。通过中西医结合治疗，能够有效控制病情的发展，减轻疾病对脏腑的侵害，改善患者生存质量。

四、临证心得与体会

1. 免疫吸附——SLE 治疗"好帮手"

SLE 急性活动期治疗时激素使用量较大，容易引发如高血压、骨质疏松、胃出血及感染等副作用，为了能在短期内减少激素用量并快速控制病情进展，肖长虹教授认为在活动期时除了药物治疗外，还可以加用免疫吸附治疗。免疫吸附治疗是将高度特异性的抗原、抗体或有特定物理化学亲和力的物质（配体）与吸附材料（载体）结合制成吸附剂（柱），选择性或特异地清除血清中大量的自身抗体及免疫复合物，减少这些自身抗体及免疫复合物对靶器官的损害，从而达到治疗疾病的目的。在临床上，肖长虹教授通过对比免疫吸附治疗前后 SLE 患者的中医证候评分，发现免疫吸附治疗后患者的各项症状皆较前有明显改善，这样不但减少了西药的剂量及种类，还能改善疾病预后，对于增强患者的治疗信心有一定的帮助。

2. 自创狼疮方

狼疮方是肖长虹教授临床治疗热毒血瘀型 SLE 的常用经验方，疗效显著。狼疮方以水牛角、白花蛇舌草、连翘为君，清热解毒、消痈散结；白芍养血敛阴，知母、生地黄、牡丹皮、青蒿清热凉血、活血散瘀，为臣；佐以鸡血藤、当归、川芎补血活血、舒筋活络；蝉蜕清热、散结、凉血；荆芥疏风透疹；桑枝祛风湿、利关节；白术、茯苓健脾安神；蛇床子燥湿祛风。全方共奏凉血解毒、祛瘀消斑之效。狼疮方在临床上使用率较高，经与西药联合治疗后，皮肤改善率达到 85%，同时也有助于缓解肾损伤。

参考文献

［1］宣亚男，邱富娟，李凯芹．狼疮方治疗热毒血瘀型系统性红斑狼疮疗效的回顾性分析及机制初探 [J].广东医学，2022，43（4）：441–446.

［2］曹艳艳，毕亚男，陈恩生，等．关节彩超对系统性红斑狼疮中医证型及病情活动的评估价值 [J].广东医学，2018，39（22）：3377–3379，3382.

［3］中华医学会风湿病学分会，国家皮肤与免疫疾病临床医学研究中心，中国系统性红斑狼疮研究协作组.2020 中国系统性红斑狼疮诊疗指南 [J].中华内科杂志，2020，59（3）：172–185.

［4］HA280 免疫吸附柱治疗 SLE 患者 32 例临床观察 [C]// 全国第十二届中西医结合风湿病学术会议论文汇编，2014：182.

（肖长虹）

第五节　杨爱成教授诊治经验

一、对病因病机的认识

我国中医古籍对 SLE 病名并不统一，也无系统的论述，根据皮损特征和疾病表现命名，包括"红蝴蝶疮""阴阳毒""痹证""五脏痹""虚劳痹"等。因此，SLE 系先天禀赋不足或后天失养、情志失调、饮食劳倦或外感湿热毒邪等因素，致使血涩难行，郁滞经络，郁而化火，表现为面部红斑、皮疹、口腔溃疡、雷诺现象等。瘀热内结为其另一基本病机，且肝肾阴虚、瘀热内结贯穿疾病始终，终致阴阳失调。其病机总归是本虚标实证，以阴虚为本，湿、热、瘀、毒为标，迁延日久，累及肝、脾、肾，病程包括急性活动期或缓解期或维持治疗期。

杨教授结合临床与中医经典对 SLE 多有研究，其中《金匮要略·百合狐惑阴阳毒病脉证治》中有描述："阳毒之为病，面赤斑斑如锦文，咽喉痛，唾脓血。五日可治，七日不可治，升麻鳖甲汤主之。阴毒之为病，面目青，身痛如被杖，咽喉痛。五日可治，七日不可治，升麻鳖甲汤去雄黄、蜀椒主之。"这些记载为 SLE 的防治提供了借鉴。SLE 发病人群以女性为主，疾病不仅影响全身整体脏腑功能，也可导致月经周期、经量、经期的异常，影响女子的正常受孕，从而给家庭造成各种心理、生理问题。《灵枢·五音五味》有云："女子以肝为先天。"女子以血为用，经、孕、产、乳皆以血为本，若血生成不足或运行不当皆可导致月经不调。《温病条辨》亦有言："肝主血，肝以血为自养，血足则柔，血虚则强。"可知女子经、带、胎、产皆以"肝""血"为重，而 SLE 患者素体阴虚，血枯津少，血涩难行，瘀血内生，最终导致肝肾阴虚，气阴两虚更甚。岭南之地（广东、广西和海南等地）属亚热带气候，长夏无冬，温高湿重，终年不见霜雪，且雨量丰沛，常有大风、暴雨。故久居岭南之地，湿热熏蒸，瘀热互结，湿热之毒嚣张，疾病标本相间，虚实夹杂，内外互为因果、相互影响。

SLE 的发病与"毒"密不可分，其中内毒为脏腑功能阴阳失调及气血运行不畅产生，外毒为六淫邪气、七情内伤、饮食不节、痰饮瘀血蓄积日久，内外引动致机体阴阳失调。SLE多见热毒、湿毒和瘀毒交杂为病，反复发作不愈。在八纲、脏腑辨证的基础上，结合患者体质之阴阳偏胜，视其亏损之脏腑而应用中医药治疗，亦可扶正与祛邪兼顾，使邪去不伤正。

二、辨证论治思路

因岭南地区夏季偏长且冬无严寒，气候炎热伴潮湿多雨，故该地居民体易汗出、勤泳浴，加之喜食生冷海鲜等多系滋腻之品，致湿热胶结，气机开泄。SLE主要是因为内毒外毒合而为病，外毒多为热毒浸淫，或湿热痹阻经络，留滞为瘀，根据患者体质的差异，其湿热毒邪各有偏重，最终导致气血运行不畅、脏腑功能失调。其中阴虚为主要病机，《灵枢·本神》曰："阴虚则无气。"久则肝肾阴虚，气阴两虚，湿浊困脾，病情重者见脾肾阳虚。故本病辨证可分为6型：急性活动期，见面部新发红斑，皮疹，反复口腔溃疡，全身多关节红肿疼痛，尿少甚至血尿，舌红绛，少苔，脉滑数，辨证为热毒炽盛、风湿热痹和瘀热痹阻；缓解期多为脾肾阳虚证，可因长期服用激素出现水肿等阳虚明显的征象，如颜面眼睑水肿、纳呆便溏、水湿泄泻、下肢水肿、小便不利等；维持治疗期多表现阴虚内热、湿热下注的征象，见腰酸腰痛，口舌生疮，五心烦热，小便不利，大便干结，舌红苔薄黄，脉细数，辨证为肝肾阴虚（阴虚内热）、气阴两虚证。临床治疗本病要将清热、化瘀、滋阴贯穿始终。

SLE多发于育龄期女性，故在辨病和辨证施治时必须考虑其生育要求，不可一味地为控制疾病活动和临床疗效而使用致畸或导致不孕的药物。有研究表明，SLE的病理因素为毒、瘀、虚，以肾虚亏损为本，以热毒、瘀血为标。然肾为先天之本，藏精，主生殖，在肾-天癸-冲任-胞宫轴中起主导作用。肾精生血，血能养精，二者皆是月经的物质基础。SLE患者先天不足，肾精亏虚，导致后天生血无源而闭经；肝肾同源，肝失濡养而疏泄失司，无以血藏而月经量多或先后不定期；先天肾精不足，后天脾失健运，气血亏虚不能固摄，导致月经后期，甚或淋漓不尽；亦有因热毒上炎，导致血不循经而出现倒经者，或因瘀热妄行出现全身衄血者。再者，临床用药对女性月经的影响也不可忽视，长期应用糖皮质激素和免疫抑制剂（如环磷酰胺、硫唑嘌呤）等，与性腺抑制相关，扰乱生殖系统正常功能，从而影响月经周期和受孕。

狼疮妊娠多出现在稳定期女性患者中，多为气阴两虚、肝肾阴虚、脾肾阳虚或兼湿热，导致胎元不固（治以清热、利湿、安胎），《傅青主女科》提出：妇产科疾病以培补气血、调理脾胃为主。故临床当重视"气血""脾胃"，以安胎治疗为主，脾胃为气血生化之源，调理脾胃亦是补益气血，故祛邪不伤正，安胎不滋腻。

1. 热毒炽盛

主症：反复发热，甚至谵语神乱，面颊部或全身有片状红斑，口腔溃疡，口渴喜冷饮，尿少而赤，全身关节疼痛。舌红绛，苔黄少苔，脉滑数或洪数。

治法：清热解毒，凉血化斑。

方药：升麻鳖甲汤或清瘟败毒饮加减（保阴煎加减）。

组成：升麻，当归，龟甲（先煎），生地黄，黄连，黄芩，牡丹皮，生石膏，栀子，淡竹叶，水牛角（先煎）玄参，连翘，知母，白芍，桔梗，生甘草。

加减：气分热盛者，加大升麻、石膏、栀子用量，清气分之热；营分热盛者，加大牡丹皮、黄芩用量，清营分之热；血分热盛者，加白茅根、知母清血分之热。若因血热致经行量多、月经提前者，可去重镇寒凉之药，加熟地黄、山药、续断凉血调经。热毒下移膀胱，出现尿赤者，加用中成药金水宝片，可缓解症状。

2. 湿热痹阻

主症：患者自诉发热，纳呆，饮食无味，或恶心呕吐，关节红肿疼痛以下肢为主，全身困乏无力，下肢沉重酸胀，浮肿或有关节积液，尿少色黄，女子带下色黄量多。舌红，苔黄腻，脉滑数。

治法：清热利湿，通利关节。

方药：茵陈蒿汤合四妙勇安汤加减（固经丸加减）。

组成：茵陈，栀子，大黄，金银花，玄参，当归，生甘草。

加减：湿热痹阻中焦者，加用陈皮、法半夏理气；下焦湿热重者，加用苍术、黄柏清利湿热；水肿重者，加用茯苓、薏苡仁、牛膝利水消肿；湿热蕴结，致经期延长，甚或淋漓不尽者，可加用龟甲、芍药、黄芩、黄柏止血调经。临床若湿热明显，如小便色黄、带下量多色黄、舌红苔黄腻者，可用黄葵胶囊辅助清利湿热。

3. 瘀热痹阻

主症：低热或自觉烘热，颜面、手足斑疹隐隐，色暗红，两手白紫相间，两腿青斑如网，脱发，口糜口疮，关节肿痛，小便短赤，女子月经愆期。舌红起刺或边有瘀斑，苔薄黄，脉细弦或涩数。

治法：清热活血，凉血散瘀。

方药：犀角地黄汤加减。

组成：犀角（水牛角代），生地黄，白芍，牡丹皮，墨旱莲，车前草，益母草。

加减：全身斑疹隐隐者为热入血分，可加用玄参、知母清血分热；关节肿痛甚者，可加用木瓜、伸筋草舒筋活络、通利关节；关节麻木不仁，瘀肿疼痛者，加用中成药复方地龙片，有良好效果。

4. 脾肾阳虚

主症：面色不华，但时有潮红，神疲乏力，畏寒肢冷，时而午后潮热，纳呆便溏，小便短少，腹大如鼓，两腿浮肿如泥。舌淡胖偏红，苔薄白或薄腻，脉弦细或细弱。

治法：滋肾健脾，温阳利水。

方药：济生肾气丸加减。

组成：熟地黄，山茱萸，牡丹皮，山药，茯苓，泽泻，肉桂，熟附子，牛膝，车前子。

加减：若手足逆冷明显者，可加用当归四逆汤加减；若小便不利、腹大如鼓者，可加用防己、白术利水消肿；若SLE合并妊娠者出现小腹坠胀，伴有少量阴道出血、时出时止，为胎漏，或合并轻度子痫，可去熟附子、牛膝、车前子，加用白术、党参、桑寄生、续断，健脾利水、补气安胎。

5. 肝肾阴虚

主症：低热不退，浮肿见消，腰膝酸软无力，五心灼热，颧红咽干，胸胁胀痛，嗳气叹息。舌质红或光红，苔少或无苔，脉细数。

治法：滋阴疏肝，清热利湿。

方药：一贯煎合二至丸加减。

组成：北沙参，麦冬，生地黄，枸杞子，当归，女贞子，墨旱莲，苍术，黄柏。

加减：潮热盗汗，五心烦热，阴虚明显者，可加用石斛、天冬滋阴清热；胸胁不适，呃逆嗳气明显者，加用柴胡、郁金疏肝理气；小便不利，脚肿如脱者，可用桂枝芍药知母汤加减。女性患者若伴有月经不调，可加制香附、益母草等。若SLE合并妊娠，属阴虚内热者，可加用白芍、山药、续断，滋阴清热安胎。

6.气阴两虚

主症：易感冒，倦怠乏力，气短自汗，低热盗汗，动则心悸，口燥咽干，腰膝酸软。舌淡红或红，少苔，脉细数或虚。

治法：益气养阴，扶正祛邪。

方药：生脉散合知柏地黄丸加减。

组成：党参，麦冬，五味子，知母，黄柏，山药，山茱萸，牡丹皮，泽泻，茯苓。

加减：若易感冒，自汗乏力明显者，可加用黄芪、白术；若心悸失眠，夜间烦躁不安者，可加用远志、酸枣仁、麦冬等滋阴清热生津。若SLE合并妊娠，气虚明显者加用中成药玉屏风散或人参养荣丸口服，阴虚血燥明显者可加用生地黄、芍药、地骨皮、丹参，或用加减一阴煎。

三、中西医融合临床经验

杨教授提出，中医治疗本病需辨证与辨病相结合，追根溯源，控制疾病活动，祛除病因，调整阴阳。在扶正的基础上配以祛邪之药，如此正气得固，则邪虽入但可被正气驱逐于外，阴平阳秘，精神乃治。SLE是复杂的免疫系统性疾病，在中医辨证论治基础上结合西医学治疗，能为患者实现更好的临床治疗效果。杨教授对于控制SLE活动和育龄期女性受孕尤有心得。糖皮质激素与羟氯喹是国内外最常用的诱导缓解治疗SLE的基础用药，其激素剂量根据疾病的活动度来确定。2020年指南推荐，轻度活动的SLE患者，当羟氯喹或非甾体抗炎药不能控制时加用小剂量激素；对于中度活动者采用中等剂量或等效剂量进行治疗；对于病情严重或者发生狼疮危象者利用激素冲击治疗；效果仍不佳时可加用免疫抑制剂治疗。对SLE及其并发症，西医常规临床治疗欠佳时，可考虑血浆置换、丙种球蛋白冲击治疗等，预防复发，但目前尚无根治的方法。对于有生育要求的育龄期女性需要择药而服，待其病情稳定半年以上可建议备孕。生物制剂在临床的使用也越来越广泛，其中贝利尤单抗和利妥昔单抗对控制病情和减少激素用量均有良好获益。对病情稳定的育龄期SLE患者，一旦妊娠，可结合患者病情，给予中医中药辨证施治，同时给予阿司匹林口服；对合并抗磷脂抗体阳性或诊断为妊娠合并抗磷脂综合征者，须另外皮下注射低分子肝素抗凝直至分娩。

四、临证心得与体会

杨教授在临床诊治中十分注重饮食和情志的调控，SLE 的治疗应当注重滋阴，顾护阴津，清热利湿，佐以化瘀，兼顾全程。遇热者不可用助热药，以免耗伤阴津，亦不可过分寒凉，使脾胃运化失调；遇阴虚者不可一味滋阴，滋阴太过必碍除湿、清热、化瘀，使湿热瘀血互结于体内，久必为毒。湿热与瘀血是致病因素，也是病理产物及继发病的成因，因此，化湿祛瘀是本病的关键所在，应当从起病至维持期全程兼顾。

随着经济的不断发展，人们的压力也在不断提高，SLE 的发病与精神情志有很大关联，育龄期妇女或者产后抑郁的女性多发，与平素的饮食习惯和个人体质因素也有很大关联。因此，临床辨证与辨病相结合是必不可少的，因人制宜，因时制宜。改善病情和患者自身调整生活状态也是十分重要的，把握中医整体观与疾病日久内耗所生"内生五邪"的本虚标实的内在病机。中医中药无论是内服还是外用，都要辨证，中成药也需分证论治、辨病用药。

SLE 好发于育龄期女性，且临床表现为月经紊乱（排卵障碍性异常子宫出血）的患者不在少数，根据肾–天癸–冲任–胞宫轴，对于先天不足，肾精亏虚，导致后天生血无源而闭经的患者，宜调理脾胃，补后天以养先天；肝失濡养，疏泄失司，无以藏血，致月经量多或先后不定期的患者，宜调肝理脾，畅达情志；脾失健运，气血亏虚不能固摄，导致月经后期，甚或淋漓不尽者，宜健脾固涩，补益气血；因热毒上炎，导致血不循经而有倒经者，或因瘀热妄行出现全身衄血者，宜清热解毒，凉血化瘀。另外，临床长期应用糖皮质激素和免疫抑制剂（如环磷酰胺、硫唑嘌呤等）导致月经紊乱或停经者，多属脾肾阳虚证，宜补肾健脾、温阳利水。SLE 合并月经紊乱患者，多伴有血瘀，因此活血化瘀在整个疗程中不可或缺。根据临床经验，活血化瘀类中药多属温燥之品，动血耗气，且SLE 本为阴虚内热，该类药助热助湿，久则湿热蕴结难解，甚至造成月经过多或月经期延长，故杨教授临床多用中成药复方地龙片，缓化血瘀，使行瘀而不留滞，瘀散而不助邪。此外，中医用药需要注意以下几点：首先，在热毒、湿热、瘀热甚时，不可过用寒凉通利之药，疾病本质是阴虚，过用寒凉，易致阴寒凝滞血脉，导致经行失和，甚至出现痛经、经量少或闭经；其次，不可过用雷公藤等药物，虽其功用多样，但毒效交杂，往往有效剂量与有毒剂量差别不大而难以掌控。临床治疗中不可以偏概全，需追根溯源，治病求本。对于妊娠期的 SLE 患者更加需要注意，因其更容易发生胎漏、胎动不安的征象，需要稳定疾病和安胎兼顾。

在临床中，医生对 SLE 合并妊娠患者应当尤为重视，定期监测病情是否处于活动期是每个风湿免疫科医生首先应当注重的，尤其是伴有抗磷脂综合征的患者，其流产风险较大。临床中除了停用对胎儿生长有不良影响的免疫抑制剂外，还需长期维持低剂量的激素和抗凝治疗。目前关于贝利尤单抗在 SLE 患者妊娠期的使用，国内外均有个案报道或小样本的临床观察，但在使用时机及疗程上均未形成共识。另外，妊娠期仍需防止子痫等其他并发症的发生。中医中药在狼疮妊娠方面亦有极大的辅助作用，根据辨证论治原则，应注意减少过分寒凉和化瘀药物，亦不可过用滋阴药，不利于脾胃运化，否则，气血生化无源而不利于母体和胎儿，或可加用小剂量和血安胎中药，或使用中成药联合治疗。遇病情严重者，或出现严重并发症的患者，应及时终止妊娠，并积极控制狼疮活动，减轻并发症。

在临床中运用中医外治法也是屡见良效。如对于热盛失眠患者加用耳豆压穴，有助于睡眠和精神的恢复；对于关节肿痛不适或腰膝酸软的患者加用穴位贴敷阿是穴，有缓解疼痛的功效；部分患者可因日晒后出现皮损严重或遍身红斑，可予特制中药煎汤熏洗，对皮损有很好的修复作用。临床治疗中应当中西医并重，内治外治合用，方能取得良好疗效。

参考文献

[1] 姜晨光，汲泓. 系统性红斑狼疮病名之论 [J]. 风湿病与关节炎，2022，11（4）：59-61.

[2] 赵俊欣.《金匮要略》点睛 [M]. 北京：中国中医药出版社，2016.

[3] 唐芸，王洪琦. 岭南湿热证候理论源流探究 [J]. 广西中医药，2009，32（2）：54-55.

[4] 杨昕，茅建春，陈湘君. 陈湘君扶正法治疗系统性红斑狼疮及其并发症经验 [J]. 上海中医药，2022，56（4）：2-5.

[5] 邓滢滢，程德金，曾桂桃. 汤水福辨治岭南狼疮性肾炎经验 [J]. 广州中医药大学学报，2021，38（10）：2254-2259.

[6] 朱月玲，吴芳. 系统性红斑狼疮中医证型及变化研究概况 [J]. 中华中医药杂志，2018，33（7）：2973-2975.

［7］李倩倩，周佳，杜羽.系统性红斑狼疮月经不调的病因和诊疗思路探析[J].浙江中医药大学学报，2017，41（7）：586–589.

［8］张丹丹，范永升，温成平.以系统性红斑狼疮为例探析慢性难治病整体性治疗与阶段性治疗的思路[J].中华中医药杂志，2016，31（11）：4623–4625.

［9］陈湘君，顾军花.陈湘君治疗风湿病临证经验医案集要[M].北京：科学出版社，2015.

［10］中华医学会风湿病学分会，国家皮肤与免疫疾病临床医学研究中心，中国系统性红斑狼疮研究协作组.2020中国系统性红斑狼疮诊疗指南[J].中华内科杂志，2020，59（3）：172–185.

［11］王承德.风湿病中医诊疗丛书：系统性红斑狼疮分册[M].北京：中国中医药出版社，2019.

（杨爱成，李丽红）

第六节　肖学吕教授诊治经验

一、对病因病机的认识

SLE 病因复杂，有内因也有外因。

内因为先天禀赋不足，肝肾阴虚，气血阴阳失衡（雌激素和自身免疫功能），再因七情所伤，或劳累过度，加重气血阴阳的失衡，五脏六腑受阻，气血运行不畅，气滞血瘀，经络痹阻，所谓阴胜则阳病、阳胜则阴病，表现为阴者为阴毒，表现为阳者为阳毒，所谓"阴阳毒无常也"。

本病外因主要为热毒和湿热，每于日晒或六淫或食用不当食物药物所诱发，外毒入里燔灼阴血，外发肌肤，内攻脏腑，充斥上、中、下三焦，以致心肺、脾胃、肝肾功能失调，出现多器官、多系统损害。

中医学文献对本病皮肤损害的记载有"阴阳毒""鬼脸疮""蝴蝶丹""马樱（缨）丹"等名称；以高热为主症者，记载于温热病范畴；以低热为主症者，记载于劳热范畴；以关节病变为主症者，归于痹证；肾脏受损而浮肿者，属于水肿；呼吸系统受累者，归于咳嗽、胸痛、喘促；神经系统病变者，见于头痛、癫痫、脏躁、中风；消化系统损害者，记载于胃脘痛、吐血、便血；血液系统病变者，记载于虚劳；等等。先贤的诸多记载为我们辨证论治留下了丰富的参考资料。

二、辨证论治思路

SLE 病证复杂，病位从皮肤、黏膜、关节、筋脉、肌肉、骨骼，至五脏六腑都可以累及，病证上有热、有寒、有虚、有实，需要根据八纲辨证，以及按经络、脏腑、六经和卫气营血仔细辨证，以求符合 SLE 复杂的病情，现分述如下。

1. 热毒炽盛

主症：高热不退，面部及其他部位皮肤红斑、出血斑，日光照射后病情转剧，红斑色紫红，烦躁，口渴喜冷饮，关节酸痛，肌肉酸痛无力，目赤唇红，可有精神恍惚，严重时神昏谵语，手足抽搐，也可见吐血、衄血、便血，或有咳嗽、气喘、气促、口舌生疮，大便秘结，小便短赤。舌质红或紫暗，苔黄腻或黄干，脉弦数或洪数。本证见于 SLE 高度活动期（有些是累及神经系统、血液系统、消化系统、呼吸系统的表现）。

治法：清热解毒，凉血活血。

方药：白虎汤合犀角地黄汤合清瘟败毒饮加减。

组成：石膏 30g，水牛角 30g，知母 10g，生地黄 15g，牡丹皮 6g，赤芍 12g，玄参 15g，黄芩 10g，黄连 5g，栀子 10g。

加减：高热不退者，加羚羊角粉 0.3g（冲服）；低热不退者，可加银柴胡 15g，地骨皮 9g；热毒亢盛者，加大黄 10g，板蓝根 20g，贯众 15g；衄血、尿血者，加藕节炭 15g，白茅根 15g，侧柏叶 15g，生地榆 10g，三七粉 3g；关节痛者，加桑枝 15g，防己 15g，忍冬藤 30g；神昏谵语者，可用安宫牛黄丸或紫雪丹；惊厥狂乱者，加羚羊角粉 2g（冲服），钩藤 12g，珍珠母 15g。

2. 阴虚内热

主症：持续低热，手足心热，心烦，面颧潮红，面部或四肢斑疹时隐时现，自汗盗汗，口干咽燥，尿黄便干，腰膝酸软，头晕，耳鸣，脱发，月经不调或闭经。舌质红，苔少或镜面舌，脉细数。本证多见于 SLE 的亚急性期或轻度活动期。

治法：滋阴降火。

方药：知柏地黄汤加减。

组成：知母 6g，黄柏 6g，生地黄 15g，山药 12g，山茱萸 12g，泽泻 9g，茯苓 9g，牡丹皮 6g。

加减：热盛者，加金银花 15g；头晕耳鸣者，加菊花 12g，枸杞子 12g；低热者，加青蒿 12g，地骨皮 12g；关节痛者，加海风藤 15g，忍冬藤 30g，秦艽 12g；脱发者，加首乌 15g，生地黄加至 20g；腰膝酸软者，山茱萸改为 6g，加川牛膝 12g，狗脊 10g；盗汗、五心烦热者，加牡蛎 15g，龙骨 15g；夜寐不安者，加酸枣仁 15g，夜交藤 15g，合欢皮 12g，珍珠母 15g。

3. 脾肾阳虚

主症：颜面四肢浮肿，双下肢为甚，腰膝酸软，形寒肢冷，面色萎黄，神疲倦怠，腹胀，食少尿少，严重者出现悬饮，尿闭，胸憋气促，不能平卧，喘咳痰鸣，或腹大如鼓。舌体胖嫩、色淡，苔薄白，脉沉细弱。本证多由肝肾阴虚证或气阴两虚证发展而来，是 SLE 累及肾脏，出现 SLE 肾病的常见证型。

治法：温肾健脾，化气行水。

方药：济生肾气丸合附子理中汤加减。

组成：生地黄 15g，泽泻 10g，山茱萸 6g，牡丹皮 9g，附子 6g，肉桂 3g，牛膝 10g，车前子 15g，党参 15g，白术 12g，干姜 6g，甘草 6g。

加减：蛋白尿者，加猫爪草 15g，六月雪 30g，接骨木 15g；血压升高者，加菊花 12g，钩藤 12g，天麻 6g；面部潮红者，加知母 12g，黄芩 9g；腰膝酸软者，加杜仲 10g，桑寄生 12g，川续断 12g；面色不华者，加黄芪 15g，女贞子 15g，制首乌 15g；恶心呕吐、二便俱少者，加生大黄 10g，厚朴 9g，芒硝 6g；全身肿胀明显者，加猪苓 10g，赤小豆 15g；悬饮咳喘者，加炙麻黄 6g，葶苈子 15g，白芥子 10g；腹胀，腹大如鼓者，加大腹皮 15g，汉防己 12g。

4. 肝肾阴虚

主症：偶有发热，两目干涩，面部斑疹暗褐，腰酸腿痛，毛发脱落，月经不调或闭经，头晕目眩，耳鸣，口干咽燥，大便偏干。舌红少津，脉沉细。本证多见于 SLE 轻度活动期。

治法：滋补肝肾。

方药：六味地黄丸合二至丸加减。

组成：生地黄 15g，山药 15g，山茱萸 10g，泽泻 9g，茯苓 10g，牡丹皮 5g，女贞子 15g，墨旱莲 15g。

加减：有少气懒言、神疲体倦等气虚表现者，加黄芪 15g，太子参 25g。

5. 气阴两虚

主症：乏力，纳呆，精神萎靡，心悸，气短，活动后加重，腰脊酸痛，脱发，口干，恶风怕冷，自汗盗汗，大便秘结。舌质淡，苔薄白，脉细弱或细数。

治法：益气养阴。

方药：生脉散合增液汤合补中益气汤加减。

组成：太子参 25g，麦冬 15g，五味子 5g，黄芪 25g，陈皮 3g，当归 12g，玄参 15g，生地黄 15g，白术 10g。

加减：肾阴虚者，加枸杞子 15g，山茱萸 6g；恶风怕冷、自汗盗汗者，加牡蛎 30g，浮小麦 15g，麻黄根 9g（我们曾按《伤寒论》中的方法，用龙骨、牡蛎各 3g 共研极细末外扑，患者自汗、盗汗得止）；腰脊酸痛，脱发者，加川牛膝 15g，菟丝子 15g，狗脊 10g；心慌气短，脉细弱者，可合用炙甘草汤。

6. 毒邪攻心

主症：心悸，怔忡，自汗，短气，胸闷胸痛，心烦神疲，失眠多梦，面部或躯干红斑鲜红或暗红，或反复发热，面暗唇紫，肢端怕冷疼痛，甚至形寒肢冷，面色苍白，喘促不宁。舌淡红，苔薄白，脉细数或细涩，可有结代。本证见于SLE合并心肌炎、心包炎或全心炎。

治法：益气养阴，活血解毒。

方药：生脉散合黄连解毒汤合丹参饮加减。

组成：太子参25g，麦冬12g，五味子6g，黄芩10g，黄连6g，黄柏10g，栀子10g，丹参10g，檀香5g，砂仁3g。

病情危重时，在西医心血管科、重症医学科密切配合下，可考虑辨证使用独参汤、参附汤。

7. 邪热伤肝

主症：面部四肢红斑、色暗，胁肋胀痛或刺痛，胸膈痞满，腹胀，纳差，或胁下有痞块，黄疸，或伴泛恶，嗳气，头晕，失眠，女性月经不调，甚至闭经。舌质紫暗，有瘀斑、瘀点，脉弦细或沉细而涩。本证见于SLE合并肝损害。

治法：滋阴清热，活血化瘀。

方药：一贯煎加减。

组成：生地黄20g，当归10g，枸杞子15g，沙参15g，麦冬10g，川楝子8g。

加减：血瘀明显者，加三棱10g，莪术10g，益母草10g，鬼箭羽12g；腹胀、胁痛明显者，加厚朴10g，陈皮3g，香附5g；血热，红斑明显者，加鸡冠花9g，玫瑰花9g，凌霄花9g；便秘者，加生大黄10g；腹水者，加龙葵6g；转氨酶升高者，加田基黄25g，刘寄奴15g；黄疸重者，加茵陈30g，半枝莲15g，垂盆草15g，制大黄10g；腹胀泛恶重者，加半夏8g，陈皮5g，川朴5g；红斑隐现，或伴吐血、衄血者，加茜草15g，白茅根15g，生地榆15g。

8. 风湿热痹

主症：关节肿胀疼痛，肌肉酸痛，或伴低热，面部红斑。舌质红，苔黄腻，脉滑数或细数。本证多见于以关节损害为主要表现的SLE。

治法：清热通络，祛风除湿。

方药：四妙散合白虎加桂枝汤加味。

组成：苍术10g，黄柏10g，川牛膝15g，生薏苡仁30g，石膏30g，粳米

20g，桂枝 8g，甘草 5g。

加减：可加忍冬藤 30g，虎杖根 15g，连翘 12g，桑枝 15g，秦艽 10g，海桐皮 15g，以加强清热解毒的作用；热甚，关节红肿灼热，入夜加重者，加生地黄 20g，黄柏 10g，水牛角 30g，姜黄 15g；皮肤红斑者，加牡丹皮 10g，赤芍 10g。

SLE 临床表现复杂且多变，上面列的是基本证型。不同的医家分型用药也有差异，值得我们广泛深入地学习。

三、中西医融合临床经验

SLE 是高度异质性疾病，虽有仅损害皮肤、黏膜、关节的轻症，但大多为多器官、多系统损害的重症，甚至有可能危及生命的狼疮危象，还有相当一部分诊断未明确或治疗效果不满意的疑难症。根据现有中西医临床实践，其轻症可以单用中医或西医的方法，而重症和危象则应中西医有机结合，西医辨病诱导缓解，抢救受累的器官、系统，抢救生命，中医则辨证施治，配合西医更好地控制病情，减少西药的不良反应，改善预后。

1. 重症 SLE 使用大剂量糖皮质激素（GC）诱导缓解阶段，中医辨证常为热毒炽盛，邪在卫分、气分、营分，配合辨证使用中药，常有利于诱导缓解，如银翘散、白虎汤、黄连解毒汤、清营汤（甘露消毒丹）。甘露消毒丹使用机会甚多，主张中西药间隔 2 小时以上使用，中药分二三次服，见效即止，需注意胃肠功能和二便情况。

2. GC 使用剂量较大，时间较长，患者常表现为阴虚阳亢、血瘀、水湿停滞、下虚上实的证候（西医称药源性库欣综合征），爱美女性常为此烦恼。辨证使用补益肝肾、滋阴清热、活血利水、引血下行的中药，常能改善患者阴虚阳亢、下虚上实的证候，玉女煎、四苓散加减化裁是常用方剂。

3. 环磷酰胺是使用最久而疗效肯定的免疫抑制剂，但有一定的毒副作用，须密切观察，及时调整用药。中医辨证为伤脾、伤血、伤肾（包括卵巢功能）、伤肝，可使用补益脾肝肾、养血的中药，能减轻西药的毒副作用，归脾汤、六味地黄丸、左右归饮加减是常用方剂。我们临床曾见多例患者出现闭经，经中药调理后，月经恢复正常，提高了生活质量，恢复了生育能力。

4. SLE 患者存在自身免疫功能紊乱、易感染的特点，糖皮质激素和免疫抑制剂的使用，使感染更容易发生和难以控制，SLE 合并感染已成了治疗的难点之一。SLE 患者常有气虚、阴虚、气阴两虚和湿热（岭南高温、湿重）的证候，及时给予中药辨证调治有利于感染的预防和治疗。感染初起，常表现为兼气虚、阴虚、阳虚等特点，及早治以益气解表、温阳解表、养阴解表法，常有利感染的及时控制。

5. 阴阳学说是中医学重要的理论，阴平阳秘有利于病情的稳定。中医注重天人合一，人要适应自然，防犯外邪，注意饮食和精神调摄，这些做法有利于病情稳定，可以减少复发，提高生活质量。

四、临证心得与体会

风湿免疫病学是西医内科专业中最年轻的学科，包含许多诊断、治疗难度大的疾病，SLE 尤其具有挑战性，几乎损害人体所有器官、系统。该病既有轻症，也有重症、疑难症和危症，我们必须"勤求古训，博采众方"，尽力提高该病的诊治水平。中医学天人合一的思想、整体观念的思维、辨证施治的方法，为我们诊治 SLE 提供了强有力的手段。《素问·痹证》的内容，尤其是对五脏痹、顽痹的论述，《金匮要略》中对于阴阳毒的描述，为我们认识 SLE 奠定了坚实的基础，值得深入研讨。后世历代医家既有理论上的进一步阐述，也有大量临床病例的记述，这些都值得我们深入学习。西方医学传入以来，中西医互相学习，大都采用辨病与辨证相结合，对 SLE 采取了精准的治疗，中医的辨证论治如上所述，西医借助先进的检查检验手段对各器官系统的形态和功能进行深入的了解，以便及时进行正确的诊断，治疗上除合理使用糖皮质激素和环磷酰胺外，还先后开发出硫唑嘌呤、甲氨蝶呤、氯喹和羟氯喹、环孢素和霉酚酸酯等药物，丰富了 SLE 的治疗手段。对于重症、危症、疑难症，我们强调应及时组织相关学科进行多学科会诊（包括重症医学科、心血管科、呼吸科、神经内科、肾内科、血液科、消化内科、感染科等相关科室）。20 世纪 90 年代以来，靶向性生物制剂、造血干细胞移植、免疫吸附等疗法的出现，更使难治性 SLE 的治疗有了新的手段，加上各专科支持疗法的进展、中西医的有机配合，极大地提高了疗效，减少了西药的毒副作用。正清风痛宁、雷公藤多苷、白芍总苷等中药制剂的应用，也大大丰富了 SLE 的治疗手段。1953 年统计 SLE 5 年生存率为 22%，1992 年上海市报告其 10 年生存率为 84%，其诊治效果在 20 年中有明显的提高。妊娠和生育也不再是 SLE 的禁忌，只要患者病情稳定，在风湿免疫科和产科医生的共同监护下，即能正常妊娠生育。

虽然，SLE 在多学科的配合下中西医结合治疗取得了很大的进展，但由于其累及多器官、多系统，以及病情变化多端等因素，始终需要我们高度重视，不断学习。

参考文献

［1］张奉春.风湿免疫病学 [M].北京：人民卫生出版社，2009.

［2］沈丕安.红斑狼疮中医临床研究 [M].北京：人民卫生出版社，1997.

［3］陈顺乐.系统性红斑狼疮 [M].上海：上海科学技术出版社，2004.

［4］叶任高，张道友，刘冠贤.红斑狼疮 [M].北京：人民卫生出版社，2003.

［5］吴启富，叶志中.风湿病中医特色治疗 [M].沈阳：辽宁科学技术出版社，2002.

［6］王兆铭.中国中西医结合实用风湿病学 [M].北京：中医古籍出版社，1997.

［7］朱仁康，张镜人，顾伯华，等.红斑性狼疮证治 [J].中医杂志，1985（11）：10-12.

［8］秦万章.活血化瘀治疗红斑狼疮 [J].上海中医药杂志，1983（2）：26-27.

［9］张镜人，严佩贞，巫协宁.中西医结合治疗系统性红斑狼疮120例 [J].上海中医药杂志，1979（5）：22.

［10］北京中医医院编.赵炳南临床经验集 [M].北京：人民卫生出版社，1979.

［11］路志正，焦树德，阎孝诚.痹病论治学 [M].北京：人民卫生出版社，1989.

（肖学吕，孙保东，刘礼雄）

第四章　痛风

第一节　黄清春教授诊治经验

一、对病因病机的认识

黄清春教授认为痛风属于中医学"痹证"的范畴，内因在于脏腑积热，内伏邪毒，而劳倦内伤、饮酒饱食、膏粱辛辣则是发病诱因，导致"邪毒气从脏腑出，攻于手足，手足则灼热赤肿疼痛也"。黄教授认为，痛风主要累及脾、肾两脏，肾为先天之本，肾精不足则机体失养，而脾胃为后天之本，运化失司则泻浊无力。长期过食肥甘厚腻，耗伤脾胃，进而脾胃运化功能失调，湿毒排泄障碍，痰浊内生，久则化瘀，故而成痹。若遇外因诱动，则湿浊瘀毒积热流注关节，筋骨失利，不通则痛，发为关节肌肉红肿热痛。

二、辨证论治思路

黄清春教授辨治痛风强调分清标本缓急，辨清急性期与缓解期。急性发作期实证多以湿热蕴结证为主，虚证多以脾肾两虚证为主，慢性期湿热蕴结证、脾虚湿阻证、痰瘀阻络证均多常见，部分患者还可出现两证并见、虚实夹杂。因此，黄清春教授结合自己 30 余年岭南行医经验及地域特点，紧抓"湿、虚、瘀"三大主要矛盾，将痛风归纳总结为湿热蕴结、脾虚湿阻、湿浊瘀阻三型进行辨证论治。

1. 湿热蕴结

主症：关节红肿热痛、拒按，触之局部灼热，得凉则舒，部分患者伴有发热，口干，心烦。舌红，苔黄腻。

治法：清热除湿，活血通络。

方药：痛风清热除湿方。

组成：黄柏 10g，苍术 15g，怀牛膝 15g，薏苡仁 20g，土茯苓 30g，赤芍 15g，甘草 5g，山慈菇 15g。

2. 脾虚湿阻

主症：身体乏力困倦，四肢不温，腰膝酸软，足跟疼痛。舌淡，苔薄白、边有齿痕，脉以濡细为主。临床也可不表现出明显的症状。

治法：健脾祛湿，通经活络。

方药：痛风健脾化湿方。

组成：黄芪 30g，桂枝 10g，白术 15g，茯苓 15g，党参 15g，山药 15g，炒薏苡仁 15g，茵陈 30g，泽兰 15g，百合 15g，山慈菇 15g，炙甘草 10g。

3. 湿浊瘀阻

主症：多见痛风石，关节僵肿畸形，溃流脂浊。舌淡胖或紫暗，苔薄白或白腻，脉弦或沉涩。

治法：活血化瘀，化痰散结。

方药：痛风化瘀泻浊方。

组成：土茯苓 30g，萹蓄 30g，豨莶草 30g，桔梗 15g，黄芪 30g，赤芍 15g，泽泻 15g，山慈菇 20g，川牛膝 15g，鸡血藤 30g。

三、中西医融合临床经验

黄清春教授主张采用西医分期与中医辨证相结合的方法治疗痛风。急性期以尽快控制关节炎症为主要目的，此期以西药治疗为主，中药辨证治疗为辅。西医治疗方面，早期足量使用非甾体抗炎药以充分抗炎，尽早控制急性关节疼痛，秋水仙碱具有抑制炎症局部白细胞趋化作用，能终止或减少炎症因子的分布，在此期也可选用；对于非甾体抗炎药使用无效或存在使用禁忌者，或存在肝肾功能不全者，可考虑短暂使用糖皮质激素。既往此期患者多不进行降尿酸治疗，但随着临床证据及诊疗观念的改变，如果患者疼痛能承受的情况下，亦可同时进行降尿酸治疗。缓解期痛风患者当以持续血尿酸达标、预防痛风发作、减少痛风并发症为治疗目标。若患者以尿酸生成过多为主要表现，西药可选用非布司他、别嘌醇等；若以尿酸排泄障碍为主要表现，则可选用苯溴马隆。中医方面，以辨证论治为主，急性期对症缓解症状，辅以抗炎止痛治疗，缓解期则当充分发挥中药的优势，减少西医降尿酸方案长期用药带来的不良反应。

四、临证心得与体会

黄清春教授深耕风湿病 30 余年，深入研究并结合岭南的气候特点及人群体质特征，继承和发扬岭南中医名家的学术经验，主张使用西医分期和中医辨证相结合的中西医结合方法来治疗痛风。他的临证心得主要包括分清标本缓急、辨证寒热虚实、内治外治相结合、追求达标治疗、改善患者预后。

1. 中西医结合论治痛风

急性期以西医治疗为主，中医药辨证治疗为辅，以尽快控制关节炎症为目的；缓解期以中医药辨证治疗为主导，发挥中医药长期治疗痛风的优势，力争低剂量西药维持治疗，追求长期达标治疗，改善患者预后。

2. 内外治法结合论治痛风

黄教授在使用内服药物治疗痛风的同时，注重中医特色外治疗法。如院内制剂四黄水蜜外敷、消肿止痛膏外敷、正清风痛宁三联序贯疗法等；对于痛风石溃破难愈合者，则可使用局部免疫三氧包裹等治疗。

此外，对于局部关节肿痛、存在巨大痛风石者，黄教授还使用电子微创针刀镜行关节清理术，以达到快速清除痛风石的目的。

3. 治病不忘治"心"

目前痛风发病逐渐年轻化，大部分患者为家庭主力军，黄教授认为痛风反复发作及需要长期的治疗，患者大多承受着较大的心理压力及社会生活压力，因此不能忽略负面情绪对痛风患者的影响。黄教授建议患者尽量避免剧烈运动，以免诱使痛风发作，可选择八段锦、太极拳等，具有安神、怡情、强身壮体作用的运动。

（陈秀敏，梁华胜）

第二节　林昌松教授诊治经验

一、对病因病机的认识

林昌松教授认为，中医痛风称为历节风、白虎风、白虎历节等，属"痹证"范畴。林教授在长期的临床实践中吸收古代文献和现代医学之精华，对痛风的病因病机有自己独到的认识。他认为痛风发病主要是本虚标实。本虚主要是指先天禀赋不足、肾气亏虚和后天脾胃亏虚。肾气亏虚，肾与膀胱相表里，导致膀胱的气化功能下降，引起水湿排泄受阻，尿酸排泄不畅，淤积体内导致尿酸升高；后天饮食不节，嗜食肥甘厚腻，导致脾虚，脾主运化水湿，脾虚则运化功能不足，导致全身水液代谢失调，从而湿邪内生，湿邪阻滞筋脉，留置关节而发病。标实是指外邪侵袭，主要是湿热毒邪侵袭，留注筋脉，阻滞气机，导致局部关节红肿热痛。如《类证治裁·痛风历节风》认为，"寒湿风郁痹阴分，久则化热攻痛"，"痛风，痛痹之一症也，其痛有常处"，"至夜更剧"。《张氏医通·痛风历节》曰："肥人肢节痛，多是风湿痰饮流注。"湿邪重浊黏腻，湿性趋下，易袭阴位，故多见第1跖趾关节红肿疼痛，正如《素问·太阴阳明论》所云："伤于湿者，下先受之。"

林教授根据患者的临床表现，将本病分为急性期和缓解期，急性期主要以湿热邪毒内侵为主，缓解期根据患者临床表现又有肝肾亏虚、脾胃亏虚、寒热错杂、瘀血阻络的不同。肝主筋，肾主骨，肝肾亏虚，筋脉失养，不荣则痛，故可见关节疼痛反复发作而不愈。许多患者在急性期治疗用药过于寒凉，往往伤及脾胃，脾胃为气血生化之源，脾胃亏虚，气血不足，筋脉同样不得濡养而疼痛不愈，正如《医学入门·痛风》认为本病多因"血气虚劳，不营养关节腠理"。此外，脾胃亏虚，正气不足，导致湿邪留恋，缠绵难愈。痹痛日久，阻滞筋脉，瘀血形成，进一步阻滞筋脉，导致关节疼痛反复发作。

二、辨证论治思路

林昌松教授认为，痛风的治疗应根据急性期与缓解期采取不同的方法。林教授强调在急性期当以治标为主，迅速缓解症状，改善患者痛苦，内外合治，内用药系统调理，外用药局部治疗，共同达到祛湿止痛、缓解症状的目的。他认为治疗的关键在于缓解期。因为缓解期患者关节疼痛不明显，往往容易忽视。预防痛风的发作，延长发作期限，甚至不再发作，是林教授所追求的目标。林教授根据自己的临床经验将缓解期分为4种证型进行论治，即肝肾亏虚、脾胃亏虚、寒热错杂、瘀血阻络。

（一）急性期——湿热蕴结

主症：突发下肢关节红肿灼痛，痛不可忍，如针刺，多于夜间突然发病，活动痛增。舌红，苔腻，脉洪大或弦数。

治法：清热利湿，通络止痛，结合外用药物，内外结合治疗。

方药：四妙散加味。

组成：黄柏15g，苍术15g，牛膝18g，薏苡仁30g，萆薢30g，浙贝母15g，土茯苓30g，泽泻15g，泽兰15g，车前子20g，甘草6g。

加减：兼有口干口苦者，加丝瓜络、天花粉；肿痛明显者，局部外敷双柏散，以加强利湿消肿的功效；舌苔黄腻者，加绵茵陈。

（二）缓解期

1.肝肾亏虚

主症：疼痛不甚明显，足部酸软乏力，久行后症状明显，时有腰背酸困，口干。舌质淡嫩，苔薄白或薄黄，脉弦或弦滑。

治法：补益肝肾，强壮筋骨。

方药：独活寄生汤加减。

组成：独活10g，桑寄生30g，牛膝12g，杜仲12g，续断15g，七叶莲30g，土茯苓30g，萆薢30g，浙贝母15g，宽筋藤30g，甘草10g。

同时服用焦树德教授的尪痹片以补益肝肾。

加减：疼痛日久不消者，加蜈蚣1～2条通络止痛；胃脘不适，泛酸烧心者，加砂仁、海螵蛸；舌苔黄，口苦者，加黄柏清热利湿；大便稀烂者，加白花蛇舌草；大便干者，加蒲公英；患者怕冷，加制川乌或制附子。

2. 脾胃亏虚

主症：关节轻微疼痛，胃脘痞满，不欲饮食，反酸烧心，口干，大便溏或干结。舌质淡嫩，舌体胖大，苔薄，脉滑或沉细。

治法：调理脾胃。

方药：半夏泻心汤加减。

组成：法半夏10g，黄连5g，黄芩10g，干姜6g，甘草6g，太子参30g，白术10g，浙贝母15g，海螵蛸30g。

加减：舌质红，口干者，加用赤芍、石斛、竹茹；胃脘胀满者，加砂仁、厚朴；关节疼痛明显者，加全蝎。

3. 寒热错杂

主症：关节疼痛间断发作，时作时止，寒热表现不甚明显。

治法：寒热平调。

方药：桂枝芍药知母汤加减。

组成：桂枝10g，白芍15g，白术15g，知母10g，茯苓15g，宽筋藤15g，姜黄10g，甘草6g。

加减：舌质红，口干者，改白芍为赤芍，加竹茹、石斛；患者怕冷，天气变化时关节不适，加制川乌、制附子。

4. 瘀血阻络

主症：关节疼痛日久不愈，反复发作，呈刺痛，局部皮肤色暗。舌质淡暗，局部有瘀斑，脉弦或弦涩。

治法：活血化瘀。

方药：桂枝茯苓丸加减。

组成：桂枝10g，茯苓15g，桃仁12g，红花10g，牡丹皮10g，当归10g，白芍10g，甘草6g。

加减：肿痛，四肢游走不定者，可加独活、桑枝、牛膝；关节活动障碍者，可加伸筋草、络石藤、全蝎；关节肌肉酸楚者，可加丝瓜络。

三、中西医融合临床经验

林教授深切感受到剧烈疼痛给患者生活造成了极大不便，因此取长补短，重视中西医结合治疗，除辨证使用中药外，还学习近代研究及最新指南，掌握经典药物，关注新药的发展，除药物疗效，还注意药物的不良反应而慎重选药。他认为可选用新型 COX-2 抑制剂依托考昔片、经典药物秋水仙碱、结合新指南推荐降尿酸药物非布司他片配合治疗痛风急性发作。

四、临证心得与体会

1. 分期论治

林昌松教授吸取古今医家经验及现代中西医研究成果，针对岭南地区特点，结合自身临床观察用药，对痛风的病因病机及治疗有自己独特的见解。林教授认为痛风病机以本虚标实为主，急性期发作多为标实，风寒湿热邪（以湿邪为主），侵袭人体，留在经脉，湿热痰瘀之毒邪郁于体内，郁而化热，血行瘀滞，体内湿热内蕴夹血瘀，致筋骨疼痛，关节肿胀，屈伸不利，活动受限，以四妙散为基本方加减治疗；缓解期以则本虚为主，先天禀赋不足，肾气亏虚，后天饮食不慎，脾胃运化失衡，以顾护脾胃，补肾强骨为法，方拟独活寄生汤、半夏泻心汤为主；又见病情并不典型，疼痛间断发作，寒热不显者，辨证为寒热错杂，用桂枝芍药知母汤加减治疗。

2. 未病先防

林教授同样十分注重生活习惯的调护。西医学已明确痛风为嘌呤代谢失常之疾病，林教授在治疗该病时非常注重痛风患者的生活调护，建议患者养成健康的生活习惯。他认为药物治疗只能解除一时之苦，为治标之举，要预防痛风急性发作，减少发作次数，甚至不发生，与患者的生活习惯有很大关系。因此，为预防痛风发作，林教授常交代患者在生活中做到以下几点：①严格戒酒，尤其是啤酒；②避免过度劳累；③少食甚至不食嘌呤含量高的食物，如虾、蟹等海鲜，以及动物内脏、菠菜、豆类等食物；④大量饮水，促进尿酸排泄；⑤肥胖者应积极减肥，减轻体重。

参考文献

［1］姬森国，徐强，王笑丹，等.林昌松教授治疗痛风性关节炎经验 [J].辽宁中医药大学学报，2010，12（8）：138-139.

［2］刘敏莹.痛风方联合西药治疗急性痛风性关节炎湿热夹瘀型临床研究 [D].广州：广州中医药大学，2016.

（林昌松，刘连杰）

第三节　李娟教授诊治经验

一、对病因病机的认识

高尿酸血症是嘌呤代谢紊乱引起的代谢异常综合征。当血尿酸超过其在血液或组织液中的饱和度时，可在关节、组织局部形成尿酸钠晶体并沉积，诱发局部炎症反应和组织破坏，即痛风。随着社会的发展、人们经济水平的提高和生活方式的改变，高尿酸血症及痛风的患病率也在逐年升高，近年呈现明显上升和年轻化趋势，严重影响了患者的生活质量，同时给我国公共卫生事业带来了巨大挑战。

《丹溪心法》，言："痛风……四肢百节走痛，他方谓之白虎历节风证。"可见，本病在中医学属"痹证""白虎历节""浊瘀痹"范畴。高尿酸血症在痛风发作前临床症状多不明显，属中医学"未病"或"伏邪"。李娟教授总结痛风的病因病机主要是湿热瘀毒，痹阻经络，久伤肝肾；湿热、痰浊、瘀毒是痛风不同阶段的病理因素，其既是病理结果，也是痛风发病的关键病理因素，彼此交错，互相影响。痛风虽为"痹证"，但与风湿科其他常见的"痹证"有所不同，常好发于青壮年男性。患者平素饮食嗜肥甘厚味，尤喜海鲜、动物内脏、啤酒等高嘌呤饮食，加之生活习惯不良，好逸恶劳，致使痰湿内生而化热，气血壅滞，蕴热成毒，阻滞于经络关节，不通则痛，进而出现关节红肿热痛；或先天禀赋不足，脾虚胃弱，致脾失健运，升清降浊无权，湿浊内生。然正如《黄帝内经》所言，"正气存内，邪不可干"，"邪之所凑，其气必虚"，临床常见患者因劳累，起病后复感风、寒、湿邪等，发为痛风。痛风日久，污浊凝涩，痰瘀互结，在表则形成结节或痛风石沉积，在体则内舍于脏腑，出现多种痛风相关并发症，如肾脏病变（慢性尿酸盐肾病、肾石症）等。日久肝、脾、肾三脏亏虚，病情缠绵，反复发作。

总的来说，痛风之起病是以肝、脾、肾功能失调为本，痰饮、瘀血、浊毒内蕴为标，因患者风寒湿热之感邪偏盛不同，或因体内正气之强弱有别，而临床表现各异。内因为主，外因为诱，病位在于肌表经络，继而损伤筋骨，日久伤及肝、脾、肾。近年来，许多研究表明中医药治疗痛风疗效确切，毒副作用较少，且中西医结合治疗能起到增效减毒的效果，降低整体复发率，增强患者长期服药的依从性，凸显了中医药治疗痛风的优势。李娟教授的经验方痛风 1 号方、痛风 2 号方分别用于痛风急性发作、高尿酸血症及慢性痛风的治疗，临床疗效确切，通过网络药理学分析发现，其对 NLRP3 炎症小体介导的炎症通路可发挥一定作用。这两个经验方为临床痛风及高尿酸血症患者的治疗提供了安全可行的方案。

二、辨证论治思路

李娟教授认为，痛风／高尿酸血症的治疗需从整体辨治，以祛湿泄浊、化瘀排毒为主线，辨清虚实急缓，实则清热祛湿，虚宜补虚泻浊，根据痛风的不同证候选择不同的治则，辨证论治，应主要针对肝、脾（胃）、肾等脏腑进行调理，宜广泛使用甘温、平补及利水渗湿药物，或兼苦寒、清热、泄利药物。李娟教授通常将痛风分为以下证型论治。

（一）急性期

1. 湿热蕴结

主症：局部关节红肿热痛，发病急骤，病及一个或多个关节，多兼有发热、恶风、口渴、烦闷不安或头痛汗出，小便短黄。舌红，苔黄或黄腻，脉弦滑数。

治法：清热利湿，通络止痛。

方药：宣痹汤合二妙散加减。

组成：车前草 15g，土茯苓 30g，薏苡仁 30g，炙甘草 10g，滑石 30g，苍术 10g，黄柏 10g，川牛膝 15g，虎杖 15g。

加减：热重于湿者，加生石膏、知母、牡丹皮等清热凉血；湿重于热者，加猪苓、茯苓祛湿泻浊；兼有外感者，加连翘、牛蒡子、荆芥等疏风解表；关节游走窜痛而风甚者，加羌活、防风、秦艽等；关节肿甚者，加木通、玉米须、萆薢利水消肿；关节屈伸不利者，加地龙、藤类药物舒经活络。

2. 痰瘀痹阻

主症：关节疼痛，肿胀不甚，局部不热，痛有定处，屈伸不利，局部肿胀或有硬结、瘀斑，肌肤麻木不仁，或肌肉关节刺痛，痛如锥刺，或红肿，痛处拒按，日轻夜重，面色暗，肌肤干燥无光泽，口干不欲饮。舌苔薄白、薄黄或白腻，脉弦或濡缓。

治法：化痰除瘀，通经舒络。

方药：二陈汤合桃红四物汤加减。

组成：法半夏10g，陈皮10g，茯苓15g，桃仁10g，红花10g，熟地黄10g，白芍15g，当归15g，川芎10g，甘草6g。

加减：血瘀有热者，加忍冬藤、蒲公英；痰浊盛者，加天南星、杏仁；关节肿胀僵硬，风痰明显者，加天麻、白附子；关节红肿热痛、口渴、咽痛、尿黄者，加忍冬藤、桑枝、连翘等；兼有湿热者，加苍术、黄柏。

（二）间歇期及慢性期

1. 脾虚湿阻

主症：无症状，或仅有轻微的关节症状，或高尿酸血症，或见头晕目眩，头重如裹，胸脘满闷，纳呆恶心，泛吐痰涎。舌质淡胖，苔白腻，脉细或弦滑等。

治法：健脾益气，祛湿化浊。

方药：防己黄芪汤合五苓散加减。

组成：防己10g，黄芪15g，白术15g，甘草10g，生姜10g，大枣10g，茯苓15g，薏苡仁15g，泽泻10g，桂枝10g，苍术10g，牛膝10g。

加减：郁久化热者，加海蛤壳、浙贝母、牡丹皮；郁久痰毒者，加连翘、蒲公英、忍冬藤；关节痛麻，部位不定，属风痰者，加天麻、白附子、僵蚕祛风化痰；脾阳虚甚，寒象明显者，加麻黄、桂枝、制附子、干姜等温阳通络；脾气虚甚者，加党参、山药健脾益气；关节漫肿、疼痛、畸形者，加南星、白芥子祛痰；关节屈伸不利者，加伸筋草、木瓜舒筋通络。

2. 肝肾亏虚

主症：久病，关节肿胀畸形，局部关节疼痛或屈伸不利，肌肤麻木，日轻夜重，或见腰膝酸软无力，咽干耳鸣，头昏视物不清，耳鸣、盗汗或失眠多梦，五心烦热，两颧潮红。舌红，少苔，脉细数或弦细数。

治法：滋补肝肾，通络止痛。

方药：独活寄生汤加减。

组成：独活30g，桑寄生30g，杜仲20g，牛膝15g，细辛5g，秦艽10g，茯苓20g，肉桂10g，防风10g，川芎10g，党参30g，当归15g，白芍15g，生地黄15g，熟地黄15g，甘草10g。

加减：若关节灼热，盗汗明显者，可加黄柏、知母滋阴清热，若兼有肝阳亢者，加石决明、牡蛎、菊花、连翘以清热潜阳；关节痛甚兼有血瘀者，可加鸡血藤、络石藤等藤类药物，活血通络止痛；若血瘀明显，局部痰瘀互结形成肿滞者，可加用乌梢蛇等虫蛇类药物，以活血化瘀、通络止痛；若以湿邪偏重者，酌加防己、苍术、薏苡仁祛湿；若不阴虚而表现为阳虚寒盛者，可加制附子、干姜、川乌等温补肾阳。

三、中西医融合临床经验

李教授认为，痛风的治疗宜中西医结合，辨证与辨病相结合，中西药并用，取长补短，方能较好地控制病情。伴随病程的延长，痛风的中医证型向风湿蕴热证、痰瘀痹阻证、久痹正虚证方向演变，应四诊合参，辨证施治。与此同时，西药配合中药治疗，能共同控制痛风的发展。比如患者处于急性发作期，可配合秋水仙碱、糖皮质激素、非甾体抗炎药消炎镇痛，缓解急性期疼痛发作的症状；痛风间歇期则须配合降尿酸药物如非布司他、苯溴马隆，降低血尿酸水平，以减少痛风急性发作频次。另外，李教授认为，临床须重视不同体质与痛风和证候的内在联系，以及不同患者对方药等治疗应答反应的差异，实施个体化诊疗，贯彻"因人制宜"思想。

四、临证心得与体会

李教授认为，脾的功能失调在痹证的发病中具有关键性作用。脾位于中焦，五行属土，又称为脾土。《尚书·洪范》曰："土爰稼穑。"万物非土不生，五行非土不载，土为万物之母。《素问·太阴阳明论》指出："土者，生万物而法天地，故上下至头足。"正因为脾具有这种本性，才能化生水谷精微以养五脏六腑、四肢百骸，而机体气血津液的生成和各脏腑功能的正常运转，乃至机体生命活动的持续，均有赖于脾胃，故脾为"后天之本"。在痹证发病机制中，脾主营卫的重要性表现为脾与营卫、脾与气血、脾与各脏腑功能的关系，脾主肌肉、四肢，体现在脾主运化水谷、水湿等方面。脾虚湿盛者，重用黄芪、茯苓、白术、薏苡仁；中焦湿阻，脘闷纳呆者，可加藿香、佩兰理气化湿；若兼风邪，疼痛游走者，可加防风、威灵仙等，祛风除湿、通络止痛。

痛风治疗应以辨病与辨证相结合，实施个体化诊疗，贯彻"因人制宜"思想。首先确定痛风患者的病程：①无症状高尿酸血症期；②痛风急性发作期；③痛风发作间歇期；④慢性痛风期。即使同为痛风患者，在不同的疾病阶段治疗方法也不尽相同，判断患者病程是关键的一步。四诊合参，判断患者的证候类型以辨证施治，这体现了同病异治的思想。治疗方面采用清热、利湿、化痰、祛瘀、益气、滋阴、温阳等原则，以调整机体的阴阳失衡。如在急性发作期，宜加重土茯苓、萆薢之用量；体虚者，又应选用熟地黄、补骨脂等补肾壮骨；至于腰痛、血尿者，可加用通淋化石之品，如金钱草、海金沙等；尿酸高者，可使用白茅根、玉米须，以及降尿酸西药辅助治疗。

中医学认为，痛风形成的主要原因在于先天禀赋不足，后天嗜食膏粱厚味，日久伤脾，或年老脾肾功能失调，并与饮食、劳倦、外感、环境等诱因有关。中医体质是指个体生命过程中，在先天遗传和后天获得的基础上表现出的形态结构、生理功能和心理状态方面综合的相对稳定的特质。体质是决定证候类型的重要因素之一。人体从感邪、发病，到形成证候，都离不开体质因素的作用。容易感受何种外邪，感邪以后发生何种类型和性质的疾病，在很大程度上也取决于体质。不同的病因作用于相同类型的体质，可出现相同的证候；相同的病因作用于不同类型的体质，可能出现不同的证候。重视不同体质与痛风和证候的内在联系，以及对方药等治疗应答反应的差异，是实施个体化诊疗、贯彻"因人制宜"思想的具体实践。根据不同体质类型，调整机体的偏颇状态和阴阳失衡，达到未病先防的目的。

（李娟，周秀廷）

第四节　张剑勇教授诊治经验

一、对病因病机的认识

《黄帝内经》言"正气存内，邪不可干"，"邪之所凑，其气必虚"。张剑勇教授认为痛风病机主要为本虚标实，以脾肝肾亏虚为本，湿热痰瘀互结为标。《素问·经脉别论》云："饮入于胃，游溢精气，上输于脾。脾气散精于肝，上归于肺，通调水道，下输膀胱。水精四布，五经并行，合于四时五脏阴阳，揆度以为常也。"痛风患者先天不足或后天失养，长期嗜食肥甘厚味，损伤脾胃，或久居湿地，感受外湿，湿气困脾，脾主运化，脾胃虚弱，水谷精微运化失司，湿浊内生；或情志内伤，导致肝失疏泄，气机不畅，瘀血内生，气血失和，肝主筋，肝血不足，筋失所养，无以束筋骨、利关节；禀赋不足，或脾虚日久及肾，肾为水脏，肾失气化，致三焦水道不通，津液输布异常，湿邪内阻，湿易化热，或久居气候炎热、沿海之所，感受湿热之邪，内外合邪；湿热流注肢体、筋骨、关节，不通则痛；湿性趋下，易袭阴位，故下肢关节肿痛多见。湿性黏滞，易阻滞气机，脉道不通，血流不畅，瘀血内生；湿热久羁，炼液成痰，痰瘀互结，壅滞经络关节，久则形成痛风石，甚至关节畸形。本病病位在关节，继而深及筋骨，湿属阴邪，易伤阳气，阳气亏虚，温煦、推动力弱，脏腑功能失调，脾肝肾更虚，即"久病必虚"。湿热痰瘀既是病理产物，又是致病因素，贯穿疾病始终。

二、辨证论治思路

张剑勇教授认为，痛风病机主要为本虚标实，脾肝肾亏虚为本，湿热痰瘀互结为标。他根据临床表现将痛风分为急性期和缓解期，急则治其标，缓则治其本，分期论治。张教授临床中观察到，痛风急性期绝大部分属湿热蕴结证，根据关节红肿程度、舌脉等将湿热按轻重分型，以清热利湿、消肿止痛为法；张教授将缓解期分为湿热蕴结、痰瘀痹阻、脾虚湿阻、肝肾亏虚等证型，以扶正为主，佐以祛邪，注重调理脾肝肾。具体分期、分型如下。

（一）急性期

1. 湿重于热

主症：关节肿胀疼痛，轻度活动受限，肤色可疑发红，局部低热，扪久热甚，纳眠可，二便调。舌质略红，舌下瘀，苔薄白或黄，脉弦缓。

治法：利湿清热，消肿止痛。

方药：慈苓化浊方加减。

组成：土茯苓45g，粉萆薢30g，川牛膝10g，秦艽15g，山慈菇9g，赤芍10g，山茱萸6g。

2. 热重于湿

主症：关节疼痛明显，活动受限，肤色发红，肤温高，得凉则舒，口干，渴喜冷饮，纳眠一般，小便短黄，大便干结。舌质红，舌下瘀，苔黄略干，脉弦数。

治法：清热祛湿，消肿止痛。

方药：热痹泰加减。

组成：薏苡仁30g，茯苓30g，忍冬藤30g，生石膏30g，白芍15g，川牛膝15g，远志15g，北沙参15g，桂枝10g，知母10g，秦艽10g。

3. 湿热并重

主症：关节红肿热痛明显，活动受限，口干口苦，渴不欲饮，纳差，眠一般，小便黄，大便黏，排便不畅。舌质红，舌下瘀，苔黄腻或黄浊，脉弦滑或滑数。

治法：清利湿热，消肿止痛。

方药：湿热痹泰加减。

组成：生石膏30g，薏苡仁20g，土茯苓15g，忍冬藤15g，络石藤15g，麸炒苍术10g，川牛膝10g，秦艽10g，防己10g，醋鳖甲10g，全蝎9g，地龙10g，知母10g，黄柏6g，细辛3g，鬼箭羽10g。

（二）缓解期

1. 湿热蕴结

主症：关节无明显症状，或关节隐痛，肿胀不适，局部低热，纳眠一般，小便调，大便稀。舌质暗红，舌下瘀，苔黄腻，脉缓。

治法：清热利湿，活血通络。

方药：慈苓化浊方加减。

组成：土茯苓 45g，粉草薢 30g，川牛膝 10g，秦艽 15g，山慈菇 9g，赤芍 10g，山茱萸 6g。

2. 痰瘀痹阻

主症：关节无明显症状，或关节有酸胀沉重感，或关节肿大，屈伸不利，局部出现痛风结节或痛风石，皮色紫暗。舌质暗红，舌下瘀，舌苔薄白或白腻，脉弦缓略细。

治法：化痰祛瘀，泄浊通络。

方药：六高康加减。

组成：土茯苓 30g，百合 20g，葛根 20g，金钱草 15g，益母草 15g，灵芝 15g，炒决明子 10g，山楂 10g，炒牛蒡子 10g，山慈菇 10g，钩藤 10g，刺五加 10g，郁金 10g，菊花 5g，柴胡 5g，天麻 5g，山茱萸 5g，玉米须 15g。

3. 脾虚湿阻

主症：关节无症状或仅有轻微的关节疼痛，或见身困倦怠，头晕，纳少，脘腹胀闷。舌质淡胖或舌尖红，舌体大，舌下瘀，苔白或黄厚腻，脉沉细。

治法：健脾祛湿，益气通络。

方药：参苓白术散合慈苓化浊方加减。

组成：党参 20g，麸炒白术 30g，茯苓 20g，炙甘草 12g，山药 20g，炒白扁豆 30g，薏苡仁 20g，砂仁 5g，莲子肉 5g，桔梗 10g，陈皮 5g，土茯苓 45g，粉草薢 30g，川牛膝 10g，秦艽 15g，山慈菇 9g，赤芍 10g，山茱萸 6g。

4. 肝肾亏虚

主症：常见于中老年人，痛风反复发作，关节酸痛，腰膝酸软。舌暗红，舌下瘀，苔薄黄或少苔、有裂纹，脉弦细。

治法：补益肝肾，活血通络。

方药：护肾痛风泰加减。

组成：土茯苓 30g，粉草薢 20g，薏苡仁 20g，酒萸肉 12g，秦艽 10g，独活 10g，赤芍 10g，醋鳖甲 10g，葛根 10g，威灵仙 10g，地龙 10g，川牛膝 10g，杜仲 10g，防风 6g，牡丹皮 6g。

加减：张教授秉崇仲景"有是证用是方""随证治之"的治疗大法，在此基础上根据个体证候差异加减用药。痛剧者，加延胡索行气活血止痛；发热者，加大黄通腑泄热；痛风石初形成者，加浙贝母、山慈菇、皂角刺化痰散结；便溏者，加白扁豆、炒白术、陈皮健脾祛湿，车前子清热利湿，取"利小便以实大便"之意；纳差者，加陈皮、苏梗行气宽中，生麦芽疏肝行气、消食和胃；口干口苦者，加芦根、天花粉清热滋阴；心烦者，则用淡竹叶清心除烦，导热从小便出；口中浊腻者，加砂仁芳香化湿；夜尿频者，加芡实健脾补肾固精，金樱子补益肝肾、涩精止遗。根据病位加引经药，病在上肢加桑枝、伸筋草，病在下肢用木瓜、独活、川牛膝等。

三、中西医融合临床经验

中西结合，内外合治，增效减毒

痛风是世界上常见的关节炎，如不及时治疗，尿酸盐沉积在关节及周围组织和肾脏，可导致关节骨质破坏和肾功能衰竭，还会并发代谢综合征、心脑血管疾病等。急性期常用非甾体抗炎药、秋水仙碱、激素抗炎止痛，疗效确切，但存在肝肾功能损害、胃肠道反应等毒副作用，合并上消化道溃疡甚至出血时，无药可用。缓解期使用非布司他片、别嘌醇、苯溴马隆片降尿酸，疗效显著，却常出现诱使痛风急性发作、影响患者治疗依从性等问题。中医药治疗痛风具有独特优势，立足整体，辨证论治，中药内服，配合中医特色外治法，内外合治，直达病所。因此，张教授认为本病的治疗应中西结合，标本兼治，增效减毒。

四、临证心得与体会

1.分期分型论治

张教授根据临床表现，将痛风分为急性期和缓解期，急则治其标，缓则治其本。他认为，痛风急性期绝大部分属湿热蕴结证，根据湿热程度分为湿重于热、热重于湿、湿热并重，以清热利湿、消肿止痛为法，处方用药不尽相同。化湿之品多芳香苦燥，可助长热势，清热之药多苦寒，苦寒太过，凉遏气机，损伤脾胃助湿，正所谓"徒清热则湿不退，徒祛湿则热愈炽"。张教授认为只有把握好清热、祛湿、宣通之药的配伍，才能达到祛邪不伤正的目的。脾胃是后天之本，气血生化之源，不可伤及，否则"内伤脾胃，百病由生"。痛风缓解期，张教授将其分为湿热蕴结、痰瘀痹阻、脾虚湿阻、肝肾亏虚4型辨治，以扶正为主，佐以祛邪，注重调理脾肝肾功能，泄浊化瘀，使津液代谢输布正常，如此不仅邪有出路，还可从根源上杜绝湿热痰瘀病理产物的形成。

2. 注重望诊舌下络脉，活血贯穿全程

张教授临证十分重视舌诊，认为舌象是中医病因病机的直观体现、辨证的客观依据，通过观察舌质、舌苔、舌下络脉的神色形态，了解疾病寒热虚实、邪盛正衰、病势等情况。他尤其注重望诊舌下络脉，认为其形态、颜色能清晰反映脏腑气血情况，而且位置浅，易观察，与舌色、舌态相比，可更早发现异常，不仅对疾病诊断有意义，还可作为判断疗效及预后的依据。正常舌下络脉颜色淡红，无怒张、紧束、弯曲、增生，大多为单支。观察舌下络脉时嘱患者将舌体向上翘，舌尖抵于上门牙，舌体放松，查看舌下络脉色泽、长短、是否怒张、有无分支等。张教授临床发现各期痛风患者舌下络脉均怒张、色紫暗，提示气血瘀滞不通，是病机血瘀的客观依据，也是病理产物瘀血的直观表现，即"有诸内必形于外"。张教授在辨证基础上喜加活血药如赤芍、丹参、川芎、川牛膝、益母草、泽兰、穿山龙等，认为活血可疏通经络，气血健运，诸邪易散，通则不痛，活血药还能引药入四肢关节，直达病所，增强疗效。

3. 首创"六高症"概念，异病同治

痛风与代谢综合征（MS）关系密切，互为因果，相互影响。中医学无代谢综合征对应病名，根据其临床表现可归为"痰浊""肥胖""眩晕""消瘅""消渴""脘痞""湿阻""脾瘅"等范畴。张剑勇教授将这一系列合并症统称为"六高症"，把防治"三高"的实践提升到"六高"的新高度，"六高"即高血压、高血糖、高血脂、高尿酸、高体重、高血黏，从整体辨证，把握病机，异病同治。"六高症"病机属脾肾亏虚，痰瘀互结。脾主运化，先天禀赋不足或后天饮食内伤，脾失健运，湿浊内生，弥漫三焦，聚湿成痰，痰阻气机，加之脾气亏虚，气虚无以推动血液运行，气虚血滞，气滞血阻，瘀血由生，痰瘀互结。痰湿阴邪，耗伤阳气，脾为后天之本，肾为先天之本，二者一损俱损，故脾虚日久伤肾。肾主水，肾气亏虚，三焦气化不利，膀胱开阖失司，水液代谢失常，湿浊更盛，循环往复，痰瘀愈实，脾肾更虚。张教授治以健脾补肾、泄浊化瘀，用自拟方六高康加减治疗，可有效缓解痛风症状，显著改善中医证候，减少痛风发作次数，调节其他代谢病指标，使"六高症"患者全方位获益。

4. 重视运用"治未病"思想防治痛风

张剑勇教授沿承中医"上工治未病、预防胜治疗"的大医理念，重视运用"治未病"思想防治痛风。痛风具有遗传倾向，痛风患者直系亲属是高危人群，建议定期检测尿酸，防患于未然。他注重对高尿酸血症患者饮食、生活起居调护

进行指导，总结出"管住嘴、迈开腿、少吃肉、多喝水"十二字箴言。既病防变，随着病程发展，痛风发作频繁，且越来越难控制，因此张教授尤其注意痛风首发患者的治疗，倡导患者及时、系统、规律治疗，积极控制炎症，减少急性发作持续时间，预防复发，或延长复发间隔时间，尽可能防止关节损伤、痛风石形成、肾损害等。他同时重视缓解期尿酸控制情况，监测血尿酸水平，及时调整治疗方案，注重宣教，提高患者依从性，提高痛风治疗达标率，对延缓痛风病情进展及避免并发症具有重大意义。

参考文献

［1］魏嘉欣，贾二涛，肖敏，等.张剑勇治疗痛风经验 [J].广州中医药大学学报，2020，37（3）：543-547.

［2］姜毓楷，谢静静，姜玉宝，等.张剑勇教授泄浊化瘀法治疗痛风经验 [J].世界中西医结合杂志，2021，16（11）：2003-2006.

［3］尚新伟.六高康颗粒剂治疗痛风六高症的临床疗效观察 [D].广州：广州中医药大学，2017.

［4］肖敏，张剑勇，邱侠，等.护肾痛风泰颗粒剂治疗痰瘀痹阻型慢性痛风临床观察 [J].河南中医，2017，37（6）：1082-1084.

（张剑勇，魏嘉欣，郭盈澳）

第五节　刘晓玲教授诊治经验

一、对病因病机的认识

1. 先天脾肾不足，气化失司

痛风是一个本虚标实病证，多为脾肾亏虚，气化不利，易致湿、热、痰、瘀等痹阻经络，导致气血运行不畅，不通则痛，而引发痛风。痛风属于代谢病，缘于先天禀赋不足，脾胃运化失司，或肾气亏虚，气化不利，导致痰湿内停。痛风多见于平素喜食肥甘厚味、嗜酒的肥胖男性，因肥胖之人多属于脾虚痰湿体质，本质是脾肾不足，加之饮食不当，喜食肥甘厚味、嗜酒等助生湿热，湿热痹阻关节、日久则导致气血津液运行受阻。慢性期及间歇期病机较为复杂，往往形成本虚标实证，或虚实夹杂证，既有湿热互结，痰瘀互结，或湿蕴不化，郁而化热之象，又有正气不足之势，邪正胶着，造成病势缠绵，反复发作，经久不愈。但慢性期的患者主要以肾气不足为主，病机关键在于先天脾肾不足，运化及气化功能失司，或加之邪气留恋，多见关节肿胀，或伴有痛风石。

2. 湿热内蕴，痰瘀阻络

痛风发作多因饮食不当，喜食肥甘厚味、嗜酒等助生湿热，湿热痹阻关节，日久导致气血津液运行受阻，又可进一步形成痰瘀阻络。故刘晓玲教授认为该病的病机特点当有湿、热、痰、瘀阻滞经络，气血运行不畅。因多数患者常在饮酒或食用肥甘厚味等高嘌呤食物后发作，故急性期尤以湿热内蕴、痰瘀阻络为主要病机特点。

二、辨证论治思路

痛风可分为急性期和慢性期，由于每个阶段症状及证候不同，治疗用药也有很大的差别，故刘晓玲教授认为痛风要分期治疗。

（一）急性期

1. 脾胃湿热

主症：突发关节红肿热痛，以跖趾关节尤甚，可伴有发热，皮肤发红，肤温升高，口渴欲饮，口干、口苦、口臭，心烦面赤，小便赤痛，大便黏滞不爽，肛门有灼热感。舌质红，苔黄腻或黄燥，脉弦滑而数。

治法：清热利湿，通经活络。

方药：四妙散加减。

加减：湿热甚者，加用土茯苓、玉米须、车前草、忍冬藤、粉萆薢等增强清热利湿之功；热毒炽盛者，加用赤芍、牡丹皮、生地黄、水牛角、泽兰以凉血活血；关节疼痛较甚者，重用全蝎，加用路路通、白芷以清热祛湿、通络止痛；关节肿胀较甚者，加浙贝母、山慈菇散结消肿。

2. 肝胆湿热

主症：关节红肿热痛，常伴头痛，眉棱骨附近尤甚，易怒，面红目赤，口苦咽干，胸胁肋部疼痛，眠差，易醒，小便淋浊赤痛，大便干结。舌红，苔黄腻，脉弦数有力。

治法：清肝泻火，除湿通络。

方药：龙胆泻肝汤加减。

加减：本方合以土茯苓、川萆薢、绵茵陈、黄柏、车前草、玉米须降浊利湿；山慈菇、浙贝母化痰散结；全蝎、白芷通络止痛；灯心草清心肝火。诸药合用可以起到清肝火、祛湿邪、通经络的作用。

（二）慢性期

1. 痰瘀阻络

主症：病程日久，多处关节有痛风石，关节微肿胀，局部疼痛或肿痛不适，屈伸不利，四肢不温，眼睑浮肿，困顿乏力，小便量少，或有泄泻。舌质淡，苔腻，脉缓或弦滑。

治法：淡渗利湿，通络止痛，

方药：五苓散加减。

加减：痛风石较多者，加用鸡内金、海金沙排石通淋；关节肿胀较甚者，加用浙贝母、薏苡仁、半夏散结消肿。

2. 脾肾亏虚

主症：关节微肿胀，伴或者不伴痛风石，腰膝酸软，形体消瘦，面色无华，气短乏力，劳则加重，心慌失眠。舌淡或舌质红而暗滞，苔薄白，脉细弱或弦细。

治法：补脾益肾，化瘀散结。

方药：偏于脾虚用苓桂术甘汤加党参、北芪、五指毛桃、芡实等健脾益气；偏于肾气亏虚用八味肾气丸加续断、杜仲、牛膝、肉苁蓉等补益肝肾。

加减：湿气较甚者，加薏苡仁、车前草、泽兰、泽泻等；有痛风性肾病或血尿者，加荠菜、白茅根、白及、小蓟利尿止血；关节肿胀者，加浙贝母、山慈菇等散结消肿；下肢肿甚者，加五皮饮，共奏化湿行气之功。

三、中西医融合临床经验

刘晓玲教授认为，治疗痛风用药当分急性期及慢性期，利湿化痰散结贯穿整个治疗过程，善用虫类药物通经止痛，同时注重指导患者养成正确的饮食习惯。其临证体会主要有以下几点。

1. 急性期发作的处理

痛风急性期发作时，病情重者采用中西医结合治疗，先控制炎症及疼痛症状，可选用非甾体抗炎药物和秋水仙碱，配合护胃药物，同时在辨证论治的基础上选用中药调理，待病情控制后减停非甾体药物，急性期过后加用降尿酸药物如非布司他、别嘌醇等。

2. 利湿化痰散结为治疗核心

湿邪是导致痛风的重要因素，患者多为年轻男性，气血充盛，加之过度饮酒，嗜食肥甘厚味、海鲜，使得中焦壅滞，脾失健运，胃失和降，运化失司，精微蓄积，致使湿浊内生，蕴久化生热毒、浊毒之邪，重浊郁滞，最易留滞经络关节肌肉，痹阻气血，久则湿聚为痰，痰湿胶着，气血停滞而成瘀。无湿则无痰，无痰则少瘀，故除湿为治之首要，理应贯彻本病治疗的始终。祛湿药的使用，宜以健脾淡渗利湿为主，如茯苓、薏苡仁、泽泻、萆薢、白术等，当慎用辛燥之品，同时应配合浙贝母、山慈菇等祛湿散结。

3. 适当使用虫类药

虫类药是血肉有情之品、虫蚁飞走之品，具有透骨搜风、破血化瘀、解痉止痛等功效，久病入络，久病必瘀，久痹邪深，痰瘀互结，非一般药物所能透达，唯穿透力强、善于搜风剔络的虫类药，独具其功。治疗痛风日久、关节肿胀畸形的患者，可适当选用全蝎、露蜂房、乌梢蛇等虫类药，尤其是全蝎，足、尾、头、翅俱全，攻毒散结、活血通络效果甚佳。

4. 重视健康教育

刘晓玲教授认为，痛风急性发作期避免剧烈运动，减少嘌呤代谢，有助于缓解痛风发作及炎症吸收；平时应注重饮食调摄，调畅情志，避免感受外邪、劳倦过度等。在饮食方面应少食或不食高嘌呤食物，如海鲜、菌类、动物内脏等，少食肥甘厚腻之品，多饮水、少饮酒或不饮酒，每天饮水量应在 2000mL 以上。同时，刘晓玲教授主张配合中药食疗缓解痛风症状。中药中的玉米须、青木瓜、土茯苓、车前草、薏苡仁、百合等均有良好的清热利湿、化痰泻浊作用，玉米须饮、土茯苓粥、青木瓜饮等有助于促进嘌呤代谢及缓解关节肿痛症状。另外，刘教授认为可以通过中药熏洗、针灸等方法来缓解疼痛。此外，她嘱患者定期复查，监测血尿酸、肝肾功能等指标。

总之，痛风的内在发病条件是脾肾不足，运化失司，病机是痰湿瘀滞，治疗原则是扶正祛邪，急则治其标，缓则治其本。利湿化痰散结应当贯穿整个治疗过程，同时善用虫类药通络止痛，结合饮食调理治疗并控制痛风。

（刘晓玲）

第六节　肖长虹教授诊治经验

一、对病因病机的认识

"痛风"作为病名最早见于金元时期朱丹溪的《格致余论》，西医学所称"痛风"的临床表现与我国古籍中的"痛风"并不完全相同，而与中医学"痹证"相类似，肖长虹教授认为此病应属中医学"痹证"范畴。但肖教授认为痛风与其他痹证不同，有明显的特征性，好发于青壮年男性，平素多恣食膏粱厚味、海鲜、动物内脏、辛辣之品，或沉溺醇酒，以及生活起居没有规律，缺少运动，过于安逸，加之先天禀赋不足，脾胃虚弱则易发为此病。因此本病的病因以内因为主，发病关键是饮食将息失调，损伤脾胃。脾胃虚弱，脾运失健，湿热壅滞，凝涩关节是痛风的基本病机。由于湿为阴邪，其性趋下，故病多发于下肢关节。临床上肖长虹教授经常对比急性期痛风患者与 RA 患者的舌象，痛风患者的舌象更多表现为舌体胖大，舌边有齿痕，苔白腻或者黄腻，均证实其以脾胃虚弱为本的病机。西医学痛风诊疗指南强调痛风患者尿酸达标的理论，肖长虹教授也紧跟指南的意见，临床上通常将痛风患者尿酸降至 300μmol/L，可有效防止关节肿痛复发。

二、辨证论治思路

对于痛风，肖长虹教授注重分期论治。急性期以关节红肿热痛表现为主，辨证为湿热痹阻证；急性期过后关节肿痛不明显，但尿酸指标仍未达标时，仍存在复发的风险时，定义为间歇期，主要以脾虚湿阻证及寒湿痹阻证为主；当关节表面以肉眼可见的痛风石沉积，关节畸形肿大，但无疼痛发作为主要表现时，定义为缓解期，以痰瘀痹阻证为主。

1. 湿热痹阻

治法：清热利湿，通络止痛。

方药：宣痹汤合四妙散。

组成：防己，杏仁，滑石，连翘，山栀子，薏苡仁，法半夏，晚蚕沙，赤小豆，黄柏，苍术，牛膝。

中成药：当归拈痛丸、通滞苏润江胶囊等。

2. 脾虚湿阻

治法：健脾利湿，益气通络。

方药：四君子汤加减。

组成：党参，苍术，茯苓，砂仁，半夏，陈皮，薏苡仁，土茯苓，萆薢，车前草，金钱草，甘草。

中成药：补中益气丸、香砂六君丸等。

3. 寒湿痹阻

治法：温经散寒，除湿通络。

方药：薏苡仁汤加减。

组成：薏苡仁，川芎，当归，麻黄，桂枝，羌活，防风，川乌，苍术，甘草，生姜，蚕沙，木瓜，老桑枝，鸡血藤。

中成药：活血止痛胶囊、通络开痹片等。

4. 痰瘀痹阻

治法：活血化瘀，化痰散结。

方药：二陈汤合桂枝茯苓丸加减。

组成：陈皮，法半夏，茯苓，甘草，桂枝，牡丹皮，桃仁，炒白芥子，土茯苓，萆薢，车前草，金钱草。

中成药：三七止痛片、血塞通软胶囊、通滞苏润江胶囊等。

三、中西医融合临床经验

急性期控制病情后，患者关节症状基本消失，进入间歇期。此时患者常自以为疾病痊愈，从而停止治疗，之后因劳累，或饮食不节，或遇寒湿、湿热等外邪，导致痛风再次发作。肖长虹教授认为，虽然关节疼痛已消除，但体内仍有余邪，故间歇期也应中西医融合治疗。此阶段应缓则治其本，以防止痛风再次发作，西医主要用药物降低血尿酸，而中医主要治以健脾祛湿、活血通络，常用党参、白术、薏苡仁、黄柏、茯苓、熟大黄、川牛膝、王不留行、两头尖、红花、水蛭、白芥子、土茯苓、苍术等。另外，痛风患者若早期控制不理想，病情进入慢性迁延期，症状反复发作，时轻时重，日久不愈，肖长虹教授认为此期应健脾益肾、涤痰化瘀，常用独活、桑寄生、秦艽、党参、茯苓、桃仁、红花、川芎、淫羊藿、牛膝、陈皮、土茯苓、泽泻等。

四、临证心得与体会

痛风是一种复发性的代谢性疾病，患者病情往往反复发作，迁延难愈，由于发病时常伴有代谢综合征的一系列表现，如高血压、高血脂、高血糖等，临床症状多变，因此治疗比较复杂。肖教授认为痛风的治疗辨证得当，恰当选药，在药物治疗的基础上重视调养，以达到预防发作的目的。肖长虹教授认为，治疗痛风的同时要注意防治痛风相关疾病，因为痛风患者常伴有高血压、冠心病、糖尿病、高脂血症、肥胖症等疾病，所以在治疗时应该积极预防及治疗这些相关疾病，以防止痛风和相关疾病互相影响，加重病情，形成恶性循环。

针对顽固性单关节尤其是膝关节、踝关节反复肿痛的患者，肖长虹教授团队积极开展现代技术应用，采用微创针刀镜手术予以治疗，取得了不错疗效。微创针刀镜手术是在关节镜的基础上发展而来的，在可视条件下清除关节内的致病因子及沉积物，从而减少炎症反应，达到治疗疾病的目的。另外，微创针刀镜具备中医松解手法的特点，可通过松解以解除关节组织粘连，疏通经筋、血脉，恢复关节内正常生理环境。该技术利用影像设备进行可视操作，减少了治疗的危险性，提高了成功率，同时治疗部位深入，剥离和疏通彻底，复发率低，患者术后2小时即可下床活动。该技术目前已在临床推广应用，效果良好。

（肖长虹）

第七节　黄闰月教授诊治经验

一、对病因病机的认识

黄闰月教授认为，脾虚、肾虚、湿浊与血瘀是痛风的基本病机，且彼此常常互为因果，且并不完全独立。黄教授认为痛风的根本病因病机在于肾虚，尤以脾肾阳虚为主，脾为气机之枢纽，主运化，脾虚则气机不畅，不能运化水液，而肾主封藏，主水，司开阖，为水之下源。脾肾两虚则气化不能，水道不调，产生内湿，浊毒不能排，继而湿浊瘀阻于经络关节，导致痛风发作。

二、辨证论治思路

黄闰月教授认为，脾肾不足为痛风的发病基础，湿浊痰瘀为贯穿始终的病理产物，湿浊痰瘀的产生与脾肾失调，运化输布、分清化浊的功能障碍密切相关。因此黄教授汲取朱良春国医大师泄化浊瘀治疗痛风"浊瘀痹"的经验，结合自己多年的临证体会，分期论治痛风。

（一）急性期——湿热瘀阻

主症：湿浊痰瘀，郁阻化热，关节红肿热痛，局部肤温较高，炎症反应明显，关节活动痛性受限。舌红，苔黄或黄腻，脉弦滑数。

治法：清热除湿，化瘀通络。

方药：四妙散加减。

（二）间歇期

1. 痰瘀互结

主症：正虚邪恋，湿浊痰瘀痹阻，关节疼痛症状缓解或消失，多见痛风石沉积，或关节强直畸形、屈伸不利。舌多紫暗。

治法：化痰祛瘀，散结通络。

常用药：威灵仙、泽泻、土茯苓、炒薏苡仁、鸡血藤、土鳖虫等。

2. 脾肾两虚

主症：浊瘀留积，脾肾不足，气血亏虚，关节疼痛症状不明显，身困倦怠，腰膝酸软，纳食减少。舌淡或淡胖，苔白，脉细或弦。

治法：补益脾肾，活血通络。

常用药：川芎、当归、熟地黄、黄芪、茯苓、桃仁、乳香、没药、淫羊藿等。

三、中西医融合临床经验

黄闰月教授学贯中西，师从国医大师李济仁先生和岭南风湿病名家黄清春教授，同时紧跟西医前沿，曾访问于欧洲风湿病研究中心之一的荷兰乌特勒支大学。他不但注重名老中医学学术传承，而且紧追现代科学技术及循证医学，传承多家精华，守正创新，积极推广中西医融合治疗风湿病。他认为痛风属于代谢性疾病，降血尿酸治疗是基本目标，急性期当用西药快速抗炎，以控制炎症为主，缓解期和慢性期则当以中药稳定病情为目的。西药具有较强的降血尿酸作用，是其最大的优势，但目前常用的西药无法修复已受损的肾脏功能，因此需要辨证加入中药。黄教授采用"提壶揭盖"等治法，不仅可以有效辅助降血尿酸，而且可以调补脾肾，固本培元，有效提高肾小球滤过率，达到标本同治的目的。

四、临证心得与体会

1. 标本同治，固本培元

黄闰月教授认为，痛风以肾虚为本，脾虚不统为标。肾气不足，则脾土无以温煦，脾失健运，则升清降浊失司。如若痛风日久，必为痰瘀互结，气血运行不畅，正气为邪所阻，脏腑经络不得濡养，则更加重脾肾亏虚。黄闰月教授作为李济仁国医大师的岭南学术继承人，学习新安医学的培元固本思想，注重脾肾之气的调补，协调阴阳之平衡，调寒热，和气血，临床上常用黄芪、人参，人参补阳，黄芪补气。

2. 注重药物配伍，善用引经药

黄闰月教授治疗痛风处方中注重药物配伍，如痛风间歇期，局部关节僵硬、活动受限，此时则以土鳖虫、地龙相配，以活血散瘀、通络除痹。同时，黄教授善用引经药，痛风可在人体多处发作，善用引经药如良将用兵，势如破竹，事半功倍，如上肢疼痛可选用桂枝、羌活，下肢疼痛多用独活、牛膝，膝盖以下可用黄柏，双足疼痛明显则以宣木瓜为宜等。

3. 提壶揭盖，善治尿酸

《素问·经脉别论》云："饮入于胃，游溢精气，上输于脾，脾气散精，上归于肺。通调水道，下输膀胱。水精四布，五经并行。"该段文字讲述了饮食水谷进入人体后，先由脾胃吸收运化，上传于肺，通过肺的宣发功能布散全身，最后由膀胱收集并排出体外这一动态连续的生理过程。这一循环过程与人体水液代谢和血液循环过程相吻合。

黄教授认为，在痛风发病过程中，湿浊痰瘀为贯穿始终的病理产物，其产生与脾肾失调所致运化输布、分清化浊功能障碍密切相关，即水谷精微的输布和代谢出现异常。

因此黄闰月教授受"开鬼门，洁净府"治尿潴留思想的启发，提出用提壶揭盖法治痛风，取其宣肺利水、开上启下之意，这与西医学中促进尿酸排泄治疗痛风的思想相契合。痛风虽有感受湿或寒的诱因，但主要病因为痰浊瘀滞内阻，尿酸盐结晶等浊瘀产物阻滞筋脉则骨节肿痛、结节畸形，损伤肾络则出现蛋白尿、血尿，甚至肾功能减退，所以在治疗上要注重泄浊化瘀。提壶揭盖法治痛风正是基于水液代谢的理论基础，本质是加强水液代谢，通过利尿泄浊的作用促进尿酸排泄。

用通俗的话讲，提壶揭盖法辅助降尿酸的本质可理解为打开被尿酸等湿浊堵塞的肾小球"滤孔"，中药辅助西药降尿酸的同时能更好地保护肾脏。尿酸盐的微小结晶，再小都是带"刺"的，会损伤肾小球和肾小管，用"提壶揭盖"法将肾脏"滤孔"的这些东西清洗掉，相当于把肾脏中的筛子清理干净，改善了肾小球滤过率，提升肾功能，增强肾脏排出尿酸的能力，从根本上实现了对肾脏的保护。

4. 养治结合治痛风

黄闰月教授秉承中医治未病的思想，提倡养治结合治痛风，除了使用内服药物，还指导患者从生活与饮食结构调整开始，以清淡饮食为主，减少辛辣、肥甘厚腻之品的摄入，以减少诱因，固护正气，从源头上控制痛风的发生与发展。

此外，黄教授还善用膏方、养生茶整体调理。如以佛手、菊苣根等药物作配养生茶，佛手可疏肝暖胃、和中止痛，菊苣根清肝利胆、健胃消食，部分尿酸稍偏高或痛风稳定期的患者可常饮此茶，预防痛风的发作。

（黄闰月，陈秀敏）

第四章　痛风

第八节　储永良教授诊治经验

一、对病因病机的认识

痛风是一种单钠尿酸盐沉积在关节的代谢性风湿病，临床常表现为第 1 跖趾关节的红肿热痛。由嘌呤代谢异常引起的高尿酸血症与痛风的形成有直接关系，并且是高血压与心血管疾病的危险因素。虽然痛风以间歇性突发关节炎为临床表现，但如果不积极治疗，最终会导致慢性关节炎、痛风石形成甚至关节畸形，出现多种并发症，严重影响生活质量。

痛风属于中医学"痹证""历节""脚气"范畴，中医病名可称为"白虎历节"。《外台秘要》曰："白虎病者，大都是风寒暑湿之毒，因虚所致，将摄失理，受此风邪，经脉结滞，血气不行，蓄于骨节间，或在四肢，肉色不变。"先天禀赋不足，脾胃虚弱，加之肥甘过度，外感邪气，或起居失常，或劳力过度，导致湿、热、痰、瘀结于筋骨关节，阻滞气血，故见受累关节红肿疼痛，痛如虎啮。其中脾肾阳虚，湿浊运化不及，瘀留体内是为内因，也是根本原因；饮食肥甘厚腻，湿热内生，或外感邪气，气血失调，或起居失常，劳力过度，耗伤气血，均是导致湿浊痰瘀阻滞经络、关节的外因。

二、辨证论治思路

本病的辨证要点主要包括湿、热、痰、瘀、虚 5 个方面。其中虚主要为脾肾阳虚和肝肾亏虚，脾肾阳虚者是发病的根本，为本证，肝肾亏虚常见于疾病后期，为变证；湿、热、痰、瘀为实邪，其病起于本证。治病求本，故治疗痛风时当以培补脾肾为核心，在辨清湿、热、痰、瘀的同时，兼顾培补脾肾阳气，以预防疾病复发。疾病初期 / 活动期，应以祛邪为主，治以祛邪通络止痛。疾病后期 / 缓解期，应详辨正邪盛衰。若正虚甚，邪清，则本证凸显，此时应以培补脾肾之阳为主；若正虚邪恋，此时多表现为肝肾亏虚，兼夹湿、热、痰、瘀，应标本同治，辅以益肾健脾之品。

（一）本证——脾肾阳虚

主症：病久屡发，腰膝酸软，局部关节变形，肌肤麻木不仁，肢体浮肿，夜尿频多，久泄久痢，下利清谷。舌淡胖或边有齿痕，舌苔白滑，脉沉细无力。

治法：温补脾肾。

方药：芪茯化浊方。

组成：黄芪 30g，土茯苓 30g，杜仲 15g，白术 15g，巴戟天 10g，淫羊藿 10g，山茱萸 15g，萆薢 20g，威灵仙 15g。

（二）变证

1. 湿热蕴结

主症：下肢小关节猝然红肿热痛、拒按，触之局部灼热，得凉则舒，伴发热口渴，心烦不安，溲黄。舌红，苔黄腻，脉滑数。

治法：清热利湿。

方药：四妙散加味。

组成：苍术 20g，黄柏 10g，牛膝 15g，薏苡仁 25g，威灵仙 10g，萆薢 15g，白术 20g。

2. 肝肾亏虚

主症：病久屡发，关节痛如被杖，局部关节变形，昼轻夜重，肌肤麻木不仁，步履艰难，筋脉拘急，屈伸不利，头晕耳鸣，颧红口干。舌红少苔，脉弦细或细数。

治法：滋补肝肾。

方药：六味地黄丸加减。

组成：黄芪 25g，白术 15g，生地黄 15g，薏苡仁 20g，山药 15g，枸杞子 15g，山药 25g，猪苓 15g，黄柏 10g，茯苓 25g，牛膝 10g。

（三）伴证

高脂血症者，可加决明子、山楂、丹参等；高血压者，可加玉米须、牛膝、葛根、夏枯草等；糖尿病者，可加麦冬、五味子、玉竹、山药等；尿路结石者，加金钱草、海金沙、鸡内金、石韦等；

（四）兼证

风热者，加金银花、连翘、前胡等；寒湿者，加苍术、威灵仙、青风藤等；瘀热者，可加南星、川芎、白芷、秦艽等；湿甚者，加滑石、车前子、防己、土茯苓等；瘀甚者，加乳香、五灵脂、延胡索、桃仁、红花等；痰浊者，加白芥子、桃仁、僵蚕、地龙等；热甚者，加栀子、黄连、穿心莲、苦参等。

三、中西医融合临床经验

中医与西医联合可以更好地控制痛风患者急性发作期的炎症反应，减少痛风的发作次数，使尿酸能更稳定地达标。通过关节镜手术可以直接消除关节的痛风石，防止关节结构和功能的破坏，尽快恢复受累关节的功能。对痛风反复发作，应用降尿酸药物后血尿酸仍不能达标的患者，西医联合中医治疗可以有效提高尿酸达标率。对合并代谢综合征的痛风患者，应用中医药异病同治的理论和多靶点的药效特点，可以提高整体的治疗效果。

四、临证心得与体会

1. 芪茯化浊方降尿酸的理论基础

"阳气者，若天与日"，肾阳不足则阴浊瘀毒易于积滞。"肾主下焦，开窍于二阴，水谷入胃，清者由前阴而出，浊者由后阴而出，肾气化则二阴通"，肾气不足则二阴失约，湿浊痰瘀排泄不利。先天肾气不足，后天脾胃失养，脾肾阳虚，最终致使湿热蕴结，痰湿内盛，气血失调，瘀阻气血是本病的主要病机，证属本虚标实。芪茯化浊方通过温补脾肾可以起到有效的降尿酸作用，其理论基础如下：第一，可以增强膀胱气化功能，促进废物的排泄；第二，通过增加对后阴的约束，恢复其正常排泄糟粕的作用；第三，通过温补脾肾，使浊阴得化，痰湿无生源之本，从根本上减少痰瘀的产生。

2. 寒热并用治疗痛风

《景岳全书·脚气》云："自外而感者，以阴寒水湿……令湿邪袭人皮肉筋脉……自内而致者，以肥甘过度……热壅下焦。"寒与湿邪相结郁而化热，停留肌肤，病变部位红肿潮热，久则骨蚀。临床中不乏因受寒而诱发痛风的患者，临床症状多表现为受累关节疼痛，但红肿不甚，遇冷不适或加重。此种情况下属寒湿袭人皮肉筋脉，气血瘀滞不通而疼痛，热乃郁热，此时应加用温通散寒的中药如威灵仙、桂枝、青风藤等药物，可以起到散寒通络的作用。寒邪散则郁阻解，气血得舒，则郁热自散，可以更好地达到止痛消肿的目的。

3. 祛邪、温补不可伤正

本病总属本虚标实，脾肾阳虚是本证；湿热蕴结，痰瘀阻滞为变证。祛邪、温补当详辨其偏盛，以达到祛邪不伤正的目的。急性期，清热解毒药物不可久服、长服，应中病即止，及时调整。缓解期，应结合不同患者的生活、饮食、体质等特点整体辨证，不可过用温补，阳热过盛反成壮火，耗伤阳气。

（张磊，李文杰）

第九节 彭剑虹教授诊治经验

一、对病因病机的认识

痛风是由于长期嘌呤代谢障碍，导致血尿酸水平升高，超过人体生理溶解阈值，临床表现为急慢性关节炎、关节畸形和痛风石等。目前我国痛风的患病率在1%～3%，并呈逐年上升趋势。痛风作为临床常见的一种关节疾病，由于患者对尿酸达标值不够重视，随着病程的延长，一部分患者会进入慢性痛风期。此外，患者长期不规范的治疗，如疼痛发作时仅服止痛药或含激素成分的药物，易并发消化性溃疡、高血压、糖尿病、肥胖症、药源性皮质激素增多症等疾病。

1. 脾肾功能失调为病之根本

元代朱丹溪所著《格致余论·痛风论》记载："彼痛风者，大率因血受热，已自沸腾，其后或涉冷水，或立湿地，或扇取凉，或卧当风，寒凉外搏，热血得寒，污浊凝涩，所以作痛，夜则痛甚，行于阴也。"《丹溪心法·痛风》中指出："四肢百节走痛是也，他方谓之白虎历节风证。大率有痰、风热、风湿、血虚。"明代张介宾在《景岳全书·历节风痛》中认为"历节风痛是气血本虚，或因饮酒……或因劳倦调护不谨，以致三气之邪遍历关节，与气血相搏……或如虎之咬，故又有白虎历节之名。"以上记载都说明了痛风是因感受外邪、劳伤酒伤等外因，加上内有气血亏虚，湿浊凝滞阻于经脉，邪正胶着相争而致。

彭剑虹教授认为，痛风反复发作，进入慢性期，其病机关键在于脾肾功能失调。首先是人体津液代谢与痛风发作的关系。《素问·太阴阳明论》云："四肢皆禀气于胃，而不得至经，必因于脾，乃得禀也。今脾病不能为胃行其津液，四肢不得禀水谷气，气日以衰，脉道不利，筋骨肌肉，皆无气以生，故不用焉。"《素问·逆调论》云："肾者水脏，主津液。"脾司运化，肾主水、司开阖，机体津液的输布和排泄与脾肾功能有关。脾肾功能失调，清浊代谢紊乱，津液输布排泄障碍，痰湿浊邪蓄积体内，流注关节，可致痛风发作。痰湿积聚日久，形成痰浊、瘀浊，滞于关节、肌表则形成痛风石。

2. 三焦膜系为邪伏所在

彭剑虹教授认为，慢性痛风反复发作的另一个原因是邪伏三焦膜系。对于人体的三焦，江西老中医姚荷生先生提出：三焦不是根据生理病理现象的联系而建立起来的一个功能系统，而是一个有形的脏器。它的实质应该是人体内遍布胸腔、腹腔的大网膜，包括胸膜、肋膜、膈膜、腹膜等，可产生"上焦如雾""中焦如沤""下焦如渎"的生理现象。北京中医药大学孔光一教授进一步提出少阳三焦膜系理论，认为三焦膜系可分为两大类：一是外通性膜系，二是内通性膜系。外通性膜系吸纳营养、排出废物而内输，内通性膜系供应营养遍及全身、排出废物而外输，两者虽功能不同，但内外相合，以维持正常的生理状态。三焦膜系理论认为，肾、心、肺、肝、胆等脏腑功能关系紧密，且与一身气机、营血循行、感邪伏藏等密切相关。三焦膜系理论可以用来分析归纳复杂证候的病机。受其启发，彭剑虹教授提出三焦膜系为慢性痛风邪伏所在。

其一为胃肠郁滞，外通性膜系水道不通。慢性痛风患者平素嗜食膏粱厚味、海鲜，饮食自倍，肠胃乃伤，外通性膜系输布津液失调，湿食停滞，则临床出现腹型肥胖、纳呆疲倦、口黏、大便不爽、舌体胖大有齿印、苔厚腻。若外感温热毒邪或风寒之邪，则膜之通透受损，湿邪壅滞于血脉，郁而化热，客于肌肉、筋骨，出现关节处红肿热痛。

其二为痰瘀凝结，流连脏腑之内通性膜系血运受阻。痛风反复发作，尿酸盐结晶凝聚，日久则为痰瘀浊毒，随血流而至全身，可停留在全身各部位。临床常见痛风石停留在手指、足趾、肘关节、踝关节及皮下组织。另外，内生之痰瘀已深入膜系，阻碍内通膜层气血转输，则脏腑机体失于充养，实证之中兼见气血不足之象。此时需豁痰逐瘀、活血养血，方可解除瘀结之机转，而推陈出新。

二、辨证论治思路

依据上述理论，彭剑虹教授治疗慢性痛风首先重视先后天之本，以调理脾肾为主，疏通三焦膜系之痰浊水湿。调理脾肾不足之证，彭教授多采用黄芪四君汤为主方，根据具体情，在该方加减化裁，灵活施治。

另外，慢性痛风反复发作，内踞之痰湿瘀滞于三焦膜系是重要的病机之一。彭剑虹教授常选用三仁汤中三仁（杏仁、白蔻仁、薏苡仁）畅通三焦之气机，清利三焦之湿热；热重者，选用虎杖、赤小豆清热解毒，利水消肿。

三、中西医融合临床经验

由于痛风反复发作，加之对疾病认知不足，慢性痛风患者常存在尿酸不达标的情况，在尿酸大于 540μmol/L 的时候，痛风发作的危险性增加，呈现急性红肿热痛等情况。为减少痛风发作的频率，在患者开始治疗的 3 个月，彭剑虹教授常合用降尿酸药物与小剂量非甾体抗炎镇痛药，以缓降尿酸，减少痛风发作。在此过程中，她鼓励患者进行中药治疗，重健脾肾的水液代谢功能，并增强脾肾免疫功能，正气内存，则邪退正安。她认为，中药扶正培本、化湿通络应贯穿疾病治疗全程。

四、临证心得与体会

1. 黄芪四君汤加减化裁法

黄芪四君汤由黄芪合四君子汤而成。四君子汤是治疗脾胃气虚证的基础方及经典方。黄芪味甘性微温，归肺、脾二经，为补益脾气之要药，长于补气升阳、益卫固表、利水消肿。现代药理研究证明，黄芪具有保护肾脏、消除尿蛋白和利尿的作用，而且有抗炎、增强免疫的功效。党参甘温益气，补益脾胃，生化气血；白术被前人誉为"补气健脾第一要药"，兼有燥湿利水之功。二者一补一建，生化气血。茯苓甘淡，健脾渗湿，能扶正祛邪，利水而不伤正气。炙甘草补益脾胃，调和诸药。黄芪四君子汤以补益脾胃为基础，恢复气机升降出入，使脾健运而湿不至于下流，龙雷不升腾，肾阳少火安煦脾阳，一身清阳温运无阻，水湿痰浊瘀血内消外泄。临证时彭教授常配合红景天益气活血，当归补血活血、行滞止痛，熟地黄滋阴补血、益精补肾；为加强补益肾气的作用，常配合杜仲、牛膝、狗脊祛风湿、补肝肾、强筋骨。

2. 随证治之

脾阳不足者，选用干姜、熟附子、补骨脂等温补脾阳。脾阴亏虚者，选用山药、白芍、石斛、乌梅，沙参等养脾守津。或恐补气药味甘壅中，碍气阻湿，可加半厚、厚朴、木香、砂仁、豆蔻等理脾除湿、畅通气机。根据地理、气候的不同，如身处南方湿热地带，或处于暑热燥热的气候，彭教授常以五指毛桃代替黄芪、太子参代替党参。五指毛桃又称"南方黄芪"，有黄芪益气健脾的功效，但没有黄芪温热之性；太子参味甘性平，同党参一样具有益气健脾之功，但益气而不升提，生津而不助湿，扶补虚又不峻猛。肾阴不足者，加用二至丸滋补肝肾之阴。若有真阴大损之证，取"三甲复脉汤"之三甲（牡蛎、龟甲、鳖甲）以奏滋阴潜阳之效。肾阳不足者，选用鹿角霜、菟丝子、淫羊藿等，以温补肾阳、益精填髓。对于慢性痛风合并肾功能不全的患者，彭教授喜用积雪草。积雪草具清热利湿、解毒消肿的功效，药理学研究证明其具有保护肾功能、增强免疫力的作用。彭教授还常配合中成药尿毒清颗粒保护肾脏功能。

3. 注重疏通三焦膜原之邪

疏通三焦膜原之邪，当选用三仁汤中三仁（杏仁、白蔻仁、薏苡仁）畅通三焦之气机，清利三焦之湿热。热重者，选用虎杖、赤小豆，以清热解毒、利水消肿。湿浊重，舌苔厚腻甚至见腐苔者，取达原饮之意，加入槟榔、草果、厚朴。槟榔辛散湿邪，化痰破结；厚朴芳香化浊，理气祛湿；草果辛香化浊，辟秽止呕，宣透伏邪。此三味药辛散、燥湿、化浊，为透达膜原之组方，可使盘踞肢节、内脏之痰浊（尿酸盐结晶）透达于外。若兼外邪表证者，选用葛根解表清热，因其具有引经通阳明之功，亦能升发清阳，以振发脾土。夹瘀证者，选用丹参、三七以活血化瘀通络。痰湿瘀日久者，彭剑虹教授认为邪气久羁，深入骨骱，痰湿瘀互结，此为顽疾，非仅草木之品所能奏效，当辅以虫类药搜邪通络，使用全蝎、蜈蚣、土鳖虫、地龙、僵蚕等行搜风通络，祛痰散结之功。

参考文献

［1］路杰，崔凌凌，李长贵.原发性痛风流行病学研究进展［J］.中华内科杂志，2015，54（3）：244–247.

［2］王承德，沈丕安，胡荫奇.实用中医风湿病学［M］.2版.北京：人民卫生出版社，2009.

［3］谭旭宏.从三焦焦膜原理论治自发性气胸［J］.中医药通报，2013，12（5）：52–53.

［4］孔光一，赵岩松，严季澜，等.少阳三焦膜系病机探讨［J］.北京中医药大学学报，2011，34（3）：149–150.

［5］钟赣生.中药学［M］.3版.北京：中国中医药出版社，2012.

［6］王付，张大伟.方剂学［M］.2版.北京：中国中医药出版社，2012.

［7］代百东，张翠，王佳，等.积雪草的研究现状［J］.上海医药，2008（2）：88–91.

［8］彭剑虹，邓丽娥．何世东扶正固本、分期论治类风湿性关节炎 [J]. 实用中医内科杂志，2015，29（8）：3-4.

（彭剑虹）

第十节 郑宝林教授诊治经验

一、对病因病机的认识

郑宝林教授认为，痛风隶属于中医学"痛风""白虎历节病"等范畴。"痛风"一词最早出自南北朝时期陶弘景的《名医别录》，言"独活，主治诸贼风，百节痛风无久新者"，此句中"痛风"意为肢体关节疼痛。清代陈歧在《医学传灯》中言："痛风者，遍身疼痛，昼减夜甚，痛彻筋骨，若虎咬之状，故又名为白虎历节风。"郑宝林教授认为痛风与其有相似的病因病机，即脾肾气血亏虚为本，湿热痰瘀为标。《格致余论·痛风论》有言："痛风者，大率因血受热已自沸腾，其后或涉冷水……或卧当风，寒凉外搏，热血得寒，污浊凝涩，所以作痛，夜则痛甚，行于阴也。"《丹溪手镜·痛风》提出痛风血热日久，因感寒冒湿，血行不畅，所以作痛，亦有血虚痰凝经络作痛者。林珮琴于《类证治裁》中言："诸痹，风寒湿三气杂合，而犯其经络之阴也。风多则引注，寒多则掣痛，湿多则重着。"郑宝林教授认为痛风发病起于血受热灼，而后感受寒凉之邪，血行凝滞则痛，或瘀浊阻络，经行不畅，不通则痛，其中经络闭塞不通是痹证病机关键。岭南之地气候闷热潮湿，故此地之病多夹湿邪。岭南之地夜宵文化盛行，烧烤、啤酒等肥甘厚腻颇得岭南之人青睐，且岭南之人多为湿热体质，内湿与外湿相应，所以郑宝林教授认为，在岭南地区湿邪是痛风形成的重要因素。

李用粹《证治汇补》提出："元精内虚，而三气所袭，不能随时祛散，流注经络，久而成痹。"《黄帝内经》言"正气存内，邪不可干"，"邪之所凑，其气必虚"。痛风病变日久，侵蚀筋骨，内犯脏腑，气血虚弱，不能濡养筋脉关节，不荣则痛。朱丹溪在《丹溪手镜·痛风》中以四物汤为底方加减用药，若血虚加川芎、当归，佐以桃仁、红花，气虚加人参、白术等，有痰则加南星。郑宝林教授强调痛风虚证多属血虚，导致筋脉关节病变，其后寒热得以侵之。他重视从脾肾论治痛风，病程日久进入慢性期，则以补肾通络、健脾化湿、通络止痛为法。

郑宝林教授在《格致余论》《丹溪心法》等经典理论基础上守正创新，结合西医学研究风湿病发病机理的成果，认为本病多因先天体质偏颇及后天养护不当，加之外邪侵袭诱发，湿热、痰浊、瘀血、酒毒内蕴，内外合邪，经脉血络受阻，不通则痛；久病体虚，气血不能濡养筋脉关节，不荣则痛。

二、辨证论治思路

郑宝林教授根据自己多年临床经验，通常将痛风分为以下类型辨证施治。

1. 湿热壅盛

主症：关节红肿热痛，活动不利，遇热加剧，得寒稍舒，多伴有发热，烦躁不安。舌红，苔黄腻，脉滑数。

治法：清热解毒，利湿通络。

方药：四妙散加减。

组成：薏苡仁 30g，黄柏 10g，牛膝 15g，金钱草 30g，苍术 10g，土茯苓 15g，忍冬藤 15g，木瓜 15g，威灵仙 10g，茯苓 10g。

2. 痰浊阻滞

主症：关节持续隐痛，痛处固定，日轻夜重，伴有口中黏腻，胃纳不佳，眠差。舌暗，苔少或腻，舌下脉络曲张，脉滑或涩。

治法：健脾化痰，化瘀通络。

方药：陈夏六君汤加减。

组成：半夏 10g，陈皮 15g，党参 30g，白术 20g，甘草 5g，茯苓 15g，土茯苓 10g，虎杖 15g，乌梅 10g。

3. 肾虚瘀毒

主症：关节轻微肿胀，隐隐作痛，或关节僵硬、变形，屈伸不利，活动受限，周身酸痛，失眠多梦，在膝关节、耳郭、手指或足趾关节等处出现痛风石沉积。舌红苔白，脉沉细。

治法：补益脾肾，祛瘀生新。

方药：补肾祛瘀汤加减。

组成：独活 15g，桑寄生 15g，鸡血藤 30g，牛膝 15g，白芍 10g，熟地黄 15g，木瓜 15g，土茯苓 10g，丹参 10g，茯苓 15g，炙甘草 5g。

三、中西医融合临床经验

郑宝林教授认为在临床诊治过程中应遵循中西医并重的原则，合理规范地选用药物，进行个体化治疗。中西医结合治疗痛风具有灵活多变、安全性高、疗效显著的优势，不仅能缓解症状，改善患者机体状态，而且有助于尽早实现达标治疗，改善预后。

1. 急则治标，缓则治本

郑教授主张痛风急性期的治疗以控制炎症、缓解疼痛为主，重在治标；缓解期的治疗以达标降尿酸为主，重在治本，同时注意预防复发。痛风急性发作期，患处关节红肿热痛明显，应使用足量非甾体抗炎药。如西乐葆第一天首剂400mg，必要时可嘱患者在睡前加服200mg；随后根据病情需要调整为200mg，每日2次。有非甾体抗炎药使用禁忌证者，可连续3天使用强的松20～60mg，迅速缓解疼痛。需注意的是，经上述治疗，一般3～5天疼痛便可缓解，此时需要立即撤药，避免感染、骨质疏松等不良反应的发生。对于持续发作、疗效不佳的关节炎症，需警惕外伤或感染的风险。对于反复发作的痛风患者，在初始降尿酸治疗过程中，联合应用小剂量的秋水仙碱或非甾体抗炎药半年，可有效预防痛风复发。开始降尿酸治疗的时机应是痛风发作至少2次，且一旦开始，即便在痛风发作期也不应停用降尿酸药物。至于降尿酸的目标，无痛风石的患者以360μmol/L为佳，合并痛风石者需低于300μmol/L。

2. 强调安全用药，内治外治相结合

郑宝林教授强调安全用药，主张初始治疗前应全面评估心电图、血尿常规、各项生化指标及肾脏B超等检查，关注患者既往是否合并慢性胃炎病史，合理选用非甾体抗炎药及护胃药，如选择性COX-2抑制剂、美洛昔康、塞来昔布等。郑教授在临床中发现扶他林及西乐葆等药临床疗效佳，安全性高。值得注意的是，许多患者常私自服用"痛风灵"等含有激素的药物，易导致肾上腺皮质功能减退症。此外，中医外治法对于急性期痛风也有较好疗效。郑宝林教授常用佛山市中医院的院内制剂——伤科黄水，以此湿敷关节，临床疗效佳。伤科黄水主要成分为黄连、栀子、紫草、薄荷，能清热凉血、消肿止痛，用于关节炎、跌打损伤、软组织及骨骼损伤的治疗。

3. 中西医结合有助于早期诊断，规范治疗，改善预后

郑宝林教授强调临床早期诊断，及早进行达标治疗，以期改善长期预后。早期痛风易被忽视，且易与感染性关节炎、假性痛风等混淆。他认为需重视鉴别原发性痛风和继发性痛风，以对因治疗，同时合理应用骨肌彩超、双能 CT 等影像技术，以及关节腔穿刺术、偏振光镜检查等，及时明确诊断，有助于患者及早规范治疗。

四、临证心得与体会

郑宝林教授指出，痛风的治疗不应局限于症状缓解，而是达到患者整体状态的改善。这种治疗策略与中医基本理论中的"整体观念"不谋而合。

1. 根据病程分期论治

西医学将痛风的自然病程分为 3 个发展阶段：①无症状性高尿酸血症，此阶段一般不需要治疗，但应找出尿酸升高的病因；②急性和间歇性痛风，此阶段发作期以抗炎止痛对症治疗为主，间歇期以降尿酸治疗为主；③慢性痛风性关节炎，此阶段以降尿酸达标治疗为主。郑宝林教授从事风湿类疾病研究多年，临床治疗颇有心得，常言痛风五年一小变、十年一大变、十五年突变，根据病程将其分为普通痛风、复杂痛风及危重痛风，分层论治。普通痛风多为单纯的痛风性关节炎，仅有关节疼痛及尿酸升高的症状，具有自限性，并有较长的疾病缓解期，此为管控的关键时期，为痛风起病后 3～5 年。复杂痛风则是疾病进一步发展，常因患者不规范服药所致，此期关节疼痛频繁发作，全身多关节痛风石沉积，甚至累及肾脏等实质脏器，常合并高血压、糖尿病及冠心病等慢性疾病，这一阶段发生在痛风起病后 7～10 年。危重痛风则是疾病终末期，此期患者可出现全身多关节损毁，痛风石破溃感染，合并心梗等高危病症，长期不规范服用非甾体抗炎药及激素易发生上消化道出血等危急变证，预后不容乐观，此期发生在痛风起病后 10～20 年。郑宝林教授常把痛风石比作火柴，火柴点燃之时正是痛风发作之际，秋水仙碱及非甾体抗炎药充当"救火之水"，浇熄火苗，抗炎止痛；而降尿酸药物充当"搬运工"，搬运火柴于体外，治病求本。综上所述，郑宝林教授重视痛风早发现、早治疗，为改善预后、保护功能奠定坚实基础。

2. "从藤""从石"论治痛风

郑宝林教授善用藤、石类药物，"从藤""从石"论治痛风。他常用三藤——青风藤、鸡血藤、络石藤治疗急性发作期痛风。青风藤功效为"祛风湿，通经络"，《本草图经》曰其"治风"。郑教授强调青风藤用量宜大，常用量为 30g，方能获药精力宏之妙。鸡血藤有"活血舒筋，养血调经"之用。络石藤味苦、辛，性微寒，归心、肝、肾经，《本草拾遗》言其"煮汁服之，主一切风"。络石藤具有"祛风通络，止血消瘀"之功。青风藤、鸡血藤性温，络石藤性寒，临床中根据"寒者热之，热者寒之"的原则加减用药。郑宝林教授基于"藤蔓之属，皆可通经入络"的理论，常三藤并用，协同增效，奏一举多得之功。

痛风日久，湿浊痰瘀凝结聚于体表、关节、脏腑等处，形成痛风石。郑宝林教授善用化石之药——金钱草、石韦、鸡内金、海金沙，从石论治痛风伴痛风石形成。金钱草具有利尿排石、活血散瘀之功。石韦味苦、甘，性凉，归膀胱经，具有利水通淋之功。鸡内金味甘，性平，归脾、胃、肾经，生用可增强化石通淋之力。海金沙味甘、咸，性寒，归膀胱、小肠经，《本草纲目》言其"治湿热肿满，小便热淋、膏淋、血淋、石淋，茎痛，解热毒气"。郑宝林教授常将三药联用，常用剂量均在 15～20g。正所谓"冰冻三尺非一日之寒"，溶解痛风石也绝非一日之功，故三药联用不可缺味，法取药少量大，药力专一之长。

3. 重视患者慢病管理

郑宝林教授认为，痛风一病受饮食习惯及生活方式的影响，大量食用肉类和海鲜、动物内脏，以及饮酒、饮用含糖饮料会升高尿酸水平，从而使患痛风的风险增加。故郑宝林教授常嘱患者遵循"五低一多"原则：低热量、低脂肪、低蛋白、低盐、低嘌呤、多喝水。有研究表明，低强度的有氧运动可有效降低痛风发病率，但是中高强度的运动有增加痛风发病率的风险，所以郑宝林教授常建议患者避免剧烈运动，且在运动后多饮水，促进尿酸的排泄。临床中常见患者因病忧思郁结，郑宝林教授常嘱患者多运动，舒畅情志，常合用逍遥散疏肝健脾，助气血周流不滞，经脉畅达不壅。他同时重视患者教育，规范患者日常生活习惯及改善患者饮食结构，有利于控制疾病的发展、稳定病情。

参考文献

[1] 崔亚珊，连凤梅，于同月，等. 鸡血藤的临床应用及其用量探究 [J]. 长春中医药大学学报，2022，38（4）：374-377.

[2] 陈岩松. 李中宇教授对药治疗痹证经验 [J]. 实用中医内科杂志，2012，26（13）：5-6.

[3]《凯利风湿病学》第9版精装中译版出版发行 [J]. 中华医学杂志，2016，96（3）：215.

［4］Kakutani Hatayama M，Kadoya M，Okazaki H，et al.Nonpharmacological management of gout and hyperuricemia: hints for better lifestyle[J].Am J Lifestyle Med，2017，11（4）：321–329.

（齐堃，熊甚，薛秋倩，郑宝林）

第十一节　邱联群教授诊治经验

一、对病因病机的认识

邱联群教授认为"痛风"的发生是由先天脾肾不足，加之后天多食膏粱厚味，或复感风寒湿邪所致，属于本虚标实之病。虽然临床表现多样，但关键在于"湿"与"虚"。

古代医家对于痛风的认识，大致可以分为痹证、历节、痛风3个阶段。邱联群教授认为，痛风与中医学"痹证"的病因病机类似，如《素问·痹症》言："风、寒、湿三气杂至，合而为痹也。"痛风的发生与风、寒、湿三邪外袭有关，其中"湿"邪占主导地位。

《医碥》有云："春夏淫雨，人多中湿。"岭南地区气候多潮湿，湿为阴邪，重浊而易趋下，易留滞于脏腑经络，阻滞气机。若本脾胃不足，或饮食不节损伤脾胃，脾胃运化功能失职，致使痰浊内生，此时若再受湿邪入侵，外湿引动内湿，则发为本病。

湿邪重浊黏腻，阻滞经络，郁久化热，发病早期则单为湿热之痹；若病情缠绵不愈，湿邪炼液成痰，日久痰瘀互结，滞留经络筋骨，气血运行不畅，损伤脏腑，则可使疾病转入慢性期，虚实夹杂，病久难愈。

此外，邱联群教授发现，在痛风发作期后，初次发病的大多数患者存在复发现象，此因发作期之实火伤津耗气，导致气血失常，加上七情内伤或劳逸耗神，致使妄动之火难归本位，甚则煎熬肾之真阴，炼液成痰，阻滞筋脉。故痛风慢性期患者关节肌肉疼痛反复发作，活动受限，间歇发作的时间会逐渐缩短，长此以往，甚至出现结节，进入痛风石病变期。因此，当痛风患者进入慢性期之后，顾护正气便显得十分重要，所谓正气存内，邪不可干，只有攻补兼施，方可获益。

二、辨证论治思路

邱联群教授认为，痛风属于本虚标实之病。正虚是内因，多由先天脾肾不足，或后天嗜食肥甘厚味损伤脾胃所致。标实多为痰饮、瘀血，既为疾病发生发展之病理产物，反过来又变为病因，加重、加快疾病的进展和变化。

根据邱联群教授多年临床经验，治疗痛风当从正邪两方面入手，扶正当分清脏腑阴阳，祛邪则要辨别风寒湿热，通常将痛风分为以下证治类型。

1. 寒湿痹阻

主症：肢体关节疼痛、肿胀或重着，局部皮色不红，触之不热，遇冷则痛甚，得热则痛减，或见恶风发热，汗出，肌肤麻木不仁。舌质淡或淡红，苔薄白或黄白相间，脉弦紧或弦滑。

治法：温经散寒，除湿通络。

方药：桂枝附子汤加减。

组成：桂枝 12g，制附子 12g，麻黄 10g，苍术 20g，白芥子 20g，胆南星 6g，土茯苓 30g，姜黄 12g，豨莶草 30g。

加减：若寒邪盛，关节疼痛剧烈，得温则舒，加细辛 6g，以温阳散寒止痛；若湿邪盛，关节肿胀重着、肌肤麻木不仁，酌加泽泻 15g，猪苓 15g，茯苓皮 30g，以利湿消肿。

2. 湿热蕴结

主症：下肢小关节红肿热痛，发病急，拒按，得凉则舒，伴有恶风，发热，口渴，心烦不安，小便黄。舌红苔黄，脉滑数。

治法：利湿清热，宣痹止痛。

方药：当归拈痛汤加减。

组成：羌活 10g，当归 10g，防风 10g，茵陈 20g，葛根 10g，升麻 10g，苍术 20g，猪苓 10g，泽泻 10g，白术 30g，黄芩 10g，苦参 10g，甘草 10g。

加减：若伴脚部浮肿，可加木瓜、防己，以利水消肿；若肤温稍高，肤色偏暗者，可酌加薏苡仁、茯苓，以健脾利湿。

3. 痰浊阻滞

主症：关节肿胀，甚则关节周围水肿，局部酸麻疼痛，或见块垒硬结不红，伴有目眩，面浮足肿，胸脘痞满。舌胖质紫暗，苔白腻，脉弦或弦滑。

治法：健脾化湿，温阳通络。

方药：五苓散加减。

组成：桂枝 10g，白术 30g，茯苓 10g，猪苓 10g，附子 15g，杜仲 20g，川续断 20g，牛膝 20g，三棱 10g，莪术 10g。

加减：若肝肾不足明显，重用杜仲、牛膝；若瘀血明显，重用三棱、莪术等。

4. 肝肾亏虚

主症：关节疼痛日久，腰膝酸冷，屈伸不利，或手足拘急，或关节畸形，头晕耳鸣，肌肉瘦削。舌淡暗，苔薄白腻，脉细。

治法：补益肝肾，化痰通络。

方药：独活寄生汤加减。

组成：独活 15g，桑寄生 12g，盐杜仲 12g，牛膝 15g，补骨脂 12g，苍术 10g，茯苓 12g，木瓜 12g，黄芪 15g，白术 15g，细辛 6g，当归 6g，鸡血藤 12g。

加减：若肾阳虚明显，可酌加肉桂、附子，以温肾阳、通经络；若肾阴虚明显，可化用六味地黄丸，以滋阴益肾。

三、中西医融合临床经验

邱联群教授指出，痛风急性发作期疼痛剧烈且难以忍受，此时可发挥中西医结合的优势，配合非甾体抗炎药消炎止痛，尽快减轻患者痛苦，提高患者对治疗的依从性。

四、临证心得与体会

邱联群教授认为，痛风虽可分虚实之证，但临床诊治发现多数患者往往虚实夹杂，病情缠绵难愈，复发率高，此乃正气不复的缘故。故患者在急性期内若非红肿热痛表现明显，多可在健脾益肾祛湿的基础上，辅以温通或清热之法，才可达到标本兼治的目的。

此外，邱联群教授认为，痛风发生发展与生活饮食、起居存在密不可分的联系，因此治疗时需注意饮食与起居宜忌。

饮食方面，低嘌呤饮食应作为痛风患者控制病情的基本原则，就医时与患者言明其重要性和有效性。如海鲜、动物内脏等嘌呤含量较高，宜少吃或不吃；而白肉、淡水鱼、蔬菜、水果嘌呤含量较少，可适当进食。

起居方面，当因时制宜以调摄身体。如春季多雨潮湿，湿邪是痛风发作的重要因素，故春季当防潮避雨；夏季炎热，人体出汗多，水分丢失严重，应多饮水以促进尿酸排泄，同时夏季空调普遍开放，应当注意防寒，因为局部体温过低易引起尿酸盐饱和沉积，诱发痛风；秋季阴凉干燥，万物丰收，注意忌口，避免摄入过多高嘌呤食物以诱发痛风；冬季气候寒冷，则要注意保暖。

参考文献

［1］李书稳，邱联群.从"驱贼火，养子火"辨治痛风性关节炎 [J].中医药导报，2022，28（6）：149–151，158.

［2］戴凤翔，邱联群.当归拈痛汤联合西乐葆治疗急性痛风性关节炎的临床疗效观察 [J].广州中医药大学学报，2020，37（3）：422–425.

［3］吴咏妍，邱联群.桂枝附子汤加味配合外用药治疗寒湿痹阻型痛风性关节炎疗效观察 [J].广州中医药大学学报，2019，36（6）：796–800.

［4］邱联群，朱丽臻，莫伟，等.桂枝附子汤加减治疗慢性痛风性关节炎 34 例疗效观察 [J].中国医药导报，2007（17）：87–88.

［5］杨阳，邱联群.经方五苓散治疗痰浊阻滞型痛风性关节炎临床疗效观察 [J].按摩与康复医学，2020，11（24）：53–55.

［6］陈凤丽，邱联群.痛风及高尿酸血症的日常养护 [J].家庭医学（下半月），2017（7）：54–55.

（邱联群，杨阳）

第五章　干燥综合征

第一节　刘清平教授诊治经验

一、对病因病机的认识

干燥综合征（Sjögren's syndrome，SS）是以口干、眼干为主要临床表现的自身免疫疾病，所以中医学将其归属于"燥证""燥病"范畴。《黄帝内经》中指出"金燥受邪，肺病生焉""燥胜则干"。清代高士宗《黄帝素问直解·痹论》曰："热合于燥……燥痹逢热，则筋骨不濡，故纵。纵，弛纵也。弛纵则痛矣。"书中首次提出了"燥痹"一词，并且认识到燥邪会导致筋骨关节疼痛。

对于 SS 病机，我们认为本病的发生发展与气密切相关，气不化津是其病机的根源。如《古今医统大全·病机》说："夫元气、谷气、荣气、清气、卫气、生发诸阳上升之气，此六者，皆饮食入胃，谷气上行，胃气之异名，其实一也，既脾胃有伤，则中气不足……气伤脏乃病……其中变化，皆由中气不足，乃可生发耳。"津液生发、布散的一系列变化都依赖于气的正常运转。"气生津""津载气"，气旺则津生，气机调畅则津液敷布畅达。《素问·经脉别论》中曰："饮入于胃，游溢精气，上输于脾，脾气散精，上归于肺，通调水道，下输膀胱。水精四布，五经并行，合于四时五脏阴阳，揆度以为常也。"津液的输布完全依赖各脏腑之气，如肺气、脾气、肾气等，而中焦脾胃之气在"气"的生化中至关重要。气虚无力推动体内津液的运行，使之无法输布于人体的四肢百骸，出现口干、眼干等各种缺乏濡润而干燥的表现。所以，SS 之燥，为内生燥邪，病因在于先天禀赋不足，脏腑柔弱，形气不充，或饮食不节或忧思过度，脾失健运，化生无权，津液乏源，水津不布而成燥。《素问·调经论》曰："阳虚则外寒，阴虚则内热。"本病起病隐匿，病程长，易伤阴，容易内生热邪，内热煎灼津液，使津液匮乏更加不能濡养周身。津血同源，肝为藏血之脏，将军之官，体阴而用阳，肝血不足，阳亢化火，火热更加伤津耗血致燥。脾失健运尚可导致水湿停滞，聚生痰饮，阻滞津液输布而致燥。劳逸失度，损精耗液，濡润失司也可致燥。"久病必瘀"，病程日久，瘀血阻滞，津液不达，亦可致燥。燥盛不已，酝酿成毒，煎熬津液更盛，痰瘀内阻，进一步耗伤正气，使病情缠绵难愈。

所以 SS 病机是本虚标实，虚实夹杂。气血阴津亏虚为本，燥毒痰瘀为标。患者口、咽、眼干燥，舌干裂少苔都是阴津亏耗的表现；肺开窍于鼻，喉为肺之门户，故见鼻干，喉干；涎出于脾而溢于胃，胃燥津枯，故见口燥；肝开窍于目，在液为泪，故见眼干；肾主骨生髓，在液为唾，亦致口干。痰瘀内阻，导致腮腺肿大，阻滞关节气血，不通则痛，故见关节疼痛；燥毒内伤脏腑，则可见各种内脏受累，如间质性肺炎（类似中医学"肺痿"）、萎缩性胃炎、肾小管酸中毒等。

二、辨证论治思路

由于气不化津是 SS 的根本病机，脾气不足又是主要因素，因此治疗当以益气为先。因气能生津、气能行津，同时，津能生气，所以治疗过程中应贯穿补津，更不忘化痰、行瘀、清内热、解毒等治表实之法。SS 一般分为以下几种证型。

1. 气虚不运

主症：口干眼干，关节疼痛，面色㿠白，乏力倦怠，或伴低热，头晕，心悸，自汗，纳差，大便溏，手足欠温。舌淡有齿痕，脉虚无力。

治法：健脾益气，养阴润燥。

方药：补中益气汤合生脉散加减。

组成：黄芪 30g，党参 30g，白术 12g，麦冬 15g，五味子 10g，升麻 6g，柴10g，乌梅 15g，天花粉 30g，炙甘草 6g。

加减：口干甚，加北沙参 30g；大便溏，加葛根 45g；疲乏甚，加太子参30g。

2. 肺胃津亏

主症：口干燥而渴，干咳无痰，少汗或无汗，关节酸痛，纳差，大便干燥如羊屎。舌干红，无苔，或多裂纹，脉细。

治法：甘凉滋润，滋养肺胃。

方药：沙参麦冬汤合益胃汤加减。

组成：南沙参、北沙参各 30g，玉竹 15g，麦冬 15g，生扁豆 30g，天花粉 30g，细生地 15g，甘草 6g。

加减：口干甚，加石斛 30g；纳差，加乌梅 10g，焦山楂 15g；疲乏甚，加黄芪 30g；大便干，加玄参 10g。

3. 肝肾阴虚

主症：眼干、少泪或无泪，眼涩痛，有异物感，畏光，腰酸膝软，头晕耳鸣，关节酸痛，夜尿增多。舌红少苔，脉细数。

治法：补益肝肾，润燥明目。

方药：杞菊地黄丸加减。

组成：枸杞子 15g，杭菊花 15g，山茱萸 15g，怀山药 15g，茯苓 30g，牡丹皮 15g，泽泻 12g，生地黄 15g，密蒙花 5g，蒺藜 15g。

加减：眠差，加女贞子 15g，墨旱莲 15g；眼红涩痛，加谷精草 10g，决明子 15g；大便干，加肉苁蓉 30g，枳实 15g。

4. 瘀血内阻

主症：形体消瘦，肌肤甲错，眼眶发黑，关节刺痛、固定不移，口燥不欲多饮，或腮腺肿硬，或皮下紫癜。舌暗红，或有瘀斑、瘀点，脉涩。

治法：活血化瘀，养阴生津。

方药：血府逐瘀汤合增液汤加减。

组成：当归 15g，生地黄 15g，桃仁 15g，红花 15g，赤芍 15g，枳壳 15g，柴胡 12g，川芎 10g，桔梗 15g，牛膝 15g，玄参 10g，麦冬 15g，天花粉 30g，炙甘草 6g。

加减：腮腺肿大，加夏枯草 15g，连翘 15g；皮下紫癜，加紫草 30g，牡丹皮 15g。

三、中西医融合临床经验

SS 是风湿病科常见病，中医治疗对改善口干、眼干、疲乏、焦虑等症状较西医有更好的疗效，但是如果 SS 累及内脏，出现严重血液系统、中枢神经系统、呼吸系统、泌尿系统受累，表现为重度白细胞计数下降、血小板计数下降、间质性肺炎、肾小管酸中毒等，亦主张中西医结合治疗，必要时使用激素、免疫抑制剂、生物制剂等快速控制病情，挽救生命。

四、临证心得与体会

1. 顾护脾胃

SS 由于气虚，气机失调，不能布散津液润泽百骸而出现各种燥象，故补气调气应贯穿治疗始终。脾胃为后天之本，气血生化之源，"脾主为胃行其津液"。脾虚则津液乏源，除出现口干、咽干外，部分患者还出现胃胀、纳差症状，甚至部分患者因脾不能运化水饮，出现腹胀、口黏、便溏、舌苔白腻等夹湿之象。这时治疗应健脾益气、生津祛湿，方中适当配以党参、白术、茯苓、薏苡仁、白扁豆等健脾祛湿之品。燥是本病的重要临床表现，"燥者润之"，在使用玄参、生地黄、黄精等养阴药时，注意不能过于滋腻碍胃，亦当适当配伍健脾运脾之品，如白术、茯苓、陈皮等促进药食的吸收。此外，在本病治疗过程中，燥、痰、瘀等内郁日久可能化热，使用清热之品注意不能过于寒凉，以免苦寒败伤脾胃。

2. 化瘀

SS 的发生一是气津不足，脏腑失润，出现各种干燥的表现，二是痰瘀内阻，更加阻碍气津的输布。因此，治疗时除了顾护气阴，亦勿忘活血化瘀，瘀血得化可使新血得行，气机调畅，津液畅达。诚如《血证论》所言："瘀血去则不渴矣。"临床常用丹参、当归、桃仁、红花、赤芍、鸡血藤等。

3. 生活调摄

SS 是长期伴随患者的慢性疾病，各种干燥症状、多个器官受累给患者的生活造成不小的困扰，除了药物治疗，生活调摄亦非常重要。患者要注意保持心情愉快，避免情志过激，耗伤津气；饮食方面宜多吃滋阴润燥生津之品，如新鲜蔬菜、瓜果，如药食同源的百合、葛根、沙参、怀山药等，尽量避免辛辣燥热之物，如辣椒、姜、蒜、狗肉、羊肉等。一些药膳对缓解干燥症状有帮助，如西洋参石斛茶、菊花枸杞茶、西洋参石斛水鸭汤、沙参玉竹瘦肉汤等。

（刘清平）

第二节　潘峰教授诊治经验（传承朱良春国医大师）

一、对病因病机的认识

SS 是一种主要侵犯外分泌腺的慢性系统性自身免疫性疾病。中医学并无 SS 病名，1997 年颁布的《中医临床诊疗术语》将 SS 定名为"干燥病"。其主要症状以口、眼干燥和关节疼痛为主，女子亦可见阴道干涩症状。就病因病机来讲，历代医家主要认为其与燥邪、阴虚、血燥、湿困和瘀血有关。国医大师朱良春教授治疗风湿免疫类疾病，临床经验丰富，对于该病诊疗用药有着自己独到的经验。

朱老指出，SS 所表现之燥，虽临床可见燥证之象，但又非一般意义上由外感燥邪或是某种因素直接导致的。它是燥邪日久炽盛，久郁而化毒，毒邪煎灼津液，致使脏腑津血受损，无以濡养肌肉、经络、关节、肌表，以致全身口眼、皮肤黏膜干燥，甚至关节或肌肉疼痛。该病病程长，病情易缠绵反复，属于慢性病范畴。朱老曾言，慢性病多有"久病多虚，久病多瘀，久病多痛，久病及肾"之"四久"特征。正气虚衰，故无力生成、运化、布摄津液。鉴于以上病机，朱老提出了"益肾培本，养阴润燥、解毒化瘀"之治燥大法。

二、辨证论治思路

朱老认为 SS 总属于本虚标实之证，阴虚为本，燥热为标，故将该病于临床归为以下 5 种型。

1. 燥邪袭肺，气津两伤

主症：干咳，或少痰，黏滞不易咳出，自觉口咽、唇舌、鼻腔干燥，或伴有关节疼痛。舌质红，苔薄黄，或舌红少苔或黄燥、中有裂纹，脉细弦。

治法：清养肺阴，生津润燥。

方药：太素清燥救肺汤加减。

组成：南沙参 15g，石斛 10g，枸杞 10g，生地黄 10g，菊花 10g，玉竹 10g，生白芍 15g，川贝母 10g，桑叶 10g，穿山龙 40g，甘草 6g。

加减：关节肿痛，加用僵蚕 15g，土茯苓 15g；关节伴有红热，加用寒水石 20g，金银花 10g。

按：朱老治燥证推崇近代大医家冉雪峰的"燥甚化毒"之说，在其"太素清燥救肺汤"的基础上予以演化，提出治燥不用辛烈，恐张其邪焰，不入苦寒，恐益其燥毒，更损其生机，惟甘凉润沃以泽枯涸。故朱老用药不会过于苦寒，而多选择柔润、甘润之品。如珠儿参、沙参、玉竹、麦冬、生地黄、白芍等甘寒之品，取其甘凉培土生金，以养阴生津，润肺救燥；配伍菊花、桑叶、金银花、土茯苓、寒水石等凉润以解燥毒。该型中朱老还常以珠儿参配玉竹，《本草从新》讲珠儿参"补肺，降火，肺热者宜之"，朱老言珠儿参较党参养阴生津之力更强，搭配入肺、胃二经之玉竹，以清养肺胃、生津润燥。

2. 脾胃阴伤，燥毒互结

主症：口咽干燥，干物难于下咽，口舌易生疮，便秘，心烦失眠。舌干红或绛，脉细数。

治法：益脾养胃，生津润燥。

方药：自拟方。

组方：制黄精 20g，南沙参 20g，石斛 20g，生山药 20g，蒲公英 20g，玉蝴蝶 10g，生白芍 10g，枸杞子 10g，穿山龙 40g，甘草 10g。

加减：胃脘饱胀，加用佛手花 10g，生谷芽 15g，生麦芽 15g。

按：朱老认为脾胃为后天之本、气血生化之源，脾胃阴虚，源头匮乏，无以生成运化输布津液、精血，津血枯涸致燥邪生成，此非实火亢炽，亦非一般阴虚诸象。故治疗不能单以滋阴补液，而应以甘寒养胃阴、甘淡实脾阴。治疗上朱老多用黄精、石斛、山药、沙参、玉竹之品，一方面可补脾气，另一方面可补脾阴，且能养阴润肺、生津止渴。药中石斛一味，朱老取其既可清虚热、养胃阴、生津液，又可通络止痛，盖 SS 患者临床常有关节疼痛之症，用石斛可两全其美。另外，蒲公英亦是朱老常用之药。前辈医家对其能治疗胃脘灼热疼痛早有认识，朱老认为蒲公英甘淡平，既可解毒，又健脾养阴护胃，久服无碍。当然，在补脾养胃生津外，朱老还强调脾胃气机要通畅。盖因脾胃气机调畅，运化功能正常，则津液自生，燥邪可解。因此他常用玉蝴蝶、瓜蒌、谷芽、麦芽、决明子等调行中气，通畅腑气之品，以促进气机通调。

3. 肝肾阴虚，虚热内生

主症：双目干涩，或视物模糊，口干咽燥，喜饮而不解渴，烘热心烦，大便干结难解。舌红，少苔或无苔，脉细数。

治法：养肝补肾，滋阴润燥。

组方：六味地黄丸加减。

方药：生地黄20g，山茱萸15g，枸杞子15g，山药20g，墨旱莲10g，女贞子15g，牡丹皮10g，茯苓15g，生白芍10g，牛膝10g，穿山龙40g。

加减：虚热甚者，可酌加白薇10g，玄参10g，知母10g，以清热润燥。

按：肾为先天之本，肾阴又为一身阴液之根本，肾藏精，肝藏血，故滋养肝肾之阴乃治本病根本之法。肾阴渐复，则肺胃脾之阴亦充。

4. 阴阳两虚，津液亏耗

主症：神疲乏力，四肢不温，或冷痛，口干。舌体胖大或有齿痕，舌淡，苔薄，脉细无力。

治法：培本益肾，平衡阴阳。

方药：朱氏培补肾阳汤加减。

组方：淫羊藿10g，仙茅10g，山药15g，枸杞子10g，紫河车6g，穿山龙40g，炙甘草5g。

加减：偏于肾阴不足，加用生地黄、熟地黄各15g，女贞子10g，川百合10g；偏于脾肾阳虚，加用补骨脂10g，鹿角霜10g，炒白术15g，益智仁10g。

按：该证型多见于多病、久病、体虚、年老者。《素问·生气通天论》认为，"阴平阳秘，精神乃治，阴阳离决，精神乃绝"，可见阴阳互根是生命发展变化的客观规律。人体脏腑百骸的生化之源，正是由于肾中真阴、真阳二者的相互制约，相互依赖，对立统一，保证了相对的平衡状态。朱老认为SS固然以阴虚津亏，燥毒内结为主，用药多甘寒凉润，但"善补阴者，必于阳中求阴"，阳生则阴长，故常治以培本益肾，平衡阴阳。

5. 燥热伤阴，痰瘀互结

主症：口干咽燥，双目干涩少泪，关节疼痛，肌肤甲错，皮下结节或红斑触痛，妇女兼见月经量少或闭经。舌质紫暗，或见瘀点、瘀斑，苔少或无苔，脉细涩。

治法：养阴润燥，活血通络。

方药：自拟方。

组成：当归 10g，赤芍 15g，鸡血藤 15g，麦冬 15g，天花粉 20g，桃仁 15g，红花 10g，土鳖虫 10g，威灵仙 15g，穿山龙 40g，甘草 10g。

加减：皮下结节，肌肤甲错甚者，可加用水蛭等。

按：朱老认为，久病多虚、多瘀，病久邪气入络，由气及血，气虚致血脉运行不畅而致血瘀。燥热伤阴，炼液为痰，津血暗耗，血行涩滞不畅而致痰瘀。故本证患者多伴有关节疼痛症状，治宜养阴润燥、祛瘀化痰、蠲痹通络。

三、中西医融合临床经验

朱老在 1962 年的《中医杂志》上就提出了中医的辨证论治要与西医的辨病论治相结合的主张，认为宏观辨证用药与微观辨病用药不应该是机械的两者相加，而应是有机的结合，从整体出发，方能重新建立起机体"阴阳平衡"的状态。①中西医之间可互相协同，相互配合，如眼干症状明显者，西医人工泪液滴眼可以迅速缓解病情，而远期疗效则可结合中医药共同治疗。②减少西药的毒副作用，在用西药治疗期间，部分患者易出现肝肾功能损伤、血细胞减少等不良反应，使用中药治疗后，可帮助改善减少上述毒副作用的出现。例如肝功能异常者，朱老常加用赤芍、白芍、五味子、丹参、黄芪、垂盆草等；白细胞减少者，加用鸡血藤、油松节、牛角腮等；皮疹者，加紫草、地肤子、白鲜皮、徐长卿等；骨质疏松者，加用补骨脂、骨碎补等。③协助西药减停，防治西药减停后症状反复。持续用中医药治疗一段时间后，可以协助激素、免疫抑制剂等西药的减停，甚至可以逐渐停用西药而保持病情稳定。当然如何减停西药、何时减停，仍需因人而异，不可贸然而行。

四、临证心得与体会

1. 提倡病证结合，抓紧核心病机

朱老常言，证候是疾病发展的现象，疾病是证候发展的根源。"证"和"病"互为因果，是不可分割的有机整体。只有将两者紧密结合，方能提高临床疗效。另外，要从深层次认识疾病的本质，抓住疾病的"核心病机"。遵循该理念，朱老在辨治 SS 时，紧贴病机，主张以甘凉培土、甘寒养阴、甘淡健脾为主要宗旨；同时提出辨证论治要因人而异、因人因证，不能独执一方一法，临证根据具体症状应随症加减，如视物模糊加用密蒙花、谷精珠、决明子、枸杞子、菊花等，关

节疼痛常加用鸡血藤、当归、虎杖等，口腔溃疡加用玉蝴蝶、凤凰衣、人中白、人中黄等，乏力明显加用五爪龙等。

SS 是一类自身免疫性疾病，在治疗该类疾病的过程中，朱老喜从现代药理学角度出发，除辨证用药外，无论何型，都喜加用大剂量穿山龙来提高机体免疫功能，增强细胞活力。穿山龙首见于《全国中草药汇编》，又名山龙、金刚骨，是薯蓣科植物穿龙薯蓣的根茎，多产于东北等地。该药苦，微寒，归肝、肺经，功效为祛风除湿、活血通络、止咳定喘。在临床实践中，朱老发现大剂量使用穿山龙，可以起到扶正、益肾壮督的作用。朱老将穿山龙用于慢性肾炎蛋白尿、反复咳喘属于肾不纳气者，都取得了很好的效果。穿山龙与鹿茸、蜂房的效果相似，但又没有鹿茸、蜂房的燥热之性，功效平和，可以大量使用。朱老认为，一般药物学专著中穿山龙使用 6 ～ 9g 的剂量太小，若是治疗自身免疫性疾病，必须用到 30 ～ 50g 方有效。同时他也指出，单用该药效果一般，需配上如当归、地黄、淫羊藿等补肾壮督之品一起使用，方可显著增强免疫功能。

2. 注重阴阳平衡，强调阴阳互根

中医理论认为，人之生命所以能持续，健康所以得维护，实源于水火之相济，阴阳之合和。此二者在相互制约、相互依存中保持相对平衡状态，则可维系一身之健康。所谓"孤阴不生，独阳不长"，"阴阳互根"乃是生命发展变化的客观规律。故在 SS 的治疗中，朱老用药常兼顾阴阳之协调。SS 固然以阴津亏虚、燥热内生为主，用药多甘寒凉润，然遵"善补阴者，必于阳中求阴"之理，取"阳生阴长"之妙，可适量配伍淫羊藿、仙茅类温阳药物。淫羊藿味辛、甘，性温，可入肝、肾二经，朱老谓其"温而不燥，为燮理阴阳之佳品"。《本草正义》云仙茅亦为"补阳温肾之专药"，仙茅虽温，却无发扬之气，长于闭精，而短于动火。诸药合用，则阴阳调和，阴平阳秘。当然治疗中也要注意，不可多用温补、辛温、香燥之品。

3. 从气血津液出发，兼顾活血通络

中医基础理论认为，气是构成人体最基本的物质，是万物构成的本源，而津液是机体中一切正常液体的总称。气能生津，气能行津，气能摄津。SS 病程多缠绵，病久则元气渐衰，脏腑功能活动渐减弱。正气虚衰，则使生津、行津、摄津之功能受损，津液无以运化输布。血液又由营气与津液组成，津血同源，津血可互相转化，血虚会影响津液的生成。故朱老治疗 SS，在滋补津液的同时不忘兼顾气、血，常会加用生黄芪、当归、鸡血藤、生地黄等药物使气血充足，则津液自承，症状可缓。SS 患者多兼有关节疼痛的症状，此为气虚无以推动血液运行，血流不畅，久而为瘀，不通则痛所致，故治疗中还可酌加如威灵仙、土鳖虫、赤芍、僵蚕等活血通络止痛之品。

4. 善用虫类药物，以达扶正抗邪

朱老可谓临床运用虫类药的大家。他不仅喜用而且擅用虫类药治疗疑难杂病，对虫类药有深入的研究。朱老临床将虫类药广泛运用于神经系统、循环系统、呼吸系统、消化系统、泌尿生殖系统疾病，以及骨与关节疾病、肿瘤、外科疾病等 88 种疾病中，归纳总结了虫类药具有破积消癥、活血祛瘀、宣风泄热、搜风剔络、消痈散肿、生肌收敛、行气和血、补益培本等十大功效。朱老常言虫类药为血肉之品、有情之物，性喜攻逐走窜，通经达络，搜剔疏利，且能深入经络、骨骱、脏腑气血痰瘀胶结处，以通闭解结，扫除病邪，又与人类体质比较接近，容易吸收和利用，效用佳良而可靠，能起到挽澜之功，乃草木、矿石之类所不能比拟。另外，虫类药系高蛋白、高能量之品，可激活体内能量，扶助正气而抗御病邪。

参考文献

［1］张晓嫣.干燥综合征的中医研究进展[J].河北中医，2012，34（2）：303-304.

［2］朱良春.朱良春医集[M].长沙：中南大学出版社，2006.

［3］朱剑萍.虫类药在风湿病中的应用浅析[J].上海中医药杂志，2008，42（10）：13-14.

（潘峰）

第三节　尹智功教授诊治经验

一、对病因病机的认识

SS 是一种以外分泌腺受累为主的慢性自身免疫性疾病，临床主要表现为口干、眼干，1/3 以上患者伴随并发症和多系统损害，严重威胁患者的身心健康和生活质量。SS 在中医学属于"燥证""痹证"等范畴。尹智功教授认为，本病病因病机为素体肾虚，燥邪内伏，常因感受外邪、久病等触发内伏之燥邪，而阴虚津亏，日久无水行舟，为虚实兼并，阴阳俱虚，瘀血于内，虚火内灼。其分早、中、晚期，早期仅为阴津不布；中期则阴虚内热，三焦受损，五脏受累；晚期则阴阳俱虚，以阳气虚衰明显，加之实邪内阻，瘀血内凝，阻滞经脉，正虚邪实，病势缠绵，而成顽症。

二、辨证论治思路

1.肝肾阴虚

主症：双目干涩，白睛红丝，口鼻干燥，或见五心烦热，胸胁胀痛，乏力。舌红少苔，脉细数。

治法：补益肝肾，养阴生津。

方药：六味地黄丸加减。

组成：地黄 24g，山茱萸 12g，怀山药 12g，泽泻 9g，茯苓 9g，牡丹皮 9g。

加减：偏于脾胃阴虚者，加沙参 12g，麦冬 12g，玉竹 10g，石斛 10g，以益胃养阴，生津润燥。

2.气阴两虚

主症：口眼干燥，唇干皲揭，纳呆气短，进干食困难，关节酸痛，神疲乏力，夜寐不安。舌淡胖，舌尖红，少苔，脉细数。

治法：益气养阴生津，增液润燥。

方药：生脉散合八珍汤加减。

组成：人参 9g，麦冬 9g，五味子 9g，人参 20g，白术 20g，茯苓 20g，当归 20g，白芍 20g，熟地黄 20g，炙甘草各 20g。

加减：夜寐不安者，加远志 15g，陈皮 30g，安神定志。

3. 气（阳）虚失运

主症：口干咽燥，无唾少津，不欲饮水，眼鼻干燥，视物模糊，食少纳呆，不能吞咽干物，食后腹胀，倦怠乏力，大便稀溏，小便频数。舌淡，苔白，脉迟缓。

治法：健脾和胃，益气布津。

方药：补中益气汤加减。

组成：黄芪 18g，人参 6g，白术 9g，当归 3g，橘皮 6g，升麻 6g，柴胡 6g。

加减：女子兼见月经不调，带下清稀者，加薏苡仁 30g，白扁豆 30g，白茯苓 30g，莲子肉 30g，山药 20g，渗湿止带和调经。

4. 气滞血瘀

主症：口干咽燥，但欲漱水不欲咽，眼干涩少泪，形体消瘦，肌肤甲错或见红斑，毛发干枯，四肢关节疼痛，或见关节肿大畸形、屈伸不利。舌质紫暗有瘀点、少津，苔少或无苔，脉细涩。

治法：活血化瘀。

方药：血府逐瘀汤加减。

组成：桃仁 12g，红花 9g，当归 9g，生地黄 9g，川芎 5g，牛膝 9g，桔梗 5g，柴胡 3g，枳壳 6g，甘草 6g，白芍 6g。

加减：女子兼见月经量少或闭经者，加桃红四物汤活血调经。

5. 燥毒内蕴

主症：口烂舌糜，目赤多眵，咽喉红肿，颈项恶核，发颐，低热，溲赤便结，甚则面目黄疸，形体消瘦，关节肿痛变形，皮下瘀斑。舌红苔黄，脉数。

治法：解毒清燥。

方药：五味消毒饮加减。

组成：金银花 20g，野菊花 15g，蒲公英 15g，土茯苓 20g，白花蛇舌草 15g，生甘草 6g，紫草 10g。

加减：高热不退，喘促憋闷，神昏谵语者，加羚羊角 5g，天麻 6g，钩藤 9g，全蝎（去毒）1g，以平肝息风、清热安神。

三、中西医融合临床经验

干燥综合征分早、中、晚期。早期不可过度使用激素、免疫抑制剂等，以免正气受损，可以中药为主，必要时辅以调节免疫的西药。中期和晚期，根据病情的变化，在养阴津的基础上，有所偏重，但要主题突出，主次明确，先后有序。尹智功教授治疗此期多以西药祛邪，中药扶正，当使用激素、免疫抑制剂量大时，则重在补肾虚，他喜欢用六味地黄汤加味，于阴中求阳，阳中求阴，兼顾阴阳，使之平衡。

四、临证心得与体会

尹智功教授认为此病本为肾虚，标为燥邪，以津液受损为之初，继则阴津亏虚，瘀血凝阻三焦，五脏俱损。因此在补水生津之时，要活血破凝，因为血不行则津不布，血凝经脉，非峻猛之药，难以奏效。再则阴阳互根，治疗时注意适当补阳。故尹教授多在六味地黄汤的基础上，选用三棱、莪术、丹参、三七、水蛭等活血，石斛、南沙参、麦冬等生津养液，白术、陈皮、砂仁等健脾理气、调理中焦，荷叶、淡竹叶等作为引经之药。但阳易复而阴难回，在整个治疗过程中，滋养阴津之品不可轻断。此病的舌象可反映湿、瘀、阴津、阳气的变化，特别是阴血津液，是最早也是始终损害的方面，可以从舌象获得信息。

（尹智功）

第四节 肖学吕教授诊治经验

一、对病因病机的认识

SS 是一种慢性炎症性自身免疫性疾病，主要累及外分泌腺体，临床上患者唾液腺和泪腺受损，功能下降，主要症状为口干和眼干，也可累及呼吸系统、消化系统、神经系统等腺体外器官。目前 SS 的病因和发病机制尚未完全清楚。SS 是在遗传、病毒感染和性激素异常等多种因素共同作用下，导致机体细胞免疫和体液免疫出现异常反应，通过各种细胞因子和炎症介质造成组织损伤，致使唾液腺和泪腺等组织发生炎症和破坏性病变。SS 类属于中医学"燥证"范畴，《素问》中有"燥胜则干""诸涩枯涸，干劲皴揭……皆属于燥"的记载。本病的病因是先天禀赋异常致素体阴虚，后天感染邪毒而致津液生化不足，阴血亏虚，津液枯涸，致使清窍、关节、经络失于濡养。燥的发生与内伤脏腑有关，脾胃津不上乘则涎少口干。本病的基本病机是虚、瘀、痹、燥。阴虚津亏，精血枯涸，或津液失于敷布，导致脏腑孔窍失润，故阴虚为本，瘀、痹、燥象为标。津液属阴，亦是血液的重要组成部分，随气血周流于全身而发挥滋养濡润作用，本病以阴亏液耗为本，故养阴生津润燥是其主要治法。

二、辨证论治思路

本病以素体阴虚为基础，肾阴虚又为全身阴虚的根本，但是在治疗中不能忽略燥毒、瘀血两大重要因素，阴虚津亏、燥毒内胜、气血瘀结致脏腑功能失调而发病。根据其病因病机，辨证时根据所病清窍、兼夹外邪及阴阳从化的特点，分别进行恰当的治疗。中医辨证施治一般分为以下几型。

1. 燥热阴亏

主症：两眼干涩，口咽干燥，五心烦热，小便短赤，大便燥结，或伴干咳无痰。舌红，苔少或无苔，脉细。

治法：清热养阴，生津润燥。

方药：养阴清肺汤加减。

组成：生地黄 15g，麦冬 12g，玄参 12g，白芍 12g，牡丹皮 9g，贝母 6g，石斛 15g，甘草 3g。

加减：五心烦热，少眠溲赤者，加黄连 3g，知母 10g，以清心泻火益阴。

2. 燥热血瘀

主症：口眼干燥，两目红赤或有异物感，腮部肿胀热痛，皮下紫斑，或伴关节疼痛。舌暗红或有瘀斑，苔光或薄黄燥，脉细涩。

治法：滋阴润燥，清热凉血。

方药：清营汤加减。

组成：水牛角 30g，玄参 12g，生地黄 15g，麦冬 12g，丹参 15g，牡丹皮 12g，赤芍 15g，金银花 12g，连翘 12g，竹叶 6g。

加减：目涩而痛者，加枸杞子 15g，石斛 15g，菊花 6g，以滋肝清火；腮部肿胀疼痛者，加蒲公英 30g，僵蚕 10g，以加强清热解毒、消肿散结的作用；关节疼痛者，加秦艽 12g，桑枝 15g，络石藤 15g，以通络止痛。

3. 湿毒化燥

主症：口苦口黏而干，双目眵多，但感干燥，腮部肿胀发酸，牙龈肿痛，胸脘烦闷，纳呆食少，口臭，口渴不欲饮，小便短赤，大便溏滞或秘结，关节红肿胀痛。舌红，苔黄腻，脉滑数。

治法：清化湿毒，养阴润燥。

方药：甘露消毒丹加减。

组成：藿香 10g，茵陈 15g，黄芩 15g，金银花 15g，连翘 15g，白蔻仁 5g，滑石 15g（包煎），木通 6g，沙参 12g，石斛 12g，芦根 30g，天花粉 15g。

加减：双目干涩而痛者，加菊花 6g，枸杞子 12g，以清肝润目；口苦口臭者，加黄连 3g，竹茹 9g，以清胃降逆；大便秘结者，加生地黄 5g，玄参 12g，以养阴润肠通便。

4. 气阴俱亏

主症：形倦神疲，少气懒言，口干咽燥，声音嘶哑，两目干涩，视物模糊，鼻干不适，手足心热。舌红胖，苔少而干，脉细数或细弱。

治法：益气养阴，润燥补虚。

方药：增液汤合补中益气汤加减。

组成：生地黄 15g，玄参 12g，麦冬 12g，黄芪 20g，太子参 15g，白术 12g，当归 9g，陈皮 6g，枸杞子 15g，石斛 15g，升麻 6g，炙甘草 6g。

加减：伴有低热者，加银柴胡 10g，鳖甲 10g，青蒿 10g，以清虚热。

5. 阴阳两虚

主症：病延多年，见口、眼、鼻干燥，面色苍白，关节隐痛不休，头晕耳鸣，腰膝酸软，阳痿。舌红或淡，少苔，脉沉弱。

治法：养阴益阳，润燥补虚。

方药：左归饮加减。

组成：熟地黄 12g，山药 15g，山茱萸 9g，枸杞子 12g，菟丝子 15g，鸡血藤 30g，杜仲 12g，牛膝 12g，阿胶 9g（烊），鹿角胶（烊），肉桂粉 2g（兑服）。

加减：四肢不温者，加当归 9g，细辛 3g，以活血通经；大便干结者，加肉苁蓉 15g，玄参 12g，以温润通便。

三、中西医融合临床经验

SS 的病因和发病机制尚未明确，目前该疾病尚不能根治。西医治疗虽然可以减轻或缓解重要脏器的损害，尤其是治疗腺体外累及，而且病情较重时，需要积极使用激素及免疫抑制剂快速控制病情，但部分患者口干、眼干等症状难以缓解，西医目前尚无好的治疗方法。另外，该疾病存在停用激素及免疫抑制剂后出现疾病复发等情况，而且长期使用糖皮质激素和免疫抑制剂等药物尚存在很多不良反应。中医治疗在疾病缓解期可以减少激素及免疫抑制剂用量、防止病情复发等方面有着较好的疗效，因此，中西医结合治疗 SS 可同时发挥西医和中医治疗的长处。近些年来一些临床研究认为，中西医结合治疗 SS 具有疗效显著、不良反应小、复发率低等特点，其方案多采用在糖皮质激素和（或）免疫抑制剂等西药治疗的基础上，同时予以中药汤剂辨证论治，多数研究认为其效果优于单纯西药治疗，复发率明显降低，而且对减轻激素和免疫抑制剂的不良反应有帮助。

四、临证心得与体会

SS 属于全球性疾病，我国患病率为 0.3%～0.7%，老年人患病率为 3%～4%，随着我国的人口老龄化，SS 患者会越来越多。该疾病有轻症，只累及外分泌腺体、皮肤、关节；亦有重症，累及重要脏器，造成严重身体损害，甚至危及生命，如严重血液系统损害、肺间质病变、中枢神经系统损害。因此，我们应该尽力提高该疾病的诊治水平，避免误诊、漏诊。风湿免疫性疾病常常是多脏器累及，且为异质性疾病，几乎没有两个患者的病情是相同的，应该实施个体化治疗。中医学在强调整体观念的同时予以辨证施治，治则上强调"急则治其标，缓则治其本"，针对患者具体脏腑和阴阳寒热虚实进行调整。我们在临床工作中应该把辨病和辨证有机地结合起来，以西医辨病，在辨病的基础上评估病情轻重和病情活动度等，再进行中医辨证论证。对有重要脏器累及并且病情活动的患者，用激素、免疫抑制剂治疗，快速控制病情，同时予以中医药辨证施治；待病情缓解稳定后或仅为轻症时，以中医治疗为主。已有许多研究证实中医药对激素、免疫抑制剂有"减毒增效"的作用，同时能减少病情复发。

参考文献

[1] 葛均波，徐永健，王辰.内科学[M].9版.北京：人民卫生出版社，2018.

[2] 周全.中医辨证论治干燥综合征[J].中医研究，2013，26（12）：54-55.

[3] 徐风金.中医药治疗干燥综合征的临床研究进展[J].河北中医，2012，34（2）：297-298.

[4] 唐晓阳.运用传统中医药治疗干燥综合征的临床观察[J].黑龙江中医药，2013，43（4）：20-21.

[5] 董振华.中医在干燥综合征治疗中的作用[J].中国全科医学，2009（7）：20-21.

[6] 刘英.干燥综合征病因病机探讨[J].山东中医杂志，2009，28（4）：219-220.

[7] 阎小萍.常见风湿病诊治手册[M].北京：中国医药科技出版社，2011.

[8] 中华医学会风湿病学分会.干燥综合征诊断及治疗指南[J].中华风湿病学杂志，2010，14（11）：766-768.

（肖学吕，刘礼雄，孙保东）

第六章　系统性血管炎（风湿性多肌痛与巨细胞动脉炎）

储永良教授诊治经验

一、对病因病机的认识

储永良教授认为，风湿性多肌痛（polymyalgia rheumatica，PMR）是一组临床综合征，老年人多见，主要表现为肌肉疼痛和僵硬，女性患者居多，与年龄增长密切相关，在巨细胞动脉炎（giant cell arteritis，GCA）的患者中，有40%～60% 同时患有风湿性多肌痛，并且有20%～40% 的患者以风湿性多肌痛为首发症状。两者在患病人群、辅助检查、治疗上有很多相同之处，故常常放在一起提及。

储永良教授认为，PMR 与 GCA 均属于中医学"痹证"范畴，有着相似的病因病机。正气亏虚是其发生的主要内因，而风寒湿邪侵袭则是发病的主要诱因，瘀血阻络是贯穿本病始终的基本病理环节，清代叶天士云："风寒湿三气合而为痹，经年累月，外邪留着，气血皆伤，其化为败瘀凝痰。"因"瘀"而致"闭"，因"闭"而导致疼痛、僵硬等症状。现代研究表明，痹证无论是内因还是外因（风寒湿热等）都与瘀血关系密切。

《杂病源流犀烛·诸痹源流》注曰："痹者，闭也，三气杂至，壅蔽经络，血气不行，不能随时祛散，故久而为痹。"《素问·长刺节论》言："病在肌肤，肌肤尽痛，名曰肌痹。"PMR 与 GCA 在临床表现上与"肌痹"相似，在发展和转归中，不同时期，病机特点有所差异。

储永良教授认为，瘀血阻络贯穿 PMR 与 GCA 的全过程。起病前，存在脏腑精气虚衰，正气不足的先决条件。起病初期，感受风寒湿邪后，气机郁滞，内生血瘀，不通则痛。疾病后期，瘀血不去，脉络瘀阻，新血不生，不荣则痛。正虚邪恋，病情缠绵，经久不愈是本病的特点。他据此提出"以扶正补虚、祛风散寒、燥湿清热为本，侧重活血化瘀治标"的治法。

二、辨证论治思路

储永良教授认为，瘀血阻络是贯穿 PMR 与 GCA 的基本病理环节。根据自己的多年临床实践经验，他辨证论治的思路侧重对"瘀血阻络"的纠正，将祛除瘀血作为切入点，重用活血化瘀法，既可清除病理产物，使气血得以通畅，又可消除瘀血作为致病因素的恶性循环，从而改善久瘀入深之变，取得治疗良效。储永良教授根据证候表现鉴别寒热虚实等特征，以扶正祛邪为基础，主要相关脏器为脾、肾，根据风寒湿热等不同邪气遣方用药，侧重"活血化瘀"治标。通常将PMR 与 GCA 分为以下证型论治。

1. 脾肾亏虚

主症：肌肉酸痛肿胀，关节屈伸不利，四肢畏寒喜暖，手足不温，腰膝酸软，口淡不渴，或面浮肢肿，腹胀纳差，小便频数，大便稀溏，或男子阳痿、女子带下清稀。舌质淡胖，舌苔白滑，脉沉迟无力。

治法：温补脾肾，通阳蠲痹。

方药：独活寄生汤合温阳通痹汤加减。

组成：独活 10g，桑寄生 20g，细辛 3g，续断 15g，威灵仙 15g，防风 10g，杜仲 10g，牛膝 15g，白芍 10g，丹参 20g，当归 15g，川芎 15g，生地黄 10g，党参 20g，白术 15g，茯苓 15g，甘草 5g，肉桂 10g，熟附子 10g（先煎），黄芪 20g。

加减：兼寒湿者，加防己 10g，木瓜 15g；兼湿热者，加苍术 10g，黄柏 10g，薏苡仁 30g；兼风寒者，加桂枝 10g，麻黄 5g；血瘀明显者，加桃仁 10g，三七 10g。

2. 寒湿外侵

主症：肌肉疼痛、酸胀、麻木，四肢抬举无力，遇冷加重，得温则舒，伴身重、晨僵，或有关节疼痛。舌质淡，舌苔白腻，或舌有齿痕，脉沉细或濡缓。

治法：疏风散寒，除湿通络。

方药：薏苡仁汤合身痛逐瘀汤加减。

组成：薏苡仁 30g，当归 15g，白芍 10g，麻黄 5g，桂枝 10g，苍术 10g，羌活 10g，川芎 10g，秦艽 15g，桃仁 10g，防风 10g，甘草 10g。

加减：兼寒湿化热者，加黄芩 10g，黄柏 10g；血瘀明显者，加丹参 10g，三七 10g；脾虚明显者，加党参 20g，白术 15g，茯苓 15g；肾虚明显者，加肉桂 10g，熟附子 10g（先煎），威灵仙 15g。

3. 湿热外侵

主症：肌肉酸痛、发胀，四肢沉重，抬举无力，身热不扬，汗出黏滞不爽，食欲不振，胸脘痞闷，面色虚浮，二便不调。舌质红，苔白腻或黄腻，脉濡数或滑数。

治法：清热化湿，解肌通络。

方药：当归拈痛汤加减。

组成：羌活 10g，茵陈 15g，防风 10g，苍术 15g，当归 15g，知母 10g，猪苓 10g，泽泻 10g，升麻 10g，白术 10g，黄芩 10g，葛根 20g，党参 15g，苦参 10g，丹参 15g，川芎 15g。

加减：湿重者，加薏苡仁 30g；血瘀明显者，加红花 10g，三七 10g；脾虚明显者，茯苓 15g，怀山药 15g；肾虚明显者，加杜仲 15g，牛膝 15g。

三、中西医融合临床经验

储教授指出，PMR 与 GCA 目前的西医治疗以激素为主，且获效较明显。但长期应用激素存在诸多不良反应，尤其是 PMR 与 GCA 的发病人群多为老年人，不少患者存在其他基础疾病，长期应用激素的风险较大。GCA 的患者还会用到免疫抑制剂，也会出现毒副作用。针对 PMR 与 GCA 的治疗，我们不能否定西药起效快、疗效确切的特点，但要坚守中医的阵地，发挥中医药减毒增效的作用，甚至部分轻症患者也可以纯中医治疗。在方案的选择上，根据病情需要，中西医取长补短，共同控制病情。

四、临证心得与体会

储教授认为 PMR 与 GCA 的治疗需分层次。其具体发病原因目前仍未明确，个体的症状表现也存在差异，在处方用药时需根据疾病的轻重缓急，结合患者的实际情况而进行选方配药。

PMR 与 GCA 的根本病机是因虚感邪，因"瘀"而致"闭"，治疗当以扶正补虚、祛风散寒、燥湿清热为本，侧重活血化瘀治标。现代研究表明，用活血化瘀方法治疗痹证可以改善血液循环，阻止血液凝固，解除微血管痉挛，降低血液黏度，调节血管通透性，减轻炎性渗出，增强吞噬细胞功能，促进炎症病灶消退及增生病变软化和吸收，改善机体免疫调节功能，抑制多种促炎因子和促血管新生因子释放等。

因此，储教授主张治疗本病在整体上遵循辨病与辨证相结合的原则。临床上，不管患者正虚还是邪实，活血化瘀应贯穿始终，重用丹参、桃仁、川芎、当归、三七等活血化瘀之品，但因正虚为本，蜂房、地龙、蜈蚣等血肉有情攻伐之品不宜久用。辨证时分清脾肾之虚，脾主肉，肾主骨，若脾肾亏虚，则骨肉气血俱损，加之外邪不去，痹证迁延不愈，后期可致肝筋挛缩废用，故以调补肝脾肾为基础。结合风寒湿热等感邪差异，酌情配伍祛风散寒、燥湿清热之品。

此外，因不少患者同时服用西药治疗，如非甾体抗炎药存在胃肠损伤和肝肾损害风险，糖皮质激素易导致骨质疏松、继发性骨折、高血压、糖尿病等风险，中医处方用药时需适当予健脾和胃、疏肝理气等处理，减少药毒风险。

PMR 与 GCA 均为慢性疾病，PMR 如不发展成 GCA，相对预后较好，但疾病后期也可出现肌肉废用性萎缩或肩囊挛缩等严重情况。治疗本病应以提高疗效为前提，在准确辨证用药时，除了常规的药物治疗，还可开展活血化瘀外治法，如药浴、敷药、蜡疗、水疗、电疗、磁疗、针灸、按摩、火龙罐等以增进疗效，同时应指导患者进行必要的功能锻炼和生活调适，帮助其改善局部和全身症状，以提高生活质量。

参考文献

［1］储永良，黄清春.痹病从瘀论治 [J].中国中医药信息杂志，2006，4（13）：7-8.

［2］中华医学会风湿病学分会.巨细胞动脉炎诊治指南（草案）[J].中华风湿病学杂志，2004，8（9）：566-567.

［3］中华医学会风湿病学分会.风湿性多肌痛诊治指南（草案）[J].中华风湿病学杂志，2004，8（8）：506-507.

［4］颜真波，苏晓.中医药治疗风湿性多肌痛研究进展 [J].河北中医，2018，40（3）：472-475.

［5］黄清春.复方丹参注射液对 II 型胶原诱导性关节炎大鼠滑膜细胞分泌 IL-1β 的影响 [J].安徽中医学院学报，2002，21（2）：50-53.

［6］张英泽，阎小萍.风湿性多肌痛的辨证论治 [J].中医研究，2009，22（5）：49-51.

（李文杰，张磊）

第七章　特发性炎症性肌病

第一节　李娟教授诊治经验

一、对病因病机的认识

特发性炎症性肌病（idiopathic inflammatory myopathies，IIM）之病名在古代文献中无明确记载，依据本病患者不同阶段的临床表现，李娟教授谓其当归属于中医学"痹证""肌痹""痿证"等范畴。李教授认为，本病若单纯见肌肉损害，初期以肌痛和雷诺现象表现为主者，可从肌痹论治；后期以肌无力、肌肉萎缩、瘫痪为主要症状者，可按痿证辨证论治。"肺痹者，烦满喘而呕。"由于结缔组织病呼吸系统损害所继发的肺间质纤维化，本病发展过程中可能出现喘息、咳嗽、胸闷心烦等症状，因此五脏痹理论对本病的诊疗具有指导意义，按五脏痹中的肺痹论治。

李教授认为，患者出现不同临床表现的根本原因在于病因病机变化之差异。本病多为先天禀赋不足，脏腑精气亏损，或情志内伤，气血逆乱，以致卫外不固，感受风寒、风热、寒湿、热毒之邪，邪毒蕴阻肌肤所致。大多数患者在病中多以肌肉疼痛、肌无力为主症，结合中医辨证论治思想，李娟教授认为本病的肌肉疼痛、肌无力症状，既可为外感六淫，邪阻经络，或久病瘀血阻滞导致的不通则痛，也可为肺脾亏虚，气虚失运，血虚失养，筋脉不荣所致的不荣则痛，而其皮疹症状则多与热毒内蕴或瘀血阻滞有关。李教授认为本病的病因病机，初期主要以肺脾气虚为本，湿热瘀毒为标，日久肝肾不足在病程中出现的系统损害所致肺间质纤维化，以五脏痹理论指导治疗，治则为清肺、通络。现代中西医结合理论方面，李娟教授认为本病发病因素复杂，其中涉及免疫异常、感染因素、遗传因素等，需要进一步对免疫机制进行深入研究，而中药对该病的治疗有明显优势，尤其适用于本病的慢性期，协助西药发挥疗效，减轻其毒副作用。李娟教授建议：本病急性发作期以西医治疗为主，中医协助调理，减轻西药毒副作用；进入慢性期，以中医为主，补肝肾之本，西药调节免疫。多系统损害及合并恶性肿瘤是本病预后不良的重要原因，李教授认为中药治疗要注重早期出现的多器官损害，尤其是肺间质纤维化，如涉及肿瘤治疗需联合肿瘤科医生进行评估。

二、辨证论治思路

李教授认为，本病急性发作时以发热、肌痛为主，乃风、寒、湿邪入里化热，侵入营血，化热化火所致；而病程迁延，后期则寒湿瘀血阻滞，气血久经耗伤，阴阳失调。结合多年临床经验，总结该病发展特点，李教授强调本病的辨证一定要分清疾病发展时期，注重虚实，适时把控何时扶阳益气、何时凉血解毒，同时注重出现的其他系统损害。依据本病证候变化，李教授通常将其分为以下证治类型。

1. 风热犯肺

主症：发热恶寒，皮肤痛，肌痛，咽痛咳嗽，口微渴，少汗，面红赤，眼睑紫红，肢软无力，或胸闷咳嗽，或气短咽干。舌红，苔薄白，脉浮数无力。

治法：清热解表润肺。

方药：银翘散合清燥救肺汤加减。

组成：金银花10g，连翘10g，竹叶10g，芦根15g，荆芥10g，防风10g，冬桑叶15g，生石膏30g，沙参15g，生甘草15g，胡麻仁15g，麦冬15g，枇杷叶15g，杏仁10g，紫花地丁30g。

加减：发热不退者，加青蒿15g；皮肤症状明显者，加紫草、葛根各15g，蝉蜕10g；气血不足者，加黄芪15g，当归10g。

2. 热毒炽盛

主症：数日内眼睑、面颊及胸背部迅速出现大片鲜红色水肿斑片或紫红色斑片，触之灼热，四肢近端肌肉酸痛无力，疼痛拒按，严重者吞咽困难，举头乏力，时有呛咳，声音嘶哑，全身软瘫，伴身热不退，面红目赤，时觉心烦，口渴喜冷饮，便结溲赤。舌质红绛或紫暗，苔黄燥而干，脉弦滑数或洪数。

治法：清肺解毒，凉血通络。

方药：犀角地黄汤加减。

组成：水牛角30g，生地黄30g，赤芍15g，牡丹皮15g，金银花30g，玄参12g，竹叶10g，连翘15g，生石膏30g，知母15g，黄芩10g，败酱草30g。

加减：红斑热痛弥漫者，加白花蛇舌草、丹参各 30g，野菊花 10g；热势不退者，加重石膏用量至 60g，青蒿 30g；四肢无力明显者，加乌梢蛇 30g，川续断 20g，牛膝 15g。

3. 寒湿入络

主症：平素怕冷畏寒，神疲乏力，面色苍白，大便偏溏，四肢末端遇冷之后则见发白或发紫之象，移时缓解。外感风寒或久坐湿地后，则突发四肢抬举无力伴酸痛重着，遇冷痛剧，关节周围可见紫红色斑疹伴脱屑，面部、四肢及眼睑也可见暗红色肿胀斑疹，伴见身热不扬，四肢乏力，周身酸楚，关节窜痛或兼见肿胀，吞咽不利。舌淡，苔薄白，脉浮紧。

治法：散寒化湿，温阳通络。

方药：小乌桂汤加减。

组成：麻黄 10g，桂枝 10g，当归 10g，党参 15g，生石膏 20g，干姜 10g，川芎 10g，白芍 15g，黄芪 20g，制川乌 20g，知母 10g，防风 10g，黑顺片 10g，牡丹皮 10g，黄芩 10g，炙甘草 10g。

加减：四肢厥冷，手足冰冷者，加淫羊藿 15g，补骨脂 10g；肌无力明显者，加乌梢蛇、川续断各 15g，牛膝 10g。

4. 脾虚湿困

主症：局部红斑消退或色淡不鲜，或皮肤溃疡，四肢近端肌肉酸痛重着，甚则肿胀不消，关节酸痛，屈伸不利，四肢抬举、行走乏力，面色㿠白，神疲欲寐，少气懒言，头重头痛，时有自汗，食少脘闷，渴不欲饮，大便溏薄不爽，小便短少。舌淡、边有齿印，苔白腻，脉细滑。

治法：健脾益气，化湿通络。

方药：三妙丸加减。

组成：知母 15g，黄柏 10g，金银花 10g，牛膝 10g，玄参 10g，薏苡仁 15g，黄芪 20g，当归 10g，川芎 10g，生姜 5g，羌活 10g，独活 10g，防风 10g，白术 15g，苍术 10g，防己 10g。

加减：如遇湿热在里而见肌肉疼痛、身热不扬、舌苔黄腻者，加忍冬藤 15g，黄连、黄芩、厚朴各 9g，萆薢、土茯苓各 15g；脾虚气血不足者，加党参、山药各 15g。

5. 肝肾阴虚

主症：面部、四肢、躯干遗有红斑色暗或色素沉着，四肢肌肉酸痛隐隐，近端肌肉萎缩，时感乏力，行滞语迟，腰膝酸软，举动软弱，甚或吞咽不利，足不任地，形体偏瘦，面色潮红，皮肤干涩少泽，时有五心烦热，头晕目糊，面部烘热，口干咽燥，耳鸣健忘，失眠盗汗。舌红，少苔或中剥有裂纹，脉细数。

治法：滋补肝肾，养阴和营。

方药：一贯煎合左归丸加减。

组成：北沙参 15g，麦冬 15g，当归身 10g，生地黄 15g，熟地黄 15g，枸杞子 15g，川楝子 10g，川芎 15g，白芍 20g，菟丝子 15g。

加减：手足拘挛者，加木瓜 15g，白芍加至 30g；肝肾阴亏，阳亢于上而风动者，加钩藤 15g（后下），珍珠母 30g（先煎）。

三、中西医融合临床经验

李娟教授指出，作为当代中医临床医生，需同时重视西医学诊疗前沿发展。糖皮质激素作为治疗本病的基础用药，配合免疫抑制剂和（或）免疫球蛋白治疗，可达到缓解症状，控制病情的效果。生物制剂作为近年来飞速发展的新兴药物，对于传统经典方案治疗效果不佳的患者，同样是选择之一。中西医结合、辨病与辨证相结合，应用治疗特发性炎症性肌病的经验方，结合中医证候评分，量化评价患者的症状缓解情况，对疾病活动的控制发挥着重要的作用。

此外，李娟教授团队的一项临床研究认为，抗合成酶抗体综合征是具有独特临床特征的疾病亚群，为本病提供了新的分类思路，对疾病的治疗和预后具有一定的临床指导意义。

四、临证心得与体会

李教授认为，整体观念、辨证论治是中医学的基石，很多时候我们对疾病只看到"冰山一角"，而忽视了疾病对全身五脏六腑、经络肢体的影响。风湿性疾病的发生发展从西医学角度看，涉及免疫异常、遗传、后天环境、药物、病原体等诸多因素。辨病与辨证相结合，具体治法因人而异，在同一疾病的不同阶段，根据不同辨证而采用不同治法，即体现了同病异治之思想。例如 IIM 疾病初期，病位在表，六淫首犯卫分，治疗应以祛邪为主，疏散风热；邪重入里，热势更盛，伤及营血，当以清热解毒、凉血透邪为主。

IIM 分急性发作期、慢性缓解期，在用药方面各有偏重。中医理论认为"肺为娇脏"，IIM 常累及肺部，出现间质性肺炎，在中药组方中可加用宣降肺气或补益肺气、滋养肺阴之品，如桔梗、麦冬、天冬、杏仁、沙参、桑叶。当热邪偏重时，加用生石膏可清泄肺经郁热。若邪深病重，出现热入营血，当清营凉血，首推《备急千金要方》犀角地黄汤，并加以化裁，如加紫草、青蒿凉血。若寒热虚实夹杂，以寒邪为主时，李教授常用桂枝芍药知母汤、乌头汤、小续命汤三方合方而成的小乌桂汤加减。IIM 最常累及肌肉，脾胃为气血生化之源，《素问·经脉别论》有"饮入于胃，游溢精气，上输于脾"之说，脾化生水谷精微以养五脏六腑、四肢百骸，脾主司四肢肌肉，因此在辨证为脾虚时，可用黄芪、白术、薏苡仁、苍术、生姜、党参等健脾益气之品。

疾病后期，久病及肾，肾为先天之本，肾精化肾气，肾气分阴阳，肾阳为一身阳气之根本。《素问·生气通天论》中讲："阳气者，若天与日，失其所，则折寿而不彰，故天运当以日光明。"这里强调了人体阳气的重要性。张景岳在《景岳全书》"新方八阵"中提出："善补阳者，必于阴中求阳，则阳得阴助而生化无穷；善补阴者，必于阳中求阴，则阴得阳升而源泉不竭。"因此，李娟教授在本病慢性缓解期，除了辨证施以汤药外，加减药物多从调和营卫、阴阳互根互用入手，如加用菟丝子、狗脊、桂枝、芍药、鹿角胶、补骨脂等，配合一贯煎、左归丸，以达阴中求阳之功。

IIM 是一种累及肌肉、肺部、心脏等多系统的顽疾，治疗应当循序渐进，不可急功近利，只求一时好转。治疗本病应以改善患者肌肉症状为前提，降低疾病活动度，控制病情的进展，临床可开展综合疗法，如中药熏洗、定向透药、磁疗、穴位注射、针灸按摩等，充分发挥中医药的优势以提高疗效。患者的肌肉损害是累及全身的，肌力、肌张力，以及躯干、四肢的活动作为直观反映患者病情的依据，在治疗全过程都应当引起医生重视，可联合康复科医生专科指导患者的功能锻炼。日常生活中建议患者遵循《黄帝内经》四季养生原则，追求"阴平阳秘，精神乃至"。

参考文献

［1］陈世贤，徐娟，朱俊卿，等.痹病内涵与外延研究 [J].中国中西医结合杂志，2018，38（10）：1247-1249.

［2］郑松塬，陈世贤，吴利生，等.特发性炎症性肌病的分类：基于临床表现和肌炎特异性抗体 [J].南方医科大学学报，2020，40（7）：1029-1035.

（李娟，周秀廷）

第二节　储永良教授诊治经验

一、对病因病机的认识

多发性肌炎（PM）、皮肌炎（DM）和抗合成酶抗体综合征（ASS）均属于特发性炎症性肌病的范畴，骨骼肌受累是三者的共同表现。其中DM表现为特异性皮疹，ASS以存在抗合成酶抗体为特点。三者的中医病因病机相似，总以脾肾亏虚为本，病位在肌，故在此一同进行论述。

PM、DM、ASS归属于中医学"痹证"范畴，病名为"肌痹""肉痹""肉极"等，是以一处或多处肌肉疼痛、麻木不仁，甚至肌肉萎缩，疲软无力，手足不随为主要症状的病症。先天不足、后天脾胃失养是该类疾病的内因，也是根本。卫气根于肾气，肾气强则卫气强，肾气不足，邪气因入。《症因脉治》卷三云："脾痹之症，即肌痹也。四肢怠惰，中州痞塞，隐隐而痛，大便时泻，面黄足肿，不能饮食，肌肉痹而不仁。"脾胃为气血生化之源，脾气虚则源枯，源枯则气血不能充养肌肤。《中藏经》说："肉痹者，饮食不节，膏粱肥美之所为也。……肉痹之状，其先能食而不能充悦四肢，缓而不收持者是也。"脾肾阳虚，腠理疏松，风、寒、湿、热等邪气侵袭，形成肌痹，邪气羁留，久病入脏，最终导致脾肾俱伤。故先天禀赋不足，后天脾胃损伤，加之邪气侵袭，闭阻脉络，肌肉失养，日久累积脏腑，是肌痹基本病机。

二、辨证论治思路

脾肾阳虚为病本，贯穿疾病始终；邪气亢进为病标，常以热、毒、湿、瘀等证素，单独、相互或多个同时出现。岭南地区多湿、多热，故临床中以湿热证候最为多见；若因过度贪凉，或病久阳气受损，也可出现寒湿浸淫。治疗上，脾肾阳虚是该类疾病的本证，故临床治疗变证、伴证、兼证，均应在治疗本证的基础上加减化裁。

（一）本证——脾肾阳虚

主症：四肢乏力，神疲，头晕目眩，斑色暗红，肌痛隐隐，肌肉萎缩，乏力，食少纳呆，关节疼痛，伴腰膝冷痛，畏寒，肢冷，雷诺现象，小便清长，大便稀溏。舌淡，苔薄白，脉迟弱。

治法：健脾益肾。

方药：脾肾两助丸。

处方：党参 30g，黄芪 20g，山药 15g，肉桂 10g，川贝母 15g，泽泻 10，白术 15g，小茴香 10g，土鳖虫 15g，杜仲 15g，鸡内金 15g，川芎 15g，茯苓 10g，款冬花 10g，补骨脂 15g，牛膝 15g，肉苁蓉 15g，甘草 10g，当归 10g，海风藤 10g，羌活 10g，木瓜 15g，熟地黄 10g，白芍 10g，山茱萸 10g。

（二）变证

疾病初期/活动期以祛邪为主，在清热解毒、利湿化瘀的基础上，可少佐补益脾肾之品，药量宜少；疾病后期/缓解期以健脾益肾为主，可少佐祛实之品。

1. 疾病初期/活动期——风热束表

主症：皮疹累及眼睑、胸、颈、眼周，色淡红明润，肌肉疼痛，肢软无力，发热，恶寒，咽痛，伴关节疼痛，胸闷。舌红，苔薄黄，脉浮数。

治法：疏散风热，健脾益气。

方药：银翘散加减。

组成：连翘 15g，金银花 15g，苦桔梗 15g，薄荷 10g，竹叶 10g，生甘草 5g，荆芥穗 10g，淡豆豉 10g，牛蒡子 10g，山药 15g，白术 15g，茯苓 10g，贝母 10g，羌活 10g，木瓜 10g。

2. 疾病后期/缓解期——脾肾亏虚

主症：皮疹色淡或消失，四肢乏力，酸痛，伴神疲乏力，食少纳呆，口干。舌红，少苔，脉细数。

治法：滋阴补肾。

方药：脾肾两助丸合知柏地黄丸加减。

处方：熟地黄 15g，白芍 15g，山茱萸 15g，党参 15g，黄芪 10g，山药 10g，川贝母 10g，白术 10g，小茴香 10g，土鳖虫 15g，杜仲 10g，鸡内金 10g，川芎 10g，麦冬 10g，牛膝 10g，肉苁蓉 10g，甘草 10g，当归 10g，知母 5g，黄柏 10g。

（三）伴证

疾病初期/活动期邪实亢盛易损伤脏腑，邪气羁留亦可入脏，临证时需根据虚实、寒热及兼证选择药物。

皮肤受累：湿热者，可加蝉蜕、苦参、地肤子等；阴虚者，可加紫草、玄参、首乌藤等；皮疹久不消退者，可加白芷、珍珠母、葛根等。

肺纤维化：邪毒滞络者，可加地龙、桑白皮、桑叶、紫菀等；气虚者，可加五味子、沙参、款冬花等；肺阴虚者，可加百合、石斛、天冬、地骨皮等。

心肌炎：热毒者，可加金银花、牡丹皮、黄连等；瘀血者，可加贯众、乳香、三七、远志等；阳虚者，可加桂枝、附子、薤白等；血虚者，可加当归、川芎、柏子仁等；心气虚者，重用黄芪、党参，可加茯神、五味子等。

胃肠道受累：加枳实、木香、代赭石、竹茹、厚朴、磁石、紫苏，可酌加大黄、番泻叶等。

肾脏受累：重用黄芪，可加地龙、党参、鳖甲、补骨脂、覆盆子等。

（四）兼证

气血两燔者：加石膏、栀子、甘草、竹叶、玄参、水牛角等。

风热者：加金银花、苦桔梗、薄荷、牛蒡子等。

风寒者：加桂枝、防风、荆芥、麻黄等。

湿热者：加茵陈、猪苓、泽泻、苦参等。

寒湿者：加苍术、厚朴、砂仁、白豆蔻、草果等。

疼痛者：加独活、姜黄、牛膝、威灵仙、土茯苓等。

瘀者：加川芎、桃仁、红花、没药、当归、五灵脂等。

气阴两虚者：加五味子、麦冬、红景天、沙参等。

血虚者：加川芎、白芍、当归、阿胶、制首乌、地黄等。

阳虚者：加附子、细辛、淫羊藿、巴戟天等。

三、中西医融合临床经验

疾病急性发作，在给予中药治疗的同时加用西药可使急性炎症得到更好的控制，将该类疾病对机体的损伤降到最低。中药与西药配合使用还可以起到减少西药不良反应，增强西药疗效的作用，同时可以缓解许多西药解决不了的躯体症状。疾病缓解期，在西药治疗的同时给予中药治疗，可以控制病情，使患者逐渐恢复肌力，增强体质，并降低疾病的复发概率，提高疾病的长期缓解率。

四、临证心得与体会

1. 肾精不足是根本

"故生之来谓之精。""精"即先天之物质，先天不足即指"精"存在缺陷，其与西医学遗传缺陷在概念上是相同的，均是在出生前就确定的，不受后天因素的影响。故而不仅本类疾病的病因与先天不足关系密切，凡有遗传倾向的风湿性疾病均与肾精不足有关。

2. 注重从肝调脾胃

后天因素除脾胃损伤与外感邪气外，肝失条达也是值得关注的重要因素。肝主疏泄，调情志，肝的疏泄正常是气机升降条达、情志舒畅、脾气健运的重要环节。肝气郁滞可进一步抑制脾主运化的功能，使生化乏源。此外，临床中该类疾病患者常出现焦虑抑郁的状态，这种焦虑状态会影响患者正常的工作生活，甚至可能加重病情，故在治疗过程中要注重调畅肝气，临床中常根据肝的状态加减用药。如肝气郁滞，可加用延胡索、玫瑰花、香附等；因肝血不足致郁，可加用白芍、川芎、当归等；因脾弱使肝木侮土，可加柴胡、白术、薄荷等。

3. 痹痿同治见真章

该类疾病存在由痹转痿，痿痹共现的临床特点。疾病初期邪气客于肌肤关节，以疼痛为主要表现，多以邪实为主，为痹；疾病后期脾肾亏虚，肌骨失养，以痿软无力为主要表现，为痿。疾病后期正气亏虚，邪气再起，可出现痹痿共现的情况。国医大师李济仁认为，痹、痿在病位、病因病机等方面有许多相似之处，故提出痹痿同治的理论。因此治疗该类疾病时既要治痹不忘治痿、治痿不忘治痹，在辨证论治的同时，重视补益肾精、舒筋通络和固护脾胃，又要根据疾病的不同阶段，在扶正祛邪方面有所侧重，做到动中有静、静中有动。只有在确立主要病机的同时，因时、因人、因地进行全面评估，才能做到遣方用药丝丝入扣，不至于刻板照搬，达不到理想效果。

（张磊，李文杰）

第八章 系统性硬化症

第一节 李娟教授诊治经验

一、对病因病机的认识

系统性硬化症（systemic sclerosis，SSc）是一种累及皮肤和内脏器官的自身免疫性疾病，表现为皮肤和内脏器官局限性或弥漫性纤维化及进行性硬化，最后发生萎缩，严重者可造成身体畸形或死亡。根据临床症状特征，SSc病程可分为浮肿期、硬化期、萎缩期。SSc可累及皮肤、筋脉、肌肉、骨骼及脏腑，李娟教授认为其属于中医学五体痹中"皮痹"范畴，亦符合"脉痹""肌痹""五脏痹""骨痹""血痹"等的临床表现；相对于临床的皮肤症状，当SSc累及脏腑时可统一归属于"内痹"范畴。

1. 外邪侵袭

《素问·痹论》曰："风、寒、湿三气杂至，合而为痹也。"李娟教授认为风、寒、湿邪是SSc的主要外因，其中又以寒邪为主。邪气留于腠理，或内舍于脏腑、经络，引起疾病的早期症状。风寒袭表，营卫失调，见不规则发热；寒邪伤阳，表现为皮温偏低，皮肤不仁；重寒凝滞、收引，见雷诺现象，皮肤、关节、肌肉疼痛，遇寒加重，得温痛减。湿邪重着黏滞，束于筋骨则关节屈伸不利，困阻脾胃则食欲减退，体重下降。湿与寒水易于相合，最损人之阳气，寒湿相搏，阻滞气机，水液代谢失常，痰浊瘀血内停，见肢端及面部肿胀、皮肤增厚，日久则见皮肤增厚、暗沉，甚至变黑。

2. 脏腑功能失调

先天不足、后天失养引起的脏腑功能失调是SSc的内在因素。正气亏虚，易感受外邪而生痹证，脏腑功能失调则致气机、水液代谢失常，继发痰湿瘀血阻滞经络，加重SSc皮损，同时引起SSc脏腑相关的伴随症状。李娟教授认为：SSc

浮肿期，风、寒、湿邪郁于表，气血不畅，形成浮肿，肢体近端皮肤增厚、紧绷，肺先受邪，出现不规则发热；SSc 进展期，皮肤硬化改变累及整个肢体、面部、颈部和躯干部（胸部、腹部），并有明显脏腑病变及相关症状出现，如雷诺现象、食欲不振等；当疾病发展至萎缩期，脾肾阳虚，气化推动无力，气血津液代谢失常，脉络瘀滞闭塞，则见皮薄肢痿、色枯黑、质如革。

总之，SSc 病理因素主要是痰瘀，病位在皮表，与肺、脾、肾相关；基本病机特点是本虚标实，即正虚邪犯，气血阴阳失调，致使痰浊瘀血形成，皮肤和五脏失养，其中痰瘀病机常可贯穿本病的始终。

二、辨证论治思路

李娟教授治疗 SSc 的原则为活血化瘀，扶正祛邪。浮肿期属肺虚邪犯，营卫不和，治以宣肺益气、活血散瘀；硬化期为痰瘀阻络，治以化痰祛瘀通络；萎缩期为脾肾阳虚，以温补脾肾为法，兼化瘀生新。李娟教授强调早期治疗是阻止新的皮肤和脏器受累，晚期治疗目的则在于改善已有的症状。本病主要从以下几个方面辨证论治。

（一）浮肿期——风寒湿痹阻

主症：皮肤发紧、肿胀，肤色正常或淡黄，指端针刺样疼痛，关节冷痛，不规则发热，恶寒，口淡不渴。舌淡，苔白或白腻，脉紧。

治法：宣肺益气，活血散瘀。

方药：麻黄汤合黄芪桂枝五物汤加减。

组成：炙麻黄 15g，黄芪 20g，桃仁 15g，桂枝 10g，白芍 15g，川芎 10g，当归 10g，防风 10g，白术 10g，大枣 4 枚，生姜 10g，炙甘草 9g。

加减：咳嗽者，加用杏仁；恶寒重者，加用肉桂、干姜；关节疼痛严重、屈伸不利者，加用羌活、海风藤；皮肤颜色晦暗明显者，加用丹参、红花。

（二）硬化期——痰瘀交阻

主症：肤硬如革，肤色暗滞，有瘀斑，肌肉瘦削，关节疼痛，屈伸不利，胸背紧束，转侧仰俯不便，吞咽困难。舌暗有瘀斑、瘀点，苔白腻，脉滑涩，或细弱，或沉紧。

治法：活血化瘀，祛痰通络。

组成：桃红四物汤加减。

处方：当归 30g，熟地黄 20g，茯苓 20g，桃仁 15g，陈皮 15g，红花 10g，川芎 10g，白芍 15g。

加减：若乏力气短、脉细弱，为气虚血瘀痰滞，以桃红四物汤合黄芪桂枝五物汤；若脉沉紧，为寒凝血瘀偏重，以桃红四物汤合当归四逆汤。肢冷肤寒、指端发绀者，加制附子；肌肉瘦削者，加人参、山药；食欲不振者，加白术；吞咽困难者，加枳壳、苏梗。

（三）萎缩期——脾肾阳虚

主症：肤硬而凉，振寒而栗，皮肤晦暗无光，有瘀斑，皮肤变薄，紧贴骨面，指端发绀，遇寒加重，毛发脱落，常伴有心、肺、脾、肾等器官严重病变。舌淡，苔白，脉沉细无力。

治法：补益脾肾，温阳散寒。

方药：阳和汤合当归四逆汤加减。

组成：黄芪 30g，熟地黄 20g，山药 10g，山茱萸 10g，泽泻 10g，白芍 10g，当归 15g，鹿角胶 10g，麻黄 5g，炮姜 10g，肉桂 10g，牡丹皮 10g，川芎 10g，枸杞子 10g，白芥子 10g，炙甘草 15g。

加减：若伴呃逆者，加柿蒂；消化不良者，加陈皮、枳实；食少者，加炒山楂；大便溏泄者，加薏苡仁、莲子；关节或指端处发生溃疡者，重用当归。

三、中西医融合临床经验

李娟教授认为中西医结合诊疗的关键是提高疗效，优势互补，即运用中医诊疗思维祛除致病因素，调理脏腑功能，同时利用现代医学诊断技术辅助早期诊断，并利用西药进行针对性治疗。

中医治疗中最重要的是抓准病因病机，治病求本，不能被现代病名束缚手脚。李娟教授认为所有痹证的病理关键都是"不通"，皆是各种因素致痰、致瘀。无论内因、外因，痰瘀阻塞气血，肌肉、关节受累，皮肤脏腑痹阻失养是病机所在，痰瘀既是病理结果，又是关键的病理因素，引起皮痹的临床症状如肿胀、疼痛。但 SSc 往往合并内痹，临床症状不典型，诊断有一定困难，需仔细检查，全面分析，才能确诊。合并内痹时，病情常比较凶险，治疗棘手，治疗不及时或疾病活动度控制不佳则预后很差，故需要利用现代诊疗技术，提高诊断和鉴别的能力，实现早期确诊、早期治疗。另外，疾病进展期需要应用抗炎、抗纤维化、免疫抑制等药物，开展针对受累部位的规范化对症治疗，例如使用吡非尼酮、尼达尼布减缓肺纤维化进程，用钙通道阻滞剂治疗雷诺现象，用 ACEI（血管紧张素转化酶抑制剂）治疗高血压性 SSc 肾危象等。因此，SSc 临证治疗原则为中西医融合、病证结合、内外兼顾。

四、临证心得与体会

李娟教授认为，SSc 临证当先识别是否合并内痹。早期 SSc 尚未合并内痹时，治疗应当注重"未病先防，已病防传"。因为在 SSc 患者中，往往过半都有肺脏受累，肺络痹阻，表现为肺间质纤维化、肺动脉高压等，且"肺主皮毛"，肌肤的润泽营养与肺卫的正常运行息息相关，故当以活血通络、补脾益肺为治疗原则，同时考虑痰阻、血瘀之病机，参以活血祛痰化瘀之品。因此，本病临床治疗时需活血化瘀，兼顾补脾益肺、扶正祛邪。

临床上内痹与外痹常难以截然分开，所谓轻者病在四肢关节肌肉，重者可内舍于脏。病邪深入脏腑则可见各脏腑的病症，如入于肺则见胸闷、气喘，入于脾胃则见吞咽困难、腹胀呕吐，入于心则见心悸、心痛等。此时病情是本虚标实、虚实夹杂，应该"补通结合"，补脾肾不足之病因，化痰祛瘀以通络。脾肾阳虚，则水谷精微不能布散腠理，营卫之气不得充养，卫外失司，腠理失养，风、寒、湿三气杂至，久则生痰化瘀，阻于皮肤腠理或内舍脏腑，则百病丛生。李娟教授临证常予阳和汤加减温阳通痹。她还十分注重患者的情绪，SSc 肝郁气滞之人常见于发育期与更年期患者，或久病之人，常见情志不舒，郁郁寡欢。肝气郁滞，阳气不能通达四肢，导致雷诺现象，甚则体内气机不畅则痰瘀渐生，李娟教授常以当归四逆汤为基础养血疏肝、透邪解郁。

SSc 的预后与是否合并内痹同样密切相关。单纯局限性的皮痹患者往往病位在肺、脾，预后良好；合并内痹，弥漫性的皮痹患者往往脏腑受损，迁延难愈，病情难以控制。

（李娟，周秀廷）

第二节　肖长虹教授诊治经验

一、对病因病机的认识

SSc属胶原组织疾患中的一种，除皮肤外，全身各个组织和器官的胶原组织均可受累而产生不同的症状。《素问·痹论》谓："风、寒、湿三气杂至，合而为痹也。……以秋遇此者为皮痹。……痹在于骨则重……在于皮则寒。"《素问·五脏生成》提出："卧出而风吹之，血凝于肤者为痹。"肖教授认为SSc属本虚标实之证，多因脾肾阳虚，卫不能外固，风寒湿邪乘虚郁留，经络气血瘀阻，营卫失调而成，以皮肤浮肿，继之皮肤变硬、萎缩为主要临床表现。

肖教授认为，SSc属中医学"皮痹"范畴，多由阴阳气血失调致病。早期患者以阳虚为多见。阳虚则生寒，血得寒则凝，血凝则脉络不通，肤失濡养，故临床多见形寒、肢冷、手指麻木刺痛、皮肤板硬等症。随着病情的发展，根据阴阳互根、阴阳互生的辨证病机传变，患者可出现阳损及阴，阴虚生热的症状，此其一；其二是寒邪日久，郁而化热，热盛损筋，腐肉化脓，可见趾、踝、指等部位发生溃烂，此时因久病阴阳两虚，气血亏损，当宜峻补气血，但又因郁而化热，故需寒热并用，攻补兼施。

二、辨证论治思路

SSc中医辨证多着眼在表面部分症状上，肖长虹教授认为临床必须根据疾病的发生和发展过程、阴阳寒热的转化，并结合患者的素质、气血虚实施治，发挥中医学辨证论治的特点。他通常将"皮痹"分为以下几类证型。

1.寒湿痹阻

主症：皮肤紧张而肿，或略高于正常皮肤，遇寒变白、变紫，皮肤不温，肢冷恶寒，遇寒加重，得温减轻，关节冷痛，屈伸不利，常伴有口淡不渴，周身困重，四肢倦怠。舌淡，苔白或白滑，脉沉或紧。

治法：散寒除湿，通络止痛。

方药：阳和汤加味。

组成：肉桂 15g，鹿角胶 10g，炙麻黄 10g，白芥子 10g，姜炭 10g，附子 10g，细辛 5g，僵蚕 9g，蜈蚣 1 条，全蝎 5g，川芎 15g，桃仁 10g，红花 10g，甘草 5g。

2. 湿热痹阻

主症：皮肤紧张而肿，肤色略红或紫红，关节肿胀灼热，屈伸不利，触之而热，伴身热。

治法：清热除湿，宣痹通络。

方药：四妙丸合宣痹汤加减。

组成：黄柏 20g，牛膝 20g，土鳖虫 5g，三七 10g，薏苡仁 30g，栀子 20g，防己 10g，苍术 15g，杏仁 15g，苦参 20g，蚕沙 10g，连翘 15g，豨莶草 15g，丹参 20g。

3. 痰毒瘀阻

主症：皮肤坚硬如革、板硬、麻痒刺痛，捏之不起，肤色暗滞，黑白斑驳，肌肉消瘦，或手足溃疡，痛痒难当，关节疼痛、强直或畸形，活动不利，或指、趾青紫，雷诺现象频发，或胸背紧束，转侧仰卧不便，吞咽困难，咳嗽，气短，胸痹心痛，妇女月经不调。舌质暗，有瘀斑或瘀点，舌下脉络青紫，脉细或细涩。

治法：宣肺涤痰，祛瘀解毒，软坚散结通络。

方药：麻黄双合软皮汤。

组成：炙麻黄 5g，桂皮 10g，五加皮 15g，制南星 10g，法半夏 10g，竹茹 15g，茯苓 20g，黄芪 20g，丝瓜络 15g，桃仁 10g，红花 10g，赤芍 10g，川芎 15g，浙贝母 10g，海藻 15g，蜈蚣 2 条，土鳖虫 10g，防己 15g，青蒿 15g，白花蛇舌草 15g。

4. 肺脾气虚

主症：皮肤紧硬，局部毛发稀疏或全无，或皮肤萎缩而薄，皮硬贴骨，肌肉消瘦，肌肤麻木不仁，周身乏力，咳嗽、气短，劳累或活动后加重，头晕目眩，面色不华，爪甲不荣，唇白色淡。舌有齿痕，苔白，脉弱或沉细无力。

治法：补肺健脾，益气养血。

方药：黄芪桂枝五物汤合归脾汤加减。

组成：炒白术 20g，黄芪 20g，人参 10g，茯苓 20g，桂枝 10g，当归 15g，

虎杖 15g，薏苡仁 20g，丹参 10g，芍药 15g，川芎 15g，红景天 10g，鸡血藤 20g，地龙 5g，贝母 10g，炙甘草 5g。

5. 脾肾阳虚

主症：皮肤坚硬，皮薄如纸，肌肉消瘦，精神倦怠，毛发脱落，形寒肢冷，面色㿠白，面部肌肉僵呆如面具，腰膝酸软，腹痛腹泻或便秘，动则气喘。舌质淡，苔白，脉沉细无力。

治法：补益脾肾，温阳散寒。

方药：右归饮、理中汤加减。

组成：熟地黄 15g，山茱萸 10g，山药 10g，制附片 10g，肉桂 10g，淫羊藿 30g，鹿茸 9g，蚕沙 10g，巴戟天 10g，干姜 10g，党参 10g，白术 10g，白芥子 6g，炙麻黄 10g，冬虫夏草 6g，甘草 5g。

三、中西医融合临床经验

肖教授认为，中医治疗 SSc 多以中药调节为主，虽具有一定疗效，但见效相当缓慢。西药治疗 SSc 虽可以在短时间内见到显著疗效，却具有不可忽视的副作用。绝大多数患者的预后都不太理想，还有一些患者病情较重，内脏器官受到严重损伤，治疗效果更差。针对上述难点，肖教授根据"肺主皮毛"的理论，重视"痰、毒邪"在 SSc 发病中的作用，自拟证型"痰毒瘀阻证"，主要临床表现为以皮肤坚硬如革、板硬、麻痒刺痛，捏之不起，肤色暗滞，黑白斑驳，肌肉消瘦，或手足溃疡，痛痒难当，关节疼痛、强直或畸形，活动不利，或指、趾青紫，雷诺现象频发，或胸背紧束，转侧仰卧不便，吞咽困难，咳嗽、气短、胸痹心痛，妇女月经不调，在"双合汤"的基础上自拟经验方"麻黄双合软皮汤"，治以"宣肺涤痰，祛瘀解毒，软坚散结通络"。肖教授在中医药治疗的同时，联合生物制剂"托珠单抗"及免疫吸附治疗，能抑制细胞因子 IL-6，减少刺激皮肤成纤维细胞的活化，免疫吸附治疗从中医角度而言具有利湿祛瘀排毒之功效，由于皮痹的基础病理为毒、痰为患，故非常适合于皮痹各期。如此中西医结合治疗能改善皮肤纤维化，缓解 SSc 病情，取得较好的临床效果。

四、临证心得与体会

SSc 是一种自身免疫性疾病，目前，其病因尚不清楚，临床症状复杂。SSc 虽已有几百年的历史，但其发病原因至今未有明确论述，因此给 SSc 的治疗造成不少困扰。SSc对患者的影响范围可以从较轻的皮肤硬化到危及生命的内脏器官病变，累及内脏时常见情况为肺纤维化、肺动脉高压、肾危象等，在针对皮肤及内脏纤维化方面，目前尚无确切疗法。疾病早期可能以炎症和血管损伤为主，而晚期则以纤维化和供血不足为突出表现。随着时间推移，血管功能不全和重要脏器受累纤维化，导致患者病重和死亡。对于许多SSc患者而言，自身免疫反应和血管病变通常先于临床发病，并导致纤维化进展，血管闭塞和间质纤维化又进一步加剧自身免疫和炎症反应，如此形成一个恶性加重的死循环。肖长虹教授在SSc临床治疗上，对合并肺动脉高压或雷诺现象明显者，常使用安立生坦片5mg，每日1次，口服；合并肺纤维化者，使用吡非尼酮200mg，每日3次，2周后可逐渐加量至600mg，每日3次，或汉防己甲素片20～40mg，每日3次。他还采用特色联合治疗方案：生物制剂IL-6拮抗剂托珠单抗联合免疫吸附。免疫吸附疗法不同于一般非特异的血液灌流。该疗法是在血浆置换的基础上发展起来的新技术，其优点是对血浆中致病因子清除的选择性更高，而血浆中有用成分的丢失范围与数量更小，同时避免了血浆输入所带来的各种不良影响。

参考文献

［1］王承德，沈丕安，胡荫奇.实用中医风湿病学[M].2版.北京：人民卫生出版社，2009.

［2］陈剑梅，郭峰，钱先.钱先教授从肺论治硬皮病理论溯源及验案探析[J].中华中医药杂志，2014，29（8）：2541-2543.

［3］曹玉璋，董彬，房定亚.中医药治疗硬皮病的思路与方法探讨[J].北京中医药大学学报，2010，17（5）：32-34.

［4］雒映宏.肺主皮毛理论临床运用浅谈[J].新中医，2014，46（9）：220-222.

［5］靳情，胡东流，王洪斌.加味阳和汤治疗系统性硬皮病的临床研究[J].蚌埠医学院学报，2005，30（1）：64-66.

（肖长虹）

第三节 尹智功教授诊治经验

一、对病因病机的认识

系统性硬化症（systemicsclerosis，SSc）是一种特发性系统性自身免疫性疾病，其特征是局限性或弥漫性皮肤增厚和内脏的纤维化，女性多见。SSc在中医学中属于"皮痹""痹证""肌痹""血痹"范畴。《素问·痹论》曰："以冬遇此者为骨痹……以秋遇此者为皮痹"，并明确指出其病因是由风、寒、湿三气所致。风寒湿侵袭，阻于皮肤肌肉之间，伤于血分，营卫不和，经络失疏，气滞津凝血滞为痰瘀而发病。SSc初期累及肺与脾，后期则主要与肾阳虚衰有关。肺主皮毛，脾主运化，为气血化生之源，皮肉、脏腑、四肢均有赖于气血的滋养；肾为先天之本，内藏元阴元阳，具有温煦机体、濡养脏腑和助肺气营养皮毛的作用。故尹智功教授认为，素体肺卫不足，湿浊之邪入侵，蕴生痰邪，痹阻络脉，血行不畅，痰瘀互结，凝闭腠理，日久则内伤肺、脾、肾。本病的特性是腠理凝闭，络脉痹塞，痰瘀胶结，渐及经脉脏腑，正虚邪实，属于顽证。

二、辨证论治思路

尹智功教授认为，辨病在SSc中占有很重要的地位，本病早期症状不明显，但病机特点明显，只要确认，就应尽快准确地治疗，以阻断内传脏腑。本病日久多从皮肤腠理累及肺脏，肺为华盖，朝百脉，居上焦，肺损渐及其他脏腑。尹教授通常将SSc分为以下证治类型。

1. 肺脾气虚，风寒湿阻（肿胀期）

主症：皮肤紧绷，稍高出皮肤，好发于胸部及四肢处，色淡黄，光泽如蜡，肤冷发硬，恶寒，肢节屈伸不利，口淡不渴。舌淡苔白，或舌边有齿印，脉浮紧。

治法：补益脾肺，散寒通络。

方药：黄芪桂枝五物汤合蠲痹汤加减。

组成：黄芪 15g，白术 10g，茯苓 15g，山药 15g，党参 10g，当归 10g，白芍 10g，桂枝 10g，生姜 8g，红枣 10g，丹参 15g，羌活 10g，秦艽 10g，木香 5g（后下），海风藤 10g，葛根 10g。

加减：皮肤肿胀明显者，可加猪苓 15g，车前草 15g，以利水消肿；皮下有明显结节硬块者，可加莪术 12g，三棱 12g，桃仁 10g，以活血散结。

2. 气滞血瘀（硬化期）

主症：皮肤硬如皮革，麻木不仁，不易捏起，四肢多见，肢端色紫而暗，伴关节肿痛，可见吞咽困难，妇女月经不调。舌暗有瘀斑，脉细涩。

治法：调理气血，活血化瘀。

方药：桃红四物汤加减。

组成：桃仁 10g，红花 10g，川芎 10g，当归 10g，生地黄 10g，赤芍 10g，陈皮 10g，升麻 10g，柴胡 10g，砂仁 10g，鸡血藤 30g，丹参 10g，香附 10g。

加减：关节疼痛，肢体麻木者，加羌活 15g，独活 10g，以祛风止痛；吞咽困难者，加白芍 20g，以解痉利咽。

3. 脾肾阳虚，痰凝血瘀证（萎缩期）

主症：肌肤变薄而硬，畏寒肢冷，消瘦，乏力，毛发脱落，腰膝酸软或腹泻。舌胖淡或舌暗，苔白，脉沉细无力或脉涩。

治法：温阳补气，健脾化痰，行气活血。

方药：当归四逆汤加减。

组成：桂枝 10g，干姜 10g，细辛 3g，枳实 10g，当归 10g，白芍 10g，丹参 30g，鸡血藤 30g，白术 10g，法半夏 9g，白芥子 15g，茯苓 15g，陈皮 10g，砂仁 6g（打碎，后下），木香 10g（后下）。

加减：胃阴虚者，可见口干咽燥，心烦，舌苔剥脱，加麦冬 10g，沙参 10g，以滋阴润胃；痰湿壅肺者，可见咳嗽，痰多，胸闷，气促，加瓜蒌 10g，橘红 10g，半夏 10g，胆南星 6g，以理气化痰止咳。

三、中西医融合临床经验

SSc 发病相对隐匿，缓慢进展，多为发现之时，痰瘀凝结腠理、伏蛰于内已成，一旦明确诊断，则行中西医结合治疗，药宜下重，切莫延误，以免腠理凝闭，痰瘀之邪弥漫三焦脏腑，成为难治顽重之疾。本病在脏腑受损不重时，在标准的西药治疗下，中药当以化痰散结、破瘀活血为主；当脏腑受损较重，元气虚衰时，则要培补元气，顾护后天。

四、临证心得与体会

尹智功教授认为，本病为慢性进展的难治顽重之症，以痰瘀胶结，闭塞腠理为特点，治疗时起效较慢，患者和医者均要有耐心及信心。治疗过程中，如出现新的症状，要及时辨明是本病所致，还是新增的疾病。针对病机特点，使用药力强的化痰活血之品，如化痰结散结常用法半夏、胆南星等，活血破瘀常用三棱、莪术、水蛭等，并助以行气、健脾、化湿等。及时阻止病及脏腑极为重要，因此要重视本病的舌象变化，湿、瘀、阳气的变化，可以从中获得信息。本病为腠理闭塞，不可用汗法，以免病邪内攻，而成急症。

（尹智功）

第四节 李凤珍教授诊治经验

一、对病因病机的认识

SSc 属于中医学"皮痹"、壮医学"能坚"范畴，表现为指端皮肤肿胀，继而变厚、变硬，甚至导致皮肤萎缩，或可伴内脏受累的系统性自身免疫性疾病。李凤珍教授认为其缘于人体本虚，气血生化乏源，津液失泽，无以濡养腠理，肌肤不密，或风、寒、湿毒乘虚而入，客于肌肤，血涩凝滞，致肌肤肿胀，久之肌肤失养，累及脏腑，阻滞经脉气血而致病。因此，本病的核心病机为体虚毒侵，气血凝滞于皮肤。其病因复杂，疗程较长，属难治病。

二、辨证论治思路

李凤珍教授根据自己多年临床经验，从疾病的不同阶段表现入手，强调辨证最重要的是分清阴和阳，通常将 SSc 分为以下证治类型。

1. 阳证——风湿热（多见于急性期）

主症：手足疼痛难忍，皮肤硬肿，发热，咳嗽身痛，胸闷气短，心慌，烦躁，关节肿痛，乏力肌痛，身热肢冷。舌红，苔黄，脉细数。

治法：清热毒，祛风毒，除湿毒，化瘀毒，通龙路、火路气机。

方药：蛇舌草清毒方加减。

组成：白花蛇舌草 30g，蒲公英 20g，鸡血藤 20g，活血根 20g，萆薢 20g，路路通 15g，海风藤 15g，伸筋草 15g。

加减：关节疼痛者，加忍冬藤 15g，松节 15g；高热者，加石膏 30g（先煎）；肌痛者，加葛根 15g，桂枝 9g；咳嗽痰黄者，加鱼腥草 30g，不出林 15g。

2. 阴证——寒湿（多见于硬肿期）

主症：手足遇寒变白、变紫，颜面或皮肤肿胀无热感，身痛皮硬，肌肤顽厚，麻木不仁，头晕头痛，肢酸而沉，面部表情固定，吞咽不利，或胸闷咳嗽，或肌肤甲错，指甲凹陷，指端溃疡。舌暗，苔腻，脉沉。

治法：祛风毒，散寒毒，除湿毒，化瘀毒，通龙路、火路气机。

方药：倒水莲毛桃方加减。

组成：黄花倒水莲 30g，五指毛桃 20g，牛大力 15g，通城虎 20g，鸡血藤 20g，藤杜仲 10g，大钻 20g，小钻 20g，红药 20g，肉桂 10g，田七 6g，毛冬青 15g。

加减：畏寒肢冷严重者，加桂枝 15g；指端溃疡疼痛者，加三七 6g，徐长卿 10g，桂枝 10g；硬肿严重者，加马鞭草 30g。

3. 阴证——虚寒型（见于硬化萎缩期）

主症：四肢逆冷，手足遇寒皮肤变白、变紫，颜面或肢端皮肤变硬、变薄，身痛肌瘦，或肌肤甲错，毛发脱落，唇薄鼻尖，气短心悸，咳嗽乏力，食少腹胀，神疲肢酸。舌瘦苔少，或舌淡苔白，脉沉细或沉涩。

治法：补气血，温经脉，祛风寒，通龙路、火路气机。

方药：补虚散寒方加减。

组成：黄花参 20g，牛大力 20g，扶芳藤 20g，黄芪 20g，党参 20g，藤当归 20g，肉苁蓉 15g，鸡血藤 20g，肉桂 10g，大钻 20g，小钻 20g，毛冬青 15g。

加减：肢冷疼痛严重者，加桂枝 15g，水蛭 3g，三七 6g；腹胀者，加乌药 15g，山楂 15g；咳嗽者，加鱼腥草 30g，不出林 15g，石斛 15g；下肢水肿者，加茯苓 20g，薏苡仁 20g。

三、中西医融合临床经验

本病最早记载见于《素问·痹论》，言："以冬遇此者为骨痹……以秋遇此者为皮痹。"《黄帝内经》认为本病由营气虚所致，如《素问·逆调论》曰："荣气虚，则不仁。"《黄帝内经素问注证发微》载："五痹之生，不外于风寒湿之气也……肺气衰则三气入皮，故名之曰皮痹。"这与西医学对本病的描述非常相似。《素问·阴阳应象大论》曰："其在皮者，汗而发之。"目前，SSc 的治疗主要以控制病情的进展为主，患者一般需长期服药，但长期服药对人体的伤害较大，长期使用激素会出现肝肾损害、骨质疏松、脂质代谢紊乱等。

阳根于阴，阴根于阳，无阳则阴无以生，无阴则阳无以化，阴阳互根互用，相互依存。外源性糖皮质激素是辛甘纯阳大热之品，长期应用易灼伤阴精，致阴虚阳亢，此时，需要滋阴以制亢盛之阳，"壮水之主，以制阳光"。长期大量使用外源性糖皮质激素会抑制下丘脑 – 垂体 – 肾上腺轴的负反馈调节机制，抑制内源性糖皮质激素分泌，使人体糖皮质激素总量维持较高的水平，故反而阳亢表现明显。减药过程中，患者外源性糖皮质激素骤减而体内分泌的糖皮质激素水平仍较低，机体在短时间内无法完全适应这种激素变化水平，更容易出现阳虚的表现。肾内寓元阴元阳，五脏之阴非此不能滋，五脏之阳非此不能发，故糖皮质激素引发的阴阳失调与肾之阴阳密切相关。外源性糖皮质激素犹如壮火，壮火既可食气又可散气，故气虚可出现于激素应用的整个过程。人身之司先天之精与水谷之易所化之气，加之吸入的自然界清气，与肺、脾、肾密切相关，故补气应从肺、脾、肾入手。气阴两虚的患者长期大量应用外源性糖皮质激素时，当治以滋阴益气，而激素减量阶段更容易出现气虚及阴阳两虚，此时应益气兼顾阴阳平衡。因此，初期可加养阴药，如石斛、麦冬等；后期激素减量时加补气药如倒水莲、党参，补阳药如肉苁蓉、肉桂等，以奏增效减毒之功。

四、临证心得与体会

李凤珍教授认为 SSc 的辨治主要是审证求因，因证施治。因皮肤主表属阳，中西医结合治疗的同时注重使用壮医外治方法，以直达病所，提高临床疗效。

1. 壮医药熨疗法

本法具有运气行血，通龙路、火路气机的作用。宽筋藤、肿节风、海风藤、两面针等各 50g，粉碎后装入布袋中包好，先浸入 3000mL 水中 30 分钟，然后加热煮沸 15 分钟，将药袋趁热（以患者能适应的热度为宜）反复熨患处，15 分钟后再用药水浸泡双足。每日 1～2 次，14 日为 1 个疗程。

2. 壮医熏蒸疗法

本法具有运气行血，通龙路、火路气机的作用。藤杜仲、藤当归、鸡血藤、两面针、宽筋藤、五加皮等，加水适量，趁水温较高有蒸气时熏局部或全身，待水温下降到患者能耐受后再行沐浴，或用自动熏蒸机熏蒸。每日 1 次，14 日为 1 个疗程。

（李凤珍）

第五节　熊万胜教授诊治经验

一、对病因病机的认识

熊万胜教授认为，SSc属于中医学"痹证""皮痹"范畴，主要是因为先天肾阳亏虚，肺脾不足，复因外邪侵袭，凝滞于肌肤、腠理之间，痰凝血瘀，痹阻络脉，并可随经脉循行而内舍于脏腑，从而形成复杂多变的SSc证候群，为风湿疑难病之一。

1. 先天不足，复感外邪

《金匮要略·脏腑经络先后病脉证》中"若五脏元真通畅，人即安和"告诉我们——正气存内，真元之气充盛，脏腑功能正常运行，则人体协调平和，不易受邪致病。熊教授认为，SSc的发生是先天禀赋不足或素体正气亏虚，复感风、寒、湿、热之邪，留滞肌肤、筋肉，气血不行，久之痰、瘀胶着，耗伤气血，内舍脏腑所致，正如《素问·痹论》所云："风、寒、湿三气杂至，合而为痹也。……以秋遇此者为皮痹。"《济生方》谓："皆因体虚，腠理空疏，受风寒湿气而成痹也。"先天禀赋不足，猝然遇风、寒、湿等外邪，或风、湿等郁久化热，留滞于皮肤，可见皮肤肿胀，或冷痛或热痛，雷诺现象。先天不足，调养不慎，脾胃虚弱，气血生化乏源，气虚血少，不能达于四末，皮络失于荣养，而出现毛发稀疏、脱落，皮肤麻木不仁、硬化、菲薄、萎缩。久病不愈，气衰血少，阴寒凝滞，阳气衰微，渐致肌肉、脉道、筋腱、骨质萎缩，功能退化失用。久痹还可内舍于脏，引发五脏气血不足，脉络痹阻，脏腑功能失常，甚至功能衰竭。

2. 肺、脾、肾虚损为本

熊教授认为肾阳不足，肺脾气虚，气滞血瘀，皮络痹阻是SSc发病的基础；血瘀贯穿SSc的始终。肺主气，司呼吸，肺气宣发以濡养皮毛。肺虚则气虚，卫表不固，皮毛失于濡养；气虚，脉道阻滞，血行瘀滞，故皮肤硬化、肢端青紫。脾主肌肉四肢，运化水湿，脾气亏虚，气血生化乏源，则皮肤、肌肉失于濡养，而发为皮痹。肾虚寒凝，气血不通，皮肤失荣，故见皮肤硬紧；阳虚，则肤冷肢寒，肾阳虚是SSc致病之本。肺、脾、肾功能失调，气血津液运行不畅，日久成痰瘀，皮络痹阻，形成虚实夹杂之证，反复发作，迁延难愈，如《景岳全书》云："痹者，闭也，以血气为邪所闭，不得通行而病也。"

二、辨证论治思路

熊万胜教授认为，SSc的产生关系正邪两方面。正虚是内因，多由于先天禀赋不足，或素体体弱，或后天调养不慎，皮络失养；邪实多为风、寒、湿、热、痰、瘀、痹阻皮络，皮痹日久，痰瘀痹阻，贯穿疾病始终。熊教授根据自己多年临床经验，从正邪两方面入手，辨证施治，强调扶正祛邪，以温阳补肾、健脾益肺为主，通络祛瘀，或清热或散寒或除湿，通常将SSc分为以下证型。

1. 寒湿痹阻

主症：皮肤紧张而肿，或略高于正常皮肤，遇寒变白变紫，皮肤不温，肢冷恶寒，遇寒加重，得温减轻，关节冷痛，屈伸不利，常伴有口淡不渴，周身困重，四肢倦怠。舌淡，苔白或白滑，脉沉或紧。

治法：散寒除湿，通络止痛。

方药：阳和汤加味。

组成：熟地黄30g，鹿角胶10g，肉桂3g，炮姜10g，白芥子10g，麻黄10g，甘草10g。

加减：寒甚阳虚，加附片10g，肉桂加至5g，干姜10g；腰膝酸软，酌加狗脊20g，续断20g，杜仲20g；湿盛，加薏苡仁20g，茯苓20g；纳呆，选加山楂20g，鸡内金20g，焦神曲20g。

2. 湿热痹阻

主症：皮肤紧张而肿，肤色略红或紫红，关节肿胀灼热，屈伸不利，触之而热，伴身热，口不渴或渴喜冷饮，大便略干或黏腻，小便短赤。舌红，苔黄或黄腻，脉滑数。

治法：清热除湿，宣痹通络。

方药：四妙丸合宣痹汤加减。

组成：黄柏10g，苍术15g，牛膝10g，薏苡仁20g，防己10g，杏仁10g，山栀10g，苦参10g，连翘10g，蚕沙10g，滑石10g，豨莶草10g，雷公藤10g，丹参20g，三七10g，土鳖虫10g。

加减：热盛，加黄芩10g；肢体疼痛，加威灵仙15g，忍冬藤10g，桑枝

10g，羌活 10g。

3. 痰瘀阻滞

主症：皮肤坚硬如革、板硬，麻痒刺痛，捏之不起，肤色暗滞，黑白斑驳，肌肉消瘦，或手足溃疡，痛痒难当，关节疼痛、强直或畸形，活动不利，或指、趾青紫，雷诺现象频发，或胸背紧束，转侧仰卧不便，吞咽困难，咳嗽、气短，胸痹心痛，妇女月经不调。舌质暗，有瘀斑或瘀点，舌下脉络青紫，脉细或细涩。

治法：活血化瘀，通络止痛。

方药：桃红四物汤。

组成：熟地黄 20g，川当归 10g，白芍 10g，川芎 15g，桃仁 10g，红花 10g。

加减：吞咽不利或胸闷咳嗽，偏痰湿阻络者，治宜祛痰活血通络，方用四物汤合导痰汤加减，或者加桔梗 15g，枳壳 10g；肌肉瘦削者，加黄芪 30g，白术 20g，山药 20g。

4. 肺脾气虚

主症：皮肤如革、干燥，甚至皮肤萎缩，皮纹消失，毛发脱落，咳嗽、气短，劳累或活动后加重，伴周身疲倦乏力，体重减轻，纳差，便溏。舌胖淡嫩，边有齿印，苔薄白，脉细弱或沉缓。

治法：健脾益肺，活血通络。

方药：玉屏风散合参苓白术散加减。

组成：人参 20g，茯苓 15g，白术 20g，山药 15g，莲子肉 9g，白扁豆 12g，薏苡仁 20g，砂仁 10g，桔梗 15g，甘草 10g，大枣 10g。

加减：咳嗽、胸闷、气促，属痰湿壅肺者，选加橘络 10g，浙贝母 15g，百部 10g，紫菀 10g；纳差者，加焦三仙各 30g；气虚明显者，可重用黄芪 60g。神疲乏力，心悸气短，头昏，属气血两虚者，方选十全大补汤加减。

5. 脾肾阳虚

主症：多见于局限性皮痹萎缩期、系统性皮痹后期。表情淡漠，呈假面具样，鼻尖如削，口唇变薄，颜色灰白，周围有放射状沟纹，牙龈萎缩，齿根外露，松弛容易脱落，胸部皮肤坚硬，状如披甲，呼吸受限，手如鸟爪，骨节隆起，出现溃疡，关节强直，活动困难，常伴有畏寒肢冷，无汗，纳呆，吞咽不畅，便溏，胁痛腹胀，胸闷心悸，头昏目眩，腰膝酸软，神疲劳倦，男子遗精、阳痿，妇女月经涩滞或闭经。舌淡胖、有齿印，苔薄，脉沉紧，或迟缓，或沉细无力。

治法：健脾益肾，温阳散寒。

主方：右归饮合理中汤加减。

组成：熟地黄20g，山茱萸10g，山药20g，制附片15g，肉桂5g，鹿茸10g，巴戟天15g，淫羊藿15g，干姜10g，党参20g，白术30g，白芥子10g，炙麻黄10g，甘草10g，冬虫夏草15g，阿胶10g。

加减：肌肉瘦削明显者，可加黄芪30g；舌质紫暗，舌底脉络曲张明显者，可加川芎15g，赤芍20g。以上诸证，可酌情配伍牡蛎、鳖甲、昆布、海藻、瓜蒌、莪术、地龙、土鳖虫、水蛭、僵蚕、蜈蚣等软坚散结、血肉有情之品，以软化肌肤，促进肌肤恢复弹性。

三、中西医融合临床经验

熊教授认为，SSc是一种慢性自身免疫性疾病，病程迁延难愈，临床表现为异质性，多系统受累，累及脏器后往往预后不好，甚至死亡。熊教授认为治疗本病应该衷中参西，融会贯通，用西药尽快消除炎症，调节免疫、抗纤维化、改善循环等，同时用中医药辨证处方，扶正祛邪，让治疗更加强而有力。熊教授指出，我们不能认为我们是中医就排斥使用西医方法，只要是有效的手段，临床都可以运用。免疫抑制剂及生物制剂等西药无法解决的，中医药可以补其不足，调理脏腑功能，促进疾病向愈。另外，中药可以调理脾胃，使化生有源，元真通畅，人即安和；中药还可以减轻如激素、免疫抑制剂的毒副作用，使患者更能接受药物治疗。

四、临证心得与体会

熊教授认为整体观念是中医学的根本指导思想，不能头痛治头、脚痛治脚。人是一个有机整体，我们要从中医宏观角度出发，要有整体观念，注重整体辨证论治，治病求本，扶正祛邪。

辨病与辨证相结合，具体治法因人而异，在同一疾病的不同阶段，根据不同辨证结果而采用不同治法，此即体现了同病异治之思想，不同阶段辨证施治。

急性进展期通常病程较短、发展迅速，皮肤可见肿胀或冷痛或热痛，皮肤淡红或紫红。此期患者感受外邪后，风湿之邪结聚肌腠，郁而化热，热毒燔灼血络，临床多发斑疹，表现为局部色红肿胀，皮肤灼热。此期多属风湿、血热内结的"标实"之证，故治疗方法以攻邪为主，辨邪偏重，以清热除湿、凉血解毒，佐以祛风通络。疾病进入硬化期，病程可能持续数年，皮损呈现淡黄色或象牙白色，表面干燥，有蜡样光泽，手捏不起，触之不温，坚硬如革。此乃患者邪毒稽留肌肤腠理，络脉瘀阻不通所致，在温阳通络、祛风除湿、宣通腠理等治标之法基础上，酌加温壮元阳之品。萎缩期在硬化期数年后，患者可能缓慢进展至萎缩期，皮损硬度逐渐减轻，渐渐萎缩，皮肤菲薄，毛发脱落，呈现羊皮纸样改变。此期患者多属久病，气血失和，外不能荣肌肤，则见皮聚毛落、肌肉消瘦，内不能养脏腑，反致元阳不振，运化失司。久病损及正气，又现"本虚"之象，治疗当以健脾助阳、益气养血、温经通络为法。通过整体观的思考，运用辨证论治之方法，灵活运用多种药物，可以获得更好的疗效。

熊教授认为治病求本，当重视肺、脾。人体五脏六腑功能运行正常、相互协调，才能维持正常生命活动。肺主一身之气，肺气不足，皮毛、汗孔开合功能失司，不能发挥其"温分肉，充皮肤，肥腠理，司开合"作用，易为外邪所中，发为皮痹。脾主肌肉，为人体后天之本、气血生化之源，是保证人体气血津液之本。若脾胃虚弱，可见四肢百骸、脏腑皮肉失于气血荣养，皮肤肌肉失于温润，而成痹。若脾胃虚，饮食不下，诸药难进，则病情难愈。根据中医五行理论，脾为肺之母，培土生金，通过健脾，不仅可以达到生化气血的目的，还能协助补益肺气，可谓一举两得。临床常用的培补肺脾药有黄芪、太子参、炒白术、茯苓、薏苡仁、山药、炒鸡内金等。这类药物还可以改善人体的免疫功能，使机体处于紊乱的免疫状态得以稳定，其中黄芪对免疫功能调节的作用更强。

SSc 是一种慢性顽疾，治疗不能操之过急，须缓以持之，在口服中西医结合药物治疗的同时，尚可开展中医外治法，如中药熏洗、中医定向透药、磁疗、药物注射、针灸按摩、温通刮痧、火罐疗法等，充分发挥中医药的优势以提高疗效。另外，熊教授认为应指导患者进行适宜摄养和功能锻炼，帮助其改善局部和全身功能，以提高生活质量。

（熊万胜）

第六节 谢学光教授诊治经验

一、对病因病机的认识

SSc 属于中医学"皮痹"范畴。皮痹是五体痹之一，多由外感风寒湿邪而发，然先天禀赋不足或情志失调、饮食劳倦是其发病的内在因素，病机不外邪气痹阻、气血不畅，或正气虚衰、皮肤失荣两端。外邪留滞皮肤，或气虚阳虚，使气血津液运行障碍，进而形成痰浊瘀血，故痰浊瘀血阻滞于肌肤是皮痹的继发因素。

1. 外邪痹阻

素体虚弱，卫外不固，或不知养慎，寒温不适，外邪乘虚而入，或猝然遇风寒湿邪，邪侵体表，留于肌肤，阻于经络，发为皮痹。

2. 气血亏虚

皮肤得气血之营养则滋润柔和。若平素饮食不节，忧愁思虑，损伤脾气，气血生化不足，或久病不愈，气血暗耗，形成气血亏虚。气主煦之，血主濡之，气虚不能温煦皮肤，血虚不能濡养皮肤，皮肤则失柔和而坚硬，或为不仁，甚则萎缩而毛脱。

3. 痰阻血瘀

痰阻血瘀是皮痹的继发病因，也是皮痹过程中重要的病机变化。湿邪留著于皮肤，或气虚、阳虚推动无力，或寒凝气滞，津液不化，或脾失健运，水湿壅盛等，均可聚湿成痰，痰阻皮肤而发为皮痹。人之皮肤与经络有着密切的关系，《素问·皮部论》说："皮者，脉之部也。"血脉、经络满布于人之皮肤，外邪害于皮肤，或痰浊、寒凝等因素阻于皮肤，致使血行不畅，血液瘀滞于皮肤，是皮痹常见的病理变化。如《素问·五脏生成》说："卧出而风吹之，血凝于肤者为痹。"

4. 肾阳虚衰

先天禀赋不足，或房劳伤肾，或脾阳虚弱，损及肾阳，或疾病日久，元气被耗等，均能导致阳气不足，阴寒内生，寒凝皮肤，四末不得温煦，亦发为皮痹。

二、辨证论治思路

（一）辨证要点

1. 辨寒热

皮痹以寒证居多。寒性收引，皮痹之皮肤紧张，与病机多属寒有一定的关系。其肢冷肤寒，触之不温，遇寒加重，遇热减轻，舌淡，苔白，均为寒之特点。皮痹属热者，常见于疾病早期，表现为发热，或皮肤发绀，触之而热，舌质红，苔黄厚腻，脉数。

2. 辨虚实

皮痹之实证多属外邪侵袭，或痰阻血瘀之候。如皮肤肿硬、肢冷不温、恶寒身痛、舌淡苔白、脉弦紧之寒湿之证，皮肤肿硬而热、身热不退、舌红苔黄、脉数之湿热之证，皮肤坚硬如革、肤色暗滞、舌质暗或有瘀点瘀斑、脉沉细涩之痰瘀阻痹之证。皮痹之虚证则以皮肤萎缩、肌肉瘦削、肢冷不温为其临床特点，常伴有周身乏力、纳少便溏、气短心悸、面色不华、腰膝酸软等症，多为气血两虚及脾肾阳虚之证候。本病辨证应重视痰浊瘀血之候。因痰浊瘀阻常贯穿疾病始终，形成虚实夹杂之候。本病临床常见寒湿痹阻、湿热痹阻、气血亏虚、痰阻血瘀及脾肾阳虚等证候。

（二）分证论治

1. 寒湿痹阻

主症：皮肤紧张而肿，或略高于正常皮肤，皮肤不温，肢冷，恶寒身痛，肢节屈伸不利，常伴有口淡不渴。舌淡，苔白，脉紧。

治法：祛风散寒，除湿通络。

方药：麻黄附子细辛汤加减。

组成：麻黄 10g，附子 30g，细辛 3g，独活 10g，羌活 10g，桑寄生 10g，秦艽 10g，川芎 10g，当归 10g，杭白芍 10g，桂枝 10g，丝瓜络 10g。

加减：湿盛者，加薏苡仁、苍术；皮肤晦暗者，加丹参；关节疼痛者，加威灵仙、海风藤。

2. 湿热痹阻

主症：皮肤紧张而肿，肤色略红或紫红，触之而热，或皮肤疼痛，身热不渴。舌红，苔黄厚腻，脉滑数有力。

治法：清热除湿，佐以通络。

方药：二妙丸合宣痹汤加减。

组成：黄柏10g，苍术10g，牛膝10g，薏苡仁10g，苦参10g，连翘10g，知母10g，蚕沙10g（包煎），滑石10g（包煎），甘草10g。

加减：发热者，加柴胡、黄芩；肢体疼痛者，加忍冬藤；口渴者，加天花粉；舌体暗红者，加赤芍、丹参。

3. 气血亏虚

主症：皮肤紧硬，肤色淡黄，局部毛发稀疏或全无，或皮肤萎缩而薄，肌肉瘦削，肌肤麻木不仁，周身乏力，头晕目眩，声怯气短，面色不华，爪甲不荣，唇白色淡。舌有齿痕，苔薄白，脉沉细无力。

治法：益气养血，佐以通络。

方药：黄芪桂枝五物汤加减。

组成：黄芪15g，桂枝10g，芍药10g，当归10g，川芎10g，鸡血藤15g，生姜10g，大枣5枚。

加减：头晕目眩者，加柴胡、升麻；肌肤麻木者，加丝瓜络；肌肉瘦削明显者，加山药；纳少者，加炒山楂、炒麦芽；不寐者，加炒枣仁、首乌藤。

4. 痰阻血瘀

主症：皮肤坚硬，握之不起，肤色暗滞，肌肉瘦削，关节疼痛强直或畸形，屈伸不利，胸背紧束，转侧俯仰不便，吞咽困难，胸痹心痛，妇女月经不调。舌质暗，有瘀斑、瘀点，苔厚腻，脉滑细。

治法；活血化瘀，祛痰通络。

方药：身痛逐瘀汤合二陈汤加减。

组成：地龙10g，丹参10g，桃仁10g，红花10g，川芎10g，芍药10g，当归10g，羌活10g，香附10g，陈皮10g，半夏10g，浙贝母15g。

加减：关节痛甚者，加青风藤；肢冷肤寒者，加制附片、桂枝；肌肉瘦削者，加黄芪、山药；吞咽困难者，加苏梗、枳壳；胸痹心痛者，加薤白、延胡索。

5. 脾肾阳虚

主症：皮肤坚硬，皮薄如纸，肌肉瘦削，精神倦怠，毛发脱落，肢冷形寒，面色㿠白，腹痛泄泻，腰膝酸软。舌质淡，舌体胖，苔白，脉沉细无力。

治法：补益脾肾，温阳散寒。

方药：右归饮合理中汤加减。

组成：熟地黄10g，山茱萸10g，山药10g，制附片10g（先煎），肉桂6g，干姜6g，党参10g，白术10g，枸杞子10g，鹿角霜6g，巴戟天10g，淫羊藿10g。

加减：肌肉瘦削明显者，加黄芪、当归；皮肤颜色暗滞，或有瘀斑者，加赤芍、丹参；纳少者，加炒山楂；大便溏泄者，加薏苡仁、莲子肉；腹胀者，加厚朴、木香；关节痛甚者，加乌梢蛇、威灵仙。

三、中西医融合临床经验

《素问·痹论》首先提出"皮痹"的病名，指出皮痹的病因为风、寒、湿邪，《素问·五脏生成》认为皮痹与血行瘀滞相关，《素问·痹论》又言"皮痹不已，复感于邪，内舍于肺。"说明皮痹除皮肤之表现外，还可以出现肢体与脏腑的症状，对此，医生应依据辨证求因、审因论治的原则方能进一步明确皮痹的病因病机。

在治疗上，西医一般以对症治疗为主，使用的对症药物多以糖皮质激素、青霉胺及免疫抑制剂为主，方法较为单一，且副作用大而难以长期大剂量使用；在中医药治疗方面，通过辨证施治能调节整体状况，改善免疫功能。谢学光教授临证以来，多采用口服中药方加青霉胺小剂量递加疗法，能作用互补并减轻西药副作用。

四、临证心得与体会

1. 辨寒热虚实，重视痰浊瘀血

正气不足是痹证的内在因素和病变的基础，《诸病源候论·风湿痹候》曰："由血气虚，则受风湿。"体虚腠理空疏，营卫不固，为感邪创造了条件，《素问·痹论》曰："风、寒、湿三气杂至，合而为痹也。"皮痹初病属实，久病必耗伤正气而虚实夹杂，伴见气血亏虚、肝肾不足之证候。故谢学光教授认为，治疗皮痹应注重寒热虚实，根据皮痹的不同病位，在辨证的基础上有针性对地使用药物。另外，本病多为邪气痹阻经络，气血运行不畅，痰浊瘀阻常贯穿疾病始终，形成虚实夹杂之候，故他在治疗皮痹时多添加祛邪、化痰活血通络之品，如苍术、丹参、薏苡仁、海风藤、忍冬藤、青风藤之类，如此方能祛邪、化痰兼顾。

2. 整体调节，提高免疫力

《圣济总录》云："当秋之时，感于三气则为皮痹，盖正言其时之所感者尔。固有非秋时而得之者，皮肤不营而为不仁，则其证然也。"书中强调本病亦有非其时感于三邪者。故谢学光教授在治疗皮痹时常使用痹泰膏为基础，加玉屏风散益气固表，补益肝肾、益气养血的同时祛邪，攻补兼施，补而不滞，攻而不竭，以提高机体自和功能。

3. 重视外治法

大多数医生在治疗皮痹时往往只重视内服中药的作用，而忽视了中医外治法的疗效。其实很多中医外治法都有特殊的治疗作用，其疗效确切且副作用更小，如中药熏蒸、火龙罐、穴位贴敷、中药离子导入正清风痛注射液、盘龙灸等。这些中医特色外治法可以通过热效应、电效应，以及中药的直接作用，达到舒筋活络止痛、缓解症状的目的。故谢学光教授认为，内治法配合外治法取得的疗效远远大于单纯内治法，在临床治疗中反复强调中医特色外治法的使用。

（谢学光）

第九章 混合性结缔组织病／重叠综合征

储永良教授诊治经验

一、对病因病机的认识

混合性结缔组织病（mixed connective tissue disease，MCTD）是指有 SLE、肌炎、SSc 或 RA 等临床症状的重叠，但不能被诊断为其中任何一种疾病。重叠综合征（overlap syndrome，OS）是以 SSc 合并 SLE、肌炎或 RA 等 1～3 种疾病的结缔组织病。MCTD 和 OS 的临床表现十分相似，都以关节疼痛、肌炎、雷诺现象、指端硬化为主，MCTD 可被认为是 OS 的轻型或温和型，故两者在此统一论述。

MCTD/OS 归属于中医学"痹证"范畴，目前尚无明确的中医病名。《素问·痹论》曰："以冬遇此者为骨痹，以春遇此者为筋痹，以夏遇此者为脉痹，以至阴遇此者为肌痹，以秋遇此者为皮痹。……五脏皆有合，病久而不去者，内舍于其合也。故骨痹不已，复感于邪，内舍于肾……皮痹不已，复感于邪，内舍于肺。"先天禀赋不足，肾阳亏虚，加之情志失调，饮食不节，正气亏虚，感受风寒湿邪气，气血运行不畅，肌皮筋骨脉失于濡养，而成五体痹；病久不愈耗伤精血，最终导致气血脏腑失调成五脏痹。以上论述是 MCTD/OS 发生的主要病机。

二、辨证论治思路

先天禀赋不足，肝肾亏虚，是该类疾病发生发展的根本原因，应在治疗中尽早启用滋补肝肾、培补正气的方法，这就要求在辨证的同时注重辨病。疾病初期／活动期，以风寒湿邪气为主，此时应增强祛风除湿的药物，邪去则病安，同时应加用针对病本扶正的药物治疗，使正气存内，预防邪气再次来犯加重病情而形成脏痹。疾病后期 / 缓解期，此时邪气已退，正气已伤，应增强培补脏腑的力度。肾阳亏虚是为本证，贯穿疾病全程，风寒湿外邪侵袭产生的一系列病理现象是为变化，需根据寒热、虚实、气血、脏腑辨证论治，加减用药。

（一）本证——肾阳不足

主症：关节变形疼痛，遇冷加重，肌肉酸痛，手指遇冷变白，指端硬化萎缩，或指端溃疡，伴腰膝冷痛，气短，乏力，小便清长。舌暗淡，苔白，脉沉弦。

治法：温补肾阳。

方药：补肾壮阳汤。

组成：熟地黄 25g，白芥子 15g，炮姜 10g，杜仲 15g，狗脊 15g，肉桂 5g，菟丝子 15g，牛膝 15g，川续断 10g，丝瓜络 20g，黄精 15g。

（二）变证

1. 寒湿痹阻（疾病初期 / 活动期）

主症：关节冷痛肿胀，屈伸不利，遇冷加重，得热则缓，肌肉疼痛重着，或麻木不仁，手指遇冷变白，手指肿胀，伴发热恶寒。舌淡红，苔白腻，脉弦紧。

治法：散寒祛湿，通络止痛。

方药：羌活胜湿汤。

组成：羌活 15g，独活 15g，藁本 10g，防风 10g，甘草 10g，蔓荆子 10g，川芎 10g，苍术 15g，当归 15g，黄精 10g。

2. 肝肾亏虚（疾病后期 / 缓解期）

主症：关节变形、晨僵，肌肉酸痛，干咳，乏力，肢体麻木，口腔溃疡疼痛不甚，伴头晕耳鸣，五心烦热，盗汗，烧心，反酸。

治法：滋补肝肾，养阴清热。

主方：地黄二至丸。

处方：生地黄 25g，女贞子 25g，泽泻 15g，怀山药 10g，当归 15g，怀牛膝 15g，墨旱莲 10g，牡丹皮 15g，川续断 15g，桑枝 15g，黄精 10g。

（三）伴证

根据气血、寒热、虚实对具体受累的五体、五脏进行加减用药。

肺受累者：引经药用桔梗。寒者加干姜、肉桂；热者加黄芩、鱼腥草、黄连；气虚者加党参、沙参；阴虚者加麦冬、百合；痰热者加地龙、瓜蒌；痰湿者加半夏、厚朴。

心受累者：引经药用郁金。痰瘀阻滞者加薤白、瓜蒌；阳虚者重用桂枝，加附子；血虚者加柏子仁、生地黄、党参。

肾受累者：引经药用骨碎补。寒者加肉桂、鹿茸、巴戟天；血瘀者加蒲黄、五灵脂、骨碎补；阴虚者加熟地黄、山茱萸、菟丝子。

神经受累者：引经药用威灵仙，可加当归、路路通、桂枝、白芍。

胃肠道受累者：引经药用茯苓。寒者加乌药、肉桂；气滞者加枳实、厚朴；寒湿者加木香、砂仁；阳虚者加炮姜、小茴香、白术；关节疼痛者加延胡索、威灵仙、川芎等；肌肉疼痛者加木瓜、桂枝、白芍等；皮肤溃冷痛者加乌头、麻黄、黄芪、细辛等。

（四）兼证

湿热者：加防己、蚕沙、滑石、薏苡仁等。

风寒者：加桂枝、防风、荆芥、麻黄等。

寒湿者：加羌活、独活、五加皮、苍术等。

血瘀者：加桃仁、红花、没药、乳香、五灵脂等。

气阴两虚者：麦冬、茯苓、党参、五味子。

血虚者：首乌藤、白芍、当归、阿胶、地黄等。

阳虚者：肉苁蓉、淫羊藿、巴戟天等。

三、中西医融合临床经验

西医治疗可以快速控制病情，为中医药治疗本病提供更长的窗口期；而中医治疗除了可以稳定病情，减少复发率，还可以固护脾胃，减轻西药的不良反应，为西药的使用提供保障。因此，中西医配合使用可以显著提高临床疗效，减少不良反应的发生。

四、临证心得与体会

1. 黄精为滋补五脏的佳品

《日华子本草》说："黄精，补五劳七伤，助筋骨，止饥，耐寒暑，益脾胃，润心肺。"黄精味甘，性平，归肺、脾、肾经，具有补气养阴、健脾、润肺、益肾的功效。本品补益而不滋腻，兼顾肺、脾、肾三脏。《本草从新》谓其"平补气血而润"。因为黄精具有以上特性，故其与本病的治疗策略十分贴合。首先，对于气阴两虚或阴虚有热的患者可以直接使用；其次，对阳虚严重的患者可以与滋阴药物同用，达到从阴补阳的目的；最后，对于实证、热证患者需要加用治疗本证的药物时，黄精可以起到补益不留邪，兼制温热药物的作用。因此，黄精可在治疗过程中全程使用。

2. 应尽早进行对本证的治疗

MCTD 是指有 SLE、肌炎、SSc 或 RA 等临床症状的重叠，临床表现多样，包括关节疼痛、肌炎、雷诺现象、指端硬化等，但累及脏腑程度相对较轻。该类疾病存在由从五体痹向五脏痹进展的病理过程，MCTD 可看作由五体痹向五脏痹进展的初始环节。肾阳虚为该类疾病的本证，故应从治病求本的角度出发，尽早加用温补肾阳的药物，以达到减缓这一病理进程的目的。

（李文杰，张磊）

第十章　银屑病关节炎

第一节　蒙向欣教授诊治经验

一、对病因病机的认识

银屑病关节炎（psoriatic arthritis，PsA）的皮肤表现当属中医学"白疕""干癣""松皮癣"等范畴，其关节症状常被称为"风湿""历节病""历节风""白虎历节""热痹""痹证"等，因此，蒙向欣教授认为 PsA 当属中医学"白疕"与"痹证"的范畴。其发病是"风、燥、寒、热、湿、瘀"等外邪伏于里，而先天正气不足是其发病的主要因素，病位在关节、皮肤，与肺、脾、肝、肾四脏相关，具体病因病机概括如下。

1. 外感风寒湿邪

《诸病源候论》提出："风湿邪气，客于腠理，复值寒湿与血气相搏所生。若其风毒气多，湿气少，则风沉入深，故无汗，为干癣也。"这说明 PsA 的发生是感受风湿之邪，复感寒湿之邪，风、寒、湿三气相合，与气血相搏而致气血瘀滞。《素问·痹论》云："风、寒、湿三气杂至，合而为痹也。"风、寒、湿三邪滞留于肢体筋脉、关节、肌肉，经脉闭阻，导致气血瘀滞，不通则痛，而发为痹证。

2. 脾失健运，湿热痹阻

先天脾气不足，或者后天饮食不节，过食肥甘厚腻之品，伤及脾胃，脾运失职，湿邪内生。日久湿郁化热，湿热郁闭，气血不畅，肌肤失养，湿热蕴毒，热毒入血，攻注皮肤，而生成白疕；湿聚热蒸，蕴阻关节，湿毒浸淫，伤及筋骨，发生痹证，关节、皮肤共同受损。

3. 肝肾不足，血虚风燥

肝肾阴虚，虚火内生，或复感外邪，或饮食不节，或五志化火，火热灼伤津血，血虚风燥，气血津液及营养物质布散周身不足，肌肤失于濡养，出现皮肤干燥、瘙痒、肥厚等病变；关节久失荣养，卫外功能降低，风、寒、湿邪气积于腔隙间，相互搏结，日久化瘀生痰，痹痛难减，甚至畸形、功能受损。《外科大成》云："肤如疹疥，色白而痒，搔起白庀，俗称蛇虱，由风邪客于皮肤，血燥不能荣养所致。"平素血分燥热，或风邪乘虚入于血分，留而不去，久则耗血伤液化燥，而成血虚风燥之证，在此基础上复感外邪，表皮失荣，骨节痹阻，发为本病。

4. 气机不畅，痰瘀阻络

情志不畅，肝气郁结，可致气滞血瘀，肺脾气虚，气失宣降，脾失健运，聚湿生痰，痰瘀互结，痹阻络脉，不通则痛，发为痹证。

二、辨证论治思路

PsA的发病有正虚邪实两方面的因素，蒙向欣教授常以清热化湿、化瘀止痛、补肾养血为治疗总则，辨证分为以下类型。

1. 风寒阻络

主症：多见于初发病例。皮肤损伤红斑不明显，鳞片白色厚，头皮或四肢皮肤损伤，冬季容易加重或复发，夏季减轻或消退，关节疼痛不稳定，风冷加重，得热则舒。舌淡红色，舌苔薄白，脉弦紧。

治法：祛风散寒，通络止痛。

方药：桂枝芍药知母汤合消风散加减。

组成：桂枝10g，白芍15g，知母10g，白术20g，防风10g，淡附片10g（先煎），蜜麻黄6g，生姜10g，甘草6g；当归10g，生地黄30g，苦参15g，地肤子10g，荆芥10g，苍术10g，秦艽10g。

加减：病在上肢者，加桑枝20g，羌活10g；病在下肢者，加牛膝15g；关节疼痛较剧者，加制乳香、制没药各10g。

2. 湿热蕴结

主症：皮肤损伤多发生在掌关节屈曲侧和皮肤褶皱处，常为红色，表皮湿烂或脓疱，低热，关节红肿，灼烧疼痛，下肢水肿或关节积液，雨天症状加重，精神疲劳，发呆，下肢酸胀沉重。舌质暗红色，舌苔黄腻，脉滑数。

治法：清热利湿，祛风止痛。

方药：四妙散合身痛逐瘀汤加减。

组成：苍术 10g，黄柏 12g，生薏仁 30g，秦艽 15g，羌活 15g，白鲜皮 20g，苦参 10g，土茯苓 30g，桃仁 10g，红花 10g，没药 10g，川牛膝 20g，川芎 15g，甘草 5g，五灵脂 20g，香附 10g，地龙 10g。

加减：大便秘结者，加大黄 5g，知母 10g；肿胀明显者，加防己 10g，苍术 10g；关节屈伸不利者，加伸筋草、络石藤各 20g。

3. 热毒炽盛

主症：全身皮肤呈鲜红色或深红色，或表皮剥落，或有密集的小脓点，皮肤发热，体温略升高或高热，口渴，喜欢冷饮，大便干燥，尿黄红，四肢关节疼痛严重，不敢屈伸。舌红，舌苔少，脉象洪大。

治法：清热解毒，凉血活血止痛。

方药：解毒清营汤加减。

组成：金银花 30g，连翘 20g，蒲公英 20g，板蓝根 20g，生地黄 20g，牡丹皮 20g，知母 15g，生石膏 60g（先煎），石斛 15g，赤芍 20g，丹参 20g，水牛角粉 30g，玳瑁粉 5g（冲服）。

加减：皮疹红甚者，加紫草 15g，槐花 15g。

4. 血虚风燥

主症：皮肤损伤遍布躯干和四肢，新的皮肤损伤不断出现，基底皮肤呈淡红色，鳞片增厚，瘙痒，秋季加重，常有低热，关节红肿发热，疼痛相对固定，遇热痛增，大便干燥，尿黄。舌红，舌苔少津，脉细。

治法：养血润燥，疏风止痛。

方药：当归饮子合血府逐瘀汤加减。

组成：当归 15g，白芍 20g，川芎 10g，生地黄 20g，白蒺藜 10g，防风 30g，荆芥穗 10g，何首乌 20g，黄芪 15g，炙甘草 6g，桃仁 10g，红花 10g，牛膝 15g，桔梗 10g，柴胡 10g，枳壳 10g。

加减：血虚明显者，加鸡血藤 20g；血瘀明显，舌暗见瘀斑者，加三棱 10g，莪术 10g。

5. 肝肾亏虚

主症：病程长，皮损红斑浅，多融合成片，鳞片不厚，关节疼痛，强直变形，腰酸肢软，头晕耳鸣，男性遗精、阳痿，女性月经少或月经后期。舌深红，舌苔白，脉象缓慢，两尺弱。

治疗：补益肝肾，祛风活血。

方药：大补元煎合身痛逐瘀汤加减。

组成：生地黄 20g，熟地黄 20g，当归 15g，杜仲 10g，山茱萸 10g，枸杞子 15g，秦艽 15g，桃仁 10g，红花 10g，制乳香 10g，羌活 15g，川芎 10g，陈皮 10g。

加减：伴腰膝疼痛者，加川续断 10g；月经不调者，加仙茅、淫羊藿各 10g；气虚者，加黄芪 10～30g，党参 10～30g；血虚者，加鸡血藤 30g。

三、中西医融合临床经验

中医药无论在治疗 PsA 的急性发作期或者缓解期都可以起到很好的效果。但我们也不需要排斥西医药的治疗，西医用生物制剂（如肿瘤坏死因子拮抗剂、白介素拮抗剂等）治疗 PsA 是目前的趋势。蒙向欣教授认为，我们要相信中西医协同治疗的效果，中医药可以起到很好的增效减毒作用。生物制剂的副作用主要在感染、结核、肿瘤等方面，中医药可以有针对性地予以预防。

四、临证心得与体会

1. 注重补益

临床接触的 PsA 患者，虽然有正气不足的因素，但大部分邪实较盛，故需慎用大补滋腻之品，如肉苁蓉、阿胶、紫河车等，恐滋腻太过，邪无出路。

2. 慎用虫类药

虫类药有钻透剔邪、搜风通络、消肿定痛的作用，多用于治疗久痹、顽痹。但 PsA 的发病与免疫相关，虫类药物导致过敏的报道并不少见，常用恐会导致皮损加重，故需谨慎使用。

3. 用药选择

PsA 患者免疫功能异常，临证可酌情加用知母、甘草、党参、白花蛇舌草、山慈菇、鹿衔草等。研究表明，生地黄、人参、党参、补骨脂、知母、甘草等药物有促肾上腺皮质激素样作用，抑制非特异性炎症的产生；白花蛇舌草、鹿衔草、山慈菇有调节免疫功能的作用。

4. 注意分期治疗

早期为 PsA 初起，辨证以风寒湿邪为主，治疗偏重祛风除湿散寒；中期为 PsA 活动期，辨证以热毒为主，治疗偏重清热凉血解毒；后期，PsA 病程日久，辨证以血瘀、痰阻为主，治疗偏重补益肝肾、活血化瘀、化顽痰。而在 PsA 整个治疗过程中，顾护脾胃和活血化瘀要贯穿始终。

5. 善用药对

地肤子和白鲜皮二者配伍，可增强清热利湿、止痒通络之功；牡丹皮和赤芍配伍，二者苦寒，能深入络脉血分，相须为用，可增强凉血活血通络之功；半枝莲配伍半边莲，二者一辛一寒，辛味发散利水，寒可清热，相须为用，可加强清热解毒、通络利尿之功。

6. 勿忘外治

针对皮损，蒙向欣教授认为可充分发挥中医外治的方法。如中药熏洗、外敷（协定处方：止痒方）、火针、梅花针等。

（蒙向欣）

第二节 曾翠青教授诊治经验

一、对病因病机的认识

PsA 以关节肿痛、关节变形、关节僵硬、皮疹为主要表现，曾翠青教授认为 PsA 与中医古籍中"痹证""白疕"的论述最为贴切。《素问·痹论》中早有"风、寒、湿三气杂至，合而为痹"的记载，认为一切痹证均离不开风、寒、湿之邪，此三邪之伤人，肌肤、经脉、骨肉均受其害，气血郁滞，不通则痛。《诸病源候论》提出："风湿邪气，客于腠理，复值寒湿与血气相搏所生……为干癣也。"此即邪伤于气血，致使气血运行失常，气滞血瘀，血分亏耗，渐致皮癣之变。临床上 PsA 患者中多有关节红肿、肤温升高、舌红脉滑数等热邪中伤之表现，故除了风、寒、湿三邪，热邪在 PsA 的发病过程中也起着重要作用。古人注重外因的作用，以"风""寒""湿""虫"为主要病因。《外科证治全书》认识到气候因素"秋燥"对白疕的影响，认为"白疕，一名疕风"，"因岁金太过，至秋深燥金用事，乃得此证"。现代诸多名家认为其病因既有外感六淫，又有禀赋不良（主要为素体血中蕴热）、内伤七情及饮食不节，并提出了"毒"邪致病的观点。

总而言之，本病核心病机与血密切相关，血分有热，耗气伤血，血虚生燥，热瘀互结，不通则痛。

二、辨证论治思路

PsA 的证候表现错综复杂，曾翠青教授认为可将其归纳为内外因综合作用的结果，外因为风寒湿热之邪客于肌肤肢节，内因为瘀、毒、虚。疾病的发展，早期多以邪实为主，表现为风寒湿痹、风湿热痹；中期则邪气仍盛而正气渐虚，表现为热毒炽盛、风热血燥；晚期则以正虚为主，湿瘀缠绵于内，表现为肝肾亏虚、瘀血阻络。

1. 风寒湿痹

主症：皮疹淡红，瘙痒，或伴有鳞屑黏腻，关节疼痛，舌苔白滑。风盛则关节呈游走性疼痛，伴肢体疼痛，脉浮紧；湿盛则关节肿痛沉重，肌肤麻木，脉沉濡；寒盛则皮疹淡而不红，得热则舒，遇冷则剧，脉弦紧。

治法：祛风散寒，除湿通络止痛。

方药：防风汤加减。

组成：羌活 9g，独活 9g，防风 9g，桂枝 6g，秦艽 9g，葛根 12g，桑枝 30g。

加减：若湿盛，加薏苡仁 30g，苍术、白术各 12g；若寒盛，加川乌 3g，细辛 3g。

2. 风湿热痹

主症：关节肿痛，扪之灼手，皮疹鲜红，新出皮疹不断增多，小便黄。舌质红，苔黄，脉弦滑或数。

治法：疏风清热，祛湿通痹。

方药：宣痹汤加减。

组成：防风 9g，薏苡仁 30g，杏仁 6g，滑石 15g，桑枝 30g，苍术 12g，半夏 9g，赤小豆 12g。

加减：热重时，可仿白虎加苍术汤，加石膏、知母等；表邪重时，可仿当归拈痛汤加羌活、升麻、葛根等。

3. 热毒炽盛

主症：皮疹多见点滴状，发展迅速，灼热瘙痒，关节疼痛明显，活动受限。舌红或绛，脉滑数或弦数。

治法：清热解毒，活血定痛。

方药：解毒清营汤加减。

组成：金银花 15g，连翘 15g，蒲公英 30g，生地黄 15g，白茅根 15g，牡丹皮 9g，赤芍 10g，茜草 9g，川连 6g，丹参 12g，桑枝 30g。

加减：若热迫营血，可加水牛角、麦冬、玄参等。

4. 风热血燥

主症：皮疹范围广，鳞屑干燥，关节肿痛，遇热加重。舌红，苔白质干，脉弦数。

治法：疏风清热，润燥养血。

方药：消风散加减。

组成：当归 9g，生地黄 9g，防风 6g，蝉蜕 6g，知母 9g，石膏 15g，苦参 9g，胡麻仁 9g，荆芥 6g，甘草 3g，忍冬藤 15g，络石藤 15g。

5.肝肾亏虚，瘀血阻络

主症：皮损暗红，肌肤甲错，关节隐痛，屈伸不利，甚至关节僵直，腰膝酸软。舌暗，脉沉弱或脉沉涩。

治法：滋补肝肾，活血通络。

方药：独活寄生汤合加减全虫汤。

组成：独活 12g，桑寄生 12g，杜仲 12g，牛膝 9g，川芎 6g，当归 12g，赤芍 9g，生地黄 15g，全蝎 9g，白鲜皮 15g，蛇床子 9g，秦艽 9g，茯苓 15g，防风 6g。

加减：若关节僵直、畸形，可加乌梢蛇、川乌，以助通络除痹之功。

三、中西医融合临床经验

PsA 属于难治性慢性病，西医虽有维 A 酸、免疫抑制剂、生物制剂等手段，临床上仍有诸多问题，如药物副作用、疾病复发等。曾翠青教授提出，中医在治标方面虽不如西药获效迅捷，但在整体调理、控制并发症、减轻药物副作用等方面有着增效减毒的功效。如使用维 A 酸患者存在皮肤干燥、口干眼干等副作用，中医以滋阴润燥之法治疗多有成效；使用免疫抑制剂患者易出现抵抗力下降，易引起感染性疾病，中医认为其与正气不足相关，可根据患者病证选择益气固本之剂。长年患病的人群，疾病复发与患者心理如焦虑、烦躁、抑郁等密切相关，中医以七情致病为理论及时对患者进行干预，能有效改善患者临床症状，提高生活质量。

四、临证心得与体会

西医学研究认为 PsA 属于自身免疫性疾病，其发病机制不明，中医治疗注重以分期辨证为原则，辨病辨证相结合，因人制宜，灵活施治。

1.分期辨证

PsA 病程长、多反复难愈，在疾病发生发展的不同阶段，主要病机不同，当知犯何逆，随证治之。疾病早期，正气未虚，邪气正盛，应注重祛邪，可疏风祛湿，或清热活血；疾病中期正气有倦怠之势，此时不可一味攻邪，需兼顾正气；疾病晚期则邪未去，正已虚，此时应以扶正为主，但不能一味补虚而敛邪，需时时引邪以出路。

2. 辨病辨证相结合

辨病与辨证，都是认识疾病的过程，在诊治难治型关节炎时，患者关节疼痛难以忍受，此时可据中医"不通则痛"理论，重用藤类药、虫类药，亦可借助西药抗炎镇痛对症治疗之优势，缓解患者关节疼痛，同时以中医药辨证施治。对于皮疹反复不愈者，可以采用中医外治法如药浴、刺血拔罐疗法，也可使用维A酸、MTX、司库奇尤单抗等西药治疗。

3. 因人制宜

PsA 属于易复发的慢性病，长年累月服药不可避免会损伤脾胃。中医学认为脾胃为后天之本、气血生化之源，无论中西医治疗，均应重视脾胃运化，攻伐之品中应配伍健脾之味，滋补之药应行气消导。《素问·六微旨大论》云："出入废则神机化灭，升降息则气立孤危。"气机的升降出入不仅关系到疾病治疗效果，而且是人体赖以生存的功能。PsA 发病常有热邪之毒，用药注意不可一味寒凉，寒则涩而不流，此时可配伍轻清透泄之味，使邪气外达，如防风、荆芥、金银花、连翘等。除了药物治疗，患者生活起居应规律，调畅情志，保持合理的运动，对疾病的康复亦大有益处。

（曾翠青）

第三节　盛正和教授诊治经验

一、对病因病机的认识

PsA 是一种与银屑病相关的炎性关节病，临床上同时具有银屑病皮疹特点和关节炎症状表现。关节炎的主要特征是肌腱端炎和指（趾）炎，受累的关节疼痛、肿胀、僵硬和运动障碍，部分患者可有骶髂关节炎和（或）脊柱炎。通常起病隐匿，但也可急性起病，临床常见 5 种类型，即远端指间关节炎型、残毁性关节炎型、对称性多关节炎型、单关节炎或少关节炎型、脊柱关节病型。银屑病在古代医籍中有"白疕""干癣"等描述，而关节炎属于中医学"痹证"的范畴，因此，盛正和教授将 PsA 归属中医学"白疕"与"痹证"范畴。

盛正和教授认为，本病与外邪侵袭、七情内伤、脾胃失和等密切相关。《诸病源候论》提出："风湿邪气，客于腠理，复值寒湿与血气相搏所生。若其风毒气多，湿气少，则风沉入深……为干癣也。"说明银屑病的发生是由于感受风湿之邪，复感寒湿之邪，风、寒、湿三气相合，与气血相搏，致营卫不和，气血失调，郁于肌腠，基础体质气血不足，肌肤失于濡养而发为干癣。至于关节痹，《素问·痹论》云："风、寒、湿三气杂至，合而为痹也。"风、寒、湿之邪侵袭肌肤，滞留于肢体筋脉、关节、肌肉，经脉闭阻，导致气血瘀滞，不通则痛，而发为痹证。顽癣成痹，如《外科正宗》曰："顽癣，乃风、热、湿、虫四者为患……总皆血燥风毒克于脾、肺二经。"故七情内伤，心肝火旺，热入营血，或过食辛辣肥甘，导致气机不畅，郁而化热，或复受风热毒邪，毒热扰于营血，窜流肌表，阻滞经络、肌肉、关节，气滞血瘀而发病。病程日久，反复发作，耗伤阴血，肝肾亏虚则关节强直变形。因此，"风""热""毒""瘀"乃本病根本病机。

二、辨证论治思路

盛正和教授认为，PsA 辨证论治须与银屑病密切结合。关节病变初期以风、寒、湿三气杂至，痹阻经络为主，以祛风散寒、活血通络为主；久痹肝肾阴虚，则以养肝肾、补气血、兼祛邪通络为主。通常将 PsA 分为以下证治类型。

1. 风寒阻络

主症：多见于儿童或初发病例。皮疹红斑不显，鳞屑色白而厚，抓之易脱，皮损多　散见于头发或四肢，冬季易加重或复发，夏季多减轻或消退，关节疼痛游走不定，遇风冷则加重，得热则舒。苔薄白，脉濡滑。

治法：祛风散寒，和营通络。

方药：桂枝汤合血府逐瘀汤加减。

组成：桂枝 12g，干姜 9g，白芍 15g，炙甘草 6g，生地黄 15g，当归 15g，桃仁 12g，红花 9g，赤芍 15g，川牛膝 15g，地肤子 12g，黄芪 15g，秦艽 15g，羌活 15g，土茯苓 15g，蛇床子 15g。

加减：如皮损增厚、瘙痒较重，可加莪术 12g，白鲜皮 15g，以加强祛风止痒之效；如关节疼痛较重，可加川椒目 15g，鸡血藤 30g，以活血通络止痛；如有关节畸形，功能障碍者，可加威灵仙 15g，独活 12g，桑寄生 30g，以滋补肝肾，舒筋活络；如恶寒肢冷，遇风冷关节痛甚，得温则舒，可加制附子 6g，白芥子 12g，以温经散寒。

2. 风热血燥

主症：常见于进行期。皮损遍及躯干、四肢等处，皮疹为红色或深红色丘疹、斑丘疹，覆有或薄或厚的银白色干燥鳞屑，瘙痒，夏季加重，伴有低热，关节红肿发热，疼痛较为固定，得热痛增，口渴，咽干，大便秘结，小便黄赤。舌红，苔黄，脉滑数。

治法：散风清热，凉血润燥。

方药：消风散合解毒养阴汤加减。

组成：金银花 12g，蒲公英 12g，生地黄 15g，牡丹皮 15g，赤芍 15g，丹参 30g，蝉蜕 9g，石斛 15g，苦参 15g，知母 15g，生石膏 30g（先煎），地肤子 15g，防风 9g，玄参 15g，土茯苓 15g。

加减：如皮损继续扩大或有新起者，可加鬼箭羽 15g，以加强散风清热；服药后胃内不适或大便稀溏者，去苦参、生石膏苦寒之品，加炒白术 15g，酌减生地黄用量，以化湿健脾；如关节疼痛不减或加重者，加桃仁 12g，红花 9g，鸡血藤 30g，以活血通络止痛。

3. 湿热蕴结

主症：皮损多发于腋窝、腹股沟等皮肤皱褶处，皮损发红，表皮湿烂或起脓疱，关节红肿、灼热疼痛，下肢水肿或有关节积液，阴雨天症状加重，身热，体倦，乏力，纳呆，下肢沉重，或带下增多。舌质暗红，苔黄腻，脉滑数。

治法：清热利湿，活血通络。

方药：四妙散合身痛逐瘀汤加减。

组成：苍术 15g，白术 15g，黄柏 12g，薏苡仁 30g，秦艽 15g，羌活 15g，白鲜皮 15g，苦参 15g，牡丹皮 15g，土茯苓 15g，蛇床子 15g，猪苓 15g，桃仁 12g，红花 9g，川牛膝 15g，熟大黄 6g。

加减：如脓疱较多、皮损广泛者，可加蒲公英 30g，忍冬藤 30g，连翘 15g，以加强清热解毒之力；如关节肿胀明显者，可酌加泽泻 12g，车前草 15g，防己 9g，以利水消肿；如体倦乏力，纳呆、下肢沉重明显者，可加木瓜 15g，络石藤 15g，海桐皮 15g，以祛湿通络。

4. 火毒炽盛

主症：全身皮肤呈鲜红或暗红色，或有表皮剥脱，或有密集小脓点，伴发热，口渴喜冷饮，便干，尿黄赤，四肢大小关节疼痛剧烈，不敢屈伸。舌质红绛，苔薄，脉象弦滑数。

治法：清热解毒，凉血通络。

推荐方剂：解毒清营汤加减。

组成：金银花 15g，连翘 15g，蒲公英 15g，板蓝根 30g，生地黄 15g，牡丹皮 15，知母 15g，生石膏 30g，石斛 15g，赤芍 15g，丹参 30g，水牛角 30g（先煎），土茯苓 15g，蛇床子 15g。

加减：如高热持续不退者，加用黄连 9g，黄芩 15g，黄柏 12g，紫花地丁 15g，白花蛇舌草 15g，以加强清热解毒之功，也可增服紫雪丹 3g，羚羊角粉 3g，以清热凉血；如口干渴、大便干秘者，可加生大黄 6g，芒硝 6g，以通腑泄热。

5. 肝肾亏虚

主症：病程日久，皮损淡红或暗红，大多融合成片，鳞屑不厚，关节肿痛，局部不热或强直变形，腰酸肢软，头晕耳鸣，男子多有遗精阳痿，妇女月经量少色淡或经期错后。舌质淡，苔白，脉象沉细，两尺脉弱。

治法：滋补肝肾，通经活络。

方药：大补元煎合身痛逐瘀汤加减。

组成：熟地黄 15g，当归 15g，杜仲 15g，山茱萸 15g，枸杞子 15g，秦艽 15g，桃仁 12g，羌活 12g，独活 12g，川芎 12g，狗脊 12g，党参 15g，土茯苓 15g，蛇床子 15g。

加减：如皮损加重或不断有新的皮损出现，去羌活、独活、川芎之辛燥药味，加牡丹皮 15g，赤芍 15g，水牛角粉 15g，以清热凉血；皮损重伴关节积液，可加用白术 15g，茯苓 15g，泽泻 15g，以祛湿利水消肿。

三、中西医融合临床经验

盛教授指出，银屑病性关节炎是既有皮肤损害又有关节炎性病变的疾病，严重者可以出现关节变形或骨性强直、关节功能障碍，不同程度地影响患者的劳动能力。目前病因不完全清楚，认为与遗传、免疫异常、代谢障碍、感染及精神、外伤等多因素有关。临床上银屑病的分型主要包括寻常型、脓疱型、红皮病型及关节病型，不同分型、不同分期的治疗也有所不同。西医学对本病尚无根治方法，药物治疗可以控制疾病的活动性、减轻症状，但不能防止复发。临床上治疗皮肤病变的同时有助于有效控制关节炎，目前常用口服非甾体抗炎药和慢作用抗风湿药治疗本病，严重者可使用生物制剂。但西医治疗也存在诸多问题，如临床长期使用维 A 酸及免疫抑制剂的不良反应，如何控制进展期、延长静止期、减少复发，血管炎严重并发症等问题。传统中医很早就对"白疕"与"痹证"有所认识，具有独特的优势，在银屑病的联合、序贯及替换治疗方式中，将"白疕"与"痹证"的证治相结合，形成中西医结合的治疗策略，有助于快速缓解病情，并起到增效减毒作用。

四、临证心得与体会

盛正和教授指出，PsA 多数关节炎在银屑病反复发作后出现，但也有部分患者的关节炎与银屑病同时发生，极少数患者的关节炎可能在银屑病之前出现，因此，辨证论治须与银屑病密切结合，治疗的目的在于治疗银屑病皮损的同时缓解疼痛、延缓关节破坏。临床治疗 PsA 应在遵循个体化治疗原则基础上，综合考虑疗效、费用及安全性等多方面问题，选择较为合适的治疗方案，以期减轻患者的社会及生活压力，提高生活质量。

本病以"风""热""毒""瘀"为本。《医宗金鉴·外科心法要诀·白疕》言："白疕之形如疹疥，色白而痒多不快，固由风邪客皮肤，亦由血燥难荣外。"盛正和教授临证体会，风、寒、湿邪所致者多见于初发病例，多数证型为偏于热者，外感邪气以风热、湿热为主，在内以情志不遂为多，又因饮食不节诱发或加重，故不宜过用祛风散寒胜湿药物，以免化燥、助热、伤阴而加重病情。故本病的治疗以清热凉血解毒为主，息风、养阴、化瘀并用。急性期偏于血燥风热，以清热凉血、疏风润燥为主；偏于湿热化毒，以清热解毒、化湿止痒为主，佐以活血通络。稳定期偏于气滞血瘀，以理气活血、疏风散结为主；偏于肝肾亏虚，以滋养肝肾为主。病程久之患者，加用虫类药，息风通络止痛效果更著。盛教授的个人用药经验：在所有证型都可以使用土茯苓等具有解毒、利湿、通利关节功效之品，以祛邪毒；蛇床子等具有祛风除湿、杀虫止痒、温补肾阳功效之品，以阴阳相生；桂枝有通阳作用，可以作为引经药，祛邪出表，肉桂有引火归原作用，可以防火（热）毒外发，二者可以相须为用。中医治疗策略可在药物内服与外用相结合的同时，配合中医外治疗法，增效减毒。对于关节毁损严重者，需外科手术干预并积极进行康复治疗。

（盛正和）

第四节　窦乘华教授诊治经验

PsA 与中医学痹证中的"历节病""骨痹"和"肾痹"较为相似。其皮肤损害则相当于古代"白疕""蛇风""白翘疮""风癣"等不同称谓。目前，中医学称本病为"白疕痹"，西医学称之为"PsA"。

一、对病因病机的认识

银屑病的病因多为津液营血不能荣于肌表，其皮损因为气血失和，营卫不调，经络阻遏，毛孔（玄府）失去透发、宣通之机，故患者多无汗或少汗。毛孔闭塞，皮肤失于荣养，形成了"内湿外燥"的病机，内湿无法外泄就产生红肿瘙痒，外燥不得滋润则脱屑，与肺、脾、三焦密切相关。其关节炎的病因多为以下几点：①机体素有血虚血燥，复感风寒湿邪，痹阻关节；②素体阳盛，外合风热，侵扰关节，内外相合，闭阻经络，不通则痛；③本病湿热留注关节；④情志不遂，肝郁化火，阴虚血燥，不能通利关节、筋骨，发作痹痛。以上 4 点为 PsA 关节炎的常见病因病机，然而经行气、络行血，关节络脉瘀阻，故血瘀病机穿病程始终。

二、辨证论治思路

银屑病性关节炎的基本病机是阴虚血燥，湿热留注关节。少数病例因气候、年龄、体质等因素，出现偏于风寒的证程，必须详加审察，否则一寒一热，背道而驰，治疗结果适得其反。热胜阴伤的证型有风热血燥、湿热蕴结与肝肾阴虚等区别。治疗方法重在宣通、荣润、通络。

1. 风寒阻络

主症：体虚易感受风寒，冬季发作较多见、较重，春季、夏季较轻。若头部及上半身皮损较多，皮色为淡红色（热象不显），鳞屑较多，瘙痒较轻，舌红，苔薄白，脉浮。若关节疼痛游走不定，遇风冷则加重，得热则舒，舌质正常，苔薄白，脉弦紧。

治法：祛风散寒，活血通络。

方药：人参败毒散合身痛逐瘀汤加减。

组成：党参12g，荆芥9g，防风9g，茯苓15g，羌活9g，独活9g，柴胡6g，麻黄6g，桂枝6g，蝉蜕6g，麦冬12g，当归15g，桃仁10g，红花10g，乌梢蛇15g，川芎10g，地肤子12g，炙甘草6g。

加减：皮损增厚，瘙痒较重者，可加炒蒺藜、地肤子、白鲜皮各10g；恶寒肢冷，遇风冷关节痛甚，得温则舒者，可加制川乌（或熟附子）3g；自汗畏风，去羌活、独活，加黄芪10～15g。

2. 风热血燥

主症：类似疾病的发展期，常有夏季加重、冬季减轻的特点。皮损遍及躯干、四肢，且不断有新的皮损出现，皮损基底部皮色鲜红，鳞屑增厚，瘙痒，常有低热，关节红肿发热，疼痛较为固定，得热痛增，大便干结，小便黄赤。舌质红，苔黄，脉弦细而数。

治法：散风清热，凉血润燥。

方药：防风通圣汤合解毒养阴汤加减。

组成：麻黄6g，荆芥6g，赤芍10g，栀子9g，山银花15g，地黄15g，防风10g，苏木15g，姜黄10g，当归9g，生石膏30g（先煎），黄芩9g，苍术5g，蝉蜕9g，麦冬10g，鳖甲15g（先煎），蒲公英15g，牡丹皮10g，石斛15g，苦参12g，知母15g，地肤子15g，甘草6g。

加减：服药后胃内不适或大便稀溏者，酌减地黄、当归、麦冬等滋腻药物，并酌加枳壳、炒白术各10g；如皮损继续扩大或有新起者，可加火炭母8g，鬼箭羽15g。

3. 湿热蕴结

主症：此型多见于"白疕"，皮肤继发感染，甚至化脓糜烂，皮损多发于掌跖及关节屈侧和皮肤皱褶处，伴低热，关节红肿，灼热疼痛，下肢浮肿或有关节积液，伴或不伴神疲纳呆、乏力肢困。舌苔黄腻，脉象滑数。

治法：清热利湿，祛风活血。

方药：金银花解毒汤合身痛逐瘀汤加减。

组成：金银花15g，连翘9g，秦艽15g，黄芩9g，生地黄15g，苍术5g，黄柏10g，生薏仁20g，苦参10g，当归10g，赤芍10g，蝉蜕9g，白鲜皮20g，桃仁10g，土茯苓30g，川牛膝20g，甘草6g。

加减：体温持续升高，皮损无好转者，加大金银花剂量，连翘加至 10g，加牡丹皮 10g；关节肿胀，积液增多者，可加葶苈子、泽兰各 15g。

4.肝肾阴虚

主症：此型为慢性静止型。病程迁延不愈，皮损红斑色淡，大多融合成片，鳞屑不厚，关节疼痛，强直变形，常伴有腰酸肢软，头晕耳鸣，有的还伴有低热、手足心发热。舌质发红，脉象弦细带数。

治法：养阴润燥，调补肝肾。

方药：六味地黄汤合身痛逐瘀汤加减。

组成：生地黄 20g，山茱萸 12g，牡丹皮 10g，当归 15g，杜仲 12g，白芍 15g，萆薢 12g，白蒺藜 12g，秦艽 15g，桃仁 10g，红花 10g，麻黄 6g，甘草 6g。

加减：关节红肿者，加山银花、络石藤各 15g，川牛膝 10g，以助清热化湿、活血通络。

三、中西医融合临床经验

PsA 是主要累及皮肤和关节的自身免疫性疾病，病因不明，发病机制也较为复杂，西医目前主要治疗手段是 NSAIDs、免疫抑制剂、物理治疗和局部用药。糖皮质激素因为属于中医认识中的"热性"药，必须严格掌握适应证，长期大量使用激素也会伤阴耗液，加重阴虚内热的症状，造成病情恶化。随着生物制剂的广泛使用，PsA 的临床效果非常好，但是若想改善整体状态，还需借助中医中药调理治疗。如患者使用生物制剂后进入恢复期，皮损瘙痒均得以减轻、消退，关节症状基本改善或痊愈，但其皮肤色素沉着滞留不退，关节遗留僵硬感，中医学认为属肝郁血瘀，即有诸内者必形诸外，有的 1～2 年不愈，此时应发挥中医治疗的优势，重在活血养血。

四、临证心得与体会

PsA 的特点为病程长，不易治愈，多数患者易复发，有的患者甚至多次复发，所以医患双方要有信任和信心。窦乘华教授对本病的体会：第一，就皮肤病机而言，皮肤腠理失去了透发、宣通之功能，以上所用的方剂均离不开宣通，只有腠理宣通，才能使内湿宣泄，不再留注关节。合并关节病变的发病机制除了风寒阻络证以外，均不同于 RA，其基本病机为血燥，因此，治疗时不宜过用祛风散寒胜湿的药物，以免化燥、助热、伤阴而加重病情。经络痰滞的现象则较为普遍，且瘀血贯穿疾病的始终，故活血化瘀、养荣通络的治法应贯穿各个证型。第二，对于本病的认识，医生应该重视辨病论治，注重整体观，要从脏腑、卫气营血变化着眼。只重视皮肤关节局部，不重视内脏功能，或者只重视偏方、验方、外用药的作用，不重视辨证分型、内服药，则疗效较差。本病的关节炎属于内湿留注关节，治疗时必须强调通透、宣发，用药时必用具有辛、窜特点的风药通透玄府腠理，疗效能进一步提高。只有辛通宣发了，才能够解决外燥，这也是《内经》中提到的辛能润燥的道理，是解决内湿不再留注关节的方法和途径。

（窦乘华）

第十一章　纤维肌痛综合征

第一节　张剑勇教授诊治经验

一、对病因病机的认识

1. 情志不舒，阴血不足，感受外邪

纤维肌痛综合征（fibromyalgia syndrome，FMS）是一种以广泛的肌肉、肌腱附着处和邻近软组织的疼痛为主症，伴有疲劳、睡眠障碍、头痛、胃肠道症状、认知功能障碍，与情绪、压力、焦虑等社会心理因素密切相关的风湿性疾病。

张剑勇教授认为本病的病位在筋，久病及肝，归属于中医学"筋痹""周痹"范畴。在临床病因病机的分析中，他强调中医的整体观念，认为 FMS 的病因为内外合因，七情内伤、阴血不足、脏腑失调为内因，感受风寒湿之邪为外因。这部分患者常常背负"隐形的背包"，家庭、社会的压力等不良因素导致情志不遂。肝主情志，故最易致肝气不舒，气机失调，气滞血瘀，不通则痛；或肝失疏泄，肝不藏血，血虚不能濡养筋脉，不荣则痛；或血虚不能荣养心神，见疲劳、睡眠障碍；或肝之阴血不足，肝阳上亢见头痛；或肝郁脾虚，见腹痛等胃肠道症状；或肝虚及肾，髓海不足，脑窍失养，见认知功能障碍。肝在志为怒，喜条达恶抑郁，纤维肌痛症的情绪抑郁症状与肝密切相关，表现为情志抑郁、心烦易怒、胸胁胀满等症状。另外，先天禀赋不足，或肝血不足，易感风寒湿等外邪，邪气痹阻于筋脉，从而影响气血运行，不通则痛。若病延日久，邪恋正损，脏腑失和，或他病失治误治，导致气血亏虚，肝肾不足，产生湿浊、痰饮、瘀血、食积等病理产物，易致多种病理表现。这也是临床上患者主诉杂乱繁多，实验室检查却无阳性发现，给临床诊治带来困难的主要原因。

2. 强调"病络"为 FMS 发病的重要渠道

人是一个有机的整体，五脏与五体在生理和病理上相互联系，经络遍布全身，沟通上下内外之气血，故五脏与五体的联系离不开经络这条重要渠道。根据经脉与络脉在人体的分布规律，不难看出，络脉较经脉形成了更为细致的网络层次，在里深入脏腑，在表浅入皮肤肌肉、筋膜韧带等，故络脉在五脏与五体发病转归中的联系更为密切。结合络脉的分布特点及 FMS 的症状特点可以看出，络脉与 FMS 之间存在千丝万缕的关系。

在 FMS 的发病中，络脉常常由于各种原因致病，或肝气不舒，致络气不通，或阴血亏虚，络脉失养，联系机体的能力下降，或感受外邪，痹阻络脉，或脏腑功能失调，产生病理产物堆积于局部络脉，其中又以"络脉不通"为主要特点。因此，张教授在 FMS 的治疗中强调"通络"以疏通全身气机，使营养物质得以输送全身。

综上所述，FMS 以弥漫性疼痛、特定部位压痛为特征，同时具有多种非特异临床症状，张教授把本病的病理特点概括为内外合因、本虚标实，基本病机为情志不舒，阴血不足，外感邪气，脏腑功能失调。他同时强调"病络"在 FMS 发病渠道中的重要地位，"通络"之法贯穿始终。

二、辨证论治思路

张教授根据 FMS 的基本病机、病理特点及自己多年临床经验，从虚实、气血两方面入手论治本病，辨邪实要分清楚风寒湿等六淫，湿浊、痰饮、瘀血、气滞等脏腑功能失调产生的病理产物（包括有形、无形），辨正虚以分清何脏腑气血阴阳不足为主。通常将 FMS 分为以下证治类型。

1. 肝脾失和

主症：周身筋肌僵痛，阴雨天加重，倦怠乏力，失眠多梦，或见焦虑抑郁，纳差便溏。舌淡红，苔薄白，脉细弦。

治法：疏肝健脾，舒筋活络。

方药：逍遥散加减。

组成：柴胡 15g，茯苓 15g，白术 10g，当归 10g，白芍 10g，薄荷 5g，炙甘草 5g。

加减：若兼气滞较重，心烦抑郁甚者，可加川芎、郁金；上肢关节僵痛为主者，酌加羌活、秦艽、伸筋草；兼项背僵硬疼痛者，酌加葛根；四肢屈伸不利者，酌加木瓜；失眠不寐者，酌加酸枣仁等。

2. 气滞血瘀

主症：周身游走性胀痛，疼痛拒按，上症随情志变化而增减，或情志抑郁，或心烦易怒，胸胁胀满，失眠多梦。舌淡暗或有瘀斑，脉弦涩。

治法：疏肝理气，祛瘀止痛。

方药：柴胡疏肝散加减。

组成：柴胡15g，枳壳10g，白芍15g，川芎10g，制香附10g，陈皮5g，炙甘草5g。

加减：若气滞重，胸胁胀满甚者，重用香附，酌加木香、厚朴；血瘀重，疼痛明显，夜间较甚，舌有瘀斑者，酌加桃仁、赤芍、红花等；若伴明显睡眠障碍者，酌加酸枣仁、夜交藤、合欢皮等。

3. 痰湿阻络

主症：腰背四肢肌肉酸痛，困重疲乏，形体肥胖，胸中窒闷，咯吐痰涎，或伴抑郁失眠。舌质淡，苔白腻，脉滑。

治法：燥湿豁痰，理气通络。

方药：温胆汤加减。

基本组成：法半夏10g，竹茹10g，枳实10g，陈皮5g，茯苓10g，炙甘草5g，生姜5片，大枣2枚。

加减：湿痰甚者，加用苍术、白术，协同化湿和胃、豁痰之功，可改法半夏为竹沥半夏兼祛皮里膜外及经络之痰，并加郁金、丹参行气化瘀，气行瘀散则痰消；若兼口苦、舌苔黄腻等痰郁化热之象，可加黄连、黄柏，以清化痰热。

4. 寒湿痹阻

主症：周身肌肉沉重酸痛，怕冷，麻木，遇寒则痛甚，得热则痛缓，畏冷肢凉。舌淡，苔薄白，脉弦紧。

治法：散寒通络，祛风除湿。

方药：乌头汤加减。

组成：麻黄10g，芍药10g，黄芪15g，炙甘草10g，川乌6g。

加减：酸痛以肩肘等上肢关节为主者，可选加羌活、白芷、威灵仙、姜黄；酸痛以下肢为主者，可选加独活、牛膝、防己、萆薢；酸痛以腰背为主者，酌加杜仲、续断、淫羊藿、桑寄生等。

5. 肝肾不足

主症：周身筋肌烦痛，夜间尤甚，筋脉拘急，屈伸不利，腰膝酸软，头晕目眩，虚烦不寐。舌淡，苔薄白。

治法：滋补肝肾，强筋壮骨。

方药：补肾通痹泰加减。

组成：杜仲 10g，川牛膝 10g，桑寄生 10g，川续断 10g，烫狗脊 10g，补骨脂 10g，秦艽 10g，独活 10g，海风藤 15g，薏苡仁 20g，茯苓 20g，三七 3g，羌活 6g。

加减：疼痛严重者，加延胡索、徐长卿；多汗者，加防风、黄芪、白术、牡蛎；手足冰冷者，加细辛、肉桂、淡附片、炮姜。

三、中西医融合临床经验

开发古法以治今病，针药并用，多法联合，杂合以治

针刺治疗是中医治疗的一个重要组成部分，经过几千年的发展，针刺对于疼痛的治疗和改善占据了不可忽视的地位。随着国际上越来越多的学者对针刺镇痛机制研究的展开，针刺在许多现代疾病的临床疗效也逐渐被人们认可。

本病以疼痛为主要症状表现，主要病因病机为肝失疏泄，故选穴治疗大多从肝论治。张教授认为，针刺治疗本病的常规取穴是以压痛点对应的循经取穴为主，如天柱、肩井、曲垣、手三里、曲泉，配以整体选穴，如百会、三阴交、足三里、太冲，同时应注重辨证取穴。由于存在个体差异，因此辨证不同，取穴不同，或疏肝调神（针百会、印堂、四关），或疏肝解郁（针肝俞、脾俞、膈俞、血海、合谷、太冲、足三里、三阴交），或调心健脾（针神道、灵台、百会、颈夹脊、天柱、风池、脾俞、委中、合谷、外关、三阴交、太溪、昆仑）。

除针刺外，八段锦、推拿作为中医外治法，在整体观念及扶正固本原则的指导下，具有简便验廉、易被接受的特点，目前亦广泛用于治疗 FMS。中医药治疗手段多样，又如浮针、头针、穴位贴敷、艾灸、埋线、火罐、针罐等疗法，无不体现着中医药治疗本病的优势。

四、临证心得与体会

1. 早期明确诊断

患者就诊时主诉较多，若主诉不伴有失眠、抑郁、焦虑等精神症状且缺乏理化检查异常发现，常易被忽视而漏诊或误诊。若能仔细检查患者周身特定部位压痛点，将有利于本病的确诊。故对有广泛性周身疼痛并伴有精神症状、心理异常、睡眠障碍的患者应进行特定部位压痛点的检查，以做到早期诊断。因本病常使与之共存的风湿病症状显得更加严重，故对于其他风湿病患者亦宜做此项检查，以确认有无 FMS 的存在，否则可能影响对原发病治疗效果的判断，或导致过度治疗。

2. 强调"养柔疏"肝并举

《临证指南医案》曰："肝为风木之脏……则刚劲之质，得为柔和之体，遂其条达畅茂之性。"故在临床治疗过程中，要注重养肝、柔肝、疏肝并举；实则泻之，根据实邪来源的不同，分别用祛风、散寒、除湿、豁痰、活血通络等方法；虚则补之，根据脏腑气血阴阳损耗的不同，可用益气养血、温补脾肾、养阴柔肝等方法；虚实夹杂，则以"祛邪不伤正，扶正不碍邪"为原则，遣药组方，灵活选择。但无论虚实，在治疗全程均应适当配合疏肝理气、柔肝舒筋之法。

3. 综合治疗

FMS 是一组伴有精神症状的慢性疼痛性疾患，宜采取综合疗法以控制慢性疼痛、减轻疼痛感受的敏感性、改善肌肉血流量、改善睡眠状态和精神症状为目的。治疗中可发挥中药、西药、心理治疗诸疗法的特长，优势互补，以中医药整体调理配合西药抗抑郁等对症治疗为主，辅以心理调护，以提高本病之疗效。

参考文献

［1］焦娟，韩曼，付静思，等.从血虚肝郁论纤维肌痛综合征的病因病机 [J].中医杂志，2020，61（23）：2107-2108，2112.

［2］高玉中.纤维肌痛综合征中医分型论治探讨 [C].第四届全国中西医结合风湿类疾病学术会议论文汇编.南京：中国中西医结合学会风湿类疾病专业委员会，2000：158.

［3］李梢.王永炎院士从"络"辨治痹病学术思想举隅 [J].北京中医药大学

学报，2002（1）：43-45.

　　［4］姜泉，肖东漠，张剑勇，等.针刺治疗纤维肌痛综合征现状及思考［J］.世界中西医结合杂志，2020，15（3）：580-584.

（张剑勇，邓金荣，王月言）

第二节 陈光星教授诊治经验

一、对病因病机的认识

FMS 是以慢性广泛性疼痛为主要特征的多症状综合征，很多患者还伴有重度疲劳、睡眠障碍、晨僵，抑郁、焦虑等神经精神症状，与脏器痛觉过敏有关的症状如肠和膀胱激惹等。FMS 的初步诊断主要依据特有的症状和体征，唯一可靠的体征是全身对称分布的压痛点，疼痛部位尤以中轴骨骼（颈、胸椎、下背部）及肩胛带、骨盆带等处多见，其他常见部位为膝、手、肘、踝、足、上背、中背、腕、臀、大腿和小腿。FMS 的疼痛大多数为钝痛，往往分布广泛、边界不清，疼痛强度变化和游走不定。目前，FMS 的发病机制尚不明确，一般认为与睡眠障碍、免疫紊乱及神经递质分泌异常有关，具有反复性、持续性、难治性的特点。

本病属中医学"周痹"范畴。李用粹《证治汇补》记载："三气兼并，血滞而气不通，故周身疼痛，为周痹。"陈光星教授认为，周痹病因多与情志密切相关，病位在肝、心、脾，属本虚标实之证。本病前期需抓住情志失调、肝郁气滞的病机，肝主疏泄，喜条达，局部经脉痹阻为实证，以"通"为主，多用行气活血药；继续发展则木郁乘土，脾失健运，阴血不足，筋脉、肌肉失养，逐致全身疼痛，伴头晕、头痛、腹胀、腹痛、恶心、纳差等，为本虚标实证以健脾疏肝为法，"荣""通"并用，郁而化火者，兼"清"郁热；后期发展为气血两虚、心神失养证，许多患者出现动则疲劳、焦虑、抑郁、失眠等症，治以益气补血、养心安神。

二、辨证论治思路

1. 肝气郁滞

治法：疏肝解郁，行气止痛。

方药：柴胡疏肝散加减。

组成：柴胡 30g，香附 15g，木香 10g，郁金 10g，延胡索 20，首乌藤 30g，川芎 15g，陈皮 10g，白芍 10g，党参 15g，茯苓 15g，白术 15g，炙甘草 6g。

2. 肝郁生热，血虚脾弱

治法：疏肝清热，养血健脾。

方药：丹栀逍遥散加减。

组成：柴胡 30g，白芍 10g，当归 15g，川芎 15g，木瓜 30g，葛根 30g，茯苓 30g，白术 15g，牡丹皮 15g，栀子 15g，郁金 15g，姜黄 10g，薄荷 10g，炙甘草 6g。

加减：脾胃虚滞，纳差者，加焦三仙（焦麦芽 10g，焦山楂 10g，焦神曲 10g），以健运脾胃；脾虚夹有痰湿者，酌加香砂六君子汤（再加木香 10g，砂仁 10g，法半夏 10g，陈皮 10g，党参 15g），以理气健脾，化湿和胃；营血虚滞者，酌加桃红四物汤（再加熟地黄 15g，桃仁 10g，红花 10g），增强养血活血、散瘀止痛的作用。

3. 心脾气血两虚，虚热扰神

治法：益气补血，养心安神。

方药：归脾汤合酸枣仁汤加减。

组成：太子参 30g，黄芪 30g，白术 15g，酸枣仁 20g，当归 15g，川芎 15g，茯神 20g，木香 10g，知母 15g，合欢皮 15g，郁金 12g，龙眼肉 12g，炙甘草 6g。

三、中西医融合临床经验

对初步判断为 FMS 的患者，为进一步明确诊断，排除其他器质性风湿病和其他相关疾病，应完善血常规、肝肾功能、甲状腺功能、血沉、C 反应蛋白、风湿系列、类风湿系列、肌酶谱、ANCA（抗中性粒细胞胞浆抗体）等实验室检查，以免漏诊。西医应用镇痛类药物以改善症状为目的，适用于中重度疼痛的临床辅助治疗，短期疗效可，使用时应注意药物剂量和不良反应，按阶梯给药、按时给药、个体化给药，有明显不良反应者不推荐使用。

四、临证心得与体会

陈教授提倡多学科综合疗法，根据患者临床表现的不同，争取风湿免疫科、疼痛科、康复科及心理科等多学科医生参与治疗，制订具有针对性的个体化的药物和非药物综合治疗方案。

中医从肝、心、脾论治本病，治宜疏肝健脾、通络止痛、养心安神，有整体论治的优势。中西医治疗可以优势互补，配合针灸疗法、推拿疗法、中频疗法、红外线疗法、综合电磁热疗等，尽快控制症状。如有明显的神经精神症状，如头痛、心烦、焦虑、失眠等，医生应耐心解释、指导，注意心理治疗，使患者树立信心，保持心情舒畅，身心并治。

（陈光星，张津铭）

第三节 钟秋生教授诊治经验

一、对病因病机的认识

钟秋生教授在《黄帝内经》《医学入门》《温病条辨》和《伤寒杂病论》等经典理论的基础上，结合现代科学研究 FMS 的发病机理，根据其临床表现及临床经验总结，从整体观念出发，认为 FMS 属中医学"痹证""周痹""肌痹""郁证"等范畴。如《灵枢·周痹》曰："周痹者，在于血脉之中，随脉以上，随脉以下，不能左右，各当其所。"阐述了周痹疼痛的特点呈全身弥漫性，与 FMS 的疼痛特点相似。《灵枢·周痹》又曰："风寒湿气，客于外分肉之间……真气不能周，故命曰周痹。"《医学入门》言："周身掣痛麻木者，谓之周痹，乃肝气不行也。"《内经博议》言："凡七情过用，则亦能伤脏气而为痹，不必三气入舍于其合也。"周痹的病因不仅与风、寒、湿等外感六淫有关，情志失调（肝郁）亦是其关键的发病因素。钟教授认为，本病的发生多与肝、脾、心、肾功能失调有关，累及肺，其基本病机以肝失疏泄、脾失健运、心神失养、肾元亏虚为主，尤以肝失疏泄贯穿本病始终，元气不足为周痹的内在因素和病变基础，脏腑功能失调，风、寒、湿等邪气流注肌肉、筋骨、关节，经脉阻塞不通，气血运行不畅，筋脉失养、拘急而发为本病。痹证日久，则由经络内舍其合而致五脏诸多变证。故其总属本虚标实，脏腑虚损为本，风、寒、湿等邪气为标。肝喜条达而恶抑郁，肝的疏泄功能与情志调畅密切相关，肝失疏泄，气机不畅，可见焦虑、抑郁等精神症状；气机不畅，经脉闭阻，不通则痛；肝郁气滞，遂乘脾土，脾失健运，水湿内停，痰浊聚生，痰湿瘀阻脉络，故全身疼痛；脾失健运，气血生化之源不足，筋骨、关节失养，不荣则痛；痰浊上蒙清窍，故头晕头痛、认知障碍；肝郁化火，肝火扰心，心神失养，故失眠、焦虑；脾失健运，水谷难化，故可致纳差、腹胀、便溏等。治疗上，钟教授提倡五脏分治，标本兼顾，治本以疏肝解郁、理气健脾、养心安神、补肾培元为主，治标以祛风、散寒、清热、除湿、化痰、祛瘀通络等为法，强调在治疗时把握病机，辨证论治，分而治之。

二、辨证论治思路

钟教授结合多年临床经验,认为 FMS 的辨证首先辨虚实、分五脏,根据病程长短及全身症状辨别正虚邪实、病邪侵袭的脏腑,正气不足是本病发生的重要内因;其次辨寒热、分邪气盛衰,根据临床主症特征,分辨主导病邪。通常将FMS 分为以下证治类型。

1. 气滞血瘀

主症:周身走窜胀痛,随情志变化起伏,压痛点多,拒按,时胸胁闷胀。

次症:烦躁易怒,失眠多梦。

舌脉:舌质淡暗或有瘀斑,脉弦涩。

治法:疏肝理气,活血止痛。

方药:柴胡疏肝散合活络效灵丹加减。

组成:柴胡 12g,枳壳 12g,白芍 12g,当归 12g,川芎 12g,丹参 15g,制乳香 6g,制没药 6g,鸡血藤 15g,夜交藤 15g。

加减:气滞明显者,加制香附 10g;伴有转筋者,加木瓜 12g;瘀热阻滞,睡眠欠佳者,加赤芍 12g,酸枣仁 20g;痛久入络者,加全蝎 3g。

2. 肝肾阴虚

主症:周身筋肌烦痛,入夜尤甚,筋脉拘急,屈伸不利,腰膝酸软无力,头晕目眩,虚烦失眠。

次症:全身乏力,咽干口燥,视物欠清,月经不调或闭经。

舌脉:舌质红,苔少或有剥脱,脉细数。

治法:调补肝肾,强筋健骨。

方药:景岳大造丸加减。

组成:紫河车 6g(冲服),龟甲 15g(先煎),黄柏 12,生地黄 12g,熟地黄 12g,天冬 12g,麦冬 12g,五味子 6g,杜仲 10g,牛膝 10g,百合 10g,知母 10g。

加减:心烦不眠者,加酸枣仁、柏子仁各 15g,知母改为 9g,以养心安神、滋阴清热;时腹疼痛者,加白芍 12g,炙甘草 6g;津液不足,咽干口燥明显者,加石斛、枸杞子各 12g 以养阴;兼瘀血者,加当归 10g 以补血活血。

3. 寒凝肝脉

主症:筋脉拘挛冷痛,颠顶痛。

次症：惊恐忧郁，夜卧多惊。

舌脉：舌淡苔白，脉沉弦无力。

治法：散寒止痛，舒筋活络。

方药：补肝汤加减。

组成：熟附片 10g（先煎），制川乌 6g（先煎），肉桂 6g（后下），吴茱萸 3g，细辛 3g，山茱萸 12g，防风 12g，独活 12g。

加减：气滞明显者，加制香附 10g；血不养筋者加当归、白芍、川芎各 10g；伴有转筋者，加木瓜 12g；瘀热阻滞，睡眠欠佳者，加柏子仁 12g，酸枣仁 20g。

4. 湿痰痹阻

主症：腰背四肢筋肌酸痛，困重发僵，阴雨天加重。

次症：脘闷纳呆，抑郁失眠，筋脉拘挛冷痛。

舌脉：舌苔白腻，脉弦滑。

治法：祛湿除痹，化痰理气，舒筋活络。

方药：薏苡竹叶散合温胆汤加减。

组成：薏苡仁 30g，法半夏 10g，制南星 10g，白芥子 6g，通草 6g，白蔻仁 6g（后下），陈皮 3g，茯苓 10g，枳实 10g，大腹皮 10g，竹茹 10g，当归 10g，竹叶 10g，川芎各 10g。

加减：痰浊明显者，加远志 6g；大便干结，少腹硬满者，可仿宣清导浊汤加蚕沙、猪苓各 10g。

5. 肝脾失和

主症：周身筋肌僵痛，倦怠乏力，失眠多梦。

次症：抑郁心烦，纳差便溏。

舌脉：舌淡红，苔薄白，脉细弦。

治法：疏肝健脾，舒筋活络。

方药：逍遥散加减。

组成：柴胡 10g，茯苓 10g，白术 10g，当归 10g，白芍 10g，川芎 10g，郁金 10g，薄荷 6g（后下），羌活 12g，秦艽 12g，酸枣仁 10g，木瓜 10g，葛根 10g，伸筋草 10g。

加减：伴失眠者，酸枣仁加至 20g；关节抽搐疼痛者，木瓜、伸筋草、葛根各加至 12g。

6.气血亏虚

主症：周身筋肌隐痛挛急，肢麻倦乏，夜卧多惊。

次症：抑郁多梦，心悸目眩，面色萎黄。

舌脉：舌质淡，苔薄白，脉细弱或细弦。

治法：益气养血，舒筋活络。

方药：八珍汤加减。

组成：党参 10g，熟地黄 10g，茯苓 10g，白术 10g，当归 10g，白芍 10g，川芎 10g，川续断 10g，羌活 12g，独活 12g，鸡血藤 15g，龙眼肉 15g。

加减：失眠者，加酸枣仁 20g；关节抽搐疼痛者，加木瓜、伸筋草、葛根各 12g；气虚者，加黄芪 30g。

三、中西医融合临床经验

FMS 病因和发病机制目前仍不清楚，其临床表现主要为周身肌肉疼痛、疲劳及睡眠障碍，常有焦虑、抑郁、认知障碍等多种伴随症状，甚至其诱因也多种多样。中医针对其治疗固然有一定的优势，但西医治疗的有效性同样不可忽视。钟教授认为，对有复杂的临床伴随症状且处于活动期的患者，可中西医结合治疗，如用西医手段快速改善患者疼痛症状、焦虑抑郁状态，减轻患者痛苦。钟教授强调，临证时，注重整体观念及辨证论治，灵活运用中西医治疗，我们不应拘泥于形式、派别，只要行之有效，都可以加以运用，取长补短，融会贯通。

四、临证心得与体会

FMS 病因、病机复杂，病情易反复，给患者带来极大的心理和生理负担。由于临床表现的异质性和核心症状的多样性，其治疗存在很大的挑战。西医主要使用普瑞巴林、度洛西汀、米那普仑和阿米替林等缓解症状，但这些药物多数具有一定的毒副作用。钟教授充分发挥所学，结合临床经验，从整体观念出发，主张五脏分治，标本兼顾，并认为肝失疏泄贯穿本病的始终，且"百病皆由脾胃衰而生也"，故在治疗过程中，强调疏肝健脾的重要性，并创制疏肝健脾方，临床疗效佳。同时，他认为在治疗过程中，应充分发挥中医中药的优势，根据患者的不同症状特点及最受影响的方面，除了向患者进行合理的健康教育，还可配合使用针刺、推拿等物理疗法，以及运动疗法和情志调理等多模式、个体化治疗方式，提高患者对疾病的认知、自我管理，保持良好的心情状态，改善患者的整体症状及生活质量。此外，钟教授强调要定期随访，动态观察病情变化；根据病情改善状况、治疗效果和并发症，动态调整治疗方案；对于新出现的症状需要进行临床评估，以确保症状不是由其他疾病所致。

（钟秋生，杨巧玉）

第四节　窦乘华教授诊治经验

中医古籍文献中并无 FMS 的相应病名记载，FMS 是现代医学的病名。在临床中，根据其症状特点，多以"风湿痹病""周痹""肌痹""痛痹""虚劳""郁证"等称之。中华中医药学会风湿病分会主任委员姜泉团队将 FMS 的中医病名命名为"筋痹"，比较符合此类发病人群特征、临床症状。

一、对病因病机的认识

窦乘华教授认为，本病病机可分为三类：一是脾气运化失职，气血不荣，筋脉失于濡养而痛；二是情志失调，气滞不通而痛，"肝主筋而藏血"，肝气疏泄不畅，不通则痛；三是阴阳不协，营卫不和，易致风、寒、湿等外邪侵袭，里外合邪，往往导致疾病加重。

本病临床症状可见局部或全身弥漫性疼痛，情绪抑郁、焦虑难眠则症状可加重，也可见腹痛、腹泻等胃肠刺激症状，神倦乏力症状，睡后亦不能缓解。因女子以肝为先天，肝藏血主筋，故本病女性发病较多。

二、辨证论治思路

辨证上窦教授有以下思路：①重视气血不荣、营卫不和、肝郁脾虚的内在病机。②夹杂外感则分而辨之：寒邪甚，则疼痛加重，并见畏寒喜暖，舌淡苔白；湿邪偏胜，则肢体沉重、纳呆胸闷、口中黏腻；风邪偏胜，则周身肢节窜痛，且汗出恶风；热邪偏胜，则身热口干、溲黄便硬、舌红苔黄。③需要注意疼痛如刺，固定不移，夜间为甚，舌暗脉涩的久病瘀象。

1. 营卫不荣

主症：筋骨肌肉酸痛、乏力，皮色苍白无泽，皮肤少泽干燥，形体消瘦，敏感自汗，气短，容易疲劳。舌淡，苔薄，脉往来无力。

治法：调补营卫，佐以通络。

方药：黄芪桂枝五物汤加减。

组成：黄芪 9g，桂枝 9g，赤芍 9g，生姜 6g，大枣 5 枚。

加减：肌肤麻木者，加木瓜 10g，鬼箭羽 10g；肌肉瘦削明显者，加山药 15g；纳差者，加炒稻芽、炒麦芽各 15g，炒槟榔 9g；头晕乏力者，加柴胡、枳壳各 6g。

2. 肝郁脾虚

本证多因情志失调，忧思郁怒使肝失条达，肝气郁结，脉络瘀滞而致周身疼痛。

主症：情志忧思郁怒，肢节疼痛，头痛易怒，心烦焦虑，寐差多梦，伴或不伴泄泻。舌质红，苔薄黄，脉弦细。

治法：疏肝理气，解郁止痛。

方药：丹栀逍遥散加减。

组成：柴胡 9g，栀子 9g，延胡索 9g，香附 9g，当归 9g，茯苓 9g，白术 9g，白芍 9g，川芎 9g，炙甘草 5g。

加减：心烦失眠明显者，加酸枣仁 30g，夜交藤 20g，以养血安神。

3. 风寒痹阻

本证为 FMS 最常见的证候，因外感风寒之邪，侵犯肌腠，阻闭气血，脉络不通而发病，故肌肉、骨骼尽痛。

主症：肢节酸痛，时有躯体僵硬，乏力，每遇四肢不温，畏风头痛。舌淡，苔白，脉沉细或紧。

治法：疏风散寒，解肌通络。

方药：加味香苏散加减。

组成：陈皮 9g，防风 6g，香附 9g，川芎 9g，蔓荆子 6g，赤芍 6g，秦艽 6g，甘草 6g。

加减：关节痛甚者，加威灵仙 15g，老鹳草 30g；肢体僵硬者，加莪术 9g，丹参 12g；舌苔厚腻，湿盛者，加薏苡仁 30g，苍术 6g；大便溏泄者，加茯苓 10g，炒白术 10g。

4. 湿热阻络

本证多发于夏季，为外湿侵袭，郁而化热所致。

主症：肢节疼痛，四肢沉重，抬举无力，身热不扬，汗出黏滞，食欲不振，胸脘痞闷，困倦思睡。舌红，苔白腻或黄腻，脉濡数或滑数。

治法：清热除湿，解肌通络。

方药：东垣清暑益气汤合当归拈痛汤加减。

组成：黄芪9g，当归6g，防风9g，苍术3g，泽泻9g，黄芩9g，升麻6g，枳壳6g，炙甘草5g，葛根6g，青皮6g，麦冬9，党参9g。

加减：关节痛甚者，加忍冬藤30g，络石藤15g，桑枝15g，木瓜15g，以加强清热通络止痛之功；热甚者，加白花蛇舌草15g，连翘15g，以清解热毒；湿浊甚者，加滑石30g，赤小豆30g，绵茵陈15g，砂仁12g，以行气化湿。

三、中西医融合临床经验

FMS 是以全身弥漫性疼痛为主要临床表现，同时可能伴有情绪障碍、睡眠障碍、疲劳和晨僵等多种非特异性症状的疾病。在欧美国家，FMS 患病率高达 2%～8%；在亚洲人群中，韩国患病率为 2%。大多数临床医生包括风湿专科医生及患者对此并不了解，这也直接造成了大量漏诊、误诊。2016 年，FDA（美国食品药品监督管理局）仅批准第二代神经钙离子通道调节剂（普瑞巴林），5-羟色胺、去甲肾上腺素再摄取抑制剂（度洛西汀、米那普仑）用于 FMS 疾病的治疗（共 2 类药物 3 种药品），患者使用西药的依从性较差。临床中发现中药配合西药治疗能提高 FMS 的治疗疗效，可在西药起效后慢慢减停，但减停需要较长过程。

四、临证心得与体会

"邪之所凑，其气必虚。"本病容易出现营卫不和、气血不足、肝郁脾虚等表现，患者多自感体虚，又容易感受风寒湿热等外邪，常常在诊室里反复诉说自己容易感冒，或疼痛、感觉异常加重等。窦教授在临证治疗此类病证时，往往不特意在方中加入大量祛风湿药物，而多在补虚和调营卫、疏肝解郁这些方面下功夫，虽不特意治"痛"，患者往往"痛"能自愈。遇见有外感风寒、湿热证候的患者，立即更方"随证治之"，中病获效之后，再次回到调营卫、疏肝理脾等"治本"的轨道上来。本病的治疗并不复杂但往往疗程较长，需要耐心与患者互动，多多鼓励，身心同治往往能取得较好疗效。近年来在治疗 FMS 时配合浮针疗法，取患者"痛点"附近进针扫散，短时间留针，针药结合，获得了一定的疗效，也在进一步探索中。

（窦乘华）

第十二章　反应性关节炎

庞学丰教授诊治经验

一、对病因病机的认识

1. 外邪入侵，阻滞经络

庞学丰教授认为，反应性关节炎（reactive arthritis，ReA）的发生，乃因人体正气不足，卫外不固，风、寒、湿、热、毒等外邪乘虚入侵，阻滞经络、关节，不通则痛，导致关节肿胀、疼痛、屈伸不利。有邪从皮毛而入，有邪从口鼻而入，皆可导致经络闭阻不通而成痹，正如《类证治裁》所言："诸痹……良由营卫先虚，腠理不密，风寒湿乘虚内袭，正气为邪所阻，不能宣行，因而留滞，气血凝涩，久而成痹。"临床可见关节肿胀、疼痛，痛处游走不定，关节屈伸不利等症状。

2. 湿热下注，损伤脾肾

患者饮食不节，或暴饮暴食，或嗜食生冷肥甘之品，损伤脾胃，导致运化失常，水湿停聚，阻滞经络、关节，湿郁化热，则发而为痹；或房劳过度，损伤肾气，日久虚弱，秽浊湿热之邪乘虚入侵，留注经络、关节，发而为痹。临床可见关节红肿、灼热、疼痛，痛势较剧，拒按，咽喉疼痛，目赤肿痛，外阴溃疡，或伴脓性分泌物等症状。

3. 正虚邪恋，缠绵难愈

痹证日久不愈，气血亏虚，导致肝肾虚损，正虚邪恋，迁延不愈。临床可见关节肿胀、疼痛，甚则麻木不仁，病程缠绵，昼轻夜重，形体消瘦，面色少华，神疲乏力，或畏寒肢冷，男子遗精、阳痿、早泄，女子经闭早衰，或伴腰膝酸软、手足心热、胁部隐痛等症状。

总的来说，本病乃因体虚正气不足，感受外邪，阻滞经络、关节，气血运行不畅，不通则痛所致。本病多见于青壮年，尤其是男性，发病形式有三种：一是营卫不和，腠理不固，外邪从皮毛、口鼻而入；二是饮食不节，损伤脾胃，病从中焦而起；三是淫欲过度，秽浊湿热之邪从下焦入侵。以上情况均可导致外邪入侵，留注于经络、关节，气血运行受阻，发为痹证。临床上除出现关节症状外，还可有邪气闭阻上焦、浸淫中焦、侵犯下焦的症状。本病早期以实证、热证为多；晚期则正虚邪恋，以虚证为主，或虚实夹杂。

二、辨证论治思路

庞学丰教授认为，ReA 产生的内因是正气不足，外因为感受外邪，阻滞经络关节，气血运行不畅，不通则痛。庞学丰教授根据多年临床经验，从内因、外因两方面入手：发作期以祛邪为主，采用祛风除湿、清热通络止痛为基本治法，结合病邪的性质，分别采用祛风除湿、清热祛湿、健脾利湿等治法；缓解期则扶正与祛邪兼顾，以扶正祛邪、活血通络为主。将 ReA 分为以下证型进行治疗。

1. 风湿阻络

主症：关节肿胀、疼痛，痛处游走不定，关节屈伸不利，或恶风，肢体麻木，筋脉挛急。舌质淡红，苔白腻，脉弦滑。

治法：祛风除湿，通络止痛。

方药：羌活胜湿汤加减。

组成：羌活 15g，独活 12g，秦艽 15g，防风 15g，川芎 15g，青风藤 10g，赤芍 15g，威灵仙 10g，豨莶草 15g，大血藤 15g，牛膝 15g，防己 12g，桑寄生 15g。

加减：偏于风者，加当归；偏于湿者，加防己、苍术、薏苡仁、白蔻仁。

2. 湿热内蕴

主症：关节红肿、疼痛，痛势剧烈，触之灼热，拒按，咽喉疼痛，目赤肿痛，外阴溃疡，或伴脓性分泌物，或伴高热、烦渴，小便短赤，大便干结或黏腻不爽。舌红，苔黄或腻，脉洪或滑数。

治法：清热利湿，佐以解毒通络。

方药：四妙丸加减。

组成：黄柏 15g，苍术 12g，牛膝 15g，薏苡仁 30g，生石膏 30g，水牛角 30g，生地黄 15g，栀子 12g，赤芍 15g，白花蛇舌草 15g，忍冬藤 20g，海桐皮 12g，蚕沙 10g。

加减：热毒壅盛者，可合用黄连解毒汤或五味消毒饮；关节肿痛明显者，可加用络石藤等。

煎煮法：生石膏、水牛角先煎，余药常规煎煮服用。

3. 脾虚湿阻

主症：关节肿胀、疼痛，面色少华，身体沉重，脘腹胀满，纳呆，大便溏软，小便调。舌质淡胖，或边有齿痕，舌苔白腻，脉濡细。

治法：健脾利湿，通络止痛。

方药：薏苡仁汤加减。

组成：薏苡仁 20g，苍术 12g，羌活 15g，独活 12g，防风 12g，当归 15g，川芎 15g，党参 25g，白术 15g，山药 25g，白扁豆 25g，生姜 5g，甘草 6g，猪苓 12g，萆薢 15g。

加减：脾虚重者，加重党参、白术用量，更加黄芪；湿重者，加茯苓、泽泻、桂枝。

4. 肝肾亏虚

主症：关节肿胀、疼痛，经久不愈，痛势绵绵，昼轻夜重，形体消瘦，面色少华，神疲乏力，或畏寒肢冷，男子遗精、阳痿、早泄，女子经闭早衰，或伴腰膝酸软，手足心热，胁部隐痛。舌质淡或淡红，苔薄白，脉弦细或沉细。

治法：补益肝肾，活血通络。

方药：独活寄生汤加减。

组成：独活 15g，防风 12g，秦艽 15g，桑寄生 15g，杜仲 20g，续断 15g，牛膝 15g，当归 20g，川芎 15g，熟地黄 12g，知母 10g，黄柏 10g，甘草 6，黄芪 20g，党参 25g。

加减：上肢关节疼痛明显者，加桑枝、姜黄、威灵仙；以下肢关节疼痛为主者，加防己。

三、中西医融合临床经验

ReA 是身体其他部位感染之后出现的无菌性炎性关节炎，可出现不同受累脏器及部位的症状。庞学丰教授认为，无论是中医还是西医，对于此类患者，均应中西医融合，增效减毒，以获得最佳疗效。若有发热、尿频、尿急、尿痛、腹泻等症状，检查发现血白细胞及中性粒细胞计数升高，血沉、C 反应蛋白等炎症指标升高，应考虑存在相应部位的感染，予以相应抗生素抗感染治疗；关节疼痛可给予非甾体抗炎镇痛药，或短期给予糖皮质激素治疗。如果症状反复发作，可联用免疫抑制剂。本病常易反复发作，虚实夹杂，中医治疗应根据正邪消长的盛衰，确定扶正与祛邪的主次和先后，邪盛者以祛邪为主，兼以扶正，使邪有去路，正虚者以扶正为主，兼以祛邪，则有利于振奋正气，祛除邪气。但须注意扶正不可峻补，以防邪气壅滞；祛邪不可过缓，以防邪气留恋，伤及正气。临床可以给予中药内服与外用，还可以结合针灸、中药贴敷、泥疗、蜡疗、熏洗等外治法进行治疗。

四、临证心得与体会

庞学丰教授认为，ReA属于中医学"痹证"范畴，虽然其临床表现可因受累脏器和部位不同而异，但主要表现为关节肿痛，因此强调临证时要注重整体观，进行辨证论治。

1. 注重辨病与辨证相结合

根据不同的致病菌酌加不同的药物。若为链球菌感染，可加用金银花、防风、黄芩、青蒿、紫花地丁、鱼腥草等中药；大肠杆菌感染者，可加用黄连、黄柏、败酱草、白头翁、马齿苋、秦皮等中药；衣原体、支原体、淋球菌感染者，可加用虎杖、蒲公英、半枝莲、猫须草、大火草、白花蛇舌草等中药；病毒感染者，加用板蓝根、大青叶、穿心莲、贯众、野菊花、连翘等中药。

2. 治疗上应重视清热解毒

西医学认为，ReA发病与细菌、病毒感染有关。现代药理研究表明，清热解毒药物具有抗菌和抗病毒的作用，部分药物还具有免疫调节作用，其通过抑制机体的异常体液免疫，减少自身免疫反应引起的组织损伤。据此，庞教授在辨治基础上应用板蓝根、大青叶、白花蛇舌草、穿心莲、金银花、连翘、蒲公英等清热解毒药，常取得良好效果，既能清热利湿解毒，消除病因，清除内外之毒以治其本，又能消肿止痛、通络活血，缓解症状以治其标。

3. 治疗过程中强调活血化瘀

部分患者可呈慢性病程，疾病缠绵难愈，气血运行不畅，瘀血内生，久病入络，不通则痛。因此瘀血既是机体在病邪作用下的病理产物，又可作为病因作用于人体，在发病过程中存在着不同程度的瘀血阻滞证候，故活血化瘀应贯穿治疗的全过程。活血化瘀药具有活血、散瘀、通络、消肿、止痛等功效。邪实者庞教授常选用赤芍、牡丹皮、忍冬藤、大血藤、青风藤等凉血活血；正虚者，则选用当归、白芍、丹参、川芎、鸡血藤等补血兼活血；久病不愈、血瘀明显者，可选用桃仁、红花、三棱、莪术、三七等活血功效较强的药物。

（庞学丰）

第十三章　骨关节炎

第一节　陈光星教授诊治经验

一、对病因病机的认识

陈教授认为，骨关节炎（osteoarthritis，OA），即中医学"骨痹"。该病发病原因责之于"衰老"和"劳倦"，病机核心为"正虚"，足三阴经俱亏虚，此为本。临证可见，罹患骨痹之人多表现为血虚寒凝与局部湿热蕴结的寒热错杂之象。骨痹有病程长久难愈之特点，多"痰"、多"瘀"，风寒湿热痰瘀为标实，各有偏胜，应随证治之。

OA多发生于中老年人。年老则脏腑功能衰弱，肾气亏虚，骨髓精血化源不足，骨失所养；肝气衰，筋不能动；脾虚运化无力，水谷精微化源不足，不能布达荣养四肢。肝肾脾俱亏虚，筋骨肢节失养退变，发为骨痹，以膝、髋、足、脊、手多见受累。另有五劳倦伤，亦为骨痹常见病因，"久视伤血，久卧伤气，久坐伤肉，久立伤骨，久行伤筋，是谓五劳所伤"。劳倦之人气血筋骨薄弱，较平常人更易发生骨痹。

林珮琴《类证治裁》曰："诸痹……良由营卫先虚，腠理不密，风寒湿乘虚内袭，正气为邪所阻，不能宣行，因而留滞，气血凝涩，久而成痹。"叶天士《临证指南医案》言："风寒湿三气合而为痹，然经年累月，外邪留著，气血皆伤，其化为败瘀凝痰，混处经络，盖有诸矣。倘失其治，年多气衰，延至废弃沉痼。"正虚不能抗邪，邪盛亦能伤正。陈教授多年临床所见，骨痹之人病机错杂：早期可多见寒凝气滞、湿热痹阻之证，寒偏盛则筋脉挛急、关节痛、手足麻、周身酸楚，湿热盛则局部肿胀、灼热，活动受限，祛邪时需兼顾不伤正气；中期多寒热错杂，耗伤阴血，虚实证候并见；晚期多肝脾肾俱亏，站立、行走、屈伸困难，阳虚畏寒肢冷，补虚扶正时兼顾痰浊血瘀之候。

二、辨证论治思路

对 OA 的辨证论治首辨虚实，再辨邪气的盛衰，"虚则补之，实则泻之"。治疗应以祛风除湿、滋补肝肾为其大法，佐以行气活血通络、健脾渗湿化痰，兼顾关节局部和全身症状，抓主症以处方用药。

1. 湿热痹阻

主症：肢体关节酸痛重着，肌肉麻木，局部关节肿胀灼热，活动受限，伴口干口苦，小便不利或小便黄，大便秘结或黏。舌红或暗红，苔黄厚或白厚，脉弦数或滑数。

治法：疏风清热化湿，佐以活血止痛。

方药：四妙散配伍活血化瘀之品。

2. 风寒湿痹，阴血亏虚

主症：肢体关节酸痛重着，肌肉麻木，关节痹痛，遇冷加剧，得温痛减，稍口干，头晕目眩，面色少华。舌淡红，苔白腻或薄白少津，脉弦紧或濡缓。

治法：祛风除湿，温经宣痹，佐以滋阴清热。

方药：桂枝芍药知母汤加减。

3. 肝肾不足，气血亏虚

主症：关节隐隐作痛或不痛，骨节肥大，肌肉瘦削，腰膝酸软无力，遇劳更甚，或阳痿、遗精，或骨蒸劳热，心烦口渴。舌淡红或淡暗，苔薄白，脉沉细弱。

治法：益肝肾，补气血，祛风湿，止痹痛。

方药：独活寄生汤加减。

加减：湿重者，酌加粉草薢、泽泻、野木瓜、威灵仙、薏苡仁之属以化湿浊；下焦湿热者，酌加茵陈、叶下珠、垂盆草、忍冬藤、白花蛇舌草、车前草等以清热利湿；风气盛者，用藤类药如宽筋藤、七叶莲、鸡血藤之属以祛风通络止痛，或酌加防风、川芎、羌活、桑枝等以祛风行血；疼痛较重者，用如乌梢蛇、蜈蚣、全蝎等虫类药入络逐瘀通痹，或用三七、姜黄、丹参、桃仁、红花等以行气活血止痹痛；补肝肾，常用杜仲、牛膝、桑寄生、骨碎补、菟丝子、续断等；温壮肾阳，常加入巴戟天、淫羊藿、肉苁蓉、制附子之品；滋肾阴，用六味地黄丸；补阴津，则酌加石斛、麦冬、玉竹、天花粉等；健脾胃、补气血，常用山药、茯苓、党参、太子参、白术、黄芪、当归、白芍等以健脾气、促运化、养血柔筋，或随症给予海螵蛸、瓦楞子制酸和胃。在治疗时应分清标本虚实、轻重缓急，在辨证论治的基础上灵活运用，邪正兼顾，寒温共调，祛邪不伤正，扶正不留邪。

三、中西医融合临床经验

OA 是较常见的关节炎，西医根据影像学（关节间隙狭窄、骨质增生、骨赘、畸形）和关节肥大、压痛、骨摩擦音、活动受限的症状特点可以快速明确诊断，结合实验室检查与 RA 等相鉴别。陈教授在临床上注重中西医诊治手段并用，治疗分非药物治疗、中西结合药物治疗和外科治疗。

非药物治疗依据患者情况体现个体化，重视患者教育，嘱其减轻体重、适当进行功能锻炼、配合物理治疗等。OA 多是负重关节受累，而超重或不良姿势会增加关节负担，所以生活方式干预很重要。通过调整饮食结构，有氧、非负重运动以保持理想体重，同时避免不良生活习惯如久站、久蹲、爬楼梯、提握重物等，也可使用辅助工具以保护关节。正所谓"食饮有节，起居有常，不妄作劳"，病乃得治。物理治疗/中医外治法的目的是止痛、消肿和改善关节功能，中医之针灸、按摩、推拿、熏药、贴敷等疗法，功善温通，可行经络气血，缓急止痛。现代仪器治疗如中频脉冲电疗、红光热疗、水疗、气压疗法等，可增强关节局部血液循环，缓解肌肉挛缩和僵痛。

药物治疗的目的是以缓解症状为主，中西药各有优点。急性疼痛期西药可以快速抗炎止痛，而对于年老体虚，或不耐受西药，或基础病多、兼症复杂者，中药调理效果更优。中药内服注重辨证论治，兼顾邪正，适合综合调治，只要辨证精确，处方用药灵活变通，则临床疗效确切。西药种类及剂量的选择也应个体化，充分考虑患者个人的基础情况，对老年人应注意心血管和胃肠道的双重风险等。常用口服药有对乙酰氨基酚、非甾体抗炎药、弱阿片类镇痛剂，适合短疗程使用，可以加用氨基葡萄糖等关节营养药物，以及局部外用药等。中西医用药皆强调"因人施治"。

对于经内科综合治疗无明显疗效、关节病变严重或关节功能明显障碍的晚期 OA 患者，可考虑选择外科治疗，如关节镜手术、关节置换术。外科治疗可以矫正畸形，改善关节功能，提高生活质量。

四、临证心得与体会

OA 的病因可总结为"衰老"和"劳倦"，临证表现较为复杂，病机主要以肝肾气血亏虚为本，合并风寒湿邪，痰瘀阻络而致痹。骨痹失治，继续发展，肌肉瘦削废用可发为痿证，致人残疾。因此，在临证时应当兼顾"虚""邪""痰""瘀"，并有所侧重，灵活变通。四时养慎，则脏腑经络不易受邪，所以医者救人，多先投之以非药石疗法，治其根本。

中医学防治骨痹病强调辨证论治，三因制宜，调和阴阳。西医学注重对症治疗和关节康复。目前对该病治疗的趋势是中西医结合或多种治疗手段并用。陈教授常强调说，在临床上，学科合作是很重要的，如"内科治疗—术前评估—外科治疗—术后康复—内科治疗"，多学科诊疗模式适用于多种风湿病。在整个病程中，我们既要做好自己的一环，又要贯续前后，判断病情的不同阶段，适时会诊以协助诊疗，中西医并重，以达到更好的效果。

（陈光星，张津铭）

第二节　黄智胜教授诊治经验

一、对病因病机的认识

黄智胜教授根据门诊观察发现，OA 的好发人群一般有以下特点：中老年人、女性、肥胖、有创伤史、关节存在长期反复劳损；急性加重多见于天气变化及急性损伤；日久常伴关节变形。因此，黄智胜教授提出 OA 的根本病因为脾肾不足，重要病因为外感风寒湿热及劳损，病理产物为痰瘀，基本病机为脾肾不足，导致经络亏虚，关节失养，恰逢外邪乘虚而入，又或急性损伤局部经络，因此发为痹证，痹证日久则局部痰瘀内生，关节变形。

《黄帝内经》中多次提及脾肾致痹的病机。《素问·金匮真言论》中说："肾者水也，而生于骨，肾不生，则髓不能满，故寒甚至骨也。"《素问·痹论》指出："肾者，水脏也，今水不胜火，则骨枯而髓虚，故足不任身，发为骨痿。"《素问·太阴阳明论》言："四肢皆禀气于胃，而不得至经，必因于脾，乃得禀也。今脾病不能为胃行其津液，四肢不得禀水谷气，气日以衰，脉道不利，筋骨肌肉，皆无气以生，故不用焉。"脾主肌肉，若肌肉痿弱，无法稳固关节，则关节易因外伤劳累所损。肾为先天之本，脾为后天之本，肾藏精，脾化生气血，关节的健康离不开精气血的滋养，故脾肾亏虚，则关节失养。邪之所凑，其气必虚，故如《素问·痹论》所言："风、寒、湿三气杂至，合而为痹也。"岭南之地气候湿热，天人相感，又或寒湿郁里化热，故更常见湿热痹。除了外邪，部分患者还可因劳损、外伤等导致局部经络急性受损，气血瘀滞，同样可见痹证。痹证日久，经络空虚，气血津液输布失常，瘀滞关节，则成痰瘀，因痰瘀为有型之邪，发于关节内部，故可见结节，甚者导致关节结构异常而成畸形。

二、辨证论的思路

黄智胜教授将 OA 分为疼痛发作期和缓解期而分证论治，现分述如下。

（一）疼痛发作期

1. 风寒湿痹

主症：遇寒加重，关节冷痛或伴肿胀，紧张挛缩或麻木。舌淡，苔白或滑或腻，脉弦紧。

治法：祛风散寒，除湿止痛。

方药：独活寄生汤加减。

组成：独活 15g，桑寄生 10g，杜仲 10g，牛膝 10g，细辛 6g，秦艽 10g，茯苓 20g，桂枝 10g，防风 10g，川芎 10g，党参 10g，甘草 10g，当归 10g，白芍 10g，生地黄 10g。

2. 风湿热痹

主症：关节热痛或伴肿胀，局部皮色发红，伴小便黄，大便黏滞。舌红，苔黄腻，脉滑。

治法：清热除湿，祛风止痛。

方药：四妙散。

组成：黄柏 15g，苍术 10g，川牛膝 10g，薏苡仁 30g，忍冬藤 30g，桑枝 15g，丹参 20g，丝瓜络 15g。

3. 气滞血瘀

主症：急性损伤性疼痛，痛有定处，夜间疼痛加剧。舌质暗紫，或有瘀点、瘀斑。

治法：行气活血，祛瘀止痛。

方药：桃红四物汤加减。

组成：生地黄 15g，川芎 10g，桃仁 20g，红花 15g，当归 15g，赤芍 10g，川牛膝 15g，三七粉 6g（冲服）。

（二）缓解期

1. 脾肾不足

主症：关节隐痛重着，腰膝酸软，四肢乏力，形体虚弱，或伴神疲易倦，纳呆，便溏。舌淡，苔薄白，脉沉细或沉虚而缓。

治法：健脾益气，补肾强骨。

方药：四君子汤加减。

组成：黄芪 30g，白术 15g，陈皮 10g，党参 30g，炙甘草 10g，当归 10g，

茯苓 30g，熟地黄 20g，杜仲 15g，桑寄生 15g，淫羊藿 15g，骨碎补 15g。

2. 痰瘀痹阻

主症：痹痛日久，反复发作，关节肿痛或见结节，僵硬变形。舌质紫暗，或有瘀点、瘀斑，苔白腻或黄腻，脉细涩。

治法：化痰散结，行气活血。

方药：自拟方加减。

组成：黄芪 30g，桂枝 15g，白芍 20g，淫羊藿 15g，三棱 15g，莪术 15g，法半夏 15g，白芥子 15g，威灵仙 12g，骨碎补 15g，全蝎 6g，透骨草 30g。

三、中西医融合临床经验

OA 的治疗目的是减轻或消除疼痛，矫正畸形，改善或恢复关节功能，提高生活质量。对于初次就诊且症状不重的患者来说，非药物治疗是首选的治疗方式，优势在于不良反应少，患者接受度高。中医外治法不仅已被基础研究证明其有效性，而且临床应用研究观察到，中医外治法在减轻骨性关节炎患者疼痛、僵硬，改善关节功能，提高日常生活能力方面也十分有效。

（一）物理治疗

1. Exercises（运动疗法）

运动疗法包括肌力训练、有氧训练、关节活动训练。肌力训练包括等长训练、等张训练、等速训练等，通过加强关节周围肌力，改善关节稳定性，缓解疼痛，改善功能。国内外指南均推荐 OA 患者进行有氧运动。水中运动具有运动疗法及温热疗法两种治疗效果，水中步行训练、游泳可减轻体重对关节的负荷，或改善肌肉协调性，从而缓解疼痛症状。

2. 聚焦式冲击波治疗

聚焦式冲击波治疗是利用力学特性的声波，通过运动等导致介质快速及急速压缩而聚集产生能量的一种治疗方法。该疗法一方面促使 P 物质释放，起到镇痛效果；另一方面促进血管扩张，促进血液循环减轻疼痛，提高痛阈，松解粘连。操作方法：将水囊注满水，选定痛点，使用耦合剂涂擦，使之与水囊接触良好，治疗强度以患者有酸痛感为宜。15～20 分钟做 1500 次，每 5～7 天做 1 次，3～5 次为 1 个疗程。

3. 全身振动疗法

全身振动疗法是指通过振动装置将高频机械振动负荷通过身体传递给骨骼、肌肉和感受器，并通过下肢或躯干传递给身体其他器官，进而引起相应的生理反应。它能刺激神经肌肉活性和兴奋性，调节骨的合成和分解代谢，因此被逐渐运用于神经肌肉和骨关节疾病。适宜频率的机械振动能有效促进关节软骨细胞的增殖和代谢，起到对关节软骨的修复作用。

4. 脉冲电磁场疗法

脉冲电磁场疗法是通过交流电电流经过磁场线圈所产生的磁场效应，诱导组织内生物电流产生特殊的生物效应，从而达到促进组织愈合、减轻炎症、缓解疼痛的目的，临床疗效确切。脉冲电磁场疗法不仅能抑制软骨细胞凋亡，促进软骨细胞增殖，抑制 OA 的软骨硬化，而且能促进骨髓间充质干细胞的成骨分化，改善 OA。

5. 超激光治疗

He-Ne 激光照射（氦-氖激光照射）后，组织感受器细胞膜上大分子受刺激，膜通透性改变，局部组织的 5- 羟色胺含量减少，从而起到镇痛作用。其波长 632.8nm，为可见红光，输出功率为 5 ～ 25mW。操作方法：照射方式选择接触法，激光探头与病灶直接接触。有明显痛点则选择 B 型治疗头集射式照射，照射剂量为 5 ～ 7mW，采用连续照射模式，照射时间为每点 3 ～ 5 分钟 / 点；没有特别明显的痛点或疼痛面范围大时选择 C 型治疗头散射式照射，照射剂量为 10 ～ 12mW，采用连续照射模式，照射时间为每次 8 ～ 10 分钟，共照射 2 次。

6. 超声波治疗

超声波对 OA 的治疗机制是通过作用软组织与关节软骨等，减轻炎症反应，促进软骨细胞增殖，进而加速组织修复，改善关节疼痛和软组织水肿，从而改善关节活动度。国内外研究均强烈推荐将其应用于 OA 的临床治疗。

7. 超声联合经皮神经电刺激

经皮神经电刺激是一种通过用电流刺激皮肤从而缓解疼痛症状的物理治疗方法，治疗时将电极放在患者痛点，具有镇痛、安全、便捷、费用低等多方面优点。目前该疗法的作用机制主要包括以下学说："闸门控制学说"，指脊髓后角激发神经粗纤维兴奋，激活胶质细胞关闭疼痛闸门，抑制疼痛信号的传入；"内源性阿片肽系统"，指激活内源性镇痛系统，使中枢神经系统向神经末梢释放吗啡样物质，以达到镇痛效果。

8. 射频疗法

射频（radiofrequency，RF）疗法是临床疼痛性疾病常用的微创治疗方式，有助于缓解疼痛，改善躯体功能，提高生活质量。该疗法对内源性阿片前体及相应的阿片肽的 mRNA 表达有上调作用，并具有软骨保护或促进再生功能，电场的作用促进了软骨细胞增殖和软骨基质的合成。

9. Kinesio Taping（Kinesio 带）（肌贴）

肌贴的主要作用可以概括为缓解运动（损伤）引起的疼痛和预防肌肉关节受伤，主要体现为预防损伤、缓解疼痛、加速恢复。其作用有二：可以促进肌肉发挥收缩作用，或帮助肌肉发挥其应有作用；起到放松肌肉，修复肌肉损伤，使肌肉得到康复的作用。

10. 中频电正清风离子导入疗法

调制中频电流能促进皮肤电阻下降，扩张小动脉和毛细血管，改善局部血液循环，具有消炎、消肿、镇痛、疏通经络、松解粘连的作用。操作时：必须将电极片同等大的纱布浸湿、浸透，将 2mL 的正清风药液均匀涂在纱布上，然后在将纱布放在电极上，涂好药液的纱布要平整地与皮肤接触，否则易引起电流烫伤皮肤。治疗参数：频率为 1 ～ 150Hz 低频电流，2 ～ 8kHz 中频电流。治疗时间为 30 分钟，每日 1 ～ 2 次，10 次为 1 个疗程。

11. 中医超声药透电疗

该疗法是利用超声波为动力，将药物经皮肤或黏膜透入机体，活血化瘀，促进局部的血液循环、炎症的吸收，软化组织，疏通经络止痛，增强机体免疫功能。其机理是通过超声波的机械效应、温热效应和空化效应，使局部细胞膜通透性增强，在靶组织内形成药物高浓度浸润区，直接发挥药物治疗作用，达到精准治疗的目的。治疗参数：药物强度为 2cm，超声强度为 $0.5W/cm^2$，中频调制频率为 5Hz，有效辐射面积为 $5cm^2$。治疗部位：患侧膝关节内外侧膝眼，电极放置采用并置法，治疗时间为 30 分钟，每日 1 次，10 ～ 15 次为 1 个疗程。

（二）中医外治法

1. 中药外敷疗法

中药外敷疗法是将中药研为细末，并利用各种不同的液体调制成糊状制剂，敷贴于所需的穴位或患病关节，以达到缓解疼痛目的的一种方法。临床上常用的方药包括三黄消肿散、双柏散、五子方、平乐壮骨膏等，可以活血化瘀，缓解疼痛，改善症状。

2. 穴位贴敷疗法

穴位贴敷疗法是将药物研成细末，用水、醋、酒、蛋清、蜂蜜、植物油、清凉油、药液等调成糊状，贴敷于穴位或患处（阿是穴），用来治疗疾病的一种无创无痛疗法。该疗法通过药物对穴位的刺激作用，通经活络，调整人体脏腑功能，从而达到防病治病的目的。

3. 中药熏洗

中药熏洗是用药物煎汤在患处进行熏蒸、淋洗，使药物和热效应，通过皮肤、黏膜作用于机体，促使腠理疏通，脉络调和，气血流畅，从而改善关节内的血液微循环，最终达到预防和治疗疾病的目的。

4. 针灸治疗

针灸治疗能够调节机体的内分泌系统，减缓骨量减少，能较好地改善腰背痛及腰膝酸软等症状，对防止骨质疏松起到一定的作用。临床可选择大杼、膈俞、肝俞、肾俞、命门、委中、绝骨、阳陵泉、太溪、关元。大杼为足太阳膀胱经穴，又是八会穴中的骨会，具有疏通气血、活络止痛的作用；膈俞为血会，为活血补血之要穴；"腰背委中求"，取委中有理气止痛的作用；绝骨为髓会，有补骨生髓、强筋健骨的作用。诸穴均常规针刺，用提插捻转补法，留针 20 分钟。

（黄智胜）

第三节　刘洪波教授诊治经验

一、对病因病机的认识

OA 是由关节软骨变性、骨质增生而引起的一种慢性骨关节疾患，女性发病率高于男性。该病可对日常生活和工作造成严重影响，临床表现为关节疼痛，活动多时加重，常见关节肿胀、关节屈伸不利、关节畸形等。OA 是一种筋骨共病、痿痹共存的疾病，属中医学"痹证""骨痹""筋痹""骨痿""筋痿"等范畴。其病因病机主要是肝肾不足、风寒湿邪气外侵，证属本虚标实、本痿标痹。

《素问·脉要精微论》谓："膝者，筋之府，屈伸不能，行则偻俯，筋将惫矣。"《素问·痹论》云："风、寒、湿三气杂至，合而为痹也。"《灵枢·本脏》认为，"经脉者，所以行血气而营阴阳，濡筋骨，利关节者……血和则经脉流行，营复阴阳，筋骨劲强，关节清利矣"，阐明了气血、经脉、筋骨的生理关系。总之，中医学认为肝肾亏虚是痹证的发病基础，风寒湿邪侵袭及跌仆扭伤为发病诱因。即人至中年后，由于先天不充，后天脾不健运，肝肾精亏，筋骨不荣，失荣而痛，加之风寒湿邪乘虚侵袭留注关节，或跌仆扭伤，或长期劳损，导致经络痹阻，骨脉瘀滞，不通则痛。

二、辨证论治思路

1. 气滞血瘀

主症：多见于发作期、缓解期。关节疼痛如刺或胀痛，休息疼痛不减，关节屈伸不利，兼见面色晦暗。舌质紫暗，或有瘀斑，脉沉涩。

治法：活血化瘀，通络止痛。

方药：桃红四物汤加大驳骨、鸡屎藤、骨碎补。

组成：桃仁 10g，红花 10g，当归 15g，熟干地黄 15g，川芎 6g，白芍 15g，大驳骨 15g，鸡屎藤 10g，骨碎补 15g。

2. 湿热痹阻

主症：多见于发作期、缓解期。关节红肿热痛，触之灼热，关节屈伸不利，可兼发热，口渴不欲饮，烦闷不安。舌质红，苔黄腻，脉濡数或滑数。

治法：清热除湿，通络止痛。

方药：四妙散合健骨伸筋汤加减。

组成：苍术15g，黄柏15g，薏苡仁30g，川牛膝15g，鹿衔草15g，骨碎补10g，丹参15g，五加皮15g，穿山龙10g。

3. 寒湿痹阻

主症：多见于发作期、缓解期。关节疼痛重着，遇冷加剧，得温则减，关节屈伸不利，伴有腰身重痛。舌质淡，苔白腻，脉濡缓。

治法：祛寒除湿，通络止痛。

方药：蠲痹汤加减。

组成：羌活10g，独活10g，桂枝10g，秦艽10g，川芎10g，防己10g，乳香10g，桑枝15g，海风藤15g，鹿衔草30g，伸筋草30g，鸡血藤30g。

4. 肝肾亏虚

主症：多见于缓解期、康复期。关节隐隐作痛，兼见腰膝无力，酸软不适，遇劳更甚。舌质红，少苔，脉沉细无力。

治法：祛风湿，止痹痛，益肝肾，补气血。

方药：独活寄生汤加减。

组成：独活15g，桑寄生15g，杜仲10g，牛膝10g，细辛3g，秦艽10g，茯苓10g，肉桂心6g，防风6g，川芎6g，人参10g，甘草6g，当归15g，芍药15g，干地黄6g。

5. 气血虚弱

主症：多见于缓解期、康复期。关节酸痛不适，兼见倦怠乏力，不耐久行，头晕目眩，心悸气短，面色少华。舌淡，苔薄白，脉细弱。

治法：益气补血，祛风除湿，祛瘀止痹。

方药：八珍汤合驳骨活血方。

组成：人参30g，麸炒白术15g，茯苓10g，当归20g，川芎10g，白芍15g，熟地黄15g，炙甘草6g，大驳骨15g，鸡屎藤10g，鸡血藤30g，九里香15g。

三、中西医融合临床经验

对于不同程度的 OA 疼痛，非甾体抗炎药是一线用药。2020 年版中医指南指出，对疼痛症状持续存在或中重度疼痛患者可选择使用该类药物；应用前临床医师需评估患者消化道、肾脏、心血管等相关风险，使用时需要从最低剂量、短疗程开始，外用制剂先于口服制剂使用。对于中重度或急性期患者，可以在中医疗法基础上适当应用非甾体类和阿片类抗炎镇痛药物，以起到增强疗效的作用。

四、临证心得与体会

《素问·阴阳应象大论》曰："肾生骨髓。"《素问·六节藏象论》曰："（肾）其充在骨。"《素问·四时刺逆从论》曰："肾主身之骨髓。"若肾精充足，则骨髓生化有源，骨骼得到髓的充分滋养而坚固有力。《素问·痿论》曰："肾气热则腰脊不举，骨枯而髓减，发为骨痿。"《素问·脉要精微论》谓："膝者，筋之府，屈伸不能，行则偻俯，筋将惫矣。"所以肝肾亏虚是痹证的发病基础，肝肾同源，临床应重视从肝论治 OA，还应重视综合治疗，针灸、中药外敷调其外，内外兼治。

1. 肝生气血利关节

肝生血气之说最早见于《素问·六节藏象论》，言："肝者，罢极之本，魂之居也，其华在爪，其充在筋，以生血气。"罢极即为耐受疲劳之意，肝血虚，不能荣筋，则疲劳。《素问·痿论》认为"肝主身之筋膜"，"宗筋主束骨而利机关也"。《素问·经脉别论》载："食气入胃，散精于肝，淫气于筋。"人体的血液由脾胃消化、吸收的水谷精微所化生，贮藏于肝，通过肝的疏泄布散到各脏腑组织器官。肝获得的精气都会布散到筋，发挥濡养作用，只有肝血充足，疏泄正常，筋才能坚强而富有韧性。《灵枢·本脏》又说："血和则经脉流行……筋骨劲强，关节清利矣。"说明各个脏腑组织器官只有得到肝血的滋养，才能发挥正常的生理功能，筋脉得到肝血的滋养，才能强健有力，活动自如。《素问·灵兰秘典论》称："肝者，将军之官。"《灵枢·师传》曰："肝者主为将，使之以候外。"肝"体阴而用阳"，阴血不足，肝失候外，卫阳失布，抗邪无力，风寒湿热之邪乘虚侵入，痹阻经络，不通则痛。明代秦景明《幼科金针》谓："痹者，内因肝血不足，外被寒湿所中，盖肝主筋，通一身之血脉也。"《景岳全书·血证》称四肢之用、筋骨之和柔"无非血之用也","凡血亏之处，则必随所在而各见其偏废之病"。若肝血不足，不能及时充养四肢筋脉，不荣则痛，临床可出现肢体关节疼痛、僵硬、屈伸不利。

2. 疏肝受血通筋脉

《素问·五脏生成》云："故人卧血归于肝，肝受血而能视，足受血而能步，掌受血而能握，指受血而能摄。"《素问·痿论》说："肝气热则胆泄口苦筋膜干，筋膜干则筋急而挛，发为筋痿。"说明肝的病变，必然影响筋。周学海在《读医随笔》中说："凡脏腑十二经之气化，皆必借肝胆之气化以鼓舞之，始能调畅而不病。"肝主疏泄，能调畅情志，《中藏经》曰："气痹者，愁忧思喜怒过多。"若情志失调，肝失疏泄，肝气抑郁，则血行受阻，闭阻脉络。肝气郁结，日久气郁化火，炼液生痰，痰瘀胶结，不通则痛，临床见全身多处关节肌肉疼痛、麻木、重着、屈伸不利等。若病久，肝火伤阴耗血，又会进一步加速痹证进程。肝主疏泄，能调畅气机，还与血及津液的输布密切相关。气行则血行，气滞则血瘀；气行则津行，气滞则津停，聚而为痰。若肝气郁结，日久必致津液输布代谢障碍，可形成血瘀、水湿、痰饮等病理产物，痹阻经络，不通则痛。痰阻经络而成痰核，湿停肢节而成肿胀，痰留关节而见畸形。痰瘀胶结，致患者疼痛反复发作，缠绵难愈。

参考文献

［1］刘洪波，靖春颖，韩平. 驳骨活血方联合盐酸氨基葡萄糖片治疗膝骨性关节炎临床48例临床分析 [J]. 中国实验方剂学杂志，2015，21（15）：164-167.

［2］刘洪波，靖春颖，谢毅强，等. 健骨伸筋汤对大鼠膝关节软骨细胞增殖与凋亡的影响 [J]. 长春中医药大学学报，2015，31（2）：238-240.

［3］朱兰妃，韩平，黄秀锦. 桃红四物汤治疗膝骨性关节炎气滞血瘀证的临床研究 [J]. 时珍国医国药，2013，24（11）：2702-2704.

［4］刘洪波，靖春颖，谢毅强，等. 健骨伸筋汤对大鼠膝关节炎关节软骨病理改变及关节液 IL-1β 及 NO 含量的影响 [J]. 中国中医药现代远程教育，2015，13（9）：129-131.

［5］刘洪波，韩平，靖春颖. 健骨伸筋汤对膝关节骨性关节炎患者血液流变学影响的临床观察 [J]. 贵阳中医学院学报，2015，37（4）：28-31.

［6］刘文奇，刘洪波，刘娇莹，等. 海南大驳骨对骨性关节炎模型大鼠膝关

节软骨形态学的影响 [J]. 海峡药学，2014，26（11）：41-42.

［7］韩平，朱兰妃，刘洪波．血液流变学在膝骨性关节炎中的应用进展 [J]. 海南医学，2011，22（17）：124-126.

（刘洪波）

第四节 黄昌计教授诊治经验

一、对病因病机的认识

黄昌计教授认为，OA 是以膝关节骨及软骨的退行性变为主的疾患，多见于中老年人，特别是女性体胖者，且随着年龄增长而症状加重。

本病常因慢性劳损、创伤、关节面受力不平衡、关节内紊乱、膝关节不稳等引起。病变始为关节钝痛或酸痛，以后逐渐加重，每在运动后出现症状。若为髋股关节损伤，上下楼梯时疼痛加重，休息后感关节僵硬，坐后站起时关节剧痛，有时有滑脱感。

本病根据临床表现，属中医学"痹证""骨痹"等范畴。其病因主要是肝肾不足、慢性劳损和外部损伤。病机一般为本虚标实，而又以肝肾不足为本，寒湿、痰瘀痹阻经络为标。治当以补肝益肾或活血化瘀通络、祛风散寒除湿为原则。

二、辨证论治思路

黄昌计教授认为，OA 的产生乃正虚邪实之变。正虚是肾元亏虚，肝血不足而致骨失所养，筋骨不坚，不能束骨而利关节。邪实是外力所伤、瘀血内阻或者外邪侵袭，经脉闭阻。邪实与正虚往往交杂，兼并为患，难以截然分开。通常将OA 分为以下证治类型。

1. 寒湿痹阻

主症：关节酸楚痹痛，夜间冷痹加重，膝内常有冰冷感，常需热敷方可缓解，口淡。舌质淡胖，苔白滑，脉弦细。

治法：温阳补血，散寒通滞。

方药：阳和汤合当归四逆汤加减。

组成：桂枝 10g，当归 10g，麻黄 10g，熟地黄 20g，干姜 10g，附子 10g，细辛 8g，白芍 15g，白芥子 10g，鹿角胶 15g，炙甘草 10g。

加减：兼有上肢痛者，加姜黄 10g，羌活 10g；兼有腰背痛者，加巴戟天 15g，狗脊 15g；兼有下肢痛者，加独活 10g，宽筋藤 20g。

2. 湿热痹阻

主症：关节红肿热痛，活动受限，口苦，口干。舌质红，苔黄腻，脉滑数。

治法：清热祛湿，通痹止痛。

方药：四妙丸合苍术白虎汤加减。

组成：苍术 15g，石膏 40g，知母 15g，黄柏 10g，薏苡仁 30g，牛膝 15g，甘草 6g。

加减：肿甚者，加防己 15g，地龙 15g，大腹皮 30g；痛甚者，加三七 10g，延胡索 15g，丹参 15g。

3. 肝肾亏虚

主症：关节酸楚疼痛，劳累后加重，按摩热敷可缓解。舌红，苔薄，脉弦细。

治法：祛风湿止痹痛，益肝肾补气血。

方药：独活寄生汤加减。

组成：独活 15g，桑寄生 30g，秦艽 15g，杜仲 15g，牛膝 15g，党参 30g，熟地黄 20g，当归 15g，桂枝 10g，茯苓 15g，骨碎补 15g，威灵仙 15g，龟甲 30g（先煎），鹿角霜 20g，淫羊藿 15g。

加减：伴有骨质疏松，经常腿脚抽筋者，可加白芍 20g，甘草 10g；兼气血亏虚者，可加黄芪 30g，鸡血藤 30g；经久不愈，关节严重变形者，必借"虫蚁搜剔"，可加地龙 15g，土鳖虫 10g，蜈蚣 2 条。

三、中西医融合临床经验

黄教授指出，我们坚守中医的阵地，但西医的治疗亦不可忽视，西医配合中医治疗，可取长补短。比如患者病情处于疾病活动期，疼痛明显，可配合非甾体抗炎药消炎止痛，尽快减轻患者痛苦；配合调节骨代谢药物如硫酸氨基葡萄糖、唑来磷酸钠、钙片、维生素 D 制剂、维生素 K 等控制关节软骨骨质破坏，延缓疾病进展，可有效降低患者关节变形发生的概率。

四、临证心得与体会

黄教授认为，未病先防、已病防变是中医的先进之处，我们不能等到患者的病情已到后期、关节严重变形、不能站立、行走不便时方着手治疗，对于这种患者，一般治疗方法往往力有不逮，膝关节置换术可使患者快速恢复行走能力。中医治疗的切入点应该放在早期、中期，在患者骨关节尚未变形或者是轻度变形时进行治疗，可以防止关节进一步变形而积重难返。

医生应让患者了解本病的自然进程，不要给自己增加心理负担，要保持积极乐观的心态，同时认识到本病的反复性。在日常生活，天气寒冷时注意保暖，保持理想的体重。饮食方面，医生可指导患者适量摄入富含淀粉、纤维素的食物，减少脂肪和胆固醇的摄入，避免摄入太多的糖分，减少食物中氯化钠的含量。适当的体育锻炼如散步、膝关节非负重运动是可行的，但长时间慢跑、过度行走、蹲起坐下等运动不适合 OA 患者，同时这类患者应该使用柔软的鞋垫。

肝肾亏虚者，可局部用热敷、理疗、按摩等以增进局部及全身的血液循环，中药汤剂宜温服，病室宜温暖，忌寒冷潮湿。饮食上忌寒凉生冷、不易消化的食物，可经常食用胡桃肉粥、枸杞子粥等。寒湿痹阻者，注意保暖，避免受寒，局部用中药热敷、蜡疗等以散寒行血止痛。饮食上多食高热量、高维生素、低脂之品，如羊肉、牛肉等。湿热痹阻者，可用清热活血化瘀消肿中药如双柏散、四黄水蜜等冷敷，以活血通络、消肿止痛。正清风痛宁注射液关节腔注射或者使用中医定向透药治疗仪使药液透皮吸收，可消肿、止痛。红外线可使血液循环加强，新陈代谢活跃，免疫功能增强，进而起到消肿、消炎、镇痛、解痉等作用。

黄教授亦十分强调脾胃之重要性。脾胃为后天之本，气血生化之源。骨关节炎原本就是先天之精气逐渐衰败的过程，这时更应注重后天之水谷精微的充养。脾胃健，气血旺，则肝肾精血充盛，筋骨关节得以滋养。脾胃受损，则药食拒而不纳，无从补起。故临证之时，黄教授必问饮食、二便情况，即使无明显的消化道症状，亦当加用健脾开胃止痛之药，如海螵蛸、延胡索等。

骨关节炎是一种退行性病变，不能逆转，但可以控制进展，治疗应有计划、有步骤，且要持久，医养结合。治疗本病应以提高疗效为前提，在准确辨证开具处方的同时，可辅以昆仙胶囊（每次 2 粒，每日 1～2 次）以补肾活血、通络止痛，抑制滑膜炎症，更好地保护关节软骨。

（黄昌计）

第五节　黎海冰教授诊治经验

一、对病因病机的认识

OA 属中医学"骨痹"范畴。骨痹的发生是由先天不足、后天失养、机体衰老、脏腑功能减退，致肝脾肾亏虚、气血不足所致。因起居不慎、饮食不节、劳损外伤、体质差异等，感受风寒湿热之邪，脏腑亏虚，气血不足，内生痰、瘀、毒。风寒湿热、痰、瘀、毒等痹阻经脉，不通则痛；气血亏虚，筋骨失养，不荣则痛。故本虚标实是 OA 的基本病机。

《内经》认为，"太阳气衰……故寒甚至骨也……病名曰骨痹"（《素问·逆调论》），"太阳有余，病骨痹身重"（《素问·四时刺逆从论》），"痛在骨，骨重不可举，骨髓酸痛，寒气至，名曰骨痹"（《素问·长刺节论》）。书中阐述了骨痹的病位在骨；病因病机是"寒气至""太阳气衰""太阳有余"；以骨痛、骨寒、骨重为主要临床表现；外邪侵袭、风寒湿是重要的致病邪气。《素问·痹论》曰："以冬遇此者为骨痹。"《素问·阴阳应象大论》说："肾生骨髓。"《素问·五脏生成》说："肾之合，骨也。"肾藏先天之精，为五脏阴阳之根本，且主骨生髓，为先天之本。《素问·逆调论》曰："肾者水也，而生于骨，肾不生，则髓不能满，故寒甚至骨也，所以不能冻栗者……病名曰骨痹，是人当挛节也。"《灵枢·刺节真邪论》曰："虚邪……内搏于骨则为骨痹。"《素问·脉要精微论》曰："转摇不能，肾将惫矣……骨者，髓之府，不能久立，行则振掉。"唐代《备急千金要方》有"肾虚，呻吟……阳气弱，腰背强急，髓冷"的记载，此为肾阳不足致骨痹。元气根藏于肾，并且依赖于肾中精气所化生，肾精亏则无以化生元气，"气不行"之"气"是指元气，元气虚则不能发挥温煦功能，主要表现为肾阳虚衰，对骨的温煦不足，骨寒而成骨痹。另外，"髓者，精之所充也"，肾精亏无以充养骨髓，筋骨得不到濡养则"挛缩而急也"。因此骨痹的发病关键脏腑在肾。

肝主筋，为罢极之本；肾主骨，为先天之本。肝肾同源，肝藏血，肾藏精。藏血与藏精之间的关系，实际上是精和血之间存在着相互资生和相互转化的关系，即"精血同源"，二者互相影响。脾为仓廪之官，主运化水谷精微，化生气血，以荣养筋肉骨骼，为气血生化之源，为后天之本；肾藏先天之精，为五脏阴阳之根本，且主骨生髓，为先天之本。后天与先天是相互资助、相互促进的。脾主四肢，合肌肉，若肌肉瘦削，四肢疲惫，软弱无力，则易于劳损，筋骨失养，骨痹乃成。因此肝脾肾亏虚、气血不足是发生骨痹的根本原因。

正如《内经》言"正气存内，邪不可干"，"邪之所凑，其气必虚"。肝、脾、肾亏虚，气血不足，加上因起居不慎、饮食不节、劳损外伤、体质差异等，感受风寒湿热之邪，或因体质从寒化或从热化而致骨痹。外感六淫之邪致病，以风、寒、湿、热邪气为多。风邪致病可见颈项强痛、腰背麻痛、汗出恶风等，以关节疼痛游走不定为证候特点；寒邪致病，全身或局部有明显的寒象，且疼痛为寒证的重要特征之一，兼见筋脉拘挛作痛、屈伸不利或冷厥不仁；湿邪致病亦见疼痛，并常有沉重、缠绵等特性，可见肌肤不仁、关节疼痛重着等；热邪致病，可见关节红肿疼痛、重着、功能障碍，甚至关节畸形，脏腑内伤。脏腑亏虚，气血不足，机体代谢产物不能及时排出，蕴积于体内，内生痰、瘀、毒，三者不断蓄积于体内，流注于骨节，而致骨损筋伤。痰瘀毒之痹，往往病情胶结难愈，缠绵不去，久而入血入络，更加难治。

二、辨证论治思路

本病的临床证候有寒、热、虚、实之不同，治疗要点在于辨别虚实寒热、病程长短和病位，确定治疗原则。骨痹早期/活动期，病多实证，但有寒热之分：寒证肢冷恶寒，得热痛减，舌淡苔白，脉弦紧；热证则关节红肿热痛，汗出心烦，舌红苔黄，滑数或细数。早期/活动期治疗以祛邪为主；疾病反复发作，迁延不愈，日久气血耗损，瘀血凝滞，湿聚为痰，痰瘀互结，闭阻经络，脉络失去滋养，肌肉、关节受累，必然引起关节的损伤，久而久之，则出现退行性病变，治疗以扶正祛邪为主。病在腰背者，多见于年老体弱者，起病急，当以肝肾不足、气血亏虚为本，治以补益肝肾、益气活血通络为主：病在四肢者，多见于中壮年人，其病机多以邪实为主，当辨别寒热论治。

本病的临床证候以寒湿痹阻、湿热阻络、痰瘀互结、肝肾亏虚及气血两虚多见，各证候的具体辨证论治如下。

1. 寒湿痹阻

主症：多见于活动期。肢体、关节酸痛，局部畏寒，皮色不红，触之不热，得热痛减，遇寒痛增，关节屈伸不利，活动时疼痛加重。舌苔薄白或白滑，脉弦紧。

治法：温经散寒，除湿通络。

方药：乌头汤或桂枝附子汤加减。

组成：制川乌10g（或制附子10g）（开水先煎3小时），麻黄10g，白芍15g，黄芪30g，桂枝15g，细辛6g，川芎15g，防风10g，秦艽15g，海桐皮10g，海风藤10g，独活15g，怀牛膝15g，生姜10g，大枣10g，甘草10g。

加减：痛在上肢者，加羌活、桑枝、姜黄；痛在下肢者，加木瓜。

2. 湿热阻络

主症：多见于活动期。关节红肿热痛，局部触之发热，活动不利，发热，口渴不欲饮，烦闷不安。舌质红，苔黄腻，脉濡数或滑数。

治法：清热利湿，宣痹通络。

方药：四妙丸或竹叶石膏汤加减。

加减：黄柏15g，苍术10g，薏苡仁30g，牛膝15g，知母10g，忍冬藤30g，络石藤10g，淡竹叶10g，生石膏30g，沙参15g，麦冬15g，法半夏10g，海桐皮10g，海风藤10g，透骨草10g，淫羊藿10g，独活10g，甘草10g。

加减：痛在上肢者，加秦艽、桑枝；痛在下肢者，加骨碎补、独活、怀牛膝；湿胜者，加苍术、萆薢；热甚者，加防己、连翘；表证甚者，加桂枝、白芍，或改用白虎桂枝汤加减。

3. 痰瘀互结

主症：多见于慢性期。痹痛日久，患处刺痛、掣痛，或疼痛较剧，入夜尤甚，痛有定处或痛而麻木，不可屈伸，反复发作，骨关节僵硬变形，关节及周围可见瘀色。舌质紫暗，或有瘀点、瘀斑，苔白腻或黄腻，脉细涩。

治法：益气活血，化痰通络。

方药：身痛逐瘀汤合二陈汤加减。偏气虚血瘀者，补阳还五汤加减。

身痛逐瘀汤合二陈汤加减用药：桃仁10g，红花10g，川芎15g，秦艽10g，羌活10g，没药10g，五灵脂10g，地龙10g，陈皮10g，法半夏10g，茯苓15g，甘草10g，黄芪30g，当归尾20g，地龙10g，赤芍15g，桂枝15g，细辛6g，怀牛膝15g。

加减：腰腿痛甚者，加乌梢蛇、独活；腰以上痛甚者，去牛膝，加姜黄。

4. 气血两虚

主症：多见于慢性期。关节酸沉，隐隐作痛，屈伸不利，肢体麻木，四肢乏力，或形体虚弱，面色无华，汗出畏寒，时感心悸，纳呆，尿多便溏。舌淡，苔薄白，脉沉细或沉缓。

治法：益气养血，舒筋和络。

方药：补中桂枝汤或黄芪桂枝五物汤加减。

补中桂枝汤加减用药：黄芪30g，党参30g，白术15g，炙升麻10g，柴胡15g，当归20g，陈皮10g，独活15g，透骨草10g，淫羊藿15g，怀牛膝15g，巴戟天10g，大枣5g，细辛6g，川芎10g，桂枝20g，白芍15g，生姜10g，甘草10g。

加减：头晕目眩者，加刺蒺藜、天麻、旋覆花；关节痛甚者，加鸡血藤、乳香、没药、络石藤；关节肌肉萎缩者，倍用生黄芪，加蜂房、蕲蛇。

5. 肝肾亏虚

主症：多见于慢性期。关节疼痛、肿胀，时轻时重，屈伸不利，或伴关节弹响，腰膝酸软，腰腿不利，屈伸运动时疼痛加剧，或关节变形，肌肉萎缩，形寒肢冷，或五心烦热，午后潮热。舌淡，或有瘀点、瘀斑，苔白或白腻，脉沉细或沉细涩。

治法：补益肝肾，强筋健骨。

方药：独活寄生汤加减。

组成：独活15g，桑寄生15g，骨碎补15g，淫羊藿10g，怀牛膝15g，杜仲15g，狗脊15g，鸡血藤15g，党参30g，秦艽10g，川芎10g，桂枝15g，细辛6g，大枣5g，甘草10g。

加减：阳虚寒甚者，加附片；阴虚热甚者，加知母、黄柏。

三、中西医融合临床经验

中医治疗本病疗效显著，副作用小，患者易接受。西医多采用止痛的对症治疗，短期效果好，但需长期服用，易引起严重不良反应。中西医各有优势，若能取长补短，则能取得事半功倍的效果。

在患者疼痛发作剧烈时，可短期采用西药对症治疗或西药局部痛点或者关节腔封闭治疗，以期迅速缓解患者的痛苦以治标，在此同时配合中医辨证论治，结合口服中药及中药外治法（如熏洗、针灸、推拿等）以治本。这样一方面可增强疗效，缩短和减少西药的治疗时间和药量，另一方面可减轻西药的不良反应。

对于经中西医保守治疗无效的患者，如严重疼痛、功能障碍或者严重畸形者，可予西医手术治疗，取出赘生物，缓解疼痛，矫正畸形，恢复功能。但倘若患者既往的生活习惯未得到改变，体质状况未有改善，病变部位的赘生物可再生或者在他处生长，故常见远期效果不理想。如果在术前、术后予中药调治，不仅能增强体质，而且可促进功能恢复，减少手术并发症，常能从根本上使患者的病情得以控制，以避免反复手术的痛苦。

四、临证心得与体会

1. 中西医结合，取长补短

根据风湿病中 OA 的诊断标准，借助多项检查手段，如炎症指标的检查、骨关节超声等影像学的检查，明确 OA 的诊断，也可以借助骨关节超声等影像学检查判断病情的轻重和病变情况，有助于针对性治疗。在诊断上，西医明确清楚，但在治疗上，西医对 OA 的治疗手段有限，一般为消炎止痛和关节腔注射，严重者予手术治疗，而且消炎止痛和激素关节腔内注射不良反应重，手术风险大，有些患者也不能耐受手术治疗。中医除了口服中药，还有外敷、熏洗、离子透入、针灸、按摩、中药制剂局部注射等多种手段，而且中医治疗是个体化，效率持久明确。因此，黎教授倡导中西医结合，取长补短。

2. 防治结合

中医强调整体和辨证论治，OA 的发生发展与个体体质、饮食、情绪、居住环境、生活习惯、职业性质和气候环境等密切相关。因此，在临床的诊治中应详细询问患者的相关情况，寻找其发病的原因，然后根据具体情况给予饮食、运动、生活方式的指导，从根本上防治疾病。

3. 医患配合

OA 为慢性疾病，而且容易反复发作，治疗不能操之过急，需缓以持之。因此，医生应向患者及家属解释说明患病情况，使其明白治疗方法和过程，缓解焦虑情绪，纠正错误认识以配合治疗。

4. 治疗注重健脾益气、补益肝肾、化湿活血通络，但侧重于健脾益气

骨痹的形成是由于正虚招邪，邪恋复又伤正，如此反复，虚实相兼，终致脏腑功能失调，湿邪胶着不解，痰瘀凝结关节。故予健脾补气、补益肝肾以治本，化湿活血通络以治标。但在健脾益气、补益肝肾的治疗中应侧重健脾益气。因脾

胃为后天之本，气血生化之源，肾之精气、肝之阴血均有赖于其运化的水谷精微的充养。脾胃健，气血旺，一者气血畅行，营卫调和，邪无所附，二者肝肾精血充盈，筋骨关节得以滋养。若脾胃虚弱，药食皆拒而不纳。故顾护脾胃不容忽视，顾护脾胃的同时可减轻消炎止痛药的胃肠道不良反应，从而起到减副增效的作用。

（黎海冰，陈南官，刘成斌）

第十四章 原发性骨质疏松症

第一节 黄智胜教授诊治经验

一、对病因病机的认识

原发性骨质疏松（primary osteoporosis，POP）分为绝经后骨质疏松、老年性骨质疏松及特发性骨质疏松。因其发病隐匿，往往就诊时已出现全身骨痛、脊柱变形，甚至脆性骨折，故治疗难度大，治疗周期长，治疗效果差。黄智胜教授结合中医学理论及现代 POP 理论，以及大量临床实践经验，总结出 POP 的病因病机如下：POP 常因先天禀赋不足，后天劳逸失度、饮食失宜所起，而就诊病因则多见于损伤，病机则为肝脾肾亏虚，气滞血瘀，本病与肝脾肾相关，病位在骨骼，累及经络，病性为本虚标实。

肾者，封藏之本，精之处也，肾精的多少决定后天发育的高低。女子四七，筋骨坚，发长极，身体盛壮；男子四八，筋骨隆盛，肌肉满壮。与此相对的，成年人峰值骨量主要由先天遗传因素决定，往往于 30 岁左右达到峰值骨量，而肾精充足则骨骼强健，不易亏虚枯萎。又因肝藏血，精血同源，肝血和肾精的盛衰均与体内激素水平息息相关，性激素、生长激素等又参与了骨量的调节。以女子为例，肝肾亏虚，雌激素衰减，除了月经断绝，还表现为骨骼失去雌激素保护而破骨作用增加，从而导致 POP。过度安逸，多闲少动，阳气不振，气滞血瘀，筋骨失养，从而发生骨痿，现代研究表明，适当进行户外活动可促进维生素 D 的转化，同时增加骨骼应力，改善骨结构，提高骨质量。《素问·生气通天论》中云："因而强力，肾气乃伤，高骨乃坏。"房劳伤肾，从而导致髓枯骨烂。饮食失宜，或因食有偏嗜，喜饮浓茶、浓咖啡、烈酒，不喜蛋、奶、豆等食物，又或因脾气虚弱，水谷精微吸收不足，均可导致钙及维生素 D 摄入不足，影响骨的生成，同时又因脾主肌肉，脾气虚则肌肉痿弱无力，表现为肌少症，容易跌倒而发生骨折。从就诊症状来看，患者多见骨痛、骨折，常有血瘀之象，原因如下：POP患者的骨骼常因骨质量下降而发生微损伤，微损伤累积而损伤络脉，导致气血运行失调，而因外力导致的骨折则更是直接损伤经络，因此无论是骨痛还是骨折，其根本均为局部经络受损，导致气滞血瘀，不通则痛。

本病的病机演变常见于本虚标实之间，POP的病机为因先天禀赋不足，后天劳逸失度，饮食失宜，以及损伤导致肝脾肾亏虚，精气血不足，从而骨失所养，枯萎易折，折后损伤经络，导致气滞血瘀。气滞血瘀又反过来阻碍精气血濡养骨骼，进一步加重POP。本病与肝脾肾相关，病位在骨骼，累及经络，病初可表现为无症状或乏力，日久可见夜间或劳累后出现骨痛，甚至伴有肌肉痉挛、活动受限，更有甚者可发生脆性骨折、脊柱变形，如不及时治疗，预后一般不良。

二、辨证论治思路

黄智胜教授认为，针对POP病因病机，治疗上应以扶正祛邪、调理精气血为则，治疗中应因人、因时而不同，而活血化瘀应当贯穿始终。黄智胜教授将POP分为肝肾阴虚、脾肾阳虚、气滞血瘀3种主要证型，分列如下。

1. 肝肾阴虚

主症：腰膝酸软乏力，肢体麻木，肌肉痉挛，活动不利，伴夜间潮热，心烦气躁，头晕头痛，失眠，记忆力下降，耳鸣。舌红少苔，脉弦细数。

治法：补益肝肾，通络止痛。

方药：六味地黄汤加减。

组成：生地黄20g，熟地黄20g，山茱萸20g，山药20g，牡丹皮15g，茯苓15g，泽泻15g。

加减：头痛头晕较甚者，加天麻、钩藤；若夜不能寐者，加生龟甲、生牡蛎等；耳鸣、记忆力下降者，加制首乌、制黄精、肉苁蓉；夜间潮热，心烦气躁者，加柴胡、知母、赤芍；肢体麻木痉挛者，加白芍、天山雪莲。

2. 脾肾阳虚

主症：腰膝酸软，畏寒肢冷，骨节冷痛，肌肉痿弱，纳呆便溏，伴面色萎黄无华，腹胀便溏，少气懒言。舌淡胖、边有齿痕，苔白，脉沉。

治法：温补脾肾，散寒止痛。

方药：右归丸合附子理中汤。

组成：熟地黄24g，枸杞子12g，山茱萸9g，山药12g，杜仲12g，肉桂6g

（磨粉，焗），当归9g，附子6g（先煎），菟丝子12g，鹿角胶12g（烊化，冲服），干姜6g，白术9g，党参12g，黄芪12g。

加减：骨节冷痛剧烈者，改附子为乌头，加麻黄；肌肉痿弱无力甚者，加五指毛桃、牛大力、千斤拔等；便溏甚者，改白术为苍术，加茯苓、炒薏苡仁；腹胀甚者，加陈皮、砂仁。

3. 气滞血瘀

主症：全身骨痛，痛有定处，甚至骨折肿痛，夜间疼痛加剧，伴胁肋胀闷窜痛，肌肤紫暗，关节僵硬变形，屈伸不利，面色暗黧，肌肤甲错。舌质暗紫，或有瘀点、瘀斑。

治法：行气活血，祛瘀止痛。

方药：桃红四物汤加减。

组成：生地黄15g，川芎10g，桃仁20g，红花15g，当归15g，赤芍10g，牛膝15g，骨碎补20g，续断20g，杜仲20g，地龙10g，香附10g。

加减：血瘀为主者，可加乳香、没药；痛剧者，加延胡索、全蝎或土鳖虫；肿胀明显者，加茯苓、生薏苡仁、泽泻；伴热象者，加黄柏、大黄；伴寒象者，加麻黄、桂枝。

三、中西医融合临床经验

外治法具有方便操作、副作用少、效果显著的特点，因此在为POP症患者制定治疗方案时，黄智胜教授往往将外治法与常规治疗相结合，以最大限度地发挥其效果，提高患者的生活质量。以下为针对POP常用外治法的介绍。

（一）中医外治法

1. 功法（太极拳、五禽戏、八段锦等）

中医功法具有悠久的历史，通过运动强度适合的具体动作，来维持骨骼与肌肉健康的平衡，能够增加骨的机械应力，促进骨的血液循环，促进骨代谢，促进性激素分泌和增强肌肉力量的效应，有效提升机体各系统的器官功能，提高人体的肌力、灵敏度、协调性、平衡能力等。

2. 膏药穴位贴敷

膏药穴位贴敷是一种将药物碾粉，加入酒精、姜汁和醋，调配成药饼或药膏敷在穴位上进行透皮吸收的方法。药物常用杜仲、红花、伸筋草、川续断、透骨草等，意在活血化瘀、补肾健脾，穴位常取足太阳经的肾俞、脾俞，督脉的命门，骨之会穴大杼，髓之会穴绝骨，以及足三里、关元、太溪等穴。

3. 中药熏洗

中药熏洗是中医传统的外治疗法，是用合适的中药配方熬水泡脚或熏洗局部，具有热疗和药疗的特点，可以促进组织的血液循环，提高代谢率，缓解肌肉痉挛。POP及POP性骨折患者的中医治法为"祛风湿以通经络，活血以止痛，兼顾补肝肾"，故熏洗方以温性药为主，药物归经主要为肝、肾、脾三经，常用透骨草、伸筋草、淫羊藿、牛膝、红花等。

4. 针灸疗法

针灸疗法是通过刺激人体的腧穴与经络，调节全身的脏腑功能，调和气血，平衡阴阳。临床上常用单纯针刺、电针、温针、灸法、埋线、穴位注射、针灸结合的方法。大量研究证明，其机制可归纳为调节内分泌和体液循环、上调骨代谢相关蛋白表达和细胞因子水平、改善骨结构和生物力学性能、协调相关骨细胞信号转导通路表达等。

针灸治疗原发性POP多采取辨证和辨病相结合，即从补益肝肾论治，针对原发性POP常见的腰背痛及腰膝酸软等症状选择用合适的穴位，标本兼治。外方为大杼、膈俞、肝俞、肾俞、命门、委中、绝骨、阳陵泉、太溪、关元。大杼为足太阳膀胱经穴，又是八会穴中的骨会，具有疏通气血、活络止痛之功；膈俞为血会，为活血补血之要穴；"腰背委中求"，取委中有理气止痛之功。绝骨为髓会，有补骨生髓、强筋健骨之功。诸穴均常规针刺，用提插捻转补法，留针20分钟。

（二）现代康复方法

除了传统医学的治疗方法，黄智胜教授还擅长结合现代康复方法治疗原发性POP，包括运动疗法和物理疗法。

1. 运动疗法

（1）有氧运动：多项研究表明，适当的有氧运动可以改善骨生物力学及有效减少骨量流失，且能较好地调节骨代谢，延缓骨质丢失，进而提高老年POP患者的骨密度。常用的有氧运动方式有健步走、慢跑、游泳、健身操、体育舞蹈等，以上运动均应根据个人体质，固定频率，固定运动量，在专业人员指导下进行。

（2）阻力训练：阻力训练包括渐进抗阻训练和负重练习，可增加骨骼的机械应力，促进骨形成和骨压电效应（骨骼将机械型号转化为电信号的能力），目前已被证明可以维持甚至增加骨密度。如由专业理疗师指导上下肢目标肌群的负重训练（如针对股四头肌、肩关节运动肌群，借助弹力绳进行站立下蹲及双臂上举）等，患者应按照制订的训练计划，坚持训练。

（3）平衡训练：平衡训练可通过改善平衡能力，预防跌倒和骨折。黄教授建议选择专业康复机构，在专业康复治疗师指导下进行。常用的平衡训练包括静态平衡训练、动态平衡训练和体位进行性平衡训练等，可以逐步缩减人体支撑面积，提高身体重心，且能训练核心肌群，并显著提高个体稳定极限的方向控制能力，最大限度地降低跌倒和骨折的风险。

2. 物理疗法

（1）低频脉冲电磁场：低频脉冲电磁场是近年新兴发展的治疗 POP 的无创生物物理手段之一。多项研究表示，低频脉冲电磁场治疗可通过生物干预的方法，影响骨细胞的分化、成熟和凋亡，从而影响骨代谢。低频脉冲电磁场对运动功能及疼痛改善也具有一定的疗效，而且有操作方便、无不良反应的优点，是临床上治疗 POP 及 POP 性骨折的良好选择。治疗的重要参数包括磁场强度、频率、方向，以及作用时间，这些参数对作用效果有一定的影响，因此需由专业理疗师进行操作。主要技术参数：磁场强度平均为 40Gs；输出的四路通道完全独立，互不干扰；调制频率采取 2 ～ 100Hz（正弦波）。治疗时间为 40 分钟，45 次为 1 个疗程，前 15 次每日 1 次，中间 15 次隔日 1 次，后 15 次每周 1 次。操作时安排合理体位，嘱患者将手机、手表、带有金属性质的物品取掉。

（2）紫外线疗法：紫外线照射皮肤，能促进生成内源性维生素 D，从而帮助钙在肠道的吸收。紫外线照射治疗 POP 通常采用全身照射法，具体分为二野法、四野法和八野法，以二野法照射较常见。照射前面一野时，光源中心应正对前正中线，相当于双侧大腿上 1/3 中点位置；照射后面一野时，光源中心应正对后正中线，相当于臀横纹处。照射灯距为 50 ～ 100cm。患者尽可能暴露身体，但应注意防止紫外线对眼球的损伤，治疗时应佩戴护目镜。治疗剂量应取无红斑量，根据患者情况的不同，逐步递增生物剂量。

（3）红外线疗法：红外线辐射物体时，主要导致分子或原子运动加速，引起分子转动能级的跃进，从而产生热，表浅组织产热后通过热传递或血液传递，使深层组织温度升高，血管扩张充血，血液及淋巴循环加速，促进炎性产物及代谢物的吸收，对慢性及浅表性炎症有消炎作用。该疗法还能降低神经末梢的兴奋性，起到镇痛及解除肌痉挛的作用。其方法为暴露腰背部皮肤，辐射器垂直于照射面上方。灯距为 30～60cm，以患者有温热的舒适感为主，治疗时间为 20～30 分钟，每日 1 次，一般亚急性疾患 7～10 次为 1 个疗程，慢性疾患 15～20 次为 1 个疗程。

（5）全身振动疗法：这是一种全新的 POP 治疗手段，通过振动平台将振动信号传递给人体。研究表明，全身振动可以提高血清中生长激素和睾酮水平，且可通过振动对身体组织产生压力电位差，刺激与诱导骨形成。

（5）体外冲击波疗法：体外冲击波是一种特殊的声波，它通过在几纳秒内施加高压来加速声波，之后突然释放，产生巨大的能量。临床通过操作可精细控制能量和作用的方向，使人体局部组织产生空化作用，增加转化因子 –β、胰岛素样生长因子 –1 等生长因子的表达，诱导修复受损组织。另外，体外冲击波的物理刺激可引起骨折端微骨折，从而诱导微小骨痂形成，促进骨折愈合。

（6）超声波疗法：超声波治疗 POP 的机制尚未有统一的说法，但大量的临床研究表明，低强度脉冲超声可通过其机械能作用于局部，加速骨形成，防止骨质流失，并且与相关药物配合，可促进药物渗透皮肤，因此超声波疗法具有无痛、易于操作、促使药物在皮肤上转移等优点。

（7）高压氧疗法：该疗法是将患者置于高于一个大气压的环境中，通过吸入高浓度氧或纯氧，降低人体氧化应激与降低各种促炎细胞因子的水平，还可以降低破骨细胞分化的各种调控因子，使骨吸收区最小化。除此之外，高压氧疗法对缺氧性疾病、循环供血障碍性疾病等具有显著的疗效。

（8）低频功能电刺激疗法：采用频率 1～100Hz、脉宽 0.1 毫秒的电刺激作用于已丧失功能或不正常的肢体。如针对重度 POP 患者因卧床导致双下肢肌肉废用性萎缩，该疗法可让肌肉维持一定的收缩能力，防止肌肉萎缩，促进肢体功能的重建。电流强度选择运动阈，治疗时间为 20～30 分钟，10 天为 1 个个疗程。

（黄智胜）

第二节　黄昌计教授诊治经验

一、对病因病机的认识

黄昌计教授认为，POP属于中医学"骨痿"范畴。《素问·痿论》言："五脏使人痿……肾气热，则腰脊不举，骨枯而髓减，发为骨痿。"金代李杲《脾胃论》说："大抵脾胃虚弱，阳气不能生长，是春夏之令不行，五脏之气不生。脾病则下流乘肾……则骨乏无力，是为骨蚀，令人骨髓空虚，足不能履地，是阴气重叠，此阴盛阳虚之证。"

黄昌计教授认为，POP的病因病机关键在于肝脾肾虚，瘀血也是发病的重要原因。POP的发生是由于肾精亏虚，骨髓化源不足，不能滋养骨骼，而脾虚不能将后天精微转化补充先天之本，后继无力，共同导致了骨枯髓减；同时瘀血阻络，经脉运行不利，精微即便化生也不能敷布周身，故POP的骨痛、骨乏无力逐步加重。本病病变部位主要在筋骨，肝主筋，POP以绝经后女性更为常见，女子以肝为先天，故绝经期后POP应疏肝养肝补肾。

因此，在POP的发展和转归中，先天、后天均不足，以虚为本，并随着年龄、药食等因素的影响而逐渐加重，因虚致瘀，久病必瘀，故黄教授据此提出治疗POP的基本大法为"健脾补肾、疏肝活血、通络止痛"，使用院内制剂"补肾养骨口服液"，取得了良好效果。

二、辨证论治思路

黄昌计教授认为，POP的产生以正虚为本，是因先天禀赋不足或年高体弱，气血肝肾亏虚，导致筋骨失养。黄教授根据自己多年临床经验，从扶正入手，辅以疏肝活血，强调辨证最重要的是分清楚脏腑阴阳，通常将POP分为以下证治类型。

1.肝肾阴虚

主症：腰背部疼痛或驼背，或足跟痛，日轻夜重，或有骨折、骨痛，肢体麻木，筋脉拘急，头晕目眩，或筋惕肉瞤，膝软无力，头发稀疏，耳鸣目干，视物不清等。舌质红，少苔，脉细或略数。

治法：滋补肝肾，强筋壮骨。

方药：六味地黄丸加减。

组成：熟地黄 20g，山药 20g，山茱萸 15g，泽泻 10g，牡丹皮 15g，茯苓 20g，续断 20g，牛膝 30g，骨碎补 15g，补骨脂 15g。

加减：兼气虚者，加党参 10g，鸡血藤 30g；疼痛甚者，加威灵仙 30g，延胡索 15g，全蝎 5g；兼脚抽筋加白芍 20g，甘草 10g；病情重者，可加鹿角胶 10g 养血益精；阴虚化热者，加知母 20g，黄柏 10g；兼湿热者，茯苓改为土茯苓 30g，熟地黄改为生地黄 15g，加薏苡仁 20g，绵萆薢 20g。

2. 脾肾亏虚

主症：腰背部疼痛，或足跟痛，或驼背，或骨折，倦怠乏力，汗多怕冷，大便溏薄，腰膝冷痛，手足麻木，遗精阳痿，多尿或不禁，妇女月经量少、色淡，先后不定期，甚至闭经。舌质淡红，苔薄白，脉细弱。

治法：健脾补肾，益气养血。

方药：八珍汤合右归丸加减。

组成：党参 15g，黄芪 30g，白术 15g，鸡血藤 20g，茯苓 20g，赤芍 10g，熟地黄 20g，枸杞 15g，牛膝 20g，菟丝子 10g，骨碎补 15g，补骨脂 15g。

加减：头晕目眩者，加钩藤、山茱萸各 10g；腰背痛甚者，加狗脊 20g，威灵仙 30g，蜈蚣 2 条；腰膝冷痛者，加黑顺片 10g，干姜 10g，淫羊藿 10g。

3. 肾虚血瘀

主症：腰背部疼痛，或足跟痛，或驼背，或骨折，局部肿痛青紫，凝滞强直挛缩，抽筋，腰酸腿麻，肢体痿弱乏力，指甲晦暗。舌质淡紫暗，脉细涩。

治法：补肾强筋，活血化瘀。

方药：独活寄生汤合桃红四物汤加减。

组成：独活 10g，桑寄生 15g，防风 10g，细辛 5g，川芎 10g，当归 10g，川牛膝 20g，桃仁 10g，红花 5g，赤芍 10g，熟地黄 20g，续断 15g，鸡血藤 20g。

加减：腰痛剧烈、痛处固定者，加乳香 10g，没药 10g，土鳖虫 10g；周身疼痛者，加羌活 10g，姜黄 10g，延胡索 15g；腰膝酸软无力者，加狗脊 30g，杜仲 10g。

三、中西医融合临床经验

黄教授指出，对于POP的治疗要分步走，中医长于补肾强筋健骨而治本，西医长于治疗急性疼痛而治标。患者病情处于疾病活动期，疼痛明显，可配合非甾体抗炎药消炎止痛，尽快减轻患者痛苦，后续配合调节骨代谢药物唑来膦酸钠、钙片、维生素D制剂等控制骨质破坏，延缓疾病进展。但是也有不少患者使用了各种调节骨代谢药物而始终不能改善POP的骨痹感，也不可避免地出现骨折。中医治疗除了内服汤药外，还可以长期以药膳调理，运动疗法、理疗等均对POP有辅助作用。

四、临证心得与体会

黄教授认为，整体观念、辨证论治是中医治病的精髓。脾胃为后天之本，气血生化之源，肝肾筋骨的濡养均有赖于它运化的水谷精微的充养，故顾护脾胃，不容忽视。

1. 长期治疗及预防需药膳调理

POP为老年患者居多，大多数患者基础病多，需要维持治疗的药物也多，急性期过后应长期以药膳调理及调整饮食结构，平时要注意钙、磷、镁，以及维生素类、蛋白质饮食的摄入，减少钙丢失。老年人更需要吃鸡蛋、喝牛奶。有些食物如通心菜、莲藕、芋头、菠菜等多食会引起脚抽筋，平时应注意避免。

中年男性应尽量少摄入酒精，减少进食肥甘厚腻之品，维持合适的体重指数。老年人体重指数维持在25左右比较合适，体重指数低可引起骨折风险的增加。

2. 注意适度锻炼

运动疗法是通过体育锻炼，调节全身代谢状态，改善骨骼血液循环，增加外力对骨骼的刺激，从而缓解POP症状。足够的运动量是提高骨密度的必要条件。经常进行户外运动，接受日光照射，对增强体质、延缓骨衰老有一定的好处。患者可以适当进行太极、导引、散步、慢跑等活动。

3. 配合外治法

原发性POP以虚证、寒证为主，临床治疗可选用中药熏洗、中药热敷、离子透入、针灸按摩、蜡疗、火罐疗法等，充分发挥中医药的优势，以提高疗效。治疗药物可选用协定处方制剂，如温经通络散、关节痛消散、筋骨舒药酒等。

（黄昌计）

第三节 吴金玉教授诊治经验

一、对病因病机的认识

POP 常见于中老年人群，是以骨量降低和骨微结构改变为病理特征，易发脆性骨折的一种全身性骨代谢障碍疾病。POP 属于中医学"骨痿""骨痹""骨枯"范畴。吴金玉教授认为，POP 的发生与先天禀赋、年龄、性别、体质、饮食起居、情志等因素有关，主要与肾、脾、肝相关，肾主骨生髓，脾健则四肢强劲，肝主筋司运动；同时"血瘀"与 POP 的发生也密切相关，气血的功能在于"濡筋骨，利关节"，气血亏少，血液壅滞，骨骼失养，久则骨弱。

岭南背靠五岭，前濒大海，属海洋性气候，空气相对潮湿，加之气候炎热，湿受热蒸，形成了岭南湿热弥漫的环境。岭南人民有偏嗜湿冷的饮食习惯，易影响脾胃功能，这就造成了岭南人稳定的脾虚体质，发病易夹湿、痰、热。故 POP 的主要病机以肾、脾、肝三脏虚损为本，兼瘀血、湿、痰、热为标。

二、辨证论治思路

吴金玉教授认为，POP 是以先天禀赋不足、后天调摄不当为内因，外邪侵袭等为诱因，导致肾精亏虚、脾胃虚弱、肝血不足、气滞血瘀、痰湿内生、湿热内蕴，经络运行痹阻，骨枯髓减，骨骼失于濡养的全身慢性退行性疾病，通常将POP 分为以下证治类型。

1. 肝肾阴虚

主症：腰膝酸痛，驼背弯腰，下肢抽筋，手足心热，两目干涩，形体消瘦，眩晕耳鸣，潮热盗汗，失眠多梦。舌红，少苔，脉细数。

治法：补益肝肾，填精强骨。

方药：六味地黄汤加减。

组成：熟地黄 10g，山茱萸 10g，山药 15g，牡丹皮 10g，泽泻 8g，茯苓10g。

加减：阴虚火旺症状明显者，可酌加知母 10g，黄柏 10g；肢体酸痛明显者，可酌加桑寄生 10g，牛膝 10g，杜仲 10g。

2. 脾胃虚弱，痰湿内生

主症：腰背酸痛，倦怠乏力，体瘦肌弱，食少纳呆，大便溏泄，面色萎黄，或痰多色白。舌质淡胖，苔白腻，脉细或濡或滑。

治法：益气健脾，除湿化痰。

方药：参苓白术散加减。

组成：白扁豆 10g，白术 15g，茯苓 15g，甘草 10g，桔梗 10g，莲子 10g，人参 8g，砂仁 10g，山药 15g，薏苡仁 30g。

加减：痰湿症状明显者，可酌加陈皮 10g，半夏 10g，苍术 10g，厚朴 6g，白芥子 10g，苏子 10g，莱菔子 10g。

3. 脾胃虚弱，湿热内蕴

主症：腰背酸痛，口干苦，身重疲乏，胸脘痞满，不思饮食，大便黏腻不爽，小便黄赤。舌红，苔黄腻，脉滑数。

治法：健脾益气，清利湿热。

方药：香砂六君子汤合四妙散加减。

组成：香附 10g，砂仁 10g（打碎，后下），党参 10g，白术 15g，茯苓 15g，甘草 10g，苍术 10g，黄柏 10g，牛膝 10g，薏苡仁 30g。

加减：湿热症状明显者，可酌加川木瓜 6g，木通 8g，汉防己 8g，川萆薢 10g，白茅根 10g；腰背、肢体疼痛者，可酌加羌活 10g，独活 10g，威灵仙 10g。

4. 肾虚血瘀

主症：腰脊、肢体刺痛，腰膝酸软，下肢痿弱，步履艰难，耳鸣。舌质淡紫，可见瘀点或瘀斑，脉细涩。

治法：补肾壮骨，活血化瘀。

方药：补肾活血汤加减。

组成：熟地黄 10g，菟丝子 10g，杜仲 10g，枸杞子 10g，当归尾 10g，山茱萸 10g，肉苁蓉 10g，没药 10g，独活 10g，红花 10g，秦艽 10g。

加减：如有骨折，气滞血瘀症状明显者，可酌加香附 6g，地龙 5g，川芎 10g，牛膝 10g，桃仁 10g，鸡血藤 15g。

三、中西医融合临床经验

中医学一般认为，POP 的发病是骨吸收速度超过骨形成所致，一般予以基本补充钙剂、抗骨吸收药物和促骨形成药物等治疗，但西医治疗存在价格高、患者耐受程度差、不良反应多、远期疗效欠佳等不足。POP 的患者大多数是老年人，其本身带着或多或少的基础病，存在个体差异，中医治疗的精髓是辨证论治，在调理体质、改善症状方面有较好的疗效。中医非药物疗法，例如太极拳、易筋经、五禽戏等功法锻炼特色鲜明，作为健身方法，有益于 POP 的防治。

四、临证心得与体会

肾虚则骨髓空虚，髓不养骨为 POP 根本病机，脾虚则肌肉骨骼失于水谷精微的润养、肝血不足筋骨失养和血行迟滞骨髓失养是 POP 发病的重要因素，结合岭南的特殊地理位置及岭南人民的饮食习惯，脾胃虚弱者多见，故易合并湿、痰、热。中医治疗要注意鉴别何脏虚损，辨清瘀、湿、痰、热等常见病理因素，治疗以补益肝肾为本，注意顾护脾胃，兼以化瘀、祛湿、化痰、清热，个体化治疗，通常可获得较好的疗效。另外，平时要加强患者护理，防摔倒，推广中医功法锻炼等特色疗法，以提高患者的生存质量。

（吴金玉）

第十五章　成人斯蒂尔病

黄清春教授诊治经验

一、对病因病机的认识

1. 素体阳盛或阴不足，复感外邪

成人斯蒂尔病（adult onset Still disease，AOSD）属于中医学"痹证""热痹"范畴，其发生原因是素体正气亏虚，复感外邪。《素问·痹论》指出："其热者，阳气多，阴气少，病气胜，阳遭阴，故为热痹。"《素问·四时刺逆从论》说："厥阴有余病阴痹，不足病生热痹。"这说明素体阳盛或阴气不足，复感外邪，蕴而化热，发为热痹，症见高热持续不退、烦躁、四肢肌肉关节疼痛、肌肤多处红疹、尿黄、便干、舌苔红或黄燥少津、脉滑数等。而素体不足多由营卫不和，气血不足，或阴阳失调，脏腑亏虚所致。《金匮要略·中风历节病脉证并治》中指出："少阴脉浮而弱，弱则血不足，浮则为风，风血相搏，则疼痛如掣。"《医学入门》曰："痹属风寒湿三气侵入而成，然外邪非气血虚则不入。"感受的外邪方面，仍以三因致痹为主要病因，即《素问·痹论》所载："风、寒、湿三气杂至，合而为痹也。"

2. 肺脾胃三脏为本，湿热痰瘀为标

肺主气，通调水道，在体合皮，其华在毛。脾主运化，在体合肉，主四肢。AOSD 发病时多见斑疹，斑以阳明热盛，内逼营血，破血妄行为主要病机。正如《六因条辨》所载："斑为阳明热毒……疹为太阴风热。"针对斑疹的治疗，除了顾及卫气营血，还应注意清肺胃之毒。除皮疹之外，发热也是该病主要临床表现。《灵枢·经脉》记载："大肠手阳明之脉……气有余则当脉所过者热肿。……胃足阳明之脉……气盛则身以前皆热。"故壮热者大都为肺热炽盛，可见口渴、胸痛、鼻翼扇动、便秘尿黄、舌红苔黄、脉数等。AOSD 关节疼痛的发生率在

60% 以上，也是因为湿、热、痰、瘀皆能导致关节疼痛。湿盛，则以关节重浊、酸楚，舌苔白腻，脉滑为特点；热盛，则可见关节热痛、焮红肿胀、拒按，舌红，脉滑数；痰瘀阻络，则以关节刺痛、入夜为甚，舌质瘀紫，脉涩为特征。

二、辨证论治思路

AOSD 病程缠绵，多为素体亏虚，感受外邪所致，其辨证首先需要分辨是急性期还是慢性期，其次分清标本虚实，通常将 RA 分为以下证治类型。

1. 风热犯肺

主症：发热，恶风，咽喉肿痛，四肢关节游走性疼痛，发热时可见散在皮疹，热退可消，伴有口干。舌边尖红，苔薄白，脉浮数。

治法：清热解毒，祛风通络。

方药：清营汤合荆防败毒散加减。

组成：水牛角 30g（先煎），生地黄 15g，玄参 10g，淡竹叶 10g，黄连 5g，金银花 10g，连翘 10g，麦冬 15g，丹参 15g，荆芥 10g，防风 10g，连翘 10g，独活 15g，桔梗 10g，前胡 10g，甘草 5g。

2. 湿热困阻

主症：关节红肿热痛，身热不扬，肌肉红肿、重着，麻木不仁，口苦口黏，心烦，口渴不欲饮，小便短赤。舌红，苔黄腻，脉濡数或滑数。

治法：清热除湿，宣痹通络。

方药：宣痹汤合四妙丸加减。

组成：防己 15g，苦杏仁 10g，滑石 10g，连翘 10g，栀子 10g，薏苡仁 15g，法半夏 15g，忍冬藤 10g，赤小豆 15g，茯苓 15g，甘草 5g，苍术 10g，牛膝 15g。

3. 脾肾两虚

主症：肌肉疼痛、松弛，四肢倦怠，面色萎黄或㿠白，畏寒肢冷，时有低热。舌淡，苔白，脉沉弱。

治法：温补脾肾，益气养血通络。

方药：补中益气汤加减。

组成：党参 15g，白术 15g，黄芪 15g，茯苓 15g，当归 6g，炙甘草 5g，升麻 15g，陈皮 10g，生姜 10g，大枣 10g，柴胡 10g。

4. 肝肾阴虚

主症：低热日久，关节酸痛，肌肉消瘦，关节屈伸不利，腰膝酸软，伴有头晕，耳鸣，盗汗，失眠。舌红少苔，脉细数。

治法：滋补肝肾，养阴通络。

方药：知柏地黄丸。

组成：知母 10g，黄柏 10g，熟地黄 15g，山药 15g，山茱萸 15g，泽泻 15g，茯苓 15g，牡丹皮 15g。

三、中西医融合临床经验

AOSD 的治疗主要是抑制全身炎症反应，避免损伤关节、脏腑的功能。目前选用的西药以激素、非甾体抗炎药、免疫抑制剂为主，疗效评价指标主要是症状缓解和体征改善，以及血沉、CRP、铁蛋白等指标改善。激素长期应用可能会带来心理、生理的依赖，以及感染、POP、无菌性股骨头坏死或者诱发消化道溃疡等不良反应。免疫抑制剂的长期应用也容易导致感染、肝肾功能损伤等。中药在治疗 AOSD 的过程中，具有增效减毒的优势。中医的辨证论治不仅可以调节机体的抗病功能，而且可以对西药引起的并发症起到预防作用。如水牛角有着非常突出的抗炎、解热镇痛、抗惊厥等作用；生石膏可以抑制发热时过度亢奋的体温中枢，退热效果强且起效非常快，可以降低肌肉的兴奋性，缓解肌肉痉挛，而且可以减轻血管的通透性；黄芩、黄连、黄柏等中药均有抗炎、抗菌、抗病毒、调节人体免疫能力等作用；雷公藤除了抗炎、镇痛作用外，还可以抑制炎症因子的释放，抑制免疫细胞增殖，诱导细胞的凋亡等。中医在辨证该病时，注意分期、分病位论治，后期尤其应该注意分清脏腑功能，随证立法选方，方可取得满意的疗效。

四、临证心得与体会

AOSD 临床表现复杂多变，需要分期治疗。

1. 急性活动期，宜清热解毒、退热消炎

AOSD 急性活动期以高热、皮疹、咽痛、关节疼痛为主要临床表现。起病初期多数是由于外感风湿热邪或风寒湿邪从热而化，早期可以多用发散风热及清热解毒、透营转气药物，如羚羊角、石膏、知母、金银花、连翘、黄连、黄芩、黄柏、薄荷、蝉蜕等。另外，根据累及部位不同，辨证加减。如关节疼痛，可选用羌活、独活、防己、威灵仙、鸡血藤、桑枝等；如咽痛，可选择板蓝根、大青叶、木蝴蝶等；若伴有皮疹，可选用赤芍、丹参、白鲜皮、地肤子等。针灸疗法在急性期效果也非常显著，如高热时可以采取三棱针放血治疗，选取十宣、委中、曲泽等穴位，可以起到清热泻火、化瘀止痛的功效。

2. 慢性缓解期，宜健脾补肾调肝、化痰活血通络

AOSD 在慢性缓解期应以健脾补肾调肝、化痰活血通络为主要治疗原则。痹证日久，邪气痹阻经络气血，肝脾肾三脏虚损，脏腑功能失调，导致痰浊瘀血毒邪内生，气血阴阳亏虚，或阴血不足，阴不配阳，水不济火，阳气亢盛而发热，或因阳气虚衰，阴火内生，阳气外浮而发热，此时证候多属于虚中夹实，出现关节肿大、变形，肌肉萎缩或废用等。此时治疗多以扶助正气为主，可加用党参、茯苓、黄芪、当归、生地黄、熟地黄、牛膝、生姜、炙甘草等健脾补肾，伤阴之人可加西洋参、北沙参、石斛、玉竹等滋阴益气；久病顽痹可加入搜风通络之品，如全蝎、蜈蚣、乌梢蛇、土鳖虫、地龙等，但需要注意用量宜轻，且应与扶正药物一起应用。

参考文献

［1］胡荫奇，唐先平. 简明中西医结合风湿病学 [M]. 北京：北京科学技术文献出版社，2009.

［2］刘健，万磊. 成人斯蒂尔病分册 [M]. 北京：中国中医药出版社，2019.

［3］李泽光. 风湿病辨治思路与方法 [M]. 北京：科学出版社，2018.

［4］赵亚男，刘宏潇. 刘宏潇从毒辨治成人斯蒂尔病 [J]. 辽宁中医杂志，2022，49（9）：45-47.

［5］李萌，李发枝. 升阳益胃汤与甘露消毒丹治疗成人斯蒂尔病经验 [J]. 中医学报，2021，36（10）：2095-2097.

［6］朴勇洙，任慧，李偶，等. 国医大师卢芳运用化斑汤治疗成人斯蒂尔病 [J]. 吉林中医药，2021，41（5）：591-593.

［7］巩勋，崔家康，姜泉，等.1388 例类风湿关节炎患者中医证型与疾病活动度特征横断面调查 [J]. 中医杂志，2021，62（4）：312-317.

［8］路秀云，于慧敏，尹凤祥，等. 王振宇教授治疗成人斯蒂尔病经验采撷 [J]. 中医临床研究，2020，12（16）：104-106.

（夏璇）

第十六章　复发性多软骨炎

储永良教授诊治经验

一、对病因病机的认识

复发性多软骨炎（relapsing polychondritis，PR）是一种罕见的、病因及发病机制不清的风湿性疾病，其特点是含有软骨结构及蛋白聚糖成分的器官反复炎症，最终导致受累结构解剖学变化和功能异常，耳软骨、鼻软骨和关节是最常见的受累器官。

RP 应归属于中医学"骨痹"范畴，目前尚缺乏具体的中医病名。该病以耳、鼻、关节、眼红肿、疼痛为主要表现，其中耳的病变与"断耳疮"的描述类似。《诸病源候论》最早论述此病，书中说："断耳疮，生于耳边，久不瘥，耳乃取断……此疮亦是风湿搏血气所生。以其断耳，因以为名也。"肾主骨，开窍于耳，肝主筋，开窍于目，精血同源，一损俱损。故先天肾精亏虚，导致肝肾所开之窍、所主之体失于充养，加之七情过劳、饮食失宜，日久相火妄动，外感湿疫毒气，两阳相和，煎灼阴精，髓减骨枯。肝肾亏虚，相火妄动为其内因，亦是本证；湿浊外毒为其外因，亦是产生变证的重要原因。

二、辨证论治思路

肝肾亏虚，相火妄动是为病本，故应以此为核心，于辨证中加减运用，固本扶正以祛邪。疾病初期/活动期多以感受湿浊热毒为主，临床以红肿疼痛为主要表现，故当以清热解毒、化湿利浊为法。疾病中期，邪气留着不去而入络，气血运行不畅，多兼杂痰瘀，临床以红斑、紫癜、网状青斑、皮肤远端溃疡为主要表现，故此时应注重活血化瘀、化痰散结。疾病后期/缓解期，肝肾亏虚益甚，久病入脏，阴损及阳，故应以滋补肝肾、温阳壮骨为主。

（一）本证

肝肾亏虚，相火妄动是为病本，贯穿疾病始终，遣方用药当以本证方药为基础进行辨证论治。

肝肾亏虚

主症：耳郭、鼻梁萎缩、变形，眩晕耳鸣，声音嘶哑，视物模糊，失眠盗汗，腰膝酸软，五心烦热，口干口渴，筋脉拘急。舌红、少苔或无苔，脉沉弦或细数。

治法：滋补肝肾，填髓冲骨。

方药：左归丸加减。

组成：熟地黄 25g，山药 15g，枸杞子 15g，山茱萸 10g，川牛膝 15g，菟丝子 10g，鹿角胶 10g（烊化），龟甲胶 20g，知母 15g，黄柏 10g，牡丹皮 15g，茯苓 10g。

（二）变证

疾病初期/活动期多因感受湿浊热毒为主，当以清热解毒、化湿利浊为法，少用滋补肝肾之品；疾病后期/缓解期，阳气损伤，当治以温补肝肾。

1. 热毒炽盛（疾病初期/活动期）

主症：发热，耳郭、鼻梁红肿、疼痛，局部色鲜红，皮温升高，可有瘙痒、流涕或渗出，声音嘶哑，目赤肿痛，关节红肿、疼痛，伴口干口渴，便秘，小便黄。舌质红绛，苔黄，脉滑数或弦数。

治法：清热解毒。

方药：五味消毒饮加减。

组成：金银花 25g，野菊花 15g，蒲公英 15g，紫花地丁 10g，天葵子 10g，牛膝 15g，茯苓 15g，牡丹皮 15g，泽泻 15g。

2. 阳虚寒凝（疾病后期/缓解期）

主症：耳郭、鼻梁变形、僵硬，结节紫暗，疼痛不甚，气促，以吸气困难为主，声音嘶哑，或伴神疲乏力，食欲不振，畏寒，肢冷，恶风，心悸气短。舌暗淡，苔白，脉弦紧。

治法：温肾散寒。

方药：右归丸。

组成：熟地黄 15g，附子 15g（先煎），肉桂 10g，山药 25g，山茱萸 10g，菟丝子 15g，鹿角胶 15g（烊化），枸杞子 15g，当归 10g，杜仲 20g，龟甲 30g（先煎）。

（三）伴证

疾病初期／活动期邪实亢盛，易损伤脏腑，邪气羁留亦可入脏，但前者以祛邪为主，后者以补益为主，临证选药应加以区分。

皮肤受累者：伴有渗出，湿浊盛者，可加茵陈、防己、滑石、车前子等；皮肤溃疡者，可加首乌藤、王不留行、白及等；结节者，可加白芷、贝母、皂角刺、牡蛎等。

气道受累者：鼻塞者，可加苍耳子、辛夷、薄荷等；邪毒滞络者，可加前胡、芦根、桔梗等；痰湿阻络者，可加射干、贝母、蛤壳等；气虚者，可加五味子、补骨脂、蛤蚧、人参等；肺阴虚者，可加百合、石斛、熟地黄、桑叶等。

心脏瓣膜受累者：湿热浊毒者，可加穿心莲、黄连、连翘等；瘀血者，可加贯众、乳香、三七等；阳虚者，可加桂枝、附子、薤白等；血虚者，可加当归、川芎、柏子仁等；心气虚者，重用黄芪、党参，加茯神、五味子等。

神经受累者：可加四逆散（柴胡、白芍、枳实、甘草）。

听力损伤者：突聋者，可加羌活、防风、荆芥等；湿热阻络者，可加泽泻、龙胆草、苦参；气陷不升者，可加黄芪、升麻、葛根；痰瘀阻络者，可加桃仁、川芎、红花等；肾精亏虚者，可加熟地黄、山茱萸、菟丝子等。

眼受累者：可加赤小豆、连翘、当归、决明子等。

肾脏受累者：重用黄芪，可加地龙、党参、鳖甲、补骨脂、覆盆子等。

（四）兼证

湿毒者：加白鲜皮、土茯苓、赤小豆等。

风热者：加金银花、苦桔梗、薄荷、牛蒡子等。

风寒者：加桂枝、防风、荆芥、麻黄等。

寒湿者：加羌活、独活、藁本、狗脊等。

疼痛者：加桑枝、姜黄、牛膝、威灵仙、延胡索等。

血瘀者：加川芎、桃仁、红花、没药、乳香、五灵脂等。

气阴两虚者：加麦冬、茯苓、党参、五味子等。

血虚者：加首乌藤、白芍、当归、阿胶、地黄等。

阳虚者：加肉苁蓉、淫羊藿、巴戟天等。

三、中西医融合临床经验

对该病的治疗，中西医有很好的优势互补，西医可以快速抑制炎症反应，中医则可以通过补益人体正气，激发机体自我抗击邪气的能力，从而达到有效控制病情复发及激素减量的效果。此外，中医药可以在一定程度上缓解患者的躯体症状，通过辨证论治可以对神经和前庭损伤取得良好的效果。

四、临证心得与体会

《景岳全书》曰："故其在肾，则为遗淋带浊，而水液渐以干枯。炎上入肝，则逼血妄行，而为吐、为衄，或为营虚筋骨疼痛。又上入脾，则脾阴受伤，或为发热，而饮食悉化痰涎。再上至肺，则皮毛无以扃固，而亡阳喘嗽，甚至喑哑声嘶。是皆无根虚火，阳不守舍，而光焰诣天，自下而上，由肾而肺，本源渐槁，上实下虚，是诚剥极之象也。"该病初起肝肾亏虚，相火妄动，外来热邪与相火相感，使阴精进一步耗伤，逐渐由肾及肺、心，出现鼻梁塌陷、气道受阻、瓣膜损伤等表现。故临床治疗应注重滋补潜阳，可适当佐以清虚热中药，如知母、黄柏、白薇等。疾病后期出现阳虚寒凝，此由阴虚极而出现阴阳转化，故治疗时仍要以滋补肝肾为底，配以温肾散寒之品，组方原则同肾气丸，如此才能达到从阴补阳、扶正固本的目的。

（李文杰，张磊）

第十七章 冷球蛋白血症

储永良教授诊治经验

一、对病因病机的认识

冷球蛋白是一类低温沉淀、复温至37℃时溶解的免疫球蛋白，当血清冷球蛋白定量大于 0.05g/L 时即可诊断为冷球蛋白血症（cryoglobulinemia）。冷球蛋白沉积于组织器官内可无任何临床症状，当诱发血管炎和（或）高黏滞综合征而造成多器官损害时，即成为疾病。感染、多发性骨髓瘤、自身免疫性疾病是引起冷球蛋白血症的常见因素。

本病常表现为乏力、紫癜、关节疼痛和雷诺现象，常累及肾脏，综合临床症状，可归属中医学"痹证""虚劳""水肿"等范畴。《类经·胎孕》曰："夫禀赋为胎元之本，精气之受于父母者是也。"先天禀赋异常，加之后天起居失常，劳役过度，使正气不足，邪气来犯。邪气侵入机体可伏而不发，郁久生热，待再次感受外邪时，即可伏而后发。痹阻气血，损伤脏腑是本病的病机。先天肾阳不足是发生本病的内因，即根本原因；风寒湿邪气侵袭为外因，也是次要原因。

二、辨证论治思路

本病的发生发展与先天肾阳不足有密切关系，为本病的本证，后因起居失常、劳役过度、邪气来犯，所引发的一系列变证均以肾阳不足为基础。故临床辨证用药的同时应注意对肾阳亏虚的调补。辨证方面当以辨别寒热最为关键，急则治标，缓则治本。疾病初期 / 活动期，伏邪初显，临床主要表现为湿热蕴结，瘀血阻络，此时应以清热解毒、利湿化瘀为主；疾病后期 / 缓解期，伏邪渐退，正气已伤，心脾两虚，此时应以培补气血为主，兼以解毒化瘀。

（一）**本证**

肾阳亏虚

主症：乏力，关节冷痛，晨僵，皮肤网状青斑，肢体末端发紫，甚则溃疡、坏死，伴头晕，色素沉着，耳鸣，腰膝冷痛，口淡不渴，四肢逆冷。舌淡，苔白，脉细微。

治法：补肾助阳。

主方：肾气丸加味。

处方：茯苓 15g，山茱萸 15g，牡丹皮 10g，泽泻 15g，地黄 15g，山药 15g，当归 10g，白芍 10g，桂枝 15g，细辛 3g，甘草 10g，木通 10g，大血藤 15g，黄芪 30g，骨碎补 15g，附子 15g（先煎），生姜 10g。

（二）**变证**

1. 湿热蕴结，瘀血阻络（疾病初期 / 活动期）

主症：关节红肿疼痛，皮肤红疹，触之碍手，局部皮温升高，甚则有渗出，腹痛腹泻，伴口苦、口黏，头昏沉，小便黄，大便黏滞。舌红，苔黄腻，脉弦滑数。

治法：清热解毒，利湿化瘀。

方药：四妙勇安汤加三仁汤。

处方：当归 15g，玄参 10g，金银花 15g，甘草 10g，薏苡仁 25g，滑石 15g（包煎），厚朴 10g，木通 10g，半夏 10g，杏仁 10g，豆蔻仁 10g（后下）。

2. 气血亏虚，心脾两虚（疾病后期 / 缓解期）

主症：关节疼痛不甚，乏力，皮下紫斑，或口腔、牙龈出血，肢体酸胀麻木，伴怕风、怕冷，面色苍白。舌淡，苔白，脉细或结代。

治法：益气补血，健脾养心。

主方：归脾汤加味。

处方：白术 15g，茯神 15g，黄芪 30g，龙眼肉 15g，酸枣仁 30g，党参 15g，木香 10g，炙甘草 10g，当归 15g，远志 10g，桂枝 10g，大血藤 15g，玄参 10g，木通 10g。

（三）**伴证**

肾受累者：阳虚重者，加肉桂、鹿茸、干姜；血瘀者，加蒲黄、五灵脂、骨碎补；阴虚者，加熟地黄、山茱萸、菟丝子。

神经受累者：可加四逆散。

胃肠道受累者：湿热者，可加厚朴、枳实、黄连、秦皮等；阳虚寒盛者，可加高良姜、香附、丹参、小茴香；腹痛泄泻者，可加小建中汤。

关节疼痛者：可加延胡索、威灵仙、羌活、独活等。

（四）兼证

湿热者：加防己、蚕沙、滑石、薏苡仁等。

风寒者：加桂枝、防风、荆芥、麻黄等。

寒湿者：加羌活、独活、五加皮、苍术等。

血瘀者：加桃仁、红花、没药、乳香、五灵脂等。

气虚甚者：重用黄芪，可加鹿衔草、人参，蛤蚧等。

血虚者：加首乌藤、白芍、当归、阿胶、地黄等。

阳虚甚者：加肉苁蓉、淫羊藿、巴戟天、杜仲等。

三、中西医融合临床经验

中医根据辨证对本病进行归类治疗，可提高疾病缓解率。临床发现，对于免疫抑制剂治疗应答不佳的患者，加用中药后可提高临床疗效，尤其适用于寒证人群；中药还可以稳定、控制病情，改善症状，减少复发。这也从侧面提示先天肾阳不足是该类疾病的本证。

四、临证心得与体会

1. 伏邪理论是冷球蛋白血症重要的病理过程

伏邪，即不正之气，感人后不随即发病，而是隐匿于体内，伏不显于外，待机而发。肾阳亏虚，不能祛邪外出，是邪气得以伏匿于体内的根本原因。邪气伏于内而不发，此时虽无临床表现，不易被发现，但已有冷球蛋白产生并在体内聚集。邪气郁久，或再次感受风寒湿邪气，进一步加重伏邪，是其发病的重要原因。《外台秘要》曰："其冬月温暖之时，人感乖候之气，未遂发病。至春或被积寒所折，毒气不得泄，至天气暄热，温毒始发，则肌肉斑烂也。"伏邪一旦发作，多以温热毒邪为主，故此时应以清热解毒、活血化瘀为主。疾病后期，正气亏虚，伏邪留恋，常以乏力、反复皮疹和蛋白尿为主要临床表现，故治疗应以补益正气为主兼，以解毒化瘀。

2. 治病求本

《素问·阴阳应象大论》曰："阴阳者，天地之道也，万物之纲纪，变化之父母，生杀之本始，神明之府也，治病必求于本。"故治病求本应贯穿疾病始终。所谓治病求本即寻求疾病的本质加以治疗，一方面，本为阴阳，临床诊断时应以辨寒热、气血、阴阳为本；另一方面，在疾病全程时刻针对本证的治疗，亦是治病求本的核心。以最根本的病因建立的证型，即为本证。以本证确立的治则、治法为中心，根据寒热、气血、虚实、阴阳辨证，结合疾病的分期、病程长短、累及脏腑，形成"治病求本"的辨证体系。肾阳虚是冷球蛋白血症的根本病因，通过温补肾阳，起到固护卫气，防止邪气侵入的目的，根据疾病分期，急则治标，清热化瘀，缓则治本，温阳固表，从多个角度实现中医"治病求本"的理念。

（李文杰，张磊）

第十八章　自身免疫性肝炎

薛川松教授诊治经验

一、对病因病机的认识

自身免疫性肝炎（autoimmune hepatitis，AIH）是一种肝脏实质性炎症，由针对肝细胞的自身免疫反应所介导，以高免疫球蛋白 G 血症、血清自身抗体阳性、肝组织学上存在中重度界面性肝炎为特点。其多起病隐匿、慢性发病，少数表现为急性发作甚至肝衰竭，未经治疗者可发展为肝硬化乃至肝衰竭。临床表现以乏力、嗜睡、肝脾肿大、上消化道出血为主要症状。近年来研究发现，环境、年龄、性别、药物、酒精、遗传等因素在 AIH 的发病及发展过程中有重要作用，但目前 AIH 的病因和发病机制尚无定论。中医学中并没有"AIH"的病名，但根据临床症状及表现，大抵可将其归属于"胁痛""积聚""黄疸""臌胀""水肿"等范畴。另外，AIH 又有其作为风湿免疫性疾病的发病特点，也可继发于其他风湿性疾病，如临床中常见于患者本身为系统性红斑狼疮、干燥综合征等风湿性疾病患者，在诊治的过程中可发现合并 AIH。本病的治疗在中医典籍中多有记载，如《素问·脏气法时论》中"急食辛以散之，用辛补之，酸泻之"和《金匮要略》中"见肝之病，知肝传脾，当先实脾"，即对肝病治疗的用药总结。薛川松教授认为，AIH 的发生是以肝郁气滞、肝胆湿热、肝肾阴虚为主，疾病后期可出现脾肾阳虚，气不化水，甚或水瘀互结的病理环节。

AIH 临床症状多样，在中医学中多属于"胁痛""黄疸""水肿"，也有进展为"积聚""臌胀"的病例，示 AIH 已到疾病后期。流行病学调查显示，AIH 中女性患者占大多数，可能是女性相较男性更易为情志所伤。肝气郁滞，阻于胁肋，不通则痛，发为胁痛；肝失疏泄，兼之女性以肝为先天，且乙癸同源，肝病日久必然及肾，可见急躁易怒、五心烦热、经行不畅甚至闭经、机体失润等一系列症状。若感受湿热之邪，或体内湿热较盛，阻于肝胆，致使胆汁外溢，发为黄疸，可见身黄、目黄、小便黄；木不疏土，脾失健运，湿气阻于四肢，可见水肿、身困乏力等症；脾失健运，水湿内停，病久及络，水瘀互结，发为膨胀甚至积聚。

因此，在 AIH 的发展和转归中，疾病初起以肝郁气滞、肝郁脾虚为主，日久致使水湿停留，发为水肿，或为膨胀，再进而为积聚。另外，在本病的发生发展过程中，往往伴其他风湿性疾病症状，因此在辨证治疗用药过程中，一定要予以兼顾。在治疗过程中，如患者没有明显的症状或不适，即"无证可辨"时，可以参考其他风湿性疾病予以治疗，这也是中医整体观念的一种体现。

二、辨证论治思路

薛川松教授认为，AIH 的发生多与体质有关，以肝郁脾虚、肝肾不足为主，肝郁气滞，日久可致木不疏土，脾失健运，致使水湿泛滥，轻可致水肿，重可致水瘀互结，产生膨胀、积聚等。肝胆湿热内阻，可见目黄、身黄、小便黄之黄疸。薛教授根据自己多年临床经验，从肝、胆、脾、肾入手，辨证与辨病相结合，区分是以肝脾肾不足为主，还是以肝郁脾虚、湿热水湿互结为主，通常将 AIH 分为以下证治类型。

1. 肝郁脾虚

主症：胁肋胀痛不适，心情急躁易怒，或善叹气，或伴双眼干涩不适，腹胀，大便溏，小便黄。舌质淡或淡红，苔薄黄，脉弦或弦细。

治法：疏肝健脾，解郁通络。

方药：柴胡疏肝散合四君子汤加减。

组成：柴胡 15g，枳实 15g，白芍 15g，川芎 10g，枳壳 10g，香附 10g，党参 15g，白术 10g，茯苓 10g，炙甘草 10g。

加减：急躁易怒明显者，可加黄连 10g，清心去火；胁肋疼痛明显者，可加醋延胡索 15g，活血止痛；腹泻明显者，可加薏苡仁 20g，苍术 15g，健脾祛湿；双眼干涩不适者，加决明子 12g，青葙子 10g。

2. 肝胆湿热

主症：胁肋胀痛或灼热不适感，身黄、目黄、小便黄，或皮肤瘙痒不适，口苦，或恶心欲吐，小便短赤，大便溏泄。舌体偏大，可见齿痕，舌苔黄腻，脉洪大或数。

治法：疏肝利胆，祛黄除湿。

方药：龙胆泻肝汤合四君子汤加减。

组成：栀子15g，黄芩12g，柴胡15g，茵陈15g，车前草12g，生地黄15g，甘草10g，当归10g，党参15g，白术10g，茯苓10g。

加减：大便干燥难排者，可加大黄10g，清利肠道；皮肤瘙痒明显者，可加地肤子15g，土茯苓15g，水牛角15g，凉血止痒；黄色鲜明，出现高热、惊厥甚或昏迷不醒者，可加羚羊角粉3～5g，水牛角15g，或加用安宫牛黄丸灌服。

另外，如肝胆湿热迁延日久，转为阴黄者，出现肤色暗黄，面色晦暗，伴有恶风怕冷，恶寒神疲，口淡不渴，纳差便溏，舌质淡白，苔白腻，脉沉无力，可予茵陈术附汤加减，以温中健脾，化湿退黄。

3. 肝肾不足

主症：胁肋隐痛不适，劳累后加重，口干口苦，头晕目眩，视物模糊，耳鸣耳聋，五心烦热。舌质红，苔薄红，脉细无力。

治法：滋补肝肾，通络止痛。

方药：一贯煎合六味地黄丸加减。

组成：生地黄15g，枸杞子10g，沙参10g，麦冬10g，川楝子10g，山茱萸10g，山药15g，牡丹皮10g，柴胡10g，茯苓15g，醋鳖甲15g，龟甲15g。

加减：纳差便溏者，加白术15g，党参15g，健脾除湿；大便干燥难排者，可加肉苁蓉10g，润滑肠道；视物不清者，加决明子12g，青葙子10g；五心烦热甚，急躁易怒者，加黄连10g，清心除烦；小便黄赤明显，或潮热盗汗、两颧潮红者，加黄柏10g，知母10g，滋阴降火；出现恶寒怕冷，小便频数、清亮者，示阴阳两虚，稍去清热药物，加淫羊藿、仙茅、鹿角胶、熟附子等以阴阳双补。

4. 气虚湿阻

主症：胁肋沉胀不适，身困乏力，少气懒言，易感冒、易劳累，头身困重，下肢水肿明显，纳差便溏，舌体大，可见齿痕。舌质淡，苔白腻，脉沉或滑。

治法：补肺健脾，益气祛湿。

方药：补肺汤合四君子汤加减。

组成：黄芪15g，人参10g，生地黄15g，茯苓15g，桑白皮15g，干姜10g，紫菀15g，白术15g，甘草15g，柴胡15g。

加减：若气虚明显，出现少气懒言，气不够用等中气下陷者，可加升麻10g升阳举陷；如水湿明显者，加猪苓10g，桂枝10g，冬瓜皮30g，利尿祛湿；如大便溏泄明显者，加薏苡仁 30g，苍术 10g，黄柏 10g，涩肠止泻；如恶寒怕冷明显，夜尿频，脾肾阳虚明显者，加熟附子 8g，锁阳 10g，菟丝子 10g，脾肾双补。

5. 水瘀互结

主症：胁肋胀痛或刺痛不适，胸颈部可见赤斑，腹部膨隆，下肢水肿，小便少，大便多溏，身困乏力。舌质暗，舌下脉络迂曲紫暗，苔白水滑，脉弦或涩。

治法：活血利湿，软坚散结。

方药：桃红四物汤合五苓散加减。

组成：桃仁 10g，红花 10g，当归 10g，白芍 15g，生地黄 10g，茯苓 10g，白术 10g，猪苓 10g，桂枝 10g，泽泻 10g，鳖甲 15g，龟甲 10g，柴胡 10g，党参 15g。

加减：若刺痛明显者，加用五灵脂、延胡索各 10g，化瘀止痛；如便溏腹泻明显者，加薏苡仁 30g，苍术 10g，赤小豆 15g，玉米须 15g，利小便以实大便。

三、中西医融合临床经验

薛川松教授认为，AIH 的总体治疗目标是获得肝组织学缓解，防止进展为肝衰竭和肝硬化，延长患者生存期，提高患者生存质量。临床上可行的治疗目标是获得生化缓解，即血清转氨酶（ALT/AST）和 IgG 水平恢复正常。西医认为泼尼松（龙）单一治疗或加用硫唑嘌呤联合治疗是 AIH 的基础治疗方法，适用于大多数患者，但此疗法长期应用不良反应明显，且停药后复发率较高；如果效果不明显，还要选择二线治疗甚或肝移植等手术治疗。迄今为止，临床尚未发现治疗该病的特效药，因此罹患本病，患者心理压力较大。

整体来看，本病迁延难愈，西药治疗疗程较长，患者治疗依从性差，此时配合中药治疗，提高疗效，减轻西药的不良反应，已成为大多数患者的选择。

四、临证心得与体会

第一，本病作为肝病的一部分，应牢牢遵循张仲景"见肝之病，知肝传脾，当先实脾"的原则，在治"肝"的同时不忘治"脾"。肝郁脾虚时应疏肝健脾，肝胆湿热时应健脾利湿，气虚湿阻时应益气补脾，肝肾不足时应补脾以防肾水泛滥，水瘀互结时应健脾利水，因此治"脾"应贯穿本病的各个证型及治疗的始终。

第二，本病的病位主要在肝、胁肋，涉及脏腑主要为肝、脾、肾、肺。因此本病的中医药治疗，如无禁忌必用柴胡，一为疏肝解郁，二为引经药。引药必达，增强疗效。

第三，辨证与辨病相结合。本病后期可发展为肝硬化，或伴黄疸。此时中医药在辨证论治的基础上应结合西医的病理基础，加用软坚散结的鳖甲、龟甲，利湿退黄的绵茵陈、栀子等。

第四，对于本病中的水湿泛滥症状，应遵循"腰以上肿，当发汗乃愈，腰以下肿，当利小便"的治疗原则。水湿本属阴邪，如同痰饮为患，张仲景明言"病痰饮者，当以温药和之"。因此对于表现为水湿为患的疾病，用药应以温补利湿为主。

第五，AIH本为自身免疫性疾病的一种，患者往往合并其他自身免疫性疾病，或兼有其他风湿性疾病的症状，此时治疗用药一定要体现中医的"整体观念"，以防"一叶障目，不见森林"，治疗中出现偏差；同时要"辨证论治"，方可体现患者的个体化治疗，确保疗效。

总之，薛川松教授认为本病的治疗是一个长期的过程，初始表现为肝郁气滞，后逐渐发展为水瘀互结，提示病情逐渐加重，治疗时要坚持中医经典理论对本病的指导作用，在治疗中灵活应用"整体观念"和"辨证论治"的中医诊疗思路。既要考虑到本病的基本病理，又要考虑到本病的特殊性，在临证中才不至于顾此失彼。

参考文献

［1］Rich J D .Autoimmune Hepatitis[J].New England Journal of Medicine，1996，334（4）：897-903.

［2］夏庚 . 自身免疫性肝炎诱发因素研究进展 [J]. 实用肝脏病杂志，2018，21（6）：983-986.

［3］浦仕彪，王伽伯，王睿林，等 . 中医和中西医结合治疗自身免疫性肝炎的优势与挑战 [J]. 中国实验方剂学杂志，2016，22（23）：197-202.

［4］孙建光 . 自身免疫性肝炎的中医辨证论治 [J]. 中国中医药现代远程教育，2015，13（2）：2-4.

（薛川松）

第十九章　IgG4 相关性疾病

盛正和教授诊治经验

一、对病因病机的认识

IgG4 相关性疾病（immunoglobulin G4-related disease，IgG4-RD）是一种新认识的由免疫介导的慢性炎症伴纤维化的疾病。该病可累及全身多个器官和系统，病变可持续发展并导致不可逆的损伤，甚至器官功能衰竭。IgG4-RD 为多器官多系统受累的疾病，最常见的受累器官和部位包括大唾液腺、胰腺、泪腺、腹膜后、淋巴结，其次为眶周组织、胆道、肾脏、胸部，少见受累器官包括甲状腺、神经系统、肠系膜、血管、乳腺和前列腺、纵隔等。本病的起病症状根据受累器官的不同而异，上述受累器官的瘤样肿大和硬化是最常见的临床表现。传统中医学并无 "IgG4-RD" 的记载，现代中医学根据其发病部位、临床表现等，将其归属于 "瘰疬" "痰核" 等范畴。

瘰疬之名始见于《黄帝内经》，据古代文献记载，瘰疬病因错综复杂。如《灵枢·寒热》云："寒热瘰疬在于颈腋者，皆何气使生？此皆鼠瘘寒热之毒气也，留于脉而不去者也"。可见瘰疬乃寒热毒气稽留经脉而成，这也是对于该疾病初级的认识。后世医家发现痰结致病，如《外科正宗·瘰疬论》云："夫瘰疬者……又有瘰疬、筋疬、痰疬之殊。……痰疬者，饮食冷热不调，饥饱喜怒不常，多致脾气不能传运，遂成痰结。"盛正和教授总结本病病因病机包括两方面。其一为忧思郁怒，肝气郁结，失于疏泄，郁而化火，灼伤津液，炼液为痰，结于颈项脉络，遂成瘰疬；肝气郁结，木旺乘土，横逆犯脾，脾失健运，不能运化水湿，则湿聚成痰，浊痰注入肌肉脉络，凝聚而成本病。其二为先天不足，禀赋薄弱，精血素亏，肝肾不足，导致阴虚火旺，易炼液为痰成病。正如《名医类案》所云："肝肾虚热则生病"。因此，瘰疬的形成与外感毒邪、伤于饮食、忧思郁怒、脾失健运、肝肾亏虚息息相关。

二、辨证论治思路

盛正和教授认为，IgG4-RD 常由外感毒邪、饮食不节、情志不调等诱发，引起肝气郁结，脾失健运，痰气交结，日久成瘀，最终导致气血阴阳亏虚，病情缠绵难愈。盛正和教授根据自己多年临床经验，认为本病的治疗当从疏肝解郁、健脾化痰、滋补肝肾、调补气血阴阳入手。

1.肝气郁结

主症：初起肿块大如豆粒，一个或数个不等，皮色不变，不热不痛，按之坚实，推之可动，伴心烦易怒，善太息，胸胁胀闷。舌淡红，苔白，脉细弦。

治法：疏肝解郁，化痰散结。

方药：逍遥散或四逆散合消瘰丸加减。

组成：柴胡 9g，陈皮 15g，茯苓 15g，白术 15g，法半夏 12g，白芍 15g，生姜 9g，夏枯草 12g，海藻 12g，昆布 12g，龙骨 30g，牡蛎 30g，玄参 15g，浙贝母 12g，桂枝 12g，蝉蜕 12g。

加减：表邪未清者，加香薷 12g，荆芥 12g，藿香 12g，白芷 12g；热毒盛者，加水牛角 30g，连翘 15g，石膏 30g，桑白皮 15g；痰湿重者，加胆南星 15g，草果 12g，苍术 15g，豆蔻 12g；有瘀血者，加川芎 15g，莪术 12g，土鳖虫 12g。

2.脾虚痰滞

主症：肿块逐渐增大，有时互相融合成块，推之不移，或觉疼痛，皮色暗红，常伴有低热，乏力，眠差，腹胀纳呆，消瘦。舌淡，苔白腻，脉细滑而数。

治法：健脾化痰，软坚散结。

方药：二陈汤合消瘰丸加减。

组成：法半夏 15g，生姜 12g，茯苓 15g，白术 15g，陈皮 15g，苍术 15g，薏苡仁 30g，夏枯草 12g，海藻 12g，昆布 12g，龙骨 30g，牡蛎 30g，玄参 15g，浙贝母 12g，桂枝 12g，蝉蜕 12g。

加减：瘀血重者，加川芎 15g，赤芍 15g，水蛭 12g，川牛膝 15g，红花 12g，桃仁 15g；需散结者，加三棱 12g，白花蛇舌草 15g，半枝莲 15g，穿破石 15g，黄药子 3g；需托毒者，加黄芪 30g，白芷 12g，皂角刺 15g，炮山甲 3g（现用代用品）。

3. 肝肾阴虚

主症：肿块位于一侧或两侧，大小不等，推之活动，常伴有低热颧红，五心烦热，腰酸耳鸣，咽干，盗汗失眠。舌质红，苔少或无苔，脉细数。

治法：滋补肝肾，解郁化痰，软坚散结。

方药：知柏地黄汤合消瘰丸加减。

组成：山茱萸15g，生地黄15g，牡丹皮，泽泻12g，茯苓15g，鳖甲30g，法半夏15g，夏枯草12g，海藻12g，昆布12g，龙骨30g，牡蛎30g，玄参15g，浙贝母12g。

加减：瘀血重者，加赤芍15g，紫草9g，水蛭12g，地龙15g，土鳖虫12g，桃仁15g；需散结者，加三棱12g，连翘15g，半边莲15g，穿破石15g；需托毒者，加黄芪30g，白芷12g，皂角刺15g，炮山甲3g（现用代用品）。

4. 气血阴阳两虚

主症：肿块坚硬，伴腹痛、尿少浮肿，少气懒言，消瘦面黄，自汗盗汗，溏泄便急，喘息，咳痰，心悸气短，纳呆。舌质淡胖无华或光红如镜，脉象急促细弦或浮大无根。

治法：温中补虚，调补阴阳。

方药：附子理中汤、右归丸合五苓散加减。

组成：熟附子15g，人参10g，干姜15g，白术30g，炙甘草9g，熟地黄15，肉桂6g，菟丝子20g，山茱萸15g，枸杞子15g，杜仲15g，当归12g，茯苓30g，桂枝15g，猪苓15g。

加减：瘀血重者，加赤芍15g，紫草9g，鸡血藤30g，三七9g，侧柏叶12g，茜草15g；需散结者，加莪术12g，白花蛇舌草15g，半边莲15g，白芥子15g；需托毒者，加黄芪60g，白芷12g，升麻15g，金银花12g，鹿茸10g。

三、中西医融合临床经验

盛正和教授指出，IgG4-RD作为一种多器官受累的疾病，虽然临床中发现其起病时受累器官不尽相同，但发病机制的核心是免疫系统紊乱，淋巴细胞和浆细胞活化并在受累组织中浸润。该病与其他多种类型的疾病之间存在模拟与被模拟的现象，临床往往难以鉴别，常常出现漏诊、误诊和过度诊断。目前糖皮质激素仍是公认的治疗IgG4-RD一线药物，可用于疾病的诱导缓解和维持阶段。传统免疫抑制剂及生物靶向治疗也广泛运用于临床中。传统中医对于IgG4-RD的诊治更是处于空白阶段，但我们根据其临床特点，审证求因，分初发期、进展期、终末期辨证施治。初发期干预，祛邪、化痰、散结、活血组方能取得不错的临床疗效。进展期中西医结合治疗，中医药在祛邪实的基础上特别强调扶正托毒，在西药维持疗效的同时予以中医药减毒增效，较单用西药效果更好。终末期以延长生命、减轻痛苦、提高生活质量为目的，此阶段患者体质寒热虚实夹杂，西药治疗矛盾重重，中医药治疗原则以扶正补益甚至救逆为主，散邪实之品慎用。

四、临证心得与体会

盛正和教授指出，IgG4-RD 常为多脏器受累，辨证施治时必须根据病理属性的不同，结合五脏病位的不同而选方用药，以加强治疗的针对性，同时做到分期论治。

本病初发期症见颈项或眼眶组织肿块，大小不一，推之能动，不痛不热，皮色不变，继而可融合成块，推之不移。早期多属肝气郁结，久郁化火，虚火内灼，炼液为痰，痰浊阻滞，治疗宜用消法，疏肝解郁，化痰散结。颈部肿块多而硬者，加夏枯草、昆布、海藻、鳖甲、牡蛎等软坚化痰。

本病进展期症见肿块渐次增大，有时互相融合成块，皮色转暗，推之不移，或阻滞脏腑经络，形成积聚，逐渐影响脏器功能，常伴有低热、乏力、眠差、腹胀纳呆等。《难经·五十五难》言："病有积有聚，何以别之？然：积者，阴气也，聚者，阳气也。故阴沉而伏，阳浮而动。气之所积名曰积，气之所聚名曰聚，故积者五脏所生，聚者六腑所成也。"临床所见积聚之证，常是先因气滞成聚，日久则血瘀成积。聚证病在气分，以温中健脾理气为主，重在调气；积证病在血分，以活血化瘀、软坚散结为主，重在活血。

本病终末期常因疾病自身炎性和纤维化导致不可逆的脏器损伤，症见腹痛，尿少浮肿，纳差呕恶，形神衰惫，声低息微，肉脱骨痿，泄泻不止，喘息心悸，脉象急促细弦或浮大无根，提示脏腑气血阴阳亏虚，治疗以温中补虚、调补阴阳为基本原则。如《难经·十四难》所云："损其肺者，益其气；损其心者，调其营卫；损其脾者，调其饮食，适其寒温；损其肝者，缓其中；损其肾者，益其精。此治损之法也。"此时，本病可归属中医学"虚劳"范畴，虚证仍需辨清气、血、阴、阳，并辨部位及病势。若内有实邪而不任攻，或诸虚并集而不受补，为虚劳的逆证，多预后不良。

此外，治疗 IgG4-RD 可利用中医优势，内外同治。《理瀹骈文》说："外治之理，即内治之理，外治之药，亦即内治之药。所异者，法耳！"瘰疬初期肿核如豆，中后期肿核坚硬不消，根据不同时期疾病的特点，有针对性地选择针刺、艾灸、中药贴敷、熏蒸局部的方法。内外同治不仅可起到消肿、软坚、散结的作用，还可调理全身脏腑气血，以期改变患者的免疫微环境，延缓疾病进展。

（盛正和）

第二十章 回纹型风湿症

第一节 钟力教授诊治经验

一、对病因病机的认识

回纹型风湿症（palindromic rheumatism，PR）又名复发性风湿症，《说文解字》释"回者，转也"，亦即反复发作之意，故有此名。中医历代医家尚无回纹型风湿症之专述，根据其发作时肢体关节肿痛、屈伸不利的临床表现，可归属于中医学"痹证"范畴。《素问·痹论》云："风、寒、湿三气杂至，合而为痹也。其风气胜者为行痹……"根据本病速发速止、关节呈游走性疼痛的临床特点，又可将其归属于"痹证"中"行痹"一类；本病发作时多有红肿热痛，又与"热痹"类同。因此，钟力教授认为，本病的病因病机当从行痹、热痹出发，为内有先天禀赋虚弱，卫阳不固，腠理空虚，外有风寒湿热邪气侵袭，以致经络闭阻，气血运行不畅，故出现关节、筋骨、肌肉游走性红肿热痛。

1. 卫阳不固

营卫不和则卫阳不固，腠理空虚，风邪乘虚而入，闭阻经络、关节、筋骨、肌肉而成本病。

2. 风湿热邪，直中肌肤

体虚之人，调理失宜，风湿热邪乘虚而入，滞留于关节、筋骨、肌肉之间，气血失和，经络痹阻，关节肌肉肿胀疼痛。

3. 风寒湿邪，郁久化热

风寒湿合而成痹，蕴邪化热，蒸于经络，四肢痹痛，筋骨不舒，发为红肿热痛。

4. 素体阳盛，内有蕴热，感邪诱发

本病常见于素体阳气偏盛之人，脏腑经络先有蓄热，复感风寒湿热邪气，内外合邪酿成痹证。

5. 阴虚血热

素体阴虚，或妇人产后，或久病之后，精血暗耗，体内虚热与外感湿热痹阻经络关节，阴血不足，筋脉失养，气血不通则关节肌肉热痛。

6. 痰瘀热阻

风寒湿邪，郁久化热，熏蒸津液，痰瘀化热、化火，痹阻经络关节，而致痹痛。

二、辨证论治思路

钟力教授认为，PR 的发生以正虚为本，风邪夹寒湿热诸邪侵袭为标。治疗宜分清寒热与风寒湿偏盛，以祛邪通络为原则，同时固本培元，所谓"正气存内，邪不可干"。通常将本病分为以下证治类型。

1. 营卫不和

主症：常于受风后发作，肢体关节疼痛肿胀，痛处不定，肌肤不仁，周身酸楚不适，汗出恶风，或发热恶寒，伴或不伴头项强痛。舌质淡或淡红，苔薄白，脉浮细或浮紧。

治法：调和营卫，祛邪通络。

方药：桂枝汤合玉屏风散加减。

组成：桂枝 10g，白芍 15g，甘草 5g，生姜 3 片，大枣 4 枚，黄芪 12g，防风 12g，白术 12g，羌活 15g，独活 15g，秦艽 12g，海风藤 15g。

加减：寒邪偏盛者，以防风汤加减，酌加葛根 15g，麻黄 15g，杏仁 15g，肉桂 15g，黄芩 20g，蚕沙 10g，姜黄 10g，细辛 3g；湿邪偏盛者，以羌活胜湿汤加减，酌加藁本 10g，蔓荆子 10g；风邪偏盛者，酌加豨莶草 15g，白花蛇 10g；热邪偏盛者，酌加生石膏 30g，知母 15g；若头项强痛较甚者，酌加葛根 15g。

2. 风热痹阻

主症：发病急骤，肢体关节、肌肉游走性疼痛，痛势剧烈，局部皮肤灼热红肿，或见红斑，遇热加重，得冷则舒，伴汗出，口渴，或伴发热，心烦，小便短赤。舌红，苔黄，脉浮数。

治法：清热疏风，活血通络。

方药：大秦艽汤加减。

组成：秦艽 15g，生石膏 30g，当归 10g，白芍 12g，羌活 15g，防风 12g，黄芩 12g，白芷 15g，生地黄 15g，茯苓 12g，川芎 10g，白术 15g，知母 15g，地龙 12g，豨莶草 15g，甘草 5g。

加减：热盛见红斑者，酌加土茯苓 30g，桑枝 30g，忍冬藤 30g，牡丹皮 6g；局部肿胀较甚者，酌加薏苡仁 30g，粉萆薢 30g；上肢疼痛者，酌加桑枝 10g，威灵仙 10g；下肢疼痛者，酌加独活 10g，川牛膝 10g。

3. 湿热痹阻

主症：肢体关节、肌肉红肿热痛，重着欠伸，口干口苦，脘腹胀满，食欲不振，小便色黄，大便黏滞不爽。舌红，苔黄腻，脉滑数或弦滑。

治法：清热除湿，通络止痛。

方药：宣痹汤加减。

组成：生石膏 30g，滑石 15g，防己 12g，黄柏 15g，蚕沙 12g，连翘 10g，薏苡仁 30g，赤小豆 30g，忍冬藤 30g，赤芍 10g，地龙 10g，苍术 10g。

加减：局部红肿不甚，头身困重者，酌加陈皮 5g，砂仁 10g，藿香 10g；小便短赤者，酌加车前草 15g，泽泻 15g；大便黏滞不爽者，酌加葛根 15g，黄连 10g，槟榔 10g。

4. 阴虚血热

主症：肢体关节疼痛，形体消瘦，午后或夜间发热，盗汗，口干咽燥，手足心热。舌质红，少苔，脉细数。

治法：养阴清热，祛风通络。

方药：秦艽鳖甲散加减。

组成：秦艽 15g，醋鳖甲 10g，知母 10g，当归 12g，银柴胡 10g，地骨皮 9g，女贞子 12g，墨旱莲 12g，海风藤 15g。

加减：热象偏盛者，酌加生石膏 20g，桑枝 15g；口干咽燥较甚者，酌加石斛 15g，山药 20g。

5. 痰瘀热阻

主症：病程日久，肢体关节、肌肉肿胀刺痛，局部按之较硬，面色黧黑。舌暗红，见瘀斑、瘀点，舌下脉络迂曲，苔白或白腻，脉弦涩。

治法：化痰通络，活血逐瘀。

方药：身痛逐瘀汤合二陈汤加减。

组成：桃仁 10g，红花 10g，川芎 10g，当归 15g，陈皮 5g，半夏 10g，茯苓

20g，没药 6g，五灵脂 10g，地龙 15g，川牛膝 15g，秦艽 15g，甘草 5g。

加减：疼痛较甚者，酌加全蝎 9g，酒乌蛇 20g，穿山龙 20g；肌肤麻木不仁者，酌加路路通 10g，鸡血藤 15g；病程日久，常致肝肾两虚，见腰膝酸冷，肌肉瘦削者，酌加桑寄生 30g，杜仲 15g，狗脊 15g；肝肾阴虚，虚热内生者，酌加知母 12g，生地黄 20g。

6. 肝郁气滞

主症：肢体关节疼痛肿胀，时发时止，常于情志刺激时发病，两胁疼痛，胸闷善太息，女性常有月经不调、痛经。舌红或暗红，苔薄黄，脉弦数。

治法：疏肝解郁，理气止痛。

方药：柴胡疏肝散加减。

组成：柴胡 10g，黄芩 20g，郁金 15g，枳壳 15g，川楝子 10g，陈皮 5g，川芎 10g，香附 10g，白芍 15g，海风藤 15g。

加减：少寐多梦者，以酸枣仁汤加减，酌加合欢花 20g，酸枣仁 20g，龙眼肉 15g，远志 20g，煅牡蛎 30g；血瘀偏重者，酌加桃仁 15g，红花 10g；热象偏盛者，可用丹栀逍遥散加减，酌加牡丹皮 10g，栀子 10g，白术 15g，茯苓 20g，生姜 10g，薄荷 6g。

7. 脾虚湿痹

主症：肢体关节肿胀疼痛，肌肉痿软无力，平素饮食不节，倦怠喜卧，头身困重，口中黏腻，大便黏滞不爽。舌质淡红，舌胖大，有齿痕，苔白腻或黄腻，脉濡缓。

治法：健脾除湿，通络蠲痹。

方药：参苓白术散加减。

组成：党参 15g，白扁豆 10g，茯苓 20g，桔梗 10g，砂仁 10g，山药 20g，薏苡仁 30g，羌活 15g，独活 10g，防风 10g，秦艽 15g，海桐皮 15g。

加减：腹部胀满，食少便溏者，酌加焦三仙各 10g，厚朴 20g；畏寒喜暖，大便溏薄者，酌加肉豆蔻 6g，补骨脂 12g，五味子 6g；肢体困重者，酌加藿香 12g，草豆蔻 10g。

三、中西医融合临床经验

PR 是一反复发作的急性关节炎和关节周围炎，两次发作间隔可为数天至数月，属于无症状期。发病往往为急性起病，常在午后和晚上发作，累及一个或多个关节，亦有多个关节游走性发作，伴有剧痛，数小时内达高峰，出现关节及关节周围红肿热痛，通常发作 3～7 天，部分患者可自行缓解，多数患者需口服消炎止痛药缓解，发作间歇期关节及周围组织无持续的滑膜炎和骨质破坏。少数患者可发展成类风湿关节炎，也有少数患者发展成系统性红斑狼疮或其他结缔组织疾病。本病发作期滑膜和滑液检查可发现呈亚急性、非特异、非结晶炎性改变，发作期血沉加快，C 反应蛋白升高，血白细胞轻度增多，其他检查无特异性改变。重要的是，本病无脏器及系统的损伤，所以治疗方面无须太过积极用药，无须用慢作用药，急性发作期可用消炎止痛药，如双氯芬酸钠、布洛芬、塞来昔布、艾瑞昔布、醋氯芬酸钠等，配合中成药四妙丸、珍宝丸、如意珍宝丸、正清风痛宁、草乌甲素等。

四、临证心得与体会

整体观念与辨证施治是治疗本病的宗旨所在。本虚标实，扶正祛邪乃治疗之纲要。现代人学习生活工作压力大，心情抑郁，情绪焦虑，肝气郁结，心火旺盛，失眠健忘，休息不足，心脾亏虚，正气不足，腠理不密，卫外不固，是本病发作的内因，单纯攻邪，只能令气血更伤，故治疗需重视扶正，重视疏肝解郁，清心降火，安神定志，心火得降，肝郁得舒，健脾理气，正气充足，外邪难以侵犯肌肤、经络、关节，正盛则邪衰，方能减少发病，治疗有效。钟力教授临床多采用以下治法。

1. 调和营卫气血

营卫气血为人体生命之基础，可抵御外邪，祛邪外出，固养全身，在阻止本病发生、治疗、转归方面均具有重要作用。营卫和则邪无以入，气血足则内里坚固，邪无所居。营卫在表，外感风湿热邪，首先犯于营卫。营卫不和，一则为外邪扰乱，卫阳郁闭，营阴郁滞，经脉不通，见关节、肌肉、筋骨疼痛，二则营卫亏虚，无以荣养肌肤，无力抗邪，则见肌肉麻木不仁、关节筋骨酸痛等。基础方可选用桂枝汤合玉屏风散加减。

2. 健脾扶正法

中焦脾胃为坤土，厚德载物，强健气血之源，脾胃健则万物得生，脏腑、肌肉、筋骨得养，经脉通畅，则无痹无痛。方以黄芪桂枝五物汤、小建中汤、参苓白术散等加减。

3. 疏肝理气法

肝主一身气机的疏泄，肝气条达，有助于脾土的运化，有助于气血周流，濡养筋骨、四末，肝气郁结，则见失眠心烦，胁肋疼痛，胃脘胀满，嗳气频作，关节肌肉红肿热痛。临床可选用柴胡疏肝散加减，其中柴胡、黄芩、郁金、川楝子、枳壳、香附、川芎等，是治疗肝郁、疏肝理气、止痛散结要药。另外加用安神助眠药，睡眠好则气血足，营卫固，经脉通畅。安神常用酸枣仁汤加减，药用酸枣仁、龙眼肉、远志、灵芝、五味子、煅龙骨、煅牡蛎等。

4. 祛风清热法

风热之邪入侵，经络气血不畅，见关节肌肉游走性疼痛，局部灼热红肿，或见红斑，痛不可触，关节屈伸不利。方用大秦艽汤加减，可加桑枝、忍冬藤、海桐皮、络石藤、穿山龙等药。

5. 祛风除湿法

风湿邪气痹阻经脉，肢体关节肌肉疼痛、重着、游走不定，或酸胀疼痛，随天气变化而作，恶风不欲去衣被，汗出，头痛，发热，肌肤麻木不仁。方用羌活胜湿汤、蠲痹汤等，以羌活、独活、防风、伸筋草、海风藤、海桐皮等为主，可加地龙、乌梢蛇、五加皮等药。

6. 祛风散寒法

风寒之邪痹阻，肢体关节冷痛，游走不定，遇寒则痛剧，遇热则舒，局部皮肤不红，触之不热，关节屈伸不利，恶风畏寒，四末不温。方用防风汤、麻黄附子细辛汤化裁，可加乌梢蛇、伸筋草、海风藤、路路通等药。

总之，PR 多侵犯关节、肌肉、筋骨等表浅部位，很少损及脏腑气血津液，故治疗上不宜用药太过，过则易损及内脏。故钟力教授临证多以中药辨证施治，以调和内外、通经活络、消肿止痛为主，勿过度用西药，或过度治疗，可辅以积极锻炼，适当晒太阳，嘱患者早睡，注意休息，减少压力，饮食注意营养搭配，不过食肥甘油腻，忌烟酒，少食海鲜，情绪开朗，积极参与社会活动。如此正气存内，邪不可干，营卫气血充沛，可减少本病的发作。

参考文献

[1] 路志正. 路志正风湿病学 [M]. 北京：人民卫生出版社，2017.

[2] 王承德，沈丕安，胡荫奇. 实用中医风湿病学 [M].2 版. 北京：人民卫生出版社，2009.

［3］王琬茹，时连存，刘赛.阎小萍教授治疗周痹（回纹型风湿症）经验[J].天津中医药，2021，38（12）：1505–1508.

［4］谢幼红.中医辨证治疗回纹型风湿症探析[J].辽宁中医药大学学报，2012，14（5）：23–24.

［5］孙广瀚，刘健，龙琰，等.从脾胃论治风湿病[J].风湿病与关节炎，2020，9（10）：47–49.

［6］张莹.回纹型风湿症的中西医诊治进展[J].风湿病与关节炎，2020，9（11）：66–68.

［7］何莉娇，赵艳霞，李海昌，等.从风邪探讨回纹型风湿病的中医辨治[J].浙江中医药大学学报，2017，41（8）：661–663.

［8］何莉娇，余怡然，赵艳霞，等.从伏邪学说论治回纹型风湿病[J].中华中医药杂志，2018，33（7）：2930–2932.

（钟力，王弋戈，张曼怡）

第二节　朱峪英教授诊治经验

一、对病因病机的认识

PR 在中医学中并无记载，西医学有观点认为它是 RA 的一个特殊类型，朱峪英教授通读古今文献，结合《灵枢·周痹》《济生方》《备急千金要方》《圣济总录》《黄帝素问宣明论方》《增补内经拾遗方论》等著作，综合古今学者智慧，根据 PR 发作特点，考虑将其归属于"周痹"，《灵枢·周痹》云："周痹者，在于血脉之中，随脉以上，随脉以下，不能左右，各当其所。……风寒湿气，客于外分肉之间，迫切而为沫，沫得寒则聚，聚则排分内而分裂也，分裂则痛……发则如是。"书中非常形象生动地描绘出周痹的游走性、发作频繁、发作痛剧、消失如常人等特点，这些描述与西医学的 PR 非常相似。

朱峪英教授认为，从周痹着手，PR 病因为交杂于皮肤腠理之风寒湿邪气，而病机以正虚为本、邪为标，且风邪为首，夹杂寒湿之邪，易从阳化热，并在病程中常伴有瘀血阻滞，经络不通，周痹发病周而复始，当宜分期论治。

二、辨证论治思路

朱峪英教授认为，周痹应当分发作和缓解两期进行辨证论治。急性期应祛风通络，注重清热利湿，佐以虫类药搜风通络；缓解期宜补气健脾，养血和络，补肾调肝，填精充络。然本病根源，必有邪气乘虚而入，虚之何在，确为主要，作为一名医家，应四诊合参，细辨"虚"之部位，方可药达其效。

（一）中药内治

1. 痰湿内蕴

主症：平素饮食不节，喜卧倦怠，面无神气，气短，动则尤甚，口黏，咳吐白痰，肢体困乏。舌淡，苔白或白腻，脉弦滑。

治法：双调脾肺，除湿祛痰。

方药：二陈汤加减。

组成：法半夏9g，陈皮9g，茯苓9g，薏苡仁15g，炙甘草6g，泽泻9g，杏仁6g。

加减：偏于脾虚者，加白术15g，山药15g，以健脾祛湿；偏于湿重者，加猪苓9g，桂枝9g，白蔻仁5g，以行气利湿。

2. 肝肾阴虚

主症：平素瘦削，伴见胃中嘈杂，五心烦热，口干少饮，神疲少寐。舌红，苔少，脉细数。

治法：补益肝肾，滋阴清热。

方药：六味地黄丸加减。

组成：熟地黄15g，山药15g，茯苓9g，山茱萸15g，牡丹皮9g，泽泻9g，沙参15g。

加减：偏于虚火旺者，加知母9g，黄柏6g，以滋阴降火；偏于阴虚者，熟地黄加至为30g，加枸杞子9g，菟丝子15g，或加入龟甲胶、猪脊髓等血肉有情之品。

3. 脾肾阳虚

主症：平素畏寒喜暖，肢端冰凉，倦怠神疲，恶风喜暖，甚者纳呆少食，渴喜热饮，溲清且长。舌淡胖，苔白，脉沉滑。

治法：温补脾肾。

方药：肾气丸加减。

组成：熟地黄15g，山药15g，茯苓9g，山茱萸15g，牡丹皮9g，泽泻9g，桂枝6g，制附子9g。

加减：偏于脾阳虚，出现五更泻者，可用四神丸加减，吴茱萸9g，补骨脂12g，五味子6g，肉豆蔻6g；偏于肾阳虚者，加肉桂3g，杜仲12g。

煎服法：制附子先煎，余药常规煎煮服用。

（二）中医外治经验

《灵枢·周痹》从针法出发，提示治疗疾病宜根据病情发展方向，先扼其去路，与"上工治未病"有异曲同工之妙。朱峪英教授传承创新，推出循经走罐法、蠲痹灸、循经点穴法及多种自制外用中药。

三、中西医融合临床经验

周痹是由于邪气侵袭机体，滞留于分肉之间，致使经脉气血"真气不能周"而引起的痹证。朱峪英教授在临证中发现，PR病变在少阳，少阳病机为半表半里，"少阳不升，肝气内变"，故治疗PR应从肝论治，兼顾脾胃，用小柴胡汤合逍遥散加减，和解少阳，疏肝解郁，兼以补脾。

小柴胡汤是少阳病主方，出自《伤寒杂病论》，也是和解法的代表方，少阳主枢，是气机升降出入的枢纽，枢机不利，气机郁结。逍遥散出自《太平惠民和剂局方》，具有疏肝解郁、健脾和胃的功效。在随证加减中，朱峪英教授使用药物十分灵活：气郁者，酌加香附、木香、枳实等理气之品；血瘀者，酌加丹参、鸡血藤等活血之品；郁热重甚有热毒者，酌加黄连、黄柏、牡丹皮等清热解毒；气虚不荣者，加桂枝、黄芪。朱峪英教授认为亦可以配伍搜风活络及血肉有情之品，如四藤汤（络石藤、忍冬藤、鸡血藤、海风藤）、伸筋草、乌梢蛇、蜈蚣、地龙等。正所谓守方而不拘方，方似而法不同。

朱峪英教授在临证中发现，周痹的主要病理改变是非细菌性炎性反应、肌肉痉挛或筋膜挛缩，所以在周痹急性期，使用激素或非甾体抗炎药能在一定程度上缓解肿痛、关节痛，但不能减少疾病发作次数及每次发作持续的时间，对控制疾病和远程疗效还待继续研究；部分患者使用柳氮磺胺吡啶、白芍总苷或青霉胺有一定治疗效果。在众多初诊及复诊患者中，使用抗疟药如硫酸羟氯喹、磷酸氯喹、甲氨蝶呤片，以及使用中成药正清风痛宁缓释片，有一定疗效，而且也利于培养患者依从性。

四、临证心得与体会

明代李梴《医学入门》言："痹者，气闭塞不通流也……周身掣痛麻者，谓之周痹，乃肝气不行也。"肝体阴而用阳，肝藏血，调节血量，与筋骨爪甲的活动和荣润有着密不可分的关系，合之现代名称PR，治疗原则同样与疏泄肝气密不可分，故在辨证论治中，朱峪英教授常加入柴胡、郁金、石菖蒲等疏肝理气之品，达到身心同治之目的。此外，结合周痹特点，病因囊括风邪，风性主动，故病情多变、易反复，此时灵活选取不同的中医治疗方法就显得尤为重要了。

朱峪英教授总结，在临证中，四诊定要细查端详，见微知著，避免失治、误治。痹证是一个长期的慢性过程，而治疗上，朱峪英教授有独到的配合方法，列举如下：周痹缓解期，服用蠲痹胶囊。周痹急性期，分型辨证施治，常分为风寒湿痹、风湿热痹、虚痹：风寒湿痹，服用蠲痹胶囊加桂枝、海风藤、半枫荷，寒甚加熟附子、干姜，风胜加生姜、荆芥；风湿热痹，服用蠲痹胶囊加忍冬藤、桑枝；虚痹，服用蠲痹胶囊加桑寄生、杜仲、川续断。

此外，朱崧英教授还配合使用蠲痹灸。急性期用蠲痹灸，灸前加蠲痹醇 A 溶液或蠲痹醇 B 溶液，视分型而定，如寒痹加蠲痹醇 A 溶液、热痹加蠲痹醇 B 溶液，缓解期使用蠲痹灸维持。经过 3～5 年的系统治疗，很多患者可长时间较好地控制病情，发作间隔时间延长，或者发作时症状很轻。

（朱崧英，叶仿武）

第二十一章　自身炎症性疾病

朱峪英教授诊治经验

一、对病因病机的认识

朱峪英教授认为自身炎症性疾病（autoinflammatory diseases，AIDs）属于中医学"痹证"范畴。《素问·痹论》认为，风、寒、湿三气杂至，合而为痹，继而论及筋痹、脉痹、肌痹、皮痹、骨痹舍于五脏之病机。后世历代医学家在《内经》的基础上对痹证认识不断发展，一般认为痹证的发病过程是因人体虚弱，阳气卫外不固，风寒湿邪乘虚而入，留于经络、肌肉、关节，引起气血闭阻，流通不畅，发生疼痛、酸麻、沉重、伸屈不利等症。

朱峪英教授认为 AIDs 病因有四：一是感受风寒湿邪，二是感受风湿热邪，三是痰浊瘀血，四是正气不足。

朱峪英教授认为，无论是风寒湿邪还是风湿热邪所引起者，其发病均较急，尤以后者发病更为急骤。一般以发热、皮疹，关节、肌肉、筋骨的酸痛、麻木、重着、活动障碍等为发病特点。病位主要在皮肤肌肉、经络、关节。因肝主筋，脾主肌肉，肾主骨，故与肝、脾、肾关系较为密切，病久则可累及心脏，甚则病舍于五脏。初期、中期以风寒湿热或痰浊瘀血痹阻为主，多为实证，后期则往往气阴不足或肝肾亏虚，同时伴有痰瘀凝结，甚则形成顽痰死血，发为虚实交错，以虚证为主。由于痹证虚、邪、痰瘀相互搏结，"不通""不荣"并见，故其发生、发展机理甚为复杂，一般初起病在皮肤、经络、肌肉、关节，久病入络，痰瘀内结，或由表入里，内舍于心，病涉五脏。

二、辨证论治思路

朱峪英教授认为 AIDs 辨证按关节、皮肤肌肉、五脏分类，通常将其分为以下证治类型。

1. 关节痹阻

主症：关节肌肉疼痛、酸楚、重着，以大关节为主，关节畸形、挛缩及功能障碍，可伴关节肌肉肿胀，亦可有肌肤麻木不仁，初起多有恶风发热等表证。舌质淡，苔薄白或薄腻，脉浮缓和濡缓。

治法：祛风除湿，通络止痛。

方药：除痹汤加减或蠲痹胶囊。

组成：桂枝 6g，川芎 12g，海风藤 15g，半枫荷 15，当归 30g，炙甘草 6g。

加减：偏于风者，加防风；偏于湿者，加防己、苍术、薏苡仁；兼寒者，加干姜、附子；兼有发热者，加忍冬藤。

朱峪英教授在外治法中融入辨证论治观念：①蠲痹灸：寒痹予蠲痹醇 A 溶液，热痹予蠲痹 B 溶液，肝肾亏虚者予补肾通络药酒，配合以上药酒给予蠲痹灸，以达温肾壮阳、祛风散寒、活血止痛之功。瘀血重者给予关节局部刺络放血，祛瘀通络。②循经点穴：通过经络辨证，循着经络走向按摩推拿，并着重点按其中反应明显的穴位，以疏通经络，通络止痛，平衡阴阳，调节脏腑。

2. 皮肤肌肉痹阻

主症：全身肌肉酸痛无力，初起皮肤肌肉酸胀，或恶风寒，继则肌肉、筋脉拘急，影响关节，活动不利，皮疹红斑，痤疮，脓疱，银屑，消瘦，疲劳乏力，伴有头痛，恶寒发热，鼻塞，咽痛。脉弦紧或弦缓。

治法：解肌散寒止痛，调和营卫。

方药：桂枝汤加姜黄、艾叶、忍冬藤。

组成：桂枝 6g，芍药 15g，生姜 10，大枣 6 枚，姜黄 15g，艾叶 10g，忍冬藤 15g，生甘草 6g。

加减：痛在上肢者，加威灵仙、姜黄；痛在下肢者，加怀牛膝、木瓜；麻木者，加鸡血藤、豨莶草。

朱峪英教授在外治法中融入辨证论治观念：①刺络放血、自血疗法：痹在皮肤者，给予局部刺络放血，配以自血疗法。②循经走罐：痹在肌肉、筋骨者，循着经络走向走罐，快速疏通经络，平衡阴阳，调节脏腑，促进血液循环，祛除肌肤之痹，从而达到治病的目的。

3. 五脏痹阻

主症：烦闷不安，心悸气短，头痛，夜睡多梦，腰膝酸软、痿软，关节屈伸不利，咳嗽，呕吐，腹胀，胸满，兼见畏寒喜暖，手足不温。舌淡，苔白，脉沉细弱或细数。

治法：温经通络，培补肝肾。

方药：独活寄生汤合桂枝汤及逍遥散加减。

组成：桂枝 6g，芍药 15g，生姜 10g，大枣 5 枚，独活 15g，桑寄生 9g，秦艽 9g，防风 9g，杜仲 9g，牛膝 9g，细辛 6g，当归 6g，生地黄 9g，川芎 9g，人参 9g，茯苓 9g，柴胡 9g，白术 9g，薄荷 9g，甘草 6g。

加减：偏于肝肾阴虚者，合用河车大造丸；偏于肾阳虚者，合用阳和汤加减；情志不舒者，加柴胡、香附。

朱峪英教授在外治法中融入辨证论治观念：①蠲痹灸：寒痹予蠲痹醇 A 溶液，热痹予蠲痹 B 溶液，肝肾亏虚者予补肾通络药酒，配合以上药酒予蠲痹灸，以达温肾壮阳、祛风散寒、活血止痛之功。②固元针法：补益经络，调和气血阴阳，改善脏腑功能。③循经点穴：通过经络辨证，循着经络走向按摩推拿，并着重点按其中反应明显的穴位，以疏通经络，通络止痛，平衡阴阳，调节脏腑。

三、中西医融合临床经验

西医治疗 AIDs 的目的是缓解发作、控制症状、尽可能降低炎症指标，同时尽可能避免脏器损伤和减少并发症。朱峪英教授认为痹证的治则应以祛风除湿为主，方选桂枝汤加减。在辨证施治过程中，适当加用活血之品，降低血液黏稠度，延长凝血时间，促进血液运行，改善微循环，提高血药浓度，缩短疗程。

四、临证心得与体会

朱峪英教授认为不论何种痹证，除针对病因施治外，均应辅以通经活络法。治法应多方面综合，尤其在急性期采取内服、外洗法以快速缓解症状，针对以发热、皮肤症状为主的患者，更多地采用针灸、循经走罐、刺络放血疗法，快速缓解症状，五脏痹阻患者配合固元针法、蠲痹灸、补肾通络胶囊可获得良好效果。

（朱峪英，叶仿武）

第二十二章 产后痹

第一节 何世东教授诊治经验

一、对病因病机的认识

产后痹是产后妇女常见疾病，临床表现为关节疼痛、沉重、酸楚、麻木、屈伸不利，可伴有疲乏、气短、自汗、失眠、焦虑等，属于中医学"痹证"范畴。国医大师路志正首先确立"产后痹"病名。陈自佳根据该病发病时期的特殊性、主要临床表现、病性等将本病命名为"产后风湿症"。西医学多将本病称为"产后痹"和"产后风湿症"。何世东教授对产后痹的病因病机认识如下。

1. 阳气不足为发病基础，风寒湿侵袭为病机关键

产后痹属"痹证"范畴，《素问·痹论》曰："风、寒、湿三气杂至，合而为痹也。"风性主动，善行数变，可见关节肌肉游走性疼痛；寒性收引凝滞，易伤阳气，可见关节肌肉疼痛，遇寒加重，得温缓解；湿性重浊黏滞，阻遏气机，可见肢体沉重、酸胀等表现。因此，历代医家多认为风寒湿为导致本病的主要邪气。巢元方在《诸病源候论·产后中风候》中言："产则伤动血气，劳损脏腑，其后未平复，起早劳动，气虚而风邪乘虚伤之。"明确指出本病为产后气血亏虚，复感风邪所致。国医大师路志正教授认为其发病以"虚"为纲，外邪致病或为风邪偏盛，或寒邪凝滞，或湿热痹阻。

何世东教授认为，产后痹在"产后"这一特殊时期，此时机体处于"百脉空虚，百节开张，血脉流散"的状态，阴阳气血俱不足，尤以阳气亏虚为主。产妇阳气亏虚，卫外不固，极易招致外邪而发病。正如《妇科秘方》所言："凡产后盈月，气血充足则病不生，若气血虚弱，百病俱生，妇人多患此。"《傅青主女科》也云："凡病起于血气之衰，脾胃之虚，而产后尤甚。"可见阳气不足为本病发生的基础。

2. 情志因素加重本病病情，血郁同病

一般来说，女性较男性更易出现悲伤、焦虑、抑郁等不良情绪，即"妇女百病皆自心生"，而妇人产后更是如此。《素问·阴阳应象大论》指出："人有五脏化五气，以生喜怒悲忧恐。"情志活动与脏腑气血有着密切联系。何世东教授认为妇人产后气血俱虚，气血亏虚则肝气疏泄无力，易致气郁，而寒邪凝滞主收引，湿邪阻遏阳气运行，亦可加重气机郁滞，从而出现"血郁同病"。产后痹患者或多或少伴有抑郁、焦虑等情绪障碍，严重者产后抑郁、产后焦虑症可与本病同时出现，而抑郁、焦虑的程度直接决定了本病的病情轻重。

3. 瘀血贯穿病程始终

宋代李师圣《产育宝庆集》言："产后百节开张，血脉流走，遇气弱则经络分肉之间，血多留滞，累日不散则骨节不利，筋脉引急，故腰背转侧不得，手足动摇不得，更身疼痛。"何世东教授认为，瘀血在本病中具有双重身份，既是病理产物，也是致病因素。一方面，女子因经带胎产之故，素体多瘀，加之产后气血不足，无论是气虚行血无力，还是"有形之血不能速生"所致营血虚滞，均可导致瘀血内生。风寒湿外邪侵袭机体，痹阻经络，亦可加重气血运行不畅而产生瘀血。另一方面，瘀血又可加重病情程度，如瘀血痹阻可阻碍气机运行，影响津液输布，日久必生痰浊，产生新的致病邪气，这也是本病迁延日久难愈的原因之一。何世东教授认为"血瘀之处必有伏阳"，瘀血痹阻，日久化热，邪热耗伤气血，加重机体气血亏虚，致使机体更加抗邪无力。

二、辨证论治思路

何世东教授认为产后痹的表现主要在关节和全身症状，感受不同的外邪或病因不同，则症状各不相同，如关节、肌肉症状有冷痛、酸痛、胀痛、刺痛、游走性疼痛，全身症状为恶风、汗多、乏力、眠差、烦躁、头晕头痛等，临证应结合关节及全身症状进行辨治。

1. 气血亏虚

主症：肢体、关节、筋脉疼痛，痛处游走不定，以周身关节、肌肉酸痛为主，受风加重，面色无华，体倦乏力，初起伴有发热、恶风汗出等症。舌淡嫩，苔白，脉阳浮阴弱，或浮细而缓。

治法：补气养血，祛寒除湿。

方药：黄芪桂枝五物汤加减。

组成：生黄芪 20g，桂枝 10g，生姜 3 片，大枣 15g，防风 10g，独活 10g，当归 15g，白芍 10g，鸡血藤 15g，炙甘草 6g，桑寄生 15g，杜仲 10g，牛膝 10g。

加减：出汗多者，加浮小麦、煅龙骨、煅牡蛎；腰膝酸困者，加杜仲、续断、菟丝子、骨碎补等。

2. 风寒湿痹

主症：四肢关节肌肉疼痛，或疼痛难忍，痛无定处，呈游走性，腰膝酸困，畏寒怕风，得热则舒，多汗，乏力。舌淡，苔薄白，脉细或弦缓。

治法：祛风散寒，通络止痛。

方药：蠲痹汤加减。

组成：当归 10g，白芍 10g，生黄芪 20g，川芎 10g，党参 10g，炒白术 10g，羌活 10g，防风 10g，姜黄 10g，薏苡仁 20g，威灵仙 10g，炮附子 10g（先煎），甘草 6g。

加减：出汗多者，加浮小麦、煅牡蛎；关节僵硬明显者，加独活、海风藤；上肢痛者，加片姜黄、桑枝；下肢痛者，加独活、木瓜、牛膝；腰膝酸软者，加杜仲、续断、千年健、钻地风。

3. 瘀血痹阻

主症：四肢关节疼痛明显，部位相对固定，伴有肢体麻木，女性有痛经，或恶露不尽，或排泄不畅。舌质暗有瘀斑，苔薄白，脉涩或细弦。

治法：活血化瘀，祛风止痛。

方药：身痛逐瘀汤合桃红四物汤加减。

组成：桃仁 10g，红花 10g，当归 10g，川芎 10g，黄芪 20g，怀牛膝 10g，五灵脂 10g，没药 10g，苍术 10g，黄柏 10g，地龙 10g，香附 10g，羌活 10g，秦艽 15g，威灵仙 15g。

加减：腰痛者，加补骨脂、杜仲；痛经者，加炮姜、益母草；肢体麻木明显者，加茯苓、豨莶草、丝瓜络。

4. 肝气郁结

主症：全身关节肌肉疼痛，伴烦躁焦虑，口苦、口干，乳房发胀，常因情志异常而致病情加重。舌淡红，苔薄白，脉弦细。

治法：疏肝解郁，通络止痛。

方药：丹栀逍遥散加减。

组成：牡丹皮 10g，栀子 10g，柴胡 15g，黄芩 10g，当归 10g，白芍 10g，生地黄 10g，白术 10g，茯苓 10g，薄荷 10g（后下），炮姜 5g，鸡血藤 10g，玫瑰花 10g，甘草 10g。

加减：失眠重者，加酸枣仁、合欢花、合欢皮；头晕耳鸣者，加菊花、石决明、炒蒺藜；腰痛明显者，加桑寄生、杜仲。

三、中西医融合临床经验

产后痹发生在产褥期内，或产后百日内，临证可见肢体肌肉、筋骨、关节等处出现疼痛、酸困、重着、麻木等，无肢体肿胀变形及功能障碍。产后痹患者的风湿免疫指标及影像学检查基本正常，因此何世东教授治疗产后痹主要采用中药内服，极少使用西药，如果患者合并产后感染，可使用抗生素。产后痹阳气虚衰，感受风寒，因此中医传统的理疗非常适合产后女子，如督脉灸、火龙灸、火龙罐、中药熏蒸、中药竹罐等，内外兼施，效果倍增。

何世东教授认为，产后痹虽然发生在产后特殊时期，但临证时不能先入为主，必须严密诊查，排除类风湿关节炎、系统性红斑狼疮、干燥综合征等免疫性疾病。

四、临证心得与体会

1. 分型论治，扶正祛邪，标本兼顾，祛风散寒除湿为主

《笔花医镜》中说："若身痛喜按者，血虚也，四物汤加黑姜、参、术补之。……若专腰痛者，虚也，八珍汤加杜仲、续断、肉桂。"《妇科三百证》认为本病风寒型应养血益气，佐以祛风散寒除湿。临证中何世东教授常使用八珍汤加肉桂、防风、黄芪等，以益气补血，祛风除湿，气血旺盛，肢体充盈，疼痛自消。

2. 重视瘀血，祛瘀活血

《妇人大全良方》说："大抵产者，以去败恶为先，血滞不快，乃至是尔。"何世东教授认为这是活血化瘀法在本病中的应用，为免瘀血停留，治者必先逐瘀，瘀消然后方可行补。

3. 不能过度补益，兼以疏肝理气

何世东教授认为产后痹病机中有气机郁滞或逆乱的因素，当治以疏肝解郁，通络止痛。

4. 注意产后调摄

患者为产后正气亏虚之际患病，有多虚、多瘀、寒多的病机特点，何世东教授强调应注重预防调摄：用药偏于温甘平和，少用辛散之品，以防耗气伤血。患者产后少用风扇、空调，避免饮冷等，浴后避风，同时注意适当锻炼，增强体质。

（叶雪英）

第二节　孙维峰教授诊治经验

一、对病因病机的认识

产后痹指女性在生产、流产或引产后百日内，由感受外邪、情志变化、过早劳役等诱因，出现关节、肌肉的酸楚、麻木、沉重、疼痛，可伴汗出、恶风、畏寒、情志不畅等症状，症状可持续存在或反复发作，迁延难愈，给产后女性造成极大痛苦。孙维峰教授在产后痹治疗方面有很深造诣，临床疗效显著。

孙维峰教授认为，产后痹的基本病因病机可概括为"正虚""邪侵""肝郁""瘀阻"。其发病多以产后气血两虚为本，风寒湿之邪侵袭人体为标，肝郁瘀血痹阻经络为实。女子以血为本、以气为用，怀孕期间需大量气血孕育胎儿，如果既往气血不充，适逢产后大量失血，或产程过长，必致气耗血亏，百脉空虚，不荣则痛。如《证治准绳·女科》曰："产者若因劳役身疼而不能动转者，良由产后百节开张，血脉流走，气弱则骨肉之间血多凝滞，是故百节经脉紧急，腰背不能转侧，手足不能动摇。"若产后居于阴凉潮湿之处，或产期在夏日暑热之时，使用空调、风扇等消暑，或过食生冷，风寒湿邪乘虚袭之，邪气痹阻脉络则发病。产妇多受情志影响，情绪易于波动，往往思虑过多，肝气郁结，则导致肝失疏泄，气滞血瘀，而使瘀阻不得散。《素问·举痛论》曰："百病生于气也。"《杂病广要》曰："女属阴，得气多郁。"可见妇女产后如有情绪不畅，可引起气机运行不利，导致气机郁滞，从而出现一系列情志症状，而气机郁滞又会导致瘀血，从而进一步加重本病。妇人"产后多虚、多瘀"，若因产伤，产时正气大伤，无力送胞，导致胎衣留滞胞宫，无法及时排出，则可引起恶露不下，或下而不尽，留滞成瘀，瘀阻经络、筋骨之间，不通则痛，发而为病。

二、辨证论治思路

孙维峰教授认为，本病的治疗应以扶正祛邪、标本兼顾为基本原则，根据邪气的偏盛，审查虚实，明辨标本，辨证论治，方可事半功倍。通常将产后痹分为以下证治类型。

1. 气血亏虚，风寒袭表

主症：关节、肌肉疼痛，汗出恶风，畏寒肢冷，酸楚麻木，面色无华，困倦乏力，自汗或者动则汗出。舌淡，苔薄白，脉细弱或沉细无力或沉紧。

治法：益气养血，祛风散寒。

方药：黄芪桂枝五物汤合八珍汤加减。

组成：黄芪15g，桂枝12g，白药12g，生姜10g，大枣5枚，党参20g，白术15g，茯苓15g，炙甘草5g，当归10g，川芎10g，熟地黄10g。

加减：上肢关节痛者，加羌活、片姜黄、桑枝；下肢关节痛者，加独活、川牛膝；腰背冷痛甚者，加狗脊、巴戟天、续断；关节重着、肌肤麻木不仁者，酌加薏苡仁、防己、茯苓皮。

2. 阳气不足，血脉瘀滞

主症：四肢关节疼痛，呈刺痛，痛处不移，入夜尤甚，神疲乏力，面色少华，形寒肢冷，小便清长，恶露量少、色紫夹血块，小腹疼痛。舌淡暗，苔薄白，脉细涩。

治法：温阳益气，通络止痛。

方药：阳和汤加减。

组成：熟地黄30g，麻黄9g，鹿角胶15g，白芥子10g，肉桂10g，生甘草10g，炮姜炭5g，山药30g，当归15g，川芎15g。

加减：关节疼痛，得温则舒者，加细辛、附子；疼痛较重者，加延胡索、醋乳香、醋没药；关节肿痛，经久不消者，加姜黄、白芥子、路路通；恶露不尽者，加益母草、艾叶炭、炒蒲黄。

3. 肝肾阴虚，筋脉失养

主症：关节酸痛，腰背酸软，足跟痛，倦怠乏力，筋脉拘急，或兼失眠多梦，盗汗，或两颧潮红，五心烦热，或便干溲赤，或咽干口燥，头晕耳鸣，或脱发。舌质红，少苔，脉细数。

治法：补益肝肾，荣养筋脉。

方药：独活寄生汤加减。

组成：独活15g，寄生15g，杜仲15g，牛膝15g，细辛6g，秦艽15g，茯苓15g，桂心5g，防风15g，川芎10g。

加减：面色无华、乏力较甚者，加枸杞子、桑椹、鸡血藤；出汗较多者，加浮小麦、芡实、煅牡蛎；肢体麻木明显者，加豨莶草、丝瓜络、路路通；便秘者，加郁李仁、火麻仁。

4.肝失疏泄，气机郁滞

主症：关节、肌肉疼痛，常因情绪波动而改变，心烦易怒，或胸闷气短，善太息，或嗳气频繁，腹胀，或多愁多虑，或口干口苦，胁胀痛。舌淡，苔薄白或薄黄，脉弦。

治法：疏肝解郁，行气止痛。

方药：逍遥散合黄芪桂枝五物汤加减。

组成：柴胡 15g，当归 10g，茯苓 15g，白芍 10g，白术 10g，甘草 5g，生姜 5g，薄荷 10g，大枣 3 枚，黄芪 15g，桂枝 10g。

加减：情绪低落，焦虑明显者，加香附、浮小麦、郁金；失眠多梦者，可加炒酸枣仁、夜交藤、合欢皮；食欲不振、纳呆腹胀者，加砂仁、陈皮、神曲；面红目赤，五心烦热者，加牡丹皮、栀子、生地黄等。

三、中西医融合临床经验

在风湿科门诊经常遇到这样一类女性患者，产后发病，以关节、肌肉疼痛、怕凉、怕风等为主诉，而查体无阳性体征，实验室检查指标无异常，难以明确诊断，应用非甾体抗炎药（NSAIDs）治疗效果不理想，常常是患者很痛苦，医生很无奈。关于产后痹，西医学无相应疾病和诊断标准，风湿病实验室检查，以及超声、X 线、CT、MRI 等检查项目对本病无临床意义。有些患者被误诊为其他风湿免疫性疾病，应用抗风湿慢作用药（DMARDs）及生物制剂治疗，不仅无效，还会因药物的不良反应出现更多的不适。因此孙维峰教授强调，本病临床上一定要详问病史，仔细辨证，根据其特定的发病人群、发病时间、诱因及临床表现，并排除类风湿关节炎、强直性脊柱炎、致密性骨炎、风湿性多肌痛、反应性关节炎、肌筋膜炎、肌纤维痛综合征等风湿免疫性疾病。单纯的产后痹中医治疗有较好的效果。而随着社会环境的变化，本病病因病机趋于复杂化，情志因素对孕产妇的影响彰显突出。女性的感情较男性脆弱、细腻，心理承受能力不强，较易出现悲伤、焦虑、抑郁等不良情绪，因此产后痹患者往往伴有一定程度的焦虑、抑郁等情绪障碍，严重者可能产后痹与产后郁同时出现。因此对于产后痹患者的治疗要重视疏肝解郁，进行必要的心理疏导，方有利于患者康复。

四、临证心得与体会

产后痹的主要病理基础是产后气血不足、营卫亏损，风寒湿邪侵袭、瘀血痹阻、情志不舒是重要的致病因素，临床上虽分为 4 种证型，但这 4 种证型很难截然分开，往往相兼出现，临床应灵活辨证。

本病气血不足为本，感受外邪、瘀血阻滞、肝气郁结为标，因为要重视虚实标本，或先治标，或先治本，或标本兼治，或攻补兼施。治疗总以扶正祛邪、益气养血为本，兼以祛风散寒、活血通络、疏肝解郁。对于久病患者，重视温补脾肾、养阴柔肝。除中药内服，治疗本病尚可联合中药熏蒸、针灸、中药敷贴等外治法。

产后痹患者的起居应避免感受风寒湿邪，避免直接或长时间接触空调、风扇等，根据气温变化适当增减衣服，疼痛明显部位可使用护膝等护具。注意休息，创造安静、舒适的环境，从而保证体力的恢复。要加强营养，合理饮食；禁食生冷寒凉，少食油腻及海鲜类食品。在药物治疗的同时要给予心理安慰，进行心理疏导，保持心情舒畅，鼓励患者树立战胜疾病的信心。适度进行功能锻炼，增强体力，对产后痹的恢复也很重要。

（李静）

第三节　张剑勇教授诊治经验（传承李志铭教授）

一、对病因病机的认识

产后痹是指产褥期出现的以肢体或关节酸楚、疼痛、麻木、重着为主的一系列证候，多因产妇素体虚弱，产后气血亏虚，复感外邪而发病。产后痹又称为产后遍身疼痛、产后痹证、产后痛风、产后身痛等。本病主要表现为四肢关节、肌肉的酸痛、麻木、重着，伴有怕冷、怕风、乏力、多汗、烦躁、失眠等症状。产后痹轻者经过调养大多自行缓解，少数患者由于治疗及调养不当，疾病迁延难愈，症状反复发作。

张剑勇教授认为，女子一生要经历"经、带、胎、产、乳"，往往耗伤气血，妊娠期间精血下注以养胞胎，以致四肢百骸失养，产时又耗伤气血，产后百脉空虚，营卫失调，腠理不密，气血本未复，又加产后哺乳，气血愈亏，若兼产后摄生不慎，则气血亏虚，不得充养，脾胃功能失调，气血生化乏源，则无以濡养四肢，发为产后遍身疼痛。隋代巢元方《诸病源候论》指出："肾主腰脚，而妇人以肾系胞，产则劳伤肾气，损伤胞络，虚未平复，而风冷客之。"若加之风寒湿外邪侵袭，稽留关节筋肉，气血运行不畅，不通则痛，日久成痹，阻滞经脉，则出现关节沉重不利、筋脉挛急的症状。《叶氏女科证治》载："产后遍身疼痛，因气血走动，升降失常，留滞于肢体间，筋脉引急，或手足拘挛不能屈伸，故遍身肢节走痛。若瘀血不尽，流于遍身，则肢节作痛"。可见产后身痛多与产时耗伤气血，产后血虚、血瘀有关。

张剑勇教授总结：妇人产后气血亏虚是本病的主要内因，邪气乘虚侵袭是本病的外因，病机为气血不足、瘀血内停、肾气虚损，病理性质为以虚为本，外兼风寒湿邪痹阻筋脉关节。

二、辨证论治思路

张教授根据多年临床经验，对本病的治疗从正邪两方面入手，强调辨证最重要的是分清寒热和邪实正虚，同时顾护先天之本，辨邪实要分清风寒湿何者偏盛，辨正虚要分清楚何脏腑亏虚。通常将产后痹分为以下证治类型。

1. 风湿痹阻

主症：肢体关节冷痛，痛无定处，遇寒加重，得热则舒，纳呆腹胀，大便溏而不爽。舌淡红，苔薄白或白腻，脉浮滑。

治法：祛风除湿，通络止痛。

方药：通痹泰汤加减。

组成：秦艽15g，独活12g，防风12g，川牛膝12g，木瓜12g，威灵仙12g，薏苡仁30g，茯苓25g。

加减：若风邪盛，关节游走性疼痛、恶风者，酌加羌活、桑枝，以祛风通络；若寒邪盛，关节疼痛剧烈者，加细辛，以温阳散寒止痛；若湿邪盛，关节肿胀重着、肌肤麻木不仁者，酌加粉萆薢、泽泻、猪苓、茯苓皮，以利湿消肿；若汗出较多者，加黄芪、白术、浮小麦，以益气固表敛汗。

2. 气血亏虚

主症：肢体关节酸痛，肌肤麻木不仁，入夜尤甚，伴有神疲乏力，面色少华，头晕耳鸣，心悸气短，唇甲色淡，自汗。舌质淡或淡暗，苔薄白，脉沉细或弱。

治法：益气养血，活血通络。

方药：黄芪桂枝五物汤加减。

组成：黄芪30g，芍药10g，桂枝9g，生姜18g，大枣4枚。

加减：若兼自汗出者，酌加白术、防风、浮小麦，以益气固表敛汗；若关节刺痛，痛处固定不移者，酌加川芎、桃仁、红花，以活血化瘀；周身疼痛者，可加鸡血藤以补血活血通络，秦艽、威灵仙以祛风活络止痛。

3. 肝肾亏虚

主症：肢体关节冷痛，或酸重无力，或痿软，肢体屈伸不利，以腰或下肢为甚，神疲气短，口淡不渴，小便不利或清长，大便溏，纳差。舌淡红，苔薄白，脉沉细。

治法：补益肝肾，祛风除湿，通络止痛。

方药：补肾通痹泰汤加减。

组成：薏苡仁20g，茯苓20g，海风藤15g，桑寄生10g，杜仲10g，川续断10g，烫狗脊10g，秦艽10g，独活10g，淫羊藿10g，川牛膝10g，盐补骨脂

10g，羌活 6g，三七 3g。

加减：若兼胃脘不适，大便溏者，酌加干姜、白术、陈皮，以益气温中；兼关节沉重者，酌加泽泻、苍术，以化湿通络。

4. 瘀血痹阻

主症：四肢关节疼痛，痛处固定，麻木沉重，或有关节肿大变形，夜间痛甚，瘀阻皮肉可有肌肤肿胀，瘀阻胞宫则恶露量多色暗，小腹疼痛、拒按。舌紫暗，有瘀斑，苔薄白，脉沉涩。

治法：养血祛瘀，温经止痛。

方药：生化汤加减。

组成：全当归 24g，川芎 10g，桃仁 9g，炮干姜 6g，炙甘草 6g（加黄酒煎服）。

加减：周身疼痛者，加延胡索、路路通、姜黄，以行血中气滞；上肢疼痛者，加秦艽、羌活，以祛风胜湿，通络止痛；小腹疼痛、拒按重者，加香附、益母草，以温经化瘀行气，气行则血行而止痛；若兼肢体痛处不温者，加桂枝、姜黄、细辛，以温经散寒止痛。

三、中西医融合临床经验

张剑勇教授认为，诊治疾病的过程中不仅要传承中医治病的理念，而且应当融合西医的理论体系，做到中西医治疗融会贯通。张教授据自身多年临床经验认为，若患者疼痛较重，可根据具体症状，酌情加抗炎止痛药，以达速解妇人身痛之困，利用西药起效迅速的优势，补中药之缺，常可取得良好的临床疗效。在中医理论方面，张教授以整体审查为原则，通过辨证论治，配合中药方剂直取病变之本，同时根据患者具体证型或不同体质调整用药方案。除口服中药以外，张教授亦充分利用中药外治法，使用涂擦类膏药及贴敷膏药外用，以辅佐口服中药，速达其效。此外，张教授还酌情施以针灸、拔罐等疗法，佐以红外线、低频脉冲电等理疗手段，既解外忧，亦除内患，做到标本兼治。

四、临证心得与体会

《素问·四气调神大论》曰："是故圣人不治已病治未病，不治已乱治未乱，此之谓也。"张剑勇教授始终秉承"上工治未病，预防胜治疗"的大医理念，结合妇人产后痹的病因病机，认为本病应当以早期预防为主，做到早期调养先天之本，并注重气血冲和，使肾气不虚，胞宫得养，可降低发病概率。《丹溪心法》云："产后无得令虚，当大补气血为先，虽有杂症，以末治之。"张教授认为，已病者，当遵循产后多虚、多瘀之特点，不可不顾护气血，古家有云女子以肝为先天、以血为养，诊治过程中应重养肝血，加之气血生化之源在脾胃，应同时重视脾胃的调养，若兼风、寒、湿三气外袭者，因产后本血虚，亦不可峻投风药，否则恐重伤其阴，治疗时应以扶正为主，兼以祛邪，用药方面，重用养血活血滋阴之品，佐以散寒祛风、除湿通络之药。

张剑勇教授坚持"病后调护，瘥后防复"的原则，嘱患者在饮食上做到少食辛辣，忌煎炸食物，清淡饮食，生活上适当运动，规避风寒，调理情志，以使气血调畅，关节肌肉得以充养。张教授认为，对患者的宣教十分重要，患者的依从性直接影响预后。若出现产后痹应当遵循早期及时、规范、系统性治疗的原则，早期配合治疗可有效减少患者的症状发作时长及频率，若任由病程发展，恐进一步耗伤人体正气，最终导致疾病缠绵难愈。

参考文献

［1］李梦华，周小琳 . 产后身痛病类证类治 [J]. 中医学报，2019，34（9）：1855-1858.

［2］王金凤，王芳芳，孙永波 . 古代医家对产后身痛的认识述要 [J]. 中医药信息，2013，30（4）：8-10.

［3］张仲景 . 金匮要略 [M]. 北京：中国中医药出版社，2016.

［4］傅山 . 傅青主女科 .[M]. 北京：人民卫生出版社，2006.

［5］朱震亨 . 丹溪心法 [M]. 沈阳：辽宁科学技术出版社，1997.

［6］陈自明，薛己，许润三 .《校注妇人良方》注释 [M]. 南昌：江西人民出版社，1983.

［7］黄帝内经素问 [M]. 北京：人民卫生出版社，2005.

［8］灵枢经 [M]. 北京：人民卫生出版社，2005.

［9］李寒宇，戴泽琦，孙伟伟 . 赵瑞华教授治疗产后身痛经验 [J]. 天津中医药，2021，38（6）：765-768.

［10］李志铭 . 产后风（痹）防治探讨 [J]. 深圳中西医结合杂志，2009,19(5)：265-267，297.

（张剑勇，王月言，邓金荣，李文珺）

第四节　吴金玉教授诊治经验

一、对病因病机的认识

吴金玉教授认为，产后痹的发生是产后气血亏虚，复感风寒湿之邪，或情志不畅，气滞血瘀，痹阻于筋脉骨节所致。吴金玉教授把本病的特点概括为虚、邪、瘀、郁。虚：产妇分娩胎儿，气血亏虚，产后哺乳，耗伤精血，筋脉骨节失于濡养，不荣则痛，此为本病的内在因素。邪：体虚外感风寒湿邪，痹阻经络，气血运行不畅，不通则痛。瘀：产后恶露不尽，瘀血内阻，或气虚无力推动血行，瘀血阻滞，或感受寒邪，寒凝血瘀，发为本病。郁：产后身体、生活变化大，易产生心理落差，情志不畅，肝气郁结，气滞血瘀，致经络气血不畅，发为本病。

产后痹发生于女性产后特殊生理时期，具有多虚、多瘀的特点，此时气血亏虚、气血凝滞明显，体虚腠理疏松，又因感受风寒湿邪气，客于肌表，营卫失调，内外合邪，痹阻经络，以致不通则痛、不荣则痛。

二、辨证论治思路

吴金玉教授认为，产后痹以正虚为本，多与实邪侵犯合而为病，治疗多从正虚、邪实两方面入手，辨证要分清正虚和邪实，以气血虚为本，气滞血瘀、风寒湿邪阻滞经络为标。通常将其分为以下证治类型。

1. 气血虚痹

主症：产后遍身疼痛，其疼痛程度往往不甚，喜按喜揉，身体麻木不仁，汗出恶风，畏寒肢冷，困倦乏力，面色无华。舌质淡，苔薄白，脉沉细。

治法：益气养血，疏风通络。

方药：黄芪桂枝五物汤加减。

组成：黄芪 30g，桂枝 10g，白芍 10g，防风 10g，当归 15g，干姜 10g，生姜 3 片，大枣 4 枚。

加减：若血虚明显，头晕眼花，心悸多梦，恶露多者，加熟地黄 10g，酸枣仁 10g，鸡血藤 10g，阿胶 10g，龙眼肉 10g；若气虚明显，动则汗出，气短者，加党参 10g，白术 10g，枸杞子 10g；若阳虚明显，畏寒肢冷者，加淫羊藿 15g，巴戟天 15g，仙鹤草 10g。

2. 风寒湿痹

主症：产后肢体关节肿痛，屈伸不利，肌肉疼痛酸楚，天气变化及受凉劳累后加重，或疼痛游走不定，或冷痛剧烈，得热则缓，或关节重着。舌淡，苔薄白，脉沉细紧。

治法：祛风散寒，除湿通络。

方药：蠲痹汤。

组成：羌活 10g，独活 10g，肉桂 10g，秦艽 10g，当归 10g，川芎 10g，炙甘草 5g，海风藤 10g，桑枝 10g，乳香 10g，木香 5g。

加减：风气胜者，关节游走性疼痛，恶风，加防风 10g；寒气胜者，关节冷痛，得温痛减，加附子 10g；湿气胜者，关节疼痛重着，困倦乏力，加防己 10g，萆薢 30g，薏苡仁 30g；痛在上者，去独活，加荆芥 10g；痛在下者，加牛膝 10g；间有湿热者，其人舌干、喜冷、口渴、溺赤、肿处热辣，此寒久变热也，去肉桂，加黄柏 10g；腰膝酸软疼痛者，加千斤拔 10g，杜仲 10g，续断 10g。

煎服法：木香后下，余药常规煎煮服用。

3. 瘀血内阻

主症：产后关节刺痛，夜间明显，屈伸不利，按之痛甚，恶露量少、色紫夹血块，小腹疼痛、拒按。舌质紫暗，苔薄白，脉细涩或沉涩。

治法：活血化瘀，祛风除湿。

方药：身痛逐瘀汤加减。

组成：秦艽 10g，川芎 8g，桃仁 10g，红花 9g，甘草 6g，羌活 10g，没药 6g，当归 10g，五灵脂 6g（炒，包煎），香附 10g，牛膝 10g，地龙 6g，三七 6g。

加减：若微热者，加苍术 10g，黄柏 8g；身体虚弱，乏力明显者，加黄芪 30克；若胸胁胀痛者，加柴胡 10g，枳壳 10g；若寒邪甚，关节痛遇冷加重者，加制附子 10g，桂枝 10g；久病顽痹者，加乌梢蛇 10g，全蝎 10g。

4. 肝郁气滞

主症：产后四肢疼痛麻木，关节活动不利，情绪低落，悲伤欲哭，或脾气暴躁。舌淡，苔薄，脉弦。

治法：疏肝行气，养血健脾，通络止痛。

方药：柴胡疏肝散或逍遥散加减。

组成：当归10g，茯苓10g，白芍10g，白术10g，柴胡10g，生姜10g，薄荷5g，甘草10g，木香5g（后下），秦艽10g，独活10g，牛膝10g，威灵仙10g。

加减：腹胀，纳食差者，加焦三仙各15g，枳实10g，陈皮10g，砂仁10g；气虚，乏力，自汗者，加党参10g，黄芪20g，防风10g；血瘀，恶露不尽，关节疼痛固定，刺痛，夜间加重者，加川芎10g，桃仁10g，红花10g，当归10g；若感受风寒湿邪，关节游走性疼痛，关节疼痛遇寒加重，或关节疼痛重着者，酌情加防风10g，附子10g（先煎30分钟），桂枝10g，石菖蒲10g，络石藤10g，桑寄生15g，骨碎补15g，杜仲15g，牛膝加至15g。

三、中西医融合临床经验

西医对本病发病机制尚不明确，目前认为与产后机体的激素水平、免疫功能、钙磷缺乏、产后生活的改变及心理的调适等因素有关。西医治疗方面以止痛、补钙、补充维生素等对症治疗为主，疗效欠佳。结合中医辨证施治，联用中医外治疗法，如针灸、足浴、烫熨治疗等，常可获得较好的疗效。

四、临证心得与体会

《邯郸遗稿》说："产后遍身骨节疼痛，或因气滞，或因血凝，或感风寒，或初产血气未和，或蓐劳、血少，皆能作痛也，故腰背不能转侧，手足不能运动。"产后痹多因产后气血亏虚，护理不当，感受邪气所致，主要病机是气血不足，正虚感邪，气滞血瘀，不荣不通，治疗时要注意鉴别气血、阴阳、脏腑何虚为主，辨清致病邪气。治法以益气养血、祛邪通络为主，兼顾活血理气，可配合外治法，嘱患者做好生活起居饮食及心理情绪的调护。产后痹的转归预后与患者体质强弱和感邪的深浅及治疗是否及时有很大的关系。本病的预后良好，无关节畸形，应帮助患者树立战胜疾病的信心，疏导患者情绪，给予家庭成员健康指导，共同帮助患者度过这一特殊时期。

（吴金玉）

第五节　刘清平教授诊治经验

一、对病因病机的认识

产后痹是指妇女在产后出现以肢体关节酸楚、麻木、疼痛、重着、恶风、怕冷等为主症的一类病证。产后痹又称产后身痛、产后关节痛、产后风、产后中风等。我国第一部妇产科专著《经效产宝》中提到"产后中风，身体疼痛，四肢萎弱不遂"，认为"产后中风，由产伤动血气，劳损脏腑，未平复起早劳动，气虚而风邪乘之，故中风。风邪冷气客于皮肤经络，但疼痹羸乏，不任少气。若又筋脉夹寒，则挛急㖞僻，夹温则纵缓弱，若入诸脏，恍惚惊悸，随其所伤脏腑经络而生病"。后世医家在此基础上对产后痹的认识逐渐深入。

"产后痹"一词最早见于《实用中医风湿病学》，在路志正国医大师的提议下，后经中国中医药学会风湿病分会倡议，将产褥期和产后百日内所患的风湿病定名为"产后痹"。

《金匮要略·妇人产后病脉证治》说："问曰：新产妇人有三病，一者病痉，二者病郁冒，三者大便难，何谓也？师曰：新产血虚、多汗出，喜中风，故令病痉……"书中指出妇人产后多虚的基本病机，因新产妇人妊娠十月，耗血养胎，阴血早已不足，加之分娩时失血，产后哺乳，乳汁亦气血所化生，以致阴血益虚，气为血帅，血为气母，气亦不足，故有产后"百脉空虚"之说。气血亏虚，则腠理疏松，易受外邪侵袭，造成营卫不和。正如《金匮要略·血痹虚劳病脉证并治》所说："夫尊荣人，骨弱，肌肤盛，重因疲劳汗出，卧不时动摇，加被微风，遂得之。"故古人强调新产之后，须"厚不初褥，遮围四壁，使无孔隙，免致贼风"。若有不慎，感受外邪，即可出现四肢关节疼痛酸楚、麻木不仁、游走不定，且症状随气候变化，感受风寒之邪而加重，正合《素问·痹论》"风、寒、湿三气杂至，合而为痹也"之义。由于正气不足，邪气留着肌肉和经络关节，邪气闭阻，气血运行不利，营卫不和，造成疾病缠绵，经久不愈，久病及肾，日久损伤肝肾，肝藏血，肾藏精，精血不足，肢体筋脉更加失养。另外，血虚风寒湿凝滞，气血运行不畅，又可产生瘀血等病理产物，导致疾病更加缠绵难愈。《叶氏女科证治》曰："产后遍身疼痛，因气血走动，升降失常，留滞于肢体间，筋脉引急，或手足拘挛不能屈伸，故遍身肢节走痛。若血瘀不尽，流于遍身，则肢节作痛"。书中明确指出妇人产后关节痛多由瘀血内停所致。所以，产后痹的病机乃素体虚弱，外邪侵袭，邪气痹阻，营卫不和，脉络不通。

产后痹与其他痹证有很多不同之处。一是发病时间不同：本病与生产密切相关，其他痹证不一定发生在生产后，二者虽均有明显的风寒湿等邪乘虚侵袭之因，但产后痹发生在妊娠期间，因气血濡养胞胎，四末百骸呈空虚或不足状态，加之产时伤气伤血，肌肉关节及筋脉失荣，不慎感受外邪导致。所以，气血亏虚是产后痹产生的重要病理基础。二是临床表现不同：产后痹的临床表现主要为关节肌肉疼痛明显，遇风、寒、湿则加重，遇暖则略缓解，关节一般没有肿胀，也可伴有晨僵，往往伴有明显全身恶风寒、自汗、疲乏等症状。三是实验室检查不同：产后痹实验室检查指标没有特异性，常见的风湿免疫指标，比如自身抗体、炎症指标、影像学检查等一般正常，而其他痹证都有相应的实验室检查结果异常。四是治疗不同：西医学没有有关产后痹的诊断，所以西医没有特异性治疗方法，一般予非甾体抗炎药、抗焦虑药、营养补充剂等治疗，而中医学对产后痹的认识历史悠久，治疗经验丰富，疗效确切，故产后痹是中医优势病种之一。

二、辨证论治思路

由于产后痹的病因病机与其他痹证不同，因此辨证论治"勿忘于产后"，本病气血不足是根本原因，治疗时切记调补气血，调和营卫；兼肝肾不足者尚需调补肝肾。虽产后多虚，但亦勿忘邪阻的一面，或祛风或除湿或散寒，部分邪气化热者尚需配合清热，产后痹日久者亦勿忘祛瘀等，也就是"勿拘于产后"之意。一般产后痹分以下几种证型。

1. 气血亏虚，风寒入络

主症：全身关节疼痛，呈游走性，关节痛得寒则剧，得热则缓，伴自汗，四肢酸楚、麻木，头晕，心悸，面色㿠白。舌质淡，苔薄白，脉细无力。

治法：益气养血，祛风散寒。

方药：黄芪桂枝五物汤加减。

组成：黄芪 30g，桂枝 15g，当归 15g，白芍 15g，炙甘草 6g，大枣 15g，生姜 3 片。

加减：风邪胜者，关节游走痛，加羌活、独活、防风、蔓荆子、秦艽；湿邪胜者，麻木重着，可加苍术、薏苡仁、萆薢、茯苓皮；寒邪甚者，疼痛剧烈，可加制附子（先煎）、制川乌（先煎）、制草乌（先煎）、细辛。

产后痹亦应注意按病位所在不同而区别用药：若病在上肢颈项，用姜黄、桑枝、葛根；病在下肢、腰背，选独活、杜仲、续断、桑寄生、牛膝。

2. 肝肾不足，风湿入侵

主症：产后腰脊酸痛，艰于俯仰，腿脚无力或足跟痛，头晕耳鸣，夜尿多。舌淡暗，脉沉细弦。

治法：补肝肾，祛风湿。

方药：独活寄生汤加减。

组成：独活 15g，桑寄生 30g，杜仲 15g，续断 15g，党参 30g，茯苓 15g，当归 15g，白芍 15g，川芎 10g，生地黄 15g，牛膝 15g，细辛 3g，防风 15g，秦艽 15g，炙甘草 6g。

加减：风胜者，加羌活；寒胜者，加川乌、附子；湿胜者，加防己、薏苡仁、苍术、白术、木瓜；疼痛较甚者，可酌加制川乌、地龙、红花；抽筋者，重用白芍；恶露量多，有血块者，加益母草。

3. 瘀血阻络，风湿痹阻

主症：肢体关节疼痛剧烈，局部刺痛、拒按，夜间加重，肢节屈伸不利，麻木重着，甚或步履艰难，常伴少腹疼痛，恶露不畅，或行而不畅。舌质紫暗，或有瘀点、瘀斑，脉沉涩。

治疗：活血化瘀，通络止痛。

方药：身痛逐瘀汤加减。

组成：当归 15g，川芎 10g，桃仁 15g，红花 15g，牛膝 15g，秦艽 15g，羌活 10g，五灵脂（炒）15g，香附 12g，甘草 6g。

加减：风胜者，加防风、威灵仙；寒胜者，加细辛、制附子、桂枝；湿胜者，加苍术、薏苡仁、防己；化热者，加金银花、连翘、知母；气虚者，加黄芪、党参；血虚者，加熟地黄、白芍；肾虚者，加桑寄生、仙茅、补骨脂；久病者，加蜈蚣、全蝎。

三、中西医融合临床经验

产后痹是临床常见病，给产妇和家庭带来较大的困扰，西医认为本病是由产后激素水平改变，造成关节松弛所导致，治疗主要使用非甾体抗炎药止痛。中医认识到本病的病机在于本虚标实，有正气不足的内因和外邪内侵的外因，治疗产后痹有丰富的经验，有内治外治丰富的手段，所以产后痹是中医优势病种，值得推广应用。

四、临证心得与体会

1. 注意生活调摄

产后痹产生的根本原因是正气不足，故患者应避免损伤正气，避免过早、过重劳动以耗伤气血，避免过早同房伤肾，还应避免邪气侵犯，如注意保暖避寒、避免居所潮湿等。

2. 辅以食疗

根据病情，患者可适当服用当归生姜羊肉汤、生姜丁香猪蹄汤等，以温通血脉，驱散风寒。

3. 辅以外治

根据病情，患者可适当采用热敷、药浴、针灸等外治法，以增强疗效。

（刘清平）

第六节 李凤珍教授诊治经验

一、对病因病机的认识

1. 气血失常，邪毒内侵

李凤珍教授认为，产后痹是针对特定人群及特定时间而命名的一类风湿病，其主要表现为妇女产后百日内，因调护不慎而出现肢体关节肌肉疼痛、麻木、酸沉、怕凉、怕风等症状。本病发生的主要原因在于妇女产后机体虚弱，脏腑功能低下，气血不足，百节空疏，若调护不慎，风寒湿热邪乘虚而入，阻滞龙路、火路气机，天、地、人三气不能同步，致人体气血均衡失常而发病。李凤珍教授将本病的特点概括为"毒""虚""瘀"三个因素。毒：产后气血未复，阴阳失调，营卫不和，若调护不慎，外感风毒、寒毒、湿毒等邪气，滞留于筋骨关节处，血络痹阻而致痹。虚：产后气血亏虚，脏腑功能低下，龙路、火路气血均衡失常，肢体肌肉筋脉失于濡养而致痹。瘀：产后气虚血弱，血行不利，或恶露不尽，败血不散，瘀血阻滞而致痹；或因产后情志失调，肝郁气滞，瘀阻经络，不通则痛，而致本病。

2. 正虚为本，毒瘀共存为标

李凤珍教授通过对产后痹患者症状、体征的长期研究，认为产后痹以正虚为本，毒瘀共存为标，瘀阻经络、肢体失养为其基本病理特点。本病临床上多为虚实夹杂证，属本虚标实之候。本虚多为气血两虚，亦可见脾肾阳虚、肝肾阴虚等，营卫不和，腠理不密，不能抵御外邪，致邪毒内侵，痹阻于肢体、皮肤、经络而发病。根据临床表现，本病可分为阴证（寒湿型、瘀阻型、正虚型）和阳证（湿热型）。

二、辨证论治思路

基于壮医学"毒虚致病"基本理论，李凤珍教授提出产后痹的发生关系"毒""虚"两方面，正虚是内因，多由于妇女产后劳倦过度，情志内伤，肝脾肾亏虚，气血均衡失常，不能抵御外邪，导致筋骨失养，瘀血阻滞。李凤珍教授强调辨病最重要的是分清阴阳与邪实正虚，辨邪实要分清楚风、寒、湿、热、瘀何者偏盛，正虚要分清在气还是在血，治疗讲究急则治其标，虚则治其本。通常将产后痹分为以下证治类型。

1. 阴证——寒湿

主症：关节肢体疼痛、重着，冷痛，游走不定，局部畏寒，得寒痛剧，得热痛减。舌质淡红，苔白腻，脉濡或滑，或弦缓或沉紧。

目诊征：勒答上白睛有雾斑，龙路脉络散乱、弯曲、暗红。甲色或青或紫或苍白，月痕暴露过少。

治法：散寒毒，除湿毒，祛风毒。

方药：散寒除湿方加减。

组成：黄花倒水莲30g，党参20g，肉苁蓉15g，女贞子15g，桂枝5g，鸡血藤20g，海风藤15g，路路通15g，金樱子肉15g，鹰不扑15g，甘草6g。

加减：上肢痛重者，加姜黄15g；下肢痛重者，加牛膝15g；膝关节疼痛者，加松节15g，伸筋草15g；偏寒痛者，去路路通，加干姜10g；纳差者，加砂仁6g，焦山楂10g。

2. 阴证——瘀阻

主症：全身多关节肌肉疼痛或肢体关节刺痛，痛处不移，夜间痛剧，怕风怕凉，遇寒加重。舌质暗，有瘀点、瘀斑，苔薄白，脉弦滑或弦涩。

目诊征：勒答上白睛有瘀斑，龙路脉络暗红、延伸、弯曲，末端有瘀点。甲色或青或紫或苍白，月痕暴露过少。

治法：化瘀毒，祛风毒，通龙路、火路气机。

方药：化瘀通路方加减。

组成：黄花倒水莲20g，飞龙掌血20g，过江龙20g，伸筋草15g，路路通15g，宽筋藤10g，海风藤15g，僵蚕10g，蜂房10g，鸡血藤15g，田七6g。

加减：关节疼痛严重者，加姜黄15g，桂枝15g；水肿者，加土茯苓20g，薏苡仁20g。

3. 阴证——正虚

主症：肢体关节酸痛无力，活动后加剧，或肢体麻木，少气乏力，自汗，心悸，头晕目眩，面黄少华，关节屈伸不利，腰膝酸软无力，关节发凉，畏寒喜暖。舌质淡，苔薄白，脉细弱。

目诊征：勒答上白睛浅淡，龙脉脉络弯曲。甲色苍白，月痕暴露过少。

治法：补气血，壮筋骨，祛风毒，散寒毒。

方药：补气血壮筋方加减。

组成：黄花倒水莲20g，黄芪20g，党参20g，鸡血藤15g，当归藤15g，桑寄生20g，狗脊15g，蒸黄精15g，白芍15g，肉桂5g，毛冬青15g，山药15g。

加减：肢体麻木者，加路路通15g，伸筋草15g；乏力、气短者，加五指毛桃20g；腰膝酸软者，加千斤拔15g。

4. 阳证——湿热

主症：肢体关节肿痛，不怕寒凉，触之灼热或有热感，口渴不欲饮，烦闷，或伴发热。舌质红或暗红，苔黄，脉濡数或滑数或脉弦。

目诊征：勒答上龙路脉络弯曲、红活。甲色深红，月痕暴露过多。

治法：清热毒，除湿毒，祛风毒，消肿痛。

方药：清热肿节风方加减。

组成：肿节风30g，忍冬藤20g，救必应20g，两面针9g，海风藤15g，伸筋草15g，土茯苓15g，萆薢15g，青风藤10g，僵蚕10g，露蜂房10g，草6g。

加减：上肢痛重者，加姜黄15g；下肢痛重者，加牛膝15g；周身关节痛者，加桑枝15g，松节15g；关节肿胀者，加薏苡仁20g，桂枝9g；发热者，加山芝麻15g。

三、中西医融合临床经验

产后痹是临床常见、多发的风湿病，主要以气血失衡为本、毒邪内侵为标。中医治疗产后痹的方法较多，中药内服有一定的疗效。西医没有与产后痹相应的病名，具体发病机制亦尚未明确，以对症支持治疗和心理干预为主。李凤珍教授认为，广西位于岭南地区，多为瘴气致病，壮族人民经过长期的实践，总结出一套独具地域特色性的壮医疗法。在产后痹的治疗上，李凤珍教授主张以中医为主、西医为辅、壮医为特色的治病理念，在运用壮药进行调气、解毒、补虚的前提下，借助西医的辅助检查明确病因，协助诊断。此外，面对疾病带给患者的疼痛不适感及紧张焦虑的精神，李凤珍教授认为壮医特色外治疗法丰富多样，立竿见影，效宏功专，具有鲜明的"简、便、验、廉、捷"的地域性特色，因此在治疗产后痹的过程中擅长用壮医特色外治疗法，以增强疗效，缩短病程，减少痛苦。如壮医药物竹罐疗法、壮医刺血疗法、壮医火针疗法可用于寒湿型、瘀阻型产后痹；壮医敷贴疗法可用于正虚型、湿热型产后痹。

四、临证心得与体会

李凤珍教授认为，女子以血为本，产后妇女多虚、多瘀，易感邪毒，治疗当以扶正祛邪为主。因大部分产妇存在产后情志失调现象，肝郁气结常与产后痹的其他证型兼见，所以在治疗过程中还需要关注产妇的情绪状态，及时帮助产妇疏导心情。根据产后痹的不同证型、不同病理阶段，治疗上可适当配伍相应的疏肝理气、宁心安神之品，如郁金、合欢皮、五味子等。李凤珍教授认为产后痹复杂多变，需要分期治疗。

1. 急性活动期以"解毒"为首

李凤珍教授认为，广西位于岭南地区，气候炎热，雨水充沛，易生瘴气，产后妇女多为气血虚弱，腠理肌肤不密，瘴气易携寒湿毒、湿热毒通过人体肌肤腠理直接侵犯人体而致痹。因此产后痹急性活动期以湿热毒或寒湿毒为突出表现，临床表现多以邪盛为主，治疗当以"祛邪"为主。寒湿偏盛者，多为寒湿内侵所致，药用黄花倒水莲、党参、肉苁蓉、女贞子、桂枝等，以补益脾肾，温阳散寒；湿热偏盛者，多为湿热内蕴所致，药用肿节风、忍冬藤、救必应等，以清热解毒，关节肿胀明显者加土茯苓、萆薢等以利湿消肿，关节屈伸不利者加僵蚕、蜂房等以祛风止痛。产后痹的急性活动期治疗以"解毒"为首，从而疏通人体的三道两路（三道指气道、谷道、水道，两路指龙路、火路），使天、地、人三气同步，从而达到治疗疾病的目的。

2. 慢性缓解期以"调气、补虚"为主

痹证日久，以关节酸痛无力，或关节刺痛为突出表现。李凤珍教授认为，产后痹的慢性期治疗当以"扶正"为主。对于关节酸痛乏力，气血亏虚者，用黄花倒水莲、党参、黄芪、鸡血藤、当归藤、黄精等，以重补气而生血，达到补而不腻之效，并配伍桑寄生、狗脊等，以补肝肾，壮筋骨。对于痹证日久，瘀血阻滞者，用风龙掌血、过江龙、伸筋草等，以化瘀毒，祛风毒，通龙路、火路气机。

3. 擅用藤类药物

在长期的医疗经验积累中，壮医学理论认为，自然界形状相似的东西能弥补人体的不足，有"以形补形"的观点。《本草便读》记载："凡藤蔓之属，皆可通经入络。"藤类药物以其轻灵，易通利关节而达四肢。李凤珍教授认为，藤类药具有攀越缠绕的特性，能通络引经，治疗人体四肢关节疾病，起到祛风除湿、舒

筋通络、消肿止痛的功效，且通利关节的藤类药物价格相对便宜，疗效佳，患者易于接受。

4. 壮医特色外治疗法

李凤珍教授认为，"疾病并非无中生，乃系气血不均衡"，产后痹产生的内在因素往往缘于机体内外气血失和，导致各脏腑功能失调，从而滋生疾病，在治疗上应该根据患者症状表现及病情的轻重缓急，灵活运用壮医特色外治疗法，突出壮医的特色。如壮医药物竹罐疗法、壮医火针疗法、壮医热熨疗法对于寒湿型或瘀阻型痹证，具有散寒毒，除湿毒，祛风毒，消肿痛，通龙路、火路的功效；壮医刺血疗法对于湿热型痹证，具有清热毒，除湿毒，祛风毒，消肿痛，通龙路、火路的功效；壮医敷贴疗法用于正虚型痹证，具有调气、解毒、补虚的功效。李凤珍教授擅用壮医特色外治疗法，直达病所，起到立竿见影的效果，增强患者治疗的信心，便于疏导患者焦虑紧张的情绪，达到事半功倍的目的。

（李凤珍）

第七节　谢学光教授诊治经验

一、对病因病机的认识

产后痹是妇女在产褥期或产后百日内，由于机体虚弱，气血不足，筋脉失养，或湿寒之邪因虚乘之，或痰浊内生，蕴郁化热，或瘀血阻滞经络，或病久体虚，复感外邪，内外相引，病邪深入脏腑所致的一类疾病。本病致病原因虽繁，归纳起来不外外因与内因两大类。

1. 外因

产后居住潮湿之地，或分娩在春、秋、冬之季，室内过冷或过暖，衣衾被褥增减失宜；或产期在盛夏炎热之时，室内用空调、电扇消暑。以上皆易令产妇感受风、寒、湿、热诸邪，邪气痹阻经络而发病。

2. 内因

（1）气血两虚：妇人在妊娠期间，大量气血孕育胎儿，因此易致气血不足。若产后失血过多，或难产，或分娩时间过长，精力损耗过度，或产后恶露不尽，气血再伤，肌肤、筋脉、关节、脏腑、骨骼等全身组织失于濡养。气虚则阳不固，血虚则阳无所附，风、寒、湿、热之邪易乘虚侵犯人体，引发本病。

（2）脾肾两虚：先天不足，形体失充；后天失调，机体失养，则脏腑功能薄弱。体质素虚，加之妊养胞胎气血亏耗，或平时房劳、强劳过度，肾元亏虚，逢产后益甚，稍感外邪即病。

（3）肝肾阴虚：肾主水，肝肾同源。若肝肾阴虚，肝无以藏，筋脉无所主。逢产后气血大伤，肝肾阴液再度亏耗，筋脉失养，易受外邪，诱发本病。

（4）湿邪阻滞：素体丰腴，脾湿内盛，或贪凉饮冷太过，伤及脾肾之阳，脾虚运迟，肾虚而失气化，寒湿内生，阻滞经脉，痹而不通。正值产后气血不足，内外相引而成产后痹。若湿从寒化，湿阻寒凝，则成寒湿痹。湿邪蕴久化热，或外感湿热之邪，或过食辛辣油腻、滋补之品，湿热内生，稍感外邪，则易形成湿热之痹。

（5）热邪壅结：外感火热之邪，或本为阳盛之体，或血中伏火，或过食油腻肥厚，温补过极，热从内生，热邪壅滞经脉，与外邪相合而发为本病。

（6）瘀血阻滞：产后恶露不下，或下之不尽而致瘀，故有"产后多瘀"之论。若产后恶露不尽，瘀血留滞经络，或平时血热致瘀，瘀血阻滞经脉，发为本病。

二、辨证论治思路

产后痹的证候以正虚为主，亦可有邪实或虚实夹杂者。根据产后亡血伤津、气血不足、肝肾亏虚、多虚多瘀的特点，本着"勿拘于产后，勿忘于产后"的原则，治疗产后痹时，除辨证运用祛风、散寒、除湿、清热等祛邪治痹之法外，还须重视益气养血、补益肝肾之法。审其虚实，或先标后本，或标本同治，并遵循补益勿过壅滞、风药勿过辛散、祛湿勿过刚燥、清热勿过寒凉、用血肉有情之品勿过滋腻等用药规律。

1. 气血两虚

主症：遍身关节疼痛，肢体酸楚、麻木，时轻时重，甚至筋脉挛急，肌肉瞤动，并有头晕、气短、心悸、自汗等症。舌质淡嫩，苔白或少苔，脉细弱或细数。

治法：益气养血，活血通络。

方药：黄芪桂枝五物汤加减。

组成：生黄芪 30g，桂枝 10g，白芍 10g，当归 15g，川芎 10g，炒白术 15g，秦艽 15g，豨莶草 30g，地龙 10g，生姜 5 片，大枣 5 枚。

加减：关节痛重者，加海桐皮、丹参；周身关节挛急、麻木者，加伸筋草、木瓜；易汗出者，加生牡蛎（先煎）。

2. 外感风寒

主症：全身肢体、关节、肌肉疼痛，以肩背、肘、腕、手等处为主，肌肉酸楚，屈伸不利，或痛无定处，或冷痛剧烈，得热则缓，或有肢体关节肿胀、重着、麻木，畏寒恶风。舌质淡，苔薄白。

治法：益气健脾，温经活血，祛风散寒。

方药：趁痛散加减。

组成：当归 15g，黄芪 30g，白术 15g，炙甘草 5g，肉桂 10g，独活 15g，牛膝 15g，生姜 5 片，薤白 10g。

加减：上肢疼痛者，加威灵仙、片姜黄；气短易汗出者，加生黄芪、桂枝；下肢痛重者，加防己、车前草；膝关节疼痛者，加松节、地龙、伸筋草、海桐皮，另可加熟地黄、山茱萸等补肾填精养血，鸡血藤，养血补血；若偏于瘀者，可加红花、鸡血藤，以增活血行瘀、宣络止痛之效。

3. 寒湿痹阻

主症：肢体关节肿胀、重着、酸楚、隐痛，屈伸不利，肌肤麻木，肢倦乏力，以下肢尤甚，胸闷脘痞，纳呆腹胀，大便黏腻不爽，或畏寒腰痛，四肢逆冷。舌质淡，苔白滑，脉细弱而弦或濡缓。

治法：散寒除湿，散风通络。

方药：麻黄附子细辛汤加减。

组成：麻黄10g，附子10g（先煎），细辛3g，生黄芪15g，当归10g，桂枝10g，白芍10g，防风10g，桑寄生15g，红花6g，甘草6g。

加减：风湿盛者，加络石藤，甚则加川乌、草乌；膝关节疼痛者，加松节；上肢痛重者，加威灵仙、片姜黄；下肢沉重者，加车前草、防己；胸闷脘痞，纳呆腹胀者，加砂仁、佛手。

4. 湿热痹阻

主症：关节灼热、红肿、疼痛，肢体沉重酸软无力，口干不欲饮，或见发热，夜寐盗汗，形体消瘦，胸脘痞闷，纳呆食少，大便或干或溏，小便黄赤。舌尖边红，苔白厚腻或黄腻，脉濡细数。

治法：清热利湿，宣痹止痛。

方药：宣痹汤加减。

组成：生薏苡仁30g，晚蚕沙10g（先煎），防己10g，杏仁10g，滑石10g（先煎），连翘10g，茵陈10g，炒苍术10g，半夏10g，赤小豆24g，车前草15g。

加减：关节红肿疼痛甚者，去滑石、杏仁，加忍冬藤、木通、生地黄；周身关节酸楚者，去滑石、杏仁、赤小豆，加桑枝、豨莶草；筋脉拘急者，去滑石、赤小豆，加松节、藕节；口干渴思饮者，去半夏、滑石，加生地黄、麦冬；下肢关节灼热疼痛者，去滑石、杏仁，加黄柏、知母、忍冬藤；腰膝酸软无力者，去滑石、杏仁、半夏，加桑寄生。

5. 瘀血阻滞

主症：遍身关节肌肉疼痛，或刺痛，四肢关节屈伸不利，按之痛甚，恶露量少，色紫夹血块，小腹疼痛、拒按。舌质紫暗，苔薄白，脉弦涩。

治法：养血活血，化瘀通络。

方药：身痛逐瘀汤加减。

组成：秦艽 15g，川芎 10g，桃仁 10g，红花 10g，甘草 5g，羌活 10g，没药 5g，当归 15g，五灵脂 10g（先煎），牛膝 15g，香附 10g，地龙 10g。

加减：若痛处不温，喜热熨者，可酌加姜黄、川乌、草乌以温经散寒止痛；若兼关节红肿热痛、身体重着、舌苔黄腻等湿热征象明显者，可加苍术、黄柏清热燥湿；若病久气虚，眩晕耳鸣，心悸气短，动则汗出，倦怠乏力者，可加黄芪、党参以扶正气。

6. 脾肾阳虚

主症：周身关节冷痛，屈伸不利，四末不温，畏寒怕冷，甚则关节肿胀积液，或关节僵硬变形，肌肉萎缩，面白无华，气短乏力，形寒肢冷，腰背酸痛，下肢酸软，足跟冷痛，或有腹胀便溏，或五更泄泻。舌质淡，苔白，脉沉细而弱。

治法：温补脾肾，祛寒除湿，散风通络。

方药：附子汤加减。

组成：附子 10g（先煎），防风 10g，独活 15g，细辛 3g，萆薢 15g，山茱萸 15g，牛膝 15g，肉桂 5g，川芎 10g，白术 15g，枳壳 10g，石菖蒲 15g，菊花 5g，天麻 10g，生姜 8 片。

加减：湿重者，加薏苡仁、茯苓、苍术；风盛者，加白僵蚕、白花蛇；寒重者，加制川乌、麻黄；关节不利者，加白芥子除皮里膜外之痰浊；下肢沉重疼痛者，加木瓜、千年健。

7. 肝肾阴虚

主症：肢体关节肌肉烦痛，入夜尤甚，屈伸不利，筋脉拘急，肌肤麻木，腰膝酸软，活动时加重，日久则关节变形，形体消瘦，或咽干口燥，头晕耳鸣，或失眠多梦，烦躁盗汗，两颧潮红，五心烦热，便干溺赤，恶露量多或少，色紫红，质黏稠。舌质红，苔少，脉虚数或细数。

治法：养阴增液，荣筋通络，活血止痛。

方药：养阴蠲痹汤（路志正经验方）。

组成：生地黄 30g，山药 15g，山茱萸 15g，枸杞子 15g，茯苓 10g，丹参 15g，赤芍、白芍 10g，路路通 24g，露蜂房 6g，鸡血藤 30g，豨莶草 30g。

加减：口干喜饮者，加麦冬、玉竹；上肢关节疼痛者，加片姜黄；盗汗者，加浮小麦、生龙骨、生牡蛎；耳鸣甚者，加珍珠母。

三、中西医融合临床经验

产后痹的范围较广，中医古籍中多以"产后身痛""产后关节痛""产后痛风""产后中风""产后筋脉拘急""产后鸡爪风"等相称。产后所患之痹证，与一般痹证不同。普遍认为，凡西医学之风湿性疾病发于产褥期或产后百日内者，均可参考产后痹予以治疗和调护。西医并无确切之病名，此时更应充分发挥中医"整体观念""辨证论治"之特色。

在治疗上，西医一般以对症治疗为主，多以非甾体抗炎止痛药、维生素、护胃药，甚至调节自主神经功能药物为主。但在临床实际中，因产后哺乳等现实问题，部分患者要求不使用西药，此时口服中药、使用中医特色外治法则可发挥主导作用。

四、临证心得与体会

1. 大补元气、补益肝肾，同时顾护脾胃

《叶氏女科证治》曰："产后遍身疼痛，因气血走动，升降失常，留滞于肢节间，筋脉引急或手足拘挛不能屈伸，故遍身肢节走痛。"《女科切要》中云："产后诸疾，先以大补气血，纵有他疾，以末治之。"女子以肝为先天，补益气血、补益肝血、填精补髓为产后痹之大体治法。谢学光教授认为，补益阴血之品，多有滋腻碍脾之嫌，故在治疗产后痹时多添加健脾胃、助运化之品，如苍术、白术、茯苓、山药、山楂、砂仁之类，既可增强补益之效，亦可防止痰湿内生，瘀阻经脉。

2. 重视心理健康，重视疏肝解郁

一般而言，女性的情感较男性相对脆弱、细腻，容易为忧郁、悲哀、思虑等情志刺激而出现各种症状。随时代的发展，妊娠期抑郁、产后抑郁的患者数量逐步上升，正如《医学正传》所言："妇女百病皆自心生。"故谢学光教授在治疗产后痹时常使用柴胡、黄芩、川楝子、郁金、合欢皮、玫瑰花等和解枢机、疏肝理气之品，以助通经络而除痹，肝气疏则情志调，同时嘱咐患者注意调整自身情绪，使治疗达事半功倍之效。

3. 重视外治法

大多数医生在治疗产后痹时往往只重视内服中药的作用，却忽视了中医外治法的疗效。其实很多中医外治法都有特殊的治疗作用，其疗效确切且副作用更小。如中药熏蒸、火龙罐、穴位贴敷、中药离子导入正清风痛注射液、盘龙灸等，这些中医特色外治不仅具有热效应、电效应，而且能通过中药的直接作用达到舒筋活络止痛、缓解症状的目的。谢学光教授认为内治法配合外治法取得的疗效远远大于单纯内治法，故在临床治疗中反复强调中医特色外治法的使用。

（谢学光）

第八节 薛川松教授诊治经验

一、对病因病机的认识

产后痹为临床常见风湿病（痹证），是产褥期或产后百日内气血亏虚，卫外不固，外邪乘虚侵袭机体，出现肢体关节肌肉疼痛、麻木、酸沉、怕凉、怕风或功能轻度受限等，但相关检查无明显异常的慢性迁延性疾病。西医对本病缺乏明确诊断，治疗上多以抗抑郁药、激素、止痛药、心理疏导为主要手段，但效果差强人意，兼之产妇哺乳期对西药的抗拒心理，导致患者依从性较差，也使患者无法得到有效治疗。中医古籍没有产后痹病名的记载，但根据身体疼痛不适，可将本病归属于"痹证"范畴。《素问·痹论》依据风寒湿三者的强弱偏盛不同，将痹证分为行痹、痛痹、着痹。汉代张仲景在《金匮要略》中提到了"产后风"及头痛、恶寒、时有发热、汗出等临床表现。唐代昝殷所著《经效产宝》指出，"产后中风，身体疼痛，四肢萎弱不遂"，对产后中风的临床症状进行了简要概括。清代《傅青主女科》认为，"产后……骨节不利，故腰背不能转侧，手足不能动履，或身热头痛"，进一步说明了产后痹的临床表现及病因。古代医籍中虽无"产后痹"之名，但有对以"产后腰痛""产后身痛""产后中风"等产后肢体疼痛表现进行描述的记载。如隋代巢元方《诸病源候论》始列"产后腰痛""产后中风"等。唐代昝殷《经效产宝》有论"产后遍身疼痛"。宋元之后，本病论述以"产后腰痛"和"产后遍身疼痛"者为多。明清时期也出现"产后风""产后风湿"等名。后来，经过中国中医药学会风湿病分会提议，以"产后痹"替代了产后风湿。

前人用"产前一盆火，产后一盆冰"来形容妇人之怀胎生产，即言明妇人产后多为虚寒体质。产后或人工流产术后，机体虚弱，血随津失，气随血脱，致使气血不足，百节空疏，风寒湿等外邪乘虚而入，发为肢体关节肌肉疼痛、沉重、麻木等症，迁延日久，痰瘀互结，阻于四肢而致筋骨关节畸形。

薛川松教授认为，产后痹主要有以下病因病机。

1. 气血亏虚

妇人在妊娠期间需大量气血孕育胎儿，加之产中失血，必致气血损耗，肢体筋骨肌肉失养，不荣则痛，而致本病；产后气血未复，阴阳失调，营卫不和，若起居不慎，邪气易侵而发病。《冯氏锦囊秘录》曰："产后身痛者，是血虚不能荣也。"《胎产指南》曰："筋骨乃血所养，产后血虚，亦能作痛。"《女科旨要》曰："产后四肢骨节，遍身疼痛，盖产育之时，周身三百六十骨节开张，气血俱虚，劳伤，坐卧，又出房冒风所致。"

2. 外邪侵袭

产后气血未复，阴阳失调，营卫不和，起居调摄不慎，六淫之邪极易入侵，如洗涤过凉、衣被厚薄失宜、睡卧吹风、居住潮湿之地，或夏季室内空调、冷气、电扇使用不当，外邪乘虚而入，邪气痹阻经络而发为本病。《千金翼方》曰："产后中风，身体痹疼痛。"《邯郸遗稿》曰："产后沐浴太早，或感风湿而筋脉拘急，骨节疼痛。"《傅青主女科》曰："产后感风寒，腰痛不可转。"

3. 瘀血气滞

产后恶露不尽，败血不散，瘀阻经络，气血痹阻而致痹；或产后情志不畅，肝气郁结，气血瘀滞，瘀阻经络，不通则痛，而致本病。《太平圣惠方》曰："产后败血不散，攻刺，腰间疼痛。"《妇人大全良方》曰："产后余血不尽，血流入腰脚，疼痛。"《普济方》曰："产后恶露方行，忽然断绝不来，腰中疼注，两腿刺痛，如锥刀痛入骨，此由血滞于经络。"《叶氏女科证治》曰："产后……若瘀血不尽，流于遍身，则肢节作痛。"

综上所述，产后痹作为临床常见痹证，其病因病机归纳起来不外虚、邪、瘀。产后痹以正虚感邪，瘀阻经络，气血不通，肢体失养为基本病机，虚、邪、瘀共存，虚为本，邪为标，瘀为病机关键。故《邯郸遗稿》曰："产后遍身骨节疼痛，或因气滞，或因血凝，或感风寒，或初产血气未和，或蓐劳、血少，皆能作痛也，故腰背不能转侧，手足不能运动。"本病多为虚实夹杂之证，属本虚标实之候，本虚为气血亏虚、肾气不足，标实为外邪、瘀血、气滞等。

二、辨证论治思路

薛川松教授认为，产后痹的发生乃妇人产后气血亏虚，阳气虚衰，致使筋骨失养，经络失荣，风寒湿邪杂合而至，痹阻经脉，不通则痛。疾病日久迁延不愈，致使痰瘀互阻，可见关节畸形，变为尪痹。治疗上应首先考虑产后患者因虚受邪的本质，其次考虑病邪的性质，大多数患者为风寒湿杂合致病，而以某一邪气为甚，再次考虑久病不愈者情绪上的变化。因此，薛教授将产后痹分为以下类型论治。

1. 气血亏虚

主症：肢体关节疼痛，酸软无力，面色、眼睑或口唇苍白无华，关节晨僵。舌质淡白，苔薄白或黄白相间，脉沉濡无力或芤。风邪为甚者，肢体关节游走性疼痛明显，未见关节畸形肿胀，可见浮脉；湿邪为甚者，关节肿胀、晨僵明显，天气变化时为甚，伴关节屈伸不利，可见滑脉或濡脉；寒邪为甚者，疼痛剧烈，恶风怕冷明显，关节遇冷则痛甚，得热则痛减，可见弦脉。

治法：补血益气，疏风通络。

方药：圣愈汤加减。

组成：黄芪 30g，人参 10g，当归 10g，白芍 15g，熟地黄 10g，川芎 15g，鸡血藤 15g，葛根 20g。

加减：风邪甚者，酌加桂枝 10g，防风 10g，桑枝 10g，羌活 10g，独活 10g；寒邪甚者，酌加肉桂 10g，细辛 5g，川乌 6g（先煎），草乌 6g（先煎）；湿邪甚者，酌加薏苡仁 30g，牛膝 10g，猪苓 15g，防己 12g，茯苓皮 30g。

2. 肾气亏虚

主症：关节疼痛，遇冷加重，得暖则舒，晨僵，腰痛，甚或腰膝酸软，夜尿频。舌体胖大，甚或可见齿痕，舌质白，苔白滑，脉滑或弦细。风邪甚者，肢体关节游走性疼痛明显，未见关节畸形肿胀，可见浮脉；湿邪甚者，关节肿胀、晨僵明显，天气变化时为甚，伴关节屈伸不利，可见滑脉或濡脉；寒邪甚者，疼痛剧烈，恶风怕冷明显，关节遇冷则痛甚，得热则痛减，可见弦脉。

治法：温补脾肾，散寒止痛。

方药：右归丸加减。

组成：熟附子 10g，熟地黄 30g，肉桂 10g，鹿角胶 10g，山茱萸 10g，枸杞子 10g，杜仲 15g，当归 10g，菟丝子 10g。

加减：风邪甚者，酌加乌梢蛇 10g，防风 10g，桑枝 10g，羌活 10g，独活 10g；寒邪甚者，酌加细辛 5g，川乌 6g（先煎），草乌 6g（先煎）；湿邪甚者，酌加薏苡仁 30g，牛膝 10g，猪苓 15g，防己 12g，茯苓皮 30g。

3. 痰瘀阻络

主症：周身关节疼痛剧烈，疼痛部位固定不移，刺痛感明显，关节屈伸不利，周围可见皮下硬结，关节肿胀畸形，肌肤甲错，肢体有瘀斑，口渴不欲饮，或见午后或夜间发热。舌质紫暗，或有瘀点、瘀斑，舌苔白或薄黄，脉细涩。

治法：化痰祛瘀，搜风通络。

方药：身痛逐瘀汤加减。

组成：秦艽15g，川芎15g，桃仁12g，红花10g，羌活10g，当归15g，甘草10g，乳香10g，没药10g，牛膝10g，五灵脂10g，桂枝15g，防风10g，黄芪15g。

加减：瘀血重者，加白僵蚕12g，乌梢蛇12g，水蛭5g，全蝎5g，以加强活血通络之功；关节肿胀，经久不消者，加浙贝母15g，姜黄15g，白芥子12g，半夏12g，穿山甲5g（用代用品），路路通12g，以消痰散结通络。

4. 湿热阻络

主症：关节红肿热痛，或伴有积液，晨僵，肢体酸楚沉重，关节屈伸不利，或伴发热、口苦、急躁易怒，口渴不多饮，食欲不振。舌质红或暗红，苔黄腻，脉弦或弦数。

治法：清热利湿，通络止痛。

方药：柴葛解肌汤合四妙散加减。

组成：柴胡10g，葛根20g，白芷10g，桔梗15g，石膏15g，白芍20g，生姜10g，黄柏10g，苍术15g，黄柏10g，薏苡仁30g，川牛膝15g，防风15g，当归10g。

加减：脾虚症状明显者，倦怠乏力，纳差，便溏，舌苔厚腻，加党参15g，藿香15g，茯苓15g，白术10g，砂仁10g（后下）；湿热明显者，见诸湿疮，皮肤溃烂，加金银花15g，紫花地丁15g，白茅根20g，生甘草10g。

三、中西医融合临床经验

薛川松教授认为，对于本病的治疗，中西医结合应扬长避短，发挥各自的特色和优势。现在临床上仍有不少医生排斥西医或中医的治疗方法，一意孤行。中西医治疗方法、用药的选择不应根据医生个人的喜好来定，而应依据疾病的特点及患者的意愿来选择用药。如产后痹中属于西医风湿性关节炎或类风湿关节炎范畴的，西药疗效确切，长期应用有利于疾病的控制及避免并发症的产生。临床上大多数产后痹西药不能有效治疗，应用中医方法（包括中药及中医特色疗法，如针刺、艾灸、中药熏洗等）治疗的效果比较肯定，应列为中医的优势病种范围。

四、临证心得与体会

薛川松教授认为，对于产后痹的诊治，首先要考虑患者产后的体质是气血亏虚、肾气亏虚，还是产后瘀血稽留，即患者此时伴有虚、瘀的病机。所谓"正气存内，邪不可干"，"邪之所凑，其气必虚"，风寒湿三气杂合而至，虚邪贼风，阻滞于经络，不通则痛，发为产后痹。辨证分为四型，法随证出，可以"同病异治"，也可"异病同治"。其次，在临床中牢记"整体观念""辨证论治""三因制宜"等传统中医诊治思路，方不至于为病名所囿。产后痹的起病急缓、患病时间的长短、治疗过程中的反复等都可以在临床中给我们提供诊治思路。原则上起病急者多以风邪为主，患病时间较长患者的体质更加虚弱，而病情的反复多为患者复感外邪所致。再次，对于久病不愈的患者，应均在辨证治疗用药中，加用疏肝解郁之品，或加入活血化瘀药物。患者久为病痛所困，心情抑郁乃人之常情，兼之久病不愈，肝郁气滞在所难免，有些患者不善表达，未有体现肝郁气滞的言语，但言多梦难眠，甚或口苦咽干，此时均应予以疏肝理气或滋阴清火药物。最后，遵循"久病入络""久病必瘀"的理论，对于久病患者均可佐以活血化瘀药物或虫类药物。

另外，对于产后痹发病较早尚处于哺乳期的患者来讲，用药应讲究中正和平，尽量少用作用剧烈、毒副作用较强的药物；同时对患者做好宣教，中正和平的药物治疗时间可能较长，要提高患者治疗的依从性，保证治疗效果。对于口服药物有抗拒心理的患者，医生还可以应用针刺、艾灸、中药熏洗等传统中医治疗方法。

综上，薛川松教授认为，产后痹的病机主要为虚实夹杂，正虚于先，邪感于后，瘀血痹阻肢体经络。虚证主要表现为气血亏虚、肾气不足，实证主要表现为风寒湿侵袭；病情迁延，可转为湿热阻络，痰瘀互结；瘀血之证可见于疾病初期，也可见于疾病中后期。需要强调的是，本病病程可长可短，有"效如桴鼓，覆杯而愈"者，也有需要长期坚持用药方能维持疗效者。总之，对于本病的治疗，应牢记"整体观念"和"辨证论治"，做到"方有可依，药有可依"，不顾此失彼，方可取得较好疗效。

参考文献

［1］李满意，刘红艳，娄玉钤.产后痹的源流及历史文献复习[J].风湿病与关节炎，2018，7（10）：51-56.

［2］王燕，蔡圣朝.蔡圣朝治疗产后痹经验[J].中医药临床杂志，2018，30（2）：238-239.

［3］张丽萍，杨小又，李涛.产后痹的中医内治法研究概况[J].风湿病与关节炎，2020，9（8）：68-70.

［4］曹玉举.娄多峰治疗风湿病经验[J].中华中医药杂志，2016，31（12）：5072-5074.

（薛川松）

第九节　王华教授诊治经验

一、对病因病机的认识

产后痹发生的主要原因是正气亏虚，感受外邪。在产后、人工流产及引产后百日内，机体虚弱，脏腑功能低下，气血不足，百节空虚，若调护不慎，风寒湿邪乘虚而入，邪阻经络，致关节肌肉疼痛、沉重、麻木。

1. 外邪侵袭

产后起居调摄不慎，六淫之邪极易入侵，感受风寒湿热等邪，邪气痹阻经络而发为本病。《圣济总录》说："产后……遇风寒客搏，皆令气脉凝滞，留注于腰，邪正相击，故令腰痛。"《妇人大全良方》说："产则劳伤肾气……而风冷客之，冷气乘腰，故令服痛也。"

2. 气血亏虚

妇人在妊娠期间需大量气血孕育胎儿，加之产中失血，必致气血损耗，肢体筋骨肌肉失养，不荣则痛。产后气血未复，阴阳失调，营卫不和，若起居不慎，邪气外袭，发为本病。《妇人大全良方》说："产后虚乏不足……腰背疼痛。"《傅青主女科》说："产后日久，气血两虚，腰痛肾弱。"

3. 肾气不足

产后正气耗伤，脏腑功能低下，肾气亏虚，虚寒内生，更易感受外邪，内外相合，凝滞气血而致痹；或产时劳伤肾气，或调养不慎，脾肾亏虚，筋脉失养，发为本病。《妇人大全良方》曰："肾主腰脚，产后腰痛者，为女人肾位系于腰，产则劳伤肾气，损动胞络，虚未平复，而风冷客之，冷气乘腰，故令腰痛也。若寒冷邪气连滞背脊，则痛久未已；后忽有娠，必致损动。盖胞络属肾，肾主腰故也。"

4. 气滞血瘀

产后恶露不尽，败血不散，瘀阻经络，气血痹阻而致痹；或产后身体生活变化较大，易产生心理落差，情志不畅，肝气郁结，气血瘀滞，瘀阻经络，不通则痛，而致本病；或产后气虚血弱，血行不利，瘀血阻滞，而发为本病。《妇人大全良方》曰："产后余血不尽，血流入腰脚，疼痛，胸满气急，两胁痛。"

本病多因产后气血亏虚，肾气不足，外感风寒湿邪所致，概括起来为虚、邪、瘀三个方面。其病位在肢体关节、肌肉、筋骨，与肝、脾、肾等脏腑关系密切。本病多为虚实夹杂之证，属本虚标实之候，本虚为气血、肾气不足，标实为外邪、瘀血、气滞等。

二、辨证论治思路

产后痹的证候多为以正虚为主，亦有虚实夹杂，治疗当以扶正为主，兼以祛邪、活血。扶正以益气养血、补肾健脾，祛邪以祛风散寒除湿，兼以理气活血。治疗中权衡虚实轻重，扶正不宜过于滋腻，祛邪宜防伤正。

（一）中医内治法

1. 气血亏虚，风寒阻络

主症：全身多处关节、肌肉游走疼痛，怕凉怕风，面色无华，困倦乏力，自汗或动则汗出，或腰背拘急，心悸失眠，唇甲色淡。舌质淡或淡暗，苔薄白，脉弦细或弦浮。

治法：益气养血，祛风散寒。

方药：黄芪桂枝五物汤加减。

组成：黄芪20g，当归10g，白芍10g，桂枝10g，羌活10g，独活10g，防风10g，丹参15g，鸡血藤15g，络石藤15g。

加减：痛甚者，加姜黄10g，威灵仙15g，豨莶草15g；多汗乏力者，重用黄芪50g；心悸失眠者，加太子参15g，酸枣仁20g。

2. 营卫失和，外邪痹阻

主症：肢体关节冷痛，痛无定处，汗出恶风，遇寒加重，得热则舒，或下肢酸楚、重着、肿胀、麻木。舌淡或淡暗，苔白或白滑，脉弦浮或浮弱。

治法：调和营卫，蠲痹通络。

方药：三痹汤加减。

组成：桂枝10g，白芍10g，人参15g，黄芪15g，当归10g，生地黄10g，川芎10g，独活10g，细辛3g，防风10g，秦艽10g，茯苓15g。

加减：寒盛而痛剧、活动不便者，加制川乌10g（先煎）或制草乌10g（先煎）；湿盛而关节及下肢肿胀者，加苍术 10g，猪苓 10g，泽泻 10g。

3. 脾肾阳虚，寒湿阻络

主症：肢体关节冷痛、重着，形寒肢冷，冷痛以腰膝为甚，神疲乏力，面色少华，小便清长，便溏，神疲困倦，胃脘不适，惧食生冷。舌质淡，苔薄白，脉沉弦或沉细。

治法：温补脾肾，蠲痹通络。

方药：右归饮加减。

组成：制附子 10g（先煎），肉桂 5g，熟地黄 10g，山茱萸 10g，枸杞子 15g，鹿角胶 10g，菟丝子 10g，杜仲 10g，当归 10g，千年健 15g，威灵仙 15g，白芍 10g，炙甘草 5g。

加减：胃脘不适者，加干姜 10g；关节沉重者，加薏苡仁 15g，白术 15g；关节痛甚者，加全蝎 5g。

4. 肝肾阴虚，筋脉失养

主症：肢体关节酸痛，时有筋脉拘急，五心烦热，盗汗，失眠，或咽干口燥，头晕耳鸣，或脱发，口渴，溲赤便干。舌质红，少苔，脉弦细或细数。

治法：补益肝肾，养阴通络。

方药：养阴蠲痹汤（路志正经验方）加减。

组成：生地黄 10g，山茱萸 10g，枸杞子 15g，白芍 10g，丹参 15g，赤芍 10g，鸡血藤 15g，山药 10g，露蜂房 10g，豨莶草 15g。

加减：口干喜饮者，加麦冬 10g，玉竹 10g；上肢关节痛者，加姜黄 10g，桑枝 10g；关节热痛者，加忍冬藤 15g，黄柏 10g；烦躁盗汗者，加浮小麦 10g，生龙骨 30g，生牡蛎 30g；耳鸣者，加珍珠母 30g。

5. 瘀血凝滞，外邪痹阻

主症：肢体关节刺痛，痛处不移，入夜尤甚，怕风怕凉，遇寒加重，口渴不欲饮。舌质暗，有瘀点、瘀斑，苔薄白，脉细涩或沉涩。

治法：活血化瘀，蠲痹通络。

方药：身痛逐瘀汤加减。

组成：桃仁 10g，红花 10g，川芎 10g，熟地黄 10g，当归 10g，白芍 10g，桂枝 10g，防风 10g，鸡血藤 15g，延胡索 15g，豨莶草 15g。

加减：疼痛明显者，加全蝎 5g，三七 10g。

6. 血虚肝郁，气机郁滞

主症：全身多处关节、肌肉疼痛，情绪焦虑，心烦易怒，胸胁胀满或痛，或胸闷气短、善太息，汗出，心烦失眠，头晕，口苦。舌淡暗，苔薄白或薄黄，脉弦滑或弦涩。

治法：养血疏肝，调痹通络。

方药：柴胡疏肝散合甘麦大枣汤加减。

组成：柴胡10g，枳壳10g，香附10g，当归10g，白芍10g，浮小麦10g，大枣10g，川芎10g，鸡血藤15g，川牛膝15g，桑寄生10g，忍冬藤15g，桑枝10g。

加减：上半身痛甚者，加延胡索15g，姜黄10g；下肢痛甚者，加独活10g；腰痛者，加川续断10g；肝郁化热者，加黄芩10g，钩藤10g，郁金10g。

（二）中医外治法

1. 针灸疗法

根据病情需要，可辨证选用内关、中脘、足三里、曲池、下廉、委中等穴位进行针刺或艾灸。

2. 推拿疗法

根据病情需要，选取期门、日月、天门、天突、膻中、肩俞、中府、百会、风池、肩井、尺泽、曲池、内关、合谷、足三里、三阴交等穴位，采用推揉、点按等手法。

3. 外治疗法

（1）药浴疗法：采用局部或全身药浴，持续时间20～30分钟，以皮肤潮红和微微出汗为度。

（2）中药穴位贴敷疗法：气血亏虚、肝肾不足者可选择中脘、关元、合谷、足三里、大椎、脾俞、肾俞、命门等。风寒湿痹者可选择风池、外关、合谷、足三里、大椎等。

（3）离子导入疗法：导入药物的选择应遵循辨证外治的原则，随证选用桂枝、当归、川芎、红花、蜀椒、伸筋草、透骨草、防风、制乳香、制没药等。

（4）其他疗法：根据病情需要，可选用中药熏洗、中药封包等进行治疗。

（三）健康指导

1. 情志调摄

保持心情舒畅，避免不良情志刺激。

2. 生活起居

产后注意保暖，室内通风，切忌汗出当风，特别注意头部和足部的保暖，避免接触冷水。室内保持干燥、卫生，避免潮湿。随气温变化增减衣被，衣物被服勤换洗。

3. 饮食调理

患者宜食用易消化且富含营养的食物，如高蛋白食物（瘦肉、鸡蛋等）补血类食物（肝、枣、木耳、莲子等），以及新鲜蔬菜和水果；禁食寒凉、辛辣及肥腻食物。

4. 其他

建议哺乳期患者以外治为主，病情较重患者建议及早断奶，积极治疗疾病。

三、中西医融合临床经验

产后痹以关节、肌肉疼痛、怕凉、怕风等为主诉，而查体无阳性体征，实验室检查指标无异常，难以明确诊断，应用非甾体抗炎药（NSAIDs）治疗效果不理想，患者很痛苦，医生很无奈。目前本病尚无相关的西医病名，有人将其诊断为"纤维肌痛综合征"，有些患者被误诊为其他风湿免疫性疾病，应用慢作用药治疗，不但无效，还会因药物的不良反应出现更多的不适主诉。

西医学对该病尚无理想有效的治疗方法，NSAIDs 或小剂量激素可使患者部分症状得到改善，但作用维持时间短暂。合并抑郁／焦虑较重的患者，联合抗抑郁／焦虑药治疗可有一定疗效，但患者依从性差。中医药辨证治疗取得了很好疗效，遵循辨证选用中成药治疗也可取得一定疗效。另外，中药内服配合理疗、针灸、药浴等外治法可提高疗效，缩短病程。

四、临证心得与体会

产后痹以正虚为本，多虚实夹杂。气血亏虚、营卫亏损、脏腑不足、瘀血阻络为本病的基本病机，邪气流连、稽久不去是本病的重要发病因素。基于标本同治之理，辨气血阴阳，分五脏虚实，治以益气养血通络之法，调和五脏，祛邪扶正，标本兼治，通补兼施，扶正不宜过于滋腻，祛邪宜防伤正，使气得生、血得化、脉络得通，痹证自除。

临证之时，根据舌脉、哺乳、耐受等情况调整方药，随症加减；重视加强日常养护，适起居，调情志，避免过度劳逸，去除病变因素，改善病情，提高生活质量。

参考文献

［1］李满意.产后痹的辨证论治体会[C].中华中医药学会风湿病分会2011年第十五届学术年会论文集，2011：215-218.

［2］李满意，刘红艳，娄玉钤.产后痹的源流及历史文献复习[J].风湿病与关节炎，2018，7（10）：51-56.

［3］王玉明.产后痹特点辨析及临证体会[C].中华中医药学会风湿病分会2011年第十五届学术年会论文集，2011：218-220.

［4］张丽萍，杨小又，李涛.产后痹的中医内治法研究概况[J].风湿病与关节炎，2020，9（8）：68-70.

［5］王慧莲.从虚、郁、瘀论治产后痹[J].中医研究，2016，29（5）：57-59.

［6］居思嘉.高明利教授辨治产后痹经验[J].风湿病与关节炎，2022，11（2）：37-39.

［7］唐君.中医外治法治疗产后痹[J].光明中医，2020，35（9）：1389-1392.

［8］王玉明.对产后风湿症的认识[J].风湿病与关节炎，2012，1（1）：54-56.

（王华）

第二十三章　结缔组织病相关肺间质疾病

黄胜光教授诊治经验

一、对病因病机的认识

黄胜光教授认为，结缔组织病相关肺间质病变（CTD–ILD）属中医学"肺痹"范畴，肺肾亏虚是发病的内因，风寒湿邪侵袭是其外因。肺气虚弱，卫外不固，病邪侵袭肌表，日久不去，"内舍于肺"，而为肺痹。本病亦与肾关系密切。因为肺为气之主，肾为气之根，人体的呼吸运动，虽由肺所主，但亦需肾的纳气功能协助。

此外，病程旷日引久，肺气渐虚，气不行血、布津，遂生瘀血、痰浊，而致痰瘀互结，最终导致肺气痹阻，宣降失职，进而出现喘嗽气急，胸背疼痛，动则喘促。因此，本病的基本病机可概括为"虚、邪、瘀"，虚为肺肾亏虚，邪为外邪侵袭，瘀为痰浊瘀血。气虚血瘀是本病的主要病机。

二、辨证论治思路

本病的辨证要点，主要是辨别寒热属性、虚实标本及病期的早晚。肺痹早期，正气虽虚，尚可支持，多表现为虚实夹杂，重在辨别寒热及虚实之多少；病变后期，邪少虚多，肺肾衰竭，以虚损为主，病情危笃，可见喘促气急动则尤甚、汗出肢厥、脉微欲绝等厥脱危候。

1. 风寒痹阻

主症：皮紧肤凉，皮肤麻木不仁，如有虫行，咳逆喘满，胸闷痛甚，恶风无汗，背寒怕冷，咳吐稀白痰涎，天冷时加重。舌淡，苔薄白，脉弦紧迟。

治法：宣散风寒，补益肺气。

方药：五味子汤加减。

组成：麻黄 10g，细辛 3g，桂枝 10g，紫菀 10g，紫苏子 10g，法半夏 10g，党参 15g，五味子 10g，当归 10g，黄芩 10g，甘草 5g。

加减：咳甚者，加前胡 10g，白前 10g；喘甚者，加杏仁 10g，厚朴 10g；痰涎涌盛者，加干姜 10g，茯苓 15g；呕恶甚者，加生姜 15g，砂仁 10g。

2. 痰热壅阻

主症：皮紧麻木，发热，咳嗽痰黄，胸满喘促，胸中作痛，烦躁汗出，口苦咽干。舌红绛，苔黄厚腻，脉滑数。

治法：清热化痰，宣痹肃肺。

方药：桑白皮汤合苇茎汤加减。

组成：桑白皮 20g，法半夏 10g，紫苏子 10g，杏仁 10g，浙贝母 15g，栀子 10g，黄芩 10g，黄连 10g，桃仁 10g，冬瓜子 15g，薏苡仁 30g，芦根 30g。

加减：喘促甚者，加蜜麻黄 10g，蝉蜕 10g，白果 10g；痰稠不利者，加胆南星 6g，全瓜蒌 15g；发热者，加生柴胡 15g，石膏 30g（先煎）。若痰热减轻者，则当去黄芩、黄连、栀子等苦燥伤阴之品，加沙参、款冬花等润肺止咳。

3. 肺虚气痹

主症：皮薄肤硬，麻木不仁，搔之不痛，喘促气短，气怯声低，动则加重，畏风形寒，自汗，面浮少华，体倦乏力，下肢浮肿。舌淡有齿痕，苔薄白，脉细。

治法：补肺益气，温阳宣痹。

方药：加味五痹汤加减。

组成：人参 10g，黄芪 15g，茯苓 15g，当归 10g，白芍 10g，白术 10g，川芎 10g，细辛 3g，五味子 10g，紫菀 10g，杏仁 10g，炙甘草 10g。

加减：喘促甚者，加紫石英 15g，胡桃肉 15g；肢肿少尿者，加制附子 10g（先煎），桂枝 10g。喘促不继，大汗肢冷，脉微欲绝者，为肺气欲竭、心肾阳衰之喘脱危象，急煎参附汤，送服黑锡丹。

4. 肾不纳气

主症：皮肤变厚、变硬，麻木不仁，喘息气短，呼多吸少，动则喘甚，汗出肢冷，小便频数、失禁。舌质淡，苔白，脉沉细弱。

治法：补肾纳气，益肺宣痹。

方药：参蛤散合七味都气丸加减。

组成：人参 10g（另炖），蛤蚧 10g，熟地黄 15g，山茱萸 15g，山药 15g，五味子 10g，茯苓 15g，泽泻 10g，牡丹皮 10g。

加减：喘促甚，吸气不下者，加紫石英、胡桃肉各 15g；喘促不继，大汗不止，肢冷脉微者，为肺肾欲竭，加制附子 15～30g（先煎），送服黑锡丹。

5. 气虚血瘀

主症：皮硬变厚，皮肤麻木不仁，色泽瘀滞，肌肤甲错，或斑疹隐隐，喘促气急，动则尤甚，体倦乏力，畏风形寒，自汗。舌暗淡有瘀斑，苔薄白，脉细涩无力。

治法：益气养血，化瘀通络。

方药：补阳还五汤加减。

组成：黄芪 60g，当归 15g，川芎 10g，赤芍 15g，红花 10g，地龙 10g，鸡血藤 15g，杏仁 10g，紫菀 10g。

加减：喘促不继，汗出肢冷者，加人参 10～30g（另炖）；瘀血较甚，肢冷紫暗，舌体瘀斑者，加制乳香 10g，制没药 10g，三七粉 5g。

三、中西医融合临床经验

迄今为止，我们对于 CTD-ILD 的治疗仍面临许多挑战。如何取中西医各自之长，两种治疗方法有机结合，提高治疗效果和安全性，仍是 CTD-ILD 治疗中亟待解决的问题。

在西医治疗方面，黄胜光教授提出免疫抑制剂和激素的使用应个体化。免疫抑制剂和激素是治疗 CTD-ILD 的主要药物，却有增加感染的风险。如何既达到治疗的目的，又不增加感染的风险，是临床中必须高度重视的一个问题。首先，应区分不同的病理类型。研究表明，糖皮质激素和免疫抑制剂对病理类型为 UIP（普通型间质性肺炎）者有效率低，加强免疫抑制治疗可能反而增加感染的风险；若病理类型为 NSIP（非特异性间质性肺炎）和 OP（机化性肺炎）等，对激素联合免疫抑制剂则有较好的治疗反应。因此，对于前者，免疫抑制剂用量要小，使用过程中要密切观察病情；而对于后者，则宜当机立断，抓住有利时机，使用较大剂量激素及免疫抑制剂，控制肺泡炎症，防止其向不可逆的纤维化发展。其次，要区别不同的原发疾病。如对于 SSc-ILD（系统性硬化症相关间质性肺病），即使病理类型为 UIP，免疫抑制剂仍然有一定效果；但如果 ILD（间质性肺疾病）的原发疾病为类风湿关节炎，治疗效果可能相对较差。假若原发疾病为干燥综合征，ILD 的发展本身就相对较为缓慢，治疗亦不宜过于积极。再次，注意不同个体对药物反应的差异。不同个体对药物的反应有所不同，包括疗效和不良反应两个方面。以口服环磷酰胺为例，一般用量为隔日100mg，但有些患者用药后出现消化道症状、白细胞减少、继发感染等不良反应，降至隔日50mg则未见上述不良反应，且疗效亦比较明显，而另一些患者往往需增至每日100mg才能获效。因此，在临床中应密切观察患者的用药反应，及时调整剂量，力争以最小的剂量达到最佳的疗效。此外，还要注意患者的年龄、体质和伴发疾病。对年岁较高、身体虚弱、体质较差，以及伴有糖尿病等慢性疾病者，应适当减少免疫抑制剂的用量。最后，注意继发感染的危险因素。在使用激素及免疫抑制剂的过程中，注意密切观察感染的危险因素亦非常重要。这些危险因素包括血白细胞减少、淋巴细胞减少、低补体血症、低蛋白血症、低球蛋白血症，以及 T 细胞亚群检测 CD4/CD8 比例过低（＜0.4）等。平时要定期检测上述指标，一旦出现异常，应当及时减少免疫抑制剂和激素的用量，以避免感染的发生。

感染是 CTD-ILD 的重要死亡原因之一。因此，能否有效地预防感染的发生，并能有效地控制感染是决定 CTD-ILD 患者生存期的关键所在。就临床所见，CTD-ILD 患者的抗纤维化治疗能够坚持与否，取决于是否会反复发生感染。若患者不发生感染，则治疗方案得以实施，病情得以改善；若发生感染，不但治疗方案难以实施，而且可能危及生命。因此，如何处理好使用免疫抑制剂、激素和预防感染之间的关系是 CTD-ILD 治疗的关键所在。CTD-ILD 的感染重在预防，而中西医结合治疗不失为一种较好的方法。此时，可口服中药方剂以匡扶正气，提高抗病能力，预防感染的发生或促进感染好转，如使用较大剂量黄芪或配伍人参、党参、白术、灵芝、黄精等补气，以实卫固表，抵御外邪；同时，敦促患者每天坚持适度的户外活动，充分感受阳光，吸入新鲜空气，增强体质，提高抗病能力。

四、临证心得与体会

黄胜光教授认为，CTD-ILD 的中医治疗要从以下几个方面考虑。

1. 益气活血是本病的基本治疗方法

《素问·五脏生成》说："诸气者，皆属于肺。"这是指肺为五脏中与气关系最为密切的内脏。此乃因肺司呼吸，直接影响气的生成，是人体气的主要来源。CTD-ILD 为肺部的慢性疾患，其病迁延旷久，肺气日渐受损；或反复感邪，肺气先伤，气不行血，肺络瘀阻；或肺气不足，气不布津，蕴而生痰，痰瘀互结。

因此，气虚血瘀是本病的主要病机，益气活血应为本病的基本治疗方法。用方以补阳还五汤为基础，其中黄芪应重用，剂量可达 30～60g 甚至更大，并加人参、党参等加强补气之力，加丹参、三棱、莪术、三七等加强化瘀之功。根据不同兼证随证加减，如痰热加鱼腥草、黄芩、浙贝母，痰浊加苏子、半夏。慢性迁延期为本虚标实、气阴两虚，则加沙参、麦冬、桑白皮等。

现代药理研究证实，黄芪可显著减少全身耗氧并增强组织耐缺氧能力，有明显的抗炎、抗脂质过氧化及清除自由基作用，并且可以抑制成纤维细胞增殖及分泌胶原。另有研究证实，在肺纤维化的渗出期，活血化瘀药能抑制炎症介质及蛋白酶的释放，起到抗炎作用，延缓肺纤维组织增生；在增生期及纤维化期，能调节胶原蛋白合成和降解的平衡，避免胶原蛋白过度沉积和纤维组织增生，从而起到抗纤维化作用。以上皆为益气活血法治疗本病提供了现代药理学依据。

2. 匡扶正气、提高抗病能力是延长生存期的关键

能否有效地预防感染及有效地控制感染是决定 CTD-ILD 患者生存期的关键。防止感染的重要环节是匡扶正气，提高机体抵御外邪的能力。中医学认为，气的重要生理功能之一是保护肌表、抵御外邪。CTD-ILD 患者有肺部基础疾病，加之患病日久，肺气虚弱，复加频繁使用激素、抗生素、免疫抑制剂等药物，更能损伤正气，使免疫功能低下而易感外邪。分而言之，CTD-ILD 的气虚感邪应当包括两个方面：一是卫气亏虚，腠理不固，造成邪来时无力御邪于外，从而反复发生肺部感染；二是邪入机体后又无力祛邪外出，导致感染迁延难愈。反复的肺部感染以及感染后抗生素的使用，又可进一步损伤患者的免疫能力，造成恶性循环。

黄胜光教授认为，益气活血法能提高机体的抗病能力，改善患者全身状态，预防感染的发生。其中补气药物首选黄芪。《本草汇言》言其可以"补肺健脾……实卫而敛汗"，为"驱风运毒之药"；张锡纯言"其补气之功最优，故推其为补药之长"。现代药理研究发现，黄芪对免疫功能有较好的调节作用。临床可根据患者体质黄芪使用 30～60g 甚至更大剂量，用时酌情配伍人参、党参、白术、灵芝、黄精等补气药物，以增强疗效。若为气阴两虚者，加白芍、麦冬、沙参、五味子等；兼动则喘甚、肾不纳气者，加山茱萸、菟丝子、金樱子之类；兼痰热阻肺者，可与麻黄、黄芩、浙贝母、天竺黄等配伍使用，有扶正祛邪之功。

中成药服用简便，有利于长期应用，临床常用以下几种：以黄芪为主的制剂，如黄芪颗粒剂、玉屏风颗粒剂、补中益气丸等，具有益气固表作用；冬虫夏草制剂，如百令胶囊、金水宝胶囊等，既有补肾益肺、增强免疫力的作用，又有抗纤维化作用，可取标本同治之功，值得推荐。

3. 借鉴中药治疗其他纤维化疾病的成果，辨病与辨证相结合用药

纤维化是 CTD-ILD 的基本病理改变，也是许多慢性炎症性疾病的共同结局，如慢性肾病（肾纤维化）、慢性肝病（肝纤维化）等，其病理学改变和功能丧失都是纤维化的结果。目前已发现，不少中药具有抗纤维化的作用。补益类药物如黄芪、冬虫夏草等，活血化瘀类药物如姜黄、川芎、丹参等，清热类药物如苦参、青蒿等，经现代药理学证实有抗纤维化的作用。辨证论治是中医治疗疾病的基本原则，因此在应用上述药物时应当辨病与辨证相结合。如前所述，气虚血瘀是本病的基本病理，因而黄芪、丹参等可以作为基础用药。冬虫夏草偏于温补，阴虚燥热者不宜使用；川芎性偏辛燥，亦不宜用于阴虚内热者。

参考文献

［1］黄胜光，黎德育，谭宁，等.关于结缔组织疾病肺间质病变中西医治疗的思考 [J]. 风湿病与关节炎，2014，3（2）：40-43.

［2］李满意，刘红艳，陈传榜，等.肺痹的证治 [J]. 风湿病与关节炎，2021，10（1）：54-57.

［3］王承德，沈丕安，胡荫奇.实用中医风湿病学 [M].2 版.北京：人民卫生出版社，2009.

（黄胜光，谭宁，邓鸣）

第二十四章　白塞病

第一节　肖学吕教授诊治经验

一、对病因病机的认识

白塞病（Behcet's disease，BD）是西医的病名，又称白塞综合征、贝赫切特综合征，或口、眼、生殖器三联征，是一种慢性多系统器官受累的血管炎性疾病。中医没有相应的病名，多数医家将其归属于"狐惑"病，相关的论述见于诸多医籍中。汉代医家张仲景在《金匮要略·百合狐惑阴阳毒病脉证治》中云："狐惑之为病，状如伤寒，默默欲眠，目不得闭，卧起不安，蚀于喉为惑，蚀于阴为狐，不欲饮食，恶闻食臭，其面目乍赤、乍黑、乍白。蚀于上部则声喝，甘草泻心汤主之……蚀于下部则咽干，苦参汤洗之……蚀于肛者，雄黄熏之。"书中对狐惑的病因病机及治法、方药作了较详细论述，至今仍有临床指导意义。《诸病源候论》认为"因伤寒而变成斯病"，"虫食于喉咽为惑，食于阴者为狐……由湿毒气所为也"。《金匮玉函经二注》云："狐惑病，谓虫蚀上下也……盖因湿热久停，蒸腐气血而成瘀浊，于是风化所腐为虫矣。"因此，古代医家认为狐惑为伤寒之后，余热未尽，湿热虫毒内蕴所致。现代中医多认为该病为嗜食辛辣肥甘、劳倦、感受湿邪、产后郁热、情绪不遂等因素致湿热内蕴，阻于经络，或脏腑失调，肝、脾、肾三阴不足而致。

本病中医病因病机较为复杂，《金匮要略》中称为狐惑病，认为系感染虫毒、湿热不化而成，后多数中医学家认为狐惑病为湿热淫毒所致。因此，现代医家认为湿热毒瘀互结是 BD 主要的病因病机且贯穿疾病的始终。病变部位主要在肝、脾，并与心、肾相关。湿热之邪有内外之分，外湿多为直接感受湿热邪气所致，内湿则常由七情过激、饮食不节等而致脏腑阴阳气血失调所致，而内湿与外湿又可相互影响。湿热邪气侵袭人体，或湿浊内生，必然阻碍气机，蕴结化热，湿热胶结，内蕴成毒，郁而化火，熏蒸内扰。热毒壅结脾胃，则见口舌生疮、厌食恶心、口气热臭、大便秘结；而肝开窍于目，其经循阴器，热毒循肝经上扰，则目赤肿痛，湿热下注，则致前后二阴溃疡；熏蒸于上，上扰心神，则神情恍惚、坐卧不宁；侵入血分，气血凝滞，可见皮肤结节红斑等；流注于关节经络，则关节肿痛。湿热毒邪交结不解，久病入络，熏蒸气血而成瘀浊，造成脉络瘀阻，形成血瘀。湿热毒邪与瘀血互结缠绵，攻伐正气，日久必耗气伤津，使得肝、脾、肾三阴俱虚，从而造成患者体内虚实夹杂，使得本病缠绵，迁延难愈。

此外，也有部分中医学家侧重于狐惑病的"虫蚀"说：如清代周扬俊在《金匮玉函经二注》中引元代赵以德《金匮方论衍义》之说，认为"狐惑病，谓虫蚀上下也……盖因湿热久停，蒸腐气血而成瘀浊，于是风化所腐为虫矣"，并指出"非独伤寒变是证，风热病皆得生虫也"。《金匮要略释义》亦肯定狐惑为虫蚀而病，"虫"则"生于湿热败气瘀血之中"。湿热毒邪久滞化火，热盛则熏蒸气血，煎灼成脓，脓酿而成腐浊，且感受风燥之邪化腐为虫，虫沿经络攻注，分蚀于上下，"蚀于喉为惑，蚀于阴为狐"。

二、辨证论治思路

本虚标实、虚实夹杂是本病的特点，常需要综合辨证，以求辨证与辨病的有机结合。首先应辨明病因病机及证候虚实，即在确诊 BD 的前提下，先辨清是肝胆湿热或湿热蕴脾所致，还是肝、脾、肾脏腑亏损所引起，再辨明病情轻重。针对不同的病因病机进行辨证论治为基本原则，清热、解毒、利湿、养阴等为基本治法，同时兼顾活血祛瘀、疏通气机等。一般来说，疾病初期以邪实为主，以湿热、热毒为主要病邪，故清热利湿、泻火解毒为治疗原则；如湿热毒邪阻遏经络，血脉瘀滞，血瘀则气滞而气亦不足，则应兼用活血散瘀、行气益气之剂；病久则本虚标实，热邪伤津，耗伤肝肾之阴，又当以养阴生津、滋补肝肾为主；病至后期脾肾两虚，精血不足，应用健脾益肾法，使脾气得健，肾气得复。此外，临床还应注意先治其标，后顾其本，先祛邪后扶正的治疗原则。

（一）急性发作期

1. 热毒壅盛

主症：急性起病，口腔和外阴溃疡，目赤肿痛，皮肤结节红斑、脓性丘疹，伴发热烦躁，口渴饮冷，大便燥结，小便短赤，甚则热盛动血，以致出现咳血、吐血、便血、尿血等。

治法：清热解毒，凉血护阴。

方药：清瘟败毒饮或黄连解毒汤加减。

组成：金银花，连翘，蒲公英，竹叶，黄连，黄芩，黄柏，生石膏，知母，玄参，生地黄，牡丹皮，甘草，丹参。

2. 脾胃湿热

主症：口腔和或外阴溃疡疼痛，或兼有目赤肿痛，或有皮肤结节红斑，伴心烦发热，渴喜冷饮，脘闷纳呆，不得饮食，大便秘结。舌质红，苔黄，脉滑数。

治法：清热泻火利湿，凉血解毒。

方药：甘草泻心汤加减或清胃散。

甘草泻心汤加减常用药：生甘草，黄芩，黄连，党参，半夏，干姜，大枣。

清胃散常用药：升麻，黄连，当归，生地黄，牡丹皮，石膏。

加减：热甚者，加生石膏、知母、栀子；结节红斑者，加丹参、白茅根；胸闷痞满者，加厚朴、茯苓；外阴肛门溃疡者，加白头翁、苦参等。

3. 肝经湿热

主症：目赤肿痛，畏光羞明，视物不清，口腔溃疡兼外阴溃疡，常伴寒热往来，胁痛口苦，心烦易怒，关节疼痛，皮肤疖肿，小便短赤，大便干结，或带下黄臭。舌红，苔黄腻，脉弦数或滑。

治法：清肝泻火，祛湿解毒，理气解郁。

方药：龙胆泻肝汤加减。

组成：龙胆草，黄芩，栀子，生地黄，泽泻，木通，车前子，当归，柴胡，甘草。

加减：头痛者，加白芷、菊花；外阴溃疡者，加败酱草、土茯苓、赤小豆；皮肤疖肿者，加金银花、紫花地丁、赤芍；关节痛者，加海风藤、杜仲等。

（二）慢性缓解期

1. 肝肾阴虚

主症：口腔及阴部溃疡，色暗，缠绵难愈，伴头晕耳鸣，五心烦热，双目干涩，视物不清，咽干舌燥，腰膝酸软，骨蒸潮热，小便黄，大便干燥。舌红少苔，脉细数。

治法：滋补肝肾，养阴清热。

方药：知柏地黄汤加减。

组成：知母，黄柏，熟地黄，山茱萸，山药，牡丹皮，泽泻，茯苓。

加减：视物不清者，加枸杞子、菊花、决明子；阳痿早泄者，加煅龙骨、狗脊、菟丝子；月经不调者，加益母草、当归、川芎、红花等。

2. 脾肾阳虚

主症：口腔及阴部溃疡，色淡白，经久不愈，伴形寒肢冷，神疲乏力，面色淡白，腰膝酸软，腹部冷痛，食少便溏，小便清长。舌质淡嫩，脉沉细弱。

治法：温补脾肾，通阳化气。

方药：右归饮合实脾饮加减，或补中益气汤加减。

常用药：黄芪，党参，附子，干姜，白术，白芍，桂枝，山药，茯苓，厚朴，薏苡仁，甘草。

三、中西医融合临床经验

西医学认为，BD 是一种慢性多系统器官受累的血管炎性疾病，临床上以复发性口腔溃疡、生殖器溃疡、眼部病变、皮肤病变为主要特征，但也可累及关节、血管、中枢神经系统、胃肠道等。其基本病理改变是血管炎，但病因及发病机制尚不清楚，一般认为与遗传、感染、免疫及内皮细胞功能障碍等相关，HLA-B51（人类白细胞抗原 B51）为易感基因，病毒、链球菌及结核菌感染等可能是诱因。大多数病例集中在日本、韩国、中国，以及中东和地中海地区，故又称"丝绸之路病"。我国北方患病率不低于 14/10 万，而南方多以散发为主。本病任何年龄都可发病，但多发于 16～40 岁，男：女=1.34：1，而国外文献报道以男性多发。BD 的临床表现多样，全身各个系统器官均可受累，但以反复发作的皮肤黏膜病损（如痛性口腔溃疡、外阴溃疡等）为主要特点。本病的治疗包括西医治疗、中医治疗及中西医结合治疗等。西医治疗目的是去除诱因、控制症状、预防和减轻重要脏器损害、延长复发时间和减缓疾病进展等，临床上应根据受累部位及病变严重程度选择药物和应用途径，治疗方法包括局部治疗（如皮质激素膏、冰硼散、锡类散、漱口水、局部外用麻醉剂等）和全身药物治疗（糖皮质激素、免疫抑制剂、秋水仙碱、沙利度胺和生物制剂等）。需要指出的是，BD 活动期一般应尽量避免手术，因为患者中性粒细胞的"高度反应性"等，很容易出现吻合口漏等术后并发症。

BD 的病因和发病机制尚未阐明，西医治疗虽然可以快速缓解症状，减轻或缓解重要脏器的损害等，但目前尚不能根治，存在着病情复发活动等问题，而且糖皮质激素和免疫抑制剂等药物尚存在明显的毒副作用等。中医治疗在防止病情复发等方面有着较好的疗效，副作用多轻微，但起效较慢，近期效果难如人意，尤对于一些重症、急症患者病情控制欠佳。因此，中西医结合治疗可分别吸取西医和中医治疗的长处，可能有明显的治疗优势。

近期一些临床研究认为，中西医结合治疗 BD 具有疗效显著、不良反应小、复发率低等特点，其方案多采用在糖皮质激素和（或）免疫抑制剂等西药治疗的基础上，辨证联合口服或外用中药等。多数研究认为其效果优于单纯西药治疗，复发率明显降低，而且对减轻激素和免疫抑制剂的毒副作用有帮助。一些常用的中药方剂的疗效已经得到现代药理学证实，如龙胆泻肝汤有明显的抗炎、抗过敏作用，补益类中药多具有增强免疫或免疫调节作用，甘草有皮质类固醇激素样作用等。然而，目前中西医结合治疗 BD 的病例尚不多，多数缺乏严格的随机对照研究，而所辨证施治的各种中药方剂和疗效判断标准等因人而异，治疗效果参差不齐，加上联合用药的作用机理等基础研究更是薄弱，因此，中西医结合治疗 BD 的具体作用机制、临床疗效等仍需进一步观察研究。

四、临证心得与体会

BD 又称为"丝绸之路病"，是因为患病人群主要分布于北纬 30°～ 45° 地带，与古丝绸之路非常接近。该病在我国北方患病率不低于 14/10 万，而在南方多以散发为主，目前广东省的患病率缺乏准确的流行病学资料，临床上虽然能经常确诊本病，但还是属于少见病范畴。不过，复发性口腔溃疡患者临床上常见，肖学吕教授认为二者应该有一定的相关性，可能是病变范围和病情轻重不同而已。

1. 辨病与辨证有机结合

辨病和辨证都是对疾病的认识过程。在中西医结合的诊治中，辨病和辨证应该有机地结合起来。肖教授建议临床遵循"先辨病，再辨证"，或者"以辨病为先，辨证为主"的临床诊治原则。辨病建议以西医为主，目前多按照 1989 年 BD 国际诊断（分类）标准（有复发性口腔溃疡并有其他 4 项中 2 项，敏感性为 91%，特异性为 96%）或者 2014 年 BD 国际标准评分系统（≥ 4 分，敏感度和特异度分别为 93.9% 和 92.1%）进行诊断；确诊 BD 后，进一步评估病情轻重和病情活动度等，以便确定个体化的西医治疗方案；在辨病的基础上进行中医的辨证论证（各种证候见前述）。

2. 辨别病情轻重缓急与中西医结合诊治的融合

中医学强调，"急则治其标，缓则治其本"。BD的中西医结合临床诊治也应遵循此原则。急重症白塞病患者活动期建议以西医治疗为主，因为总体上来说西药的糖皮质激素、生物制剂等起效快，作用强大，多数患者能尽快控制病情活动，而轻中型或相对稳定期的患者可以中西结合并重。除了常见的口腔溃疡、外阴或者消化道溃疡等表现外，白塞病可累及多个组织器官，有时可能造成组织器官的严重损害甚至死亡，这是临床诊治中值得重视的，需要提高认识。如神经白塞病发病率为5%～10%，以中枢神经系统受累较多见，最常累及的部位是脑干；50%的患者可出现眼部受累，研究认为眼受累致盲率可达25%，是本病致残的主要原因；25%的患者发生血栓性静脉炎，以下腔静脉及下肢静脉受累较多；5%～10%的患者出现肺部损害，大多病情严重，以肺动脉瘤多见，其次是肺静脉血栓形成和肺小血管炎等。严重肠白塞病患者可出现肠道溃疡、穿孔、大出血等；心脏损害虽然不常见，但可出现心肌梗死、瓣膜病变、心肌炎及动脉瘤形成等。对于上述有重要脏器累及的患者，建议先用西医药治疗，尽快控制病情，或者采用西医为主、中医药为辅的治疗方案，待病情缓解或稳定后可以逐渐转为中医药辨证治疗为主或者中西医结合治疗为主，毕竟临床研究证实中医药疗效确切，且对西药有"减毒增效"的作用，对预防病情复发也有一定的疗效。需要强调的是，早期诊断、早期治疗、个体化治疗对及时控制病情发展，预防重要脏器不可逆损害和预后等有重要意义。

3. 适当注重植物药的临床应用

白塞病是一种慢性病，目前多数患者很难治愈，长期应用中药汤剂存在很大的不便，而西医常用的糖皮质激素、沙利度胺、细胞毒类免疫抑制剂等也存在一定的不良反应，因此，在临床工作中我们倾向于应用一些植物药制剂，多为某些植物药的有效成分的纯化制剂，有"西药化"倾向。大量临床应用和临床研究表明，这类药物疗效确切，总体不良反应不大，而且有服用方便等优点。临床常用的药物有以下几类：①雷公藤制剂，包括雷公藤片、雷公藤多苷片等，对BD患者的口腔溃疡、皮下结节、关节病、眼炎都有肯定疗效。常用雷公藤多苷片，每次10～20mg，每日3次。其值得注意的不良反应是对生殖系统的损伤，故多适用于老年患者，年轻患者慎用。②复方甘草酸苷，是以甘草酸苷为主要成分的复方制剂，具有抗炎、抗变态反应和激素样作用，还具有免疫调节作用。其治疗白塞病疗效显著、安全性高，未见明显不良反应，尤对早期病例疗效更好，但目前临床研究不多。③正清风痛宁，是青风藤的提取物，对白塞病患者的口腔溃疡、关节痛等有较好疗效，且对预防病情复发可能有一定作用，总体上不良反应不大，用法为每次 60mg，每日 2 次。④白芍总苷，是中药白芍的提取物，有一定的抗炎和保肝作用，常用量为 0.6g，每天 2～3 次。值得注意的是，部分患者服用该药可能出现大便稀烂甚至腹泻等。

参考文献

［1］中华医学会风湿病学分会 . 白塞病诊断和治疗指南 [J]. 中华风湿病学杂志，2011，11（5）：483-486.

［2］管剑龙 . 白塞病临床诊治现状与几点认识 [J]. 内科理论与实践，2016，11（6）：347-351.

［3］张卓莉，彭劲民，候小萌 .1996 例白塞病患者的临床荟萃分析 [J]. 北京医学，2007，29（1）：10-12.

［4］杨兰 . 白塞病发病机理及诊治初探 [J]. 湖北中医杂志，2004，26（12）：15-16.

［5］高超 . 白塞病中医治法研究概况 [J]. 浙江中西医结合杂志，2009，19（5）：328-329.

［6］董秋梅，阎小萍 . 白塞病的中医病因病机探微 [J]. 中医研究，2005，18（12）：2-3.

［7］刘绍燕，郭霞，杨雅丽，等 . 白塞病中医、中西医结合研究进展 [J]. 山东中医药大学学报，2006，30（4）：346-348.

［8］杨岚，梁军，欧阳可雄 . 中西医结合治疗白塞病的疗效 [J]. 广州医学院学报，2008，36（4）：43-45.

［9］刘维，陈腾 . 白塞病中医证型与用药规律文献分析 [J]. 中国中医药信息杂志，2015，22（1）：45-47.

［10］陈永，李亚明，管剑龙 . 白塞病的中西医结合病理机制 [J]. 中国中医基础医学杂志，2018，24（1）：28-30.

（肖学吕，孙保东，刘礼雄）

第二节　钟力教授诊治经验

一、对病因病机的认识

钟力教授认为 BD 的形成主要是脏腑功能失调，尤以肝、脾、肾三脏功能失调为主，加之后天失养，感受湿热毒气，或过食肥甘厚味，脾虚湿浊内蕴，郁久化热，或五志过极，肝郁化火，或肝脾不调，导致湿热蕴毒，伏藏于内，病久阴虚血热。其病位在血脉，初起多以邪实为主，中、晚期则多见虚中夹实，病位多与肝、脾、肾关系密切。钟力教授认为，本病主要责之湿、热、瘀、毒、虚五端，此五端在一定的条件下可相互影响，相互作用。

1. 湿热熏蒸，邪毒壅盛

久居潮湿之地，湿邪侵袭，郁而化热，湿热蕴毒，内结脏腑，或忧思恼怒，肝郁化火，木郁克土，脾虚生湿，酿成湿热，湿热熏蒸，邪毒壅盛，弥漫三焦，内扰心神，外攻于口眼、外阴，发生本病。

2. 脾虚湿蕴，邪郁化热

素体脾虚失运，或寒邪直中脾胃，或湿热伤脾，损伤脾阳，或过食肥甘厚味，损伤脾胃，或过用苦寒克伐之剂，伤及脾胃，脾虚湿阻，湿浊内蕴，邪郁化热，循经络上攻下注，亦成本病。

3. 阴虚内热，虚火上炎

清代魏念庭指出："狐惑者，阴虚血热之病也。"素体阴虚，肝肾不足，或热病后期，气阴耗伤，余邪留恋，致阴虚内热，或房劳过度，命门火动，虚火上炎，上浮损伤口、咽喉、眼，下注蚀于二阴，内扰心神，发为本病。

4. 脾肾阳虚，寒湿阻络

素体脾肾阳虚，温煦失用，寒湿之邪壅盛，阻于经络关节，或过用苦寒克伐之剂，损伤脾肾阳气，运化失司，不能敷布精微，致口咽、阴部溃疡不易愈合。

5. 气滞血瘀，余邪留恋

邪气久稽未尽，阻遏气血，气滞血凝，经脉瘀阻，三焦气机不畅，导致脘腹胀痛，呕恶纳呆，关节肿痛，皮肤结节红斑，肢体疼痛或瘀斑，或头晕头痛，神志错乱。

二、辨证论治思路

钟力教授认为狐惑病的病因大多为素体阴虚，感受湿热毒气，或脾虚湿浊内蕴，郁久化热，或热病后余毒未尽，与湿浊相合，或阴虚内热，虚火扰动，肝气郁结，化火上炎，消烁津液，湿热毒邪内蕴，弥漫三焦，阻于经络，浸渍肌肤，上攻于口眼，下蚀于二阴。津伤液亏，气滞血凝，痰浊瘀阻，形成虚实错杂的证候。通常将 BD 分为以下证型论治。

1. 肝脾湿热

主症：口、眼、外阴等部位溃烂，局部灼热疼痛，分泌物黄浊，口腔溃疡为边缘清楚的圆形或椭圆形，较为浅表。眼部红肿疼痛，畏光羞明。外阴溃疡，女性多见阴唇部溃疡，也可在宫颈发生；男性多在阴囊部，也有龟头、阴茎部发生。伴发热、精神恍惚、睡卧不宁等，或见干呕食臭，腹胀纳差，皮肤结节或瘀斑，关节肿痛，小便黄赤，大便秘结。舌质红，苔黄厚黏腻，脉滑数弦大。

治法：清热解毒，化湿和中。

方药：龙胆泻肝汤合甘草泻心汤加减。

组成：龙胆草 6g，栀子 10g，黄芩 10g，车前子 10g（包煎），柴胡 6g，当归 10g，生甘草 10g，黄连 3g，干姜 3g，制半夏 10g，党参 10g，生地黄 12g。

加减：大便秘结者，加大黄、芒硝各 10g；湿邪偏盛，腹胀苔腻者，加滑石、土茯苓各 15g；发热甚者，加生石膏、知母各 15g；皮肤结节，关节疼痛者，加鸡血藤、桑枝各 20g，秦艽 10g；眼痛，目赤流泪者，加延胡索、密蒙花、菊花各 10g。

2. 肝郁脾虚

主症：口舌生疮，阴部溃疡，平塌难于收口，疼痛，分泌物清稀色白或色黄带赤，两眼轻微红肿，皮肤红斑、丘疹、结节浅淡，关节酸痛无力，两胁胀满，喜叹息，心烦易怒，少气懒言，面色无华，纳呆，便溏。舌质淡红，苔薄黄，脉弦细。

治法：健脾除湿，疏肝理气。

方药：参苓白术散合丹栀逍遥散加减。

组成：党参 10g，白术 10g，茯苓 10g，黄芪 10g，当归 10g，川芎 10g，香

附 10g，薄荷 10g，柴胡 15g，牡丹皮 15g，栀子 15g，薏苡仁 20g，山药 20g，白芍 30g，枳壳 12g。

加减：口疮痛甚者，加金银花 15g；目赤者，加黄连、夏枯草各 10g；皮肤红斑明显者，加桃仁、红花各 15g；眠差者，加夜交藤、石菖蒲、珍珠母各 15g。

3. 心脾积热

主症：口腔、生殖器反复溃烂疼痛，眼干涩赤痛，皮肤结节红斑，关节疼痛，心烦口苦，夜寐不宁。舌质红或尖红，苔黄，脉弦数。

治法：清心泻胃，散火解毒。

方药：清胃散合导赤散加减。

组成：黄连 3g，生地黄 12g，牡丹皮 10g，当归 6g，升麻 6g，通草 5g，生甘草梢 5g，竹叶 10g。

加减：大便秘结者，加大黄、芒硝各 10g；口干，加石斛、麦冬各 15g；骨蒸潮热者，加地骨皮、青蒿各 15g；皮下结节，关节疼痛者，加鸡血藤、丹参各 20g，秦艽 10g；目赤者，加茵陈、菊花各 10g。

4. 阴虚火旺

主症：口腔、生殖器反复溃烂疼痛，疮面暗红，分泌物少，头昏目眩，咽干唇燥，午后低热，五心烦热，腰膝酸软，月经不调，大便数日一次。舌质红，苔少，脉细数。

治法：滋补肝肾，养阴清热。

方药：知柏地黄丸加减。

组成：知母 10g，黄柏 10g，干地黄 12g，山茱萸 10g，山药 12g，茯苓 10g，泽泻 10g，牡丹皮 10g。

加减：心悸怔忡，神疲乏力，兼心脾两虚者，加党参、当归、黄芪各 10g；腰膝酸软，形体瘦削者，加女贞子、墨旱莲各 10g。

5. 脾肾阳虚，邪毒留恋

主症：口、眼、外阴部溃疡，久不敛口，溃疡色淡，呈平塌凹陷状，伴疼痛，倦怠纳差，干呕便溏，腰酸畏寒，或见低热，头晕头痛，肢体酸痛。舌淡红，苔白，脉濡或沉滑。

治法：温阳健脾，清热除湿。

方药：金匮肾气丸合甘草泻心汤加减。

组成：制附子 6g，干地黄 12g，山茱萸 10g，山药 12g，茯苓 12g，泽泻

12g，牡丹皮 10g，生甘草 15g，党参 15g，大枣 3 枚，干姜 3g，黄芩 10g，胡黄连 10g，半夏 10g。

加减：溃疡久不敛口者，加木蝴蝶 10g，马勃 6g；头晕头重者，加石菖蒲、佩兰各 10g；腹胀纳差者，加枳壳 15g，焦三仙各 10g。

6. 瘀血阻滞

主症：口腔、外阴溃疡反复不愈，疮疡溃烂瘀紫，两眼干涩，皮肤红斑渐见暗褐、瘀紫，此起彼伏，血尿，大便带血，关节刺痛，夜间甚，固定不移。舌质紫暗，有瘀点，苔薄，脉弦涩。

治法：活血化瘀。

方药：血府逐瘀汤加减。

组成：桃仁 10g，红花 10g，当归 10g，制大黄 10g，柴胡 10g，甘草 10g，赤芍 12g，栀子 12g，枳壳 12g，桔梗 12g，牛膝 12g，生地黄 15g，川芎 15g，水蛭 3g。

加减：心悸胸痹者，加丹参、远志各 12g；便血，加蒲黄、藕节各 10g；皮肤结节红斑者，可加三棱、莪术各 10g；咳嗽咯血者，加白茅根、桑白皮各 10g；肢体刺痛明显者，加苏木、刘寄奴各 10g；关节痛甚，肌肤甲错粗糙、瘀斑者，加紫草 12g。

三、中西医融合临床经验

钟力教授认为，白塞病在疾病活动期和出现重要脏器受损时，比如神经白塞病、肠白塞病、心脏白塞病等临床症状发作时，需要应用西药积极治疗。西药对于危急重症和病情活动者疗效确切，起效快，长期应用时可与中药同时服用，取长补短，共同控制病情活动，提高患者的生存率和健康水平，同时提高患者的生活质量。如出现神经系统病变，如头晕头痛、意识障碍、抽搐、精神行为异常、偏瘫、截瘫等症状，可积极应用大剂量激素、免疫抑制剂如环磷酰胺，甚至生物制剂如利妥昔单抗等药物。如出现消化道溃疡、食管溃疡、胃溃疡、结肠溃疡等，可用 5- 氨基水杨酸、柳氮磺胺吡啶、激素、环磷酰胺、硫唑嘌呤、他克莫司等。若有胃肠道受损，治疗时激素量不宜过大，尽量用小量激素，避免感染。中枢神经系统受累时，治疗不宜使用环孢素和他克莫司。难治者可用生物制剂，TNF-α 拮抗剂等。

四、临证心得与体会

钟力教授以整体观念、辨证论治作为本病的指导思想，临证时发现多数患者都有体虚在先，或是阴虚火旺，或是脾虚失运，或是失眠不寐，肝气郁结，肝火上炎。发病年龄以青中年居多，其中又以脑力劳动者居多，工作生活压力大，忧思太过，心烦不寐，情志不畅，肝郁化火，所以治疗以疏肝解郁、清热泻火、养心安神、滋阴健脾为主，方药以龙胆泻肝汤合酸枣仁汤为主加减：龙胆草苦寒，归肝、胆、膀胱经，清热燥湿，泻肝胆实火，但不能久用，剂量不宜大，恐伤脾胃；黄芩、栀子、石膏清热泻火，凉血解毒，消肿止痛；蒲公英、紫花地丁清热解毒，消痈散结；柴胡疏肝解郁；菊花平肝明目；郁金解郁清心，活血行气止痛；龙眼肉补益心脾，养血安神；酸枣仁养心安神，补益肝血；远志宁心安神；合欢皮安神解郁；夜交藤养心安神，祛风通络。久病伤及脏腑，肝肾阴虚，瘀血阻滞，治疗应有所变化，宜养肝血、益肾阴，佐以清热祛瘀之品，可酌情选用一贯煎、六味地黄丸等方加减：生地黄滋阴养血、补益肝肾，兼凉血润燥；沙参、麦冬、当归、枸杞子滋阴养血，生津柔肝；川楝子疏肝解郁；山茱萸、山药滋肾益肝健脾；茯苓健脾渗湿；牡丹皮、泽泻泻火降浊；丹参、川芎、牛膝活血化瘀，利水消肿。病至后期，阴损及阳，脾肾阳衰，症见形寒肢冷、脘腹冷痛胀满、神疲食少、腰膝酸冷，可选用理中汤、肾气丸等加减：干姜温中祛寒；人参大补元气，助运化生阳气；白术健脾燥湿；炙甘草益气和中；桂枝、附子温补肾中之阳；干地黄、山茱萸、山药益肝肾。注意勿专事清利之法，令病情雪上加霜。另外，临床上还可辅以外用法，如参矾汤外洗或坐浴、冰硼散合西瓜霜喷患处。

BD新发症轻，常见口咽、外阴溃烂，皮肤结节红斑，关节筋脉疼痛，口苦口臭，心烦易怒，失眠心悸，小便短赤，大便秘结，此时用中药治疗效果明显，无须加用西药。根据病情需要可服用中成药四妙丸、珍宝丸、如意珍宝丸、正清风痛宁片、雷公藤多苷等。若伤及眼睛，出现葡萄膜炎，或重要脏器受损，应以激素或免疫抑制剂或生物制剂为主，以中药为辅，以此挽救患者生命，保留脏器功能，提高患者工作和生活质量。

参考文献

［1］娄玉钤.中医风湿病学 [M].北京：人民卫生出版社，2010.

［2］王用峰.甘草泻心汤研究现状 [J].实用中医药杂志，2012，28（1）：61.

［3］毛宇湘.路志正教授治疗白塞病临床经验管窥 [J].世界中西医结合杂志，2012，7（4）：285-286.

［4］黄淑霞，殷海波.当代名老中医治疗白塞病经验概述 [J].江苏中医药，2022，54（2）：73-76.

［5］路志正.路志正风湿病学 [M].北京：人民卫生出版社，2017.

［6］王承德，沈丕安，胡荫奇.实用中医风湿病学 [M].2 版.北京：人民卫生出版社，2009.

［7］熊曼琪，邓兆智.内分泌科专病与风湿病中医临床诊治 [M].北京：人民卫生出版社，2005.

（钟力，张曼怡，王弋戈）

第二十五章　免疫性不孕

第一节　储永良教授诊治经验

一、对病因病机的认识

免疫性不孕是指由免疫引起的夫妻双方不能正常生育的一系列疾病，目前也被称作不明原因的不孕不育及不明原因的不良妊娠，包括不孕、不育、复发性流产、死产、早产等疾病。该类疾病常以存在特异和非特异性抗体为主要特点，其在不孕不育及不良妊娠中的作用和地位逐渐受到重视。

《素问·上古天真论》曰："女子七岁，肾气盛，齿更，发长；二七而天癸至，任脉通，太冲脉盛，月事以时下，故有子。……丈夫八岁，肾气实，发长齿更。二八，肾气盛，天癸至，精气溢泻，阴阳和，故能有子。"《傅青主女科》言："妇人受妊，本于肾气之旺也，肾旺是以摄精。"不孕的发生与肾的功能密切相关。肾为先天之本，主藏精，主生殖，为孕育之本，故肾精不足，则天癸匮乏，不能正常生育。此外，经行、产后不慎或房事不洁，感染邪毒，邪毒内侵，湿热蕴结胞宫、冲任，或经行、产后余血未净时交合，此时血室正开，易致经血内攻，瘀滞胞脉、胞络，导致脏腑阴阳气血乖和，冲任胞宫失调，男女两精不能相搏而难以成孕。因此，本病以肾虚、阴阳气血冲任失调为主要病机，湿热、瘀血等为外因。在辨证论治上，以肾虚为本，表现为肾虚任脉寒凝，而瘀血、湿热为标，多属虚实夹杂之证。

二、辨证论治思路

本病以内因为主要病因，缺乏明显的临床症状，故往往无明显疾病活动期。肾精不足是本病的重要原因，故治疗时应加强补肾。若加之后天感受湿热毒邪，起居劳逸过度，阴血亏耗，渐生内热，煎灼津血，造成瘀血、痰浊内阻，气血不畅，胞宫失养，此时须在滋补肾阴的基础上加用化瘀祛痰之品；阴虚日久，损伤阳气，造成脾肾亏虚的结局，此时应偏重于温补。

（一）本证——肾阴不足

主症：月经提前，色红，有血块，五心烦热，口干，大便秘结，潮热盗汗，带下量少。舌红少苔，脉细数。

治法：滋补肾阴。

方药：知柏地黄丸加味。

组成：熟地黄 15g，生地黄 15g，薏苡仁 30g，菟丝子 15g，黄芪 30g，山药 15g，枸杞子 15g，山药 15g，猪苓 15g，黄柏 10g，牡丹皮 15g，茯苓 10g，泽泻 15g，山茱萸 20g。

（二）变证

1. 肾虚血瘀

主症：婚久不孕，下腹刺痛，痛有定处，经色暗，夹血块，痛经，舌质暗或有瘀点，脉细涩。

治法：补肾活血。

方药：补肾活血汤加减。

组成：熟地黄 15g，补骨脂 15g，菟丝子 15g，杜仲 20g，枸杞子 15g，当归 10g，山茱萸 15g，没药 10g，红花 10g，牛膝 10g，白芍 15g，川芎 10g。

2. 脾肾亏虚

主症：经血量多，色淡而稀，伴头晕，心慌，短气懒言，腰膝酸软。舌淡苔薄，舌体胖大，脉沉而无力。

治法：益气健脾补肾。

方药：寿胎丸合四君子汤加减。

组成：菟丝子 15g，桑寄生 15g，续断 10g，阿胶 15g，覆盆子 20g，枸杞子 10g，五味子 10g，车前子 10g，山药 15g，茯苓 10g，炒白术 20g，党参 15g，何首乌 20g。

（三）伴证

偏胖者：加薄荷、葛根、决明子等。

偏瘦者：加麦冬、石斛、百合等。

焦虑抑郁者：加柴胡、郁金、巴戟天、合欢皮等。

喜悲欲哭者：重用地黄，加百合、酸枣仁、浮小麦等。

（四）兼证

寒湿者：加苍术、藿香、陈皮等。

湿热者：加猪苓、车前草、滑石、土茯苓等。

瘀甚者：加乳香、五灵脂、延胡索、红花等。

痰浊者：加陈皮、僵蚕、地龙等。

热甚者：加栀子、黄连、金银花等。

三、中西医融合临床经验

本病往往不能通过直观的临床症状判断预后及结局，这在一定程度上给医生的诊疗带来了很多不确定性。中医在不孕不育及不良妊娠方面有巨大的优势，可以弥补西医尚未明确的病因或无针对性药物的情况，在很多情况下可以单独应用中医药治疗。对西医已经明确并且有可以选择的药物进行治疗的疾病，加用中药可以提高受孕和正常妊娠的概率。

四、临证心得与体会

现代药理学研究表明，补肾类中药具有调节免疫平衡的作用，既可提高已被减弱的免疫稳定功能，又可消除有害的自身或同种免疫反应，同时具有内分泌激素样作用，能够使下丘脑－垂体－卵巢轴的调节功能得以改善，具有调经、促排卵、助孕及促进早期胚胎发育的作用。这给临床应用补肾类药物提供了有力支撑。

本病以肾阴亏虚为主，故治疗时应注重肾精的调补。临床中常遇到因长时间使用滋阴类药物而出现腹胀、腹泻、不欲饮食等情况，此时除在方中加入健脾和胃药，减少滋阴类药物之外，尚可通过少佐温阳药物，以起到阳中求阴，阴阳共补的作用。临床中还存在另外一类患者，对滋阴药物的耐受性较好，此时不应畏首畏尾，可加大滋阴药物的剂量，尤以久蒸久晒的熟地黄滋补肾阴为佳。

调养结合是治疗该类疾病另一个重要的方面，以调治为主，辅以养护，通过改善机体自身状态来提高受孕和胚胎存活的概率。养护主要包括减少外来对机体的刺激，使机体处于平和或有益的状态。如调整作息，保持良好的作息习惯，避免熬夜，适当减压；戒除不良嗜好，包括烟酒、零食、烧烤等；积极参加体育锻炼；均衡饮食，加强营养等。

（李文杰，张磊）

第二节　盛正和教授诊治经验

一、对病因病机的认识

由免疫性因素而导致的不孕，统称为免疫性不孕，包括精子免疫、透明带免疫等引起的不孕。精子免疫是女性机体对精子、精液或受精卵产生抗体，使精卵不能结合，或受精卵不能种植，从而导致不孕。透明带免疫是透明带等自身物质被机体吸收后，通过免疫反应产生自身抗体，阻碍精子与卵子结合及受精。

（一）病因

中医没有"免疫性不孕"的明确记载，本病属中医学"不孕症"范畴。中医学认为肾主生长发育与生殖，肾内蕴育元阴与元阳，为水火之宅，为人体生命之本源。胎孕的形成依赖于母体之肾气，肾气旺盛，阳回土暖而万物资生，火生胞温而孕育有期。

明代薛立斋在《校注妇人良方》中说："妇人之不孕，亦有因六淫七情之邪，有伤冲任，或宿疾淹留，传遗脏腑，或子宫虚冷，或气旺血衰，或血中伏热，又有脾胃虚损，不能营养冲任。"若先天禀赋不足，素体肾阳偏虚或其他因素损伤肾阳，阳虚不能温煦胞宫，则子宫虚冷，不能摄精成孕。肾阴亏损，阴血不足，精亏血少，冲任脉虚，胞脉失养，则子宫干涩，不能受孕。脾属土，有大地之德，土为万物之母，土能承载和化生万物，胚胎的长养离不开母体脾土所化生的气血。水与土相调则草木生，脾与肾相和则胎息成。盛正和教授认为，肾阳虚或肾阴不足是病之本。先天肾气不足，后天伤及脾胃，脾肾两虚，冲任功能失调，加上因经行、产后、人流术后房事不节，邪热内侵，或情志不遂，肝气郁结，气滞血瘀，或经期、堕产余血未净，感受寒邪，寒凝血瘀，痰湿、瘀血、寒邪等内扰气血，精失常道，瘀痰内结胞中，导致不孕。岭南地区气候湿热，对体质、病程、疗效、预后影响巨大，需要我们在辨证论治过程中时时关切。

（二）病机

1. 肾虚不足

肾虚不足包括肾阴虚、肾阳虚、肾气虚。肾阴虚：多因先天禀赋不足、素体阴虚或病后体虚，出现肾精亏虚，冲任脉虚，胞脉、子宫失养，终致不孕；或阴虚火旺，血海蕴热，胞宫受灼，不能受孕。肾阳虚：多因素体肾阳偏虚或其他因素损伤肾阳，阳虚不能温煦胞宫，子宫虚冷，不能摄精成孕。肾气虚：妇人不能生火暖土熟谷，亦多累及脾阳受困，因此肾精愈乏，更少孕育之机。

2. 气血亏虚

妇人以精血为本，月经为血所化，妊娠需精血养胎。如因体质虚弱，或失血伤津，气血不足，每致冲任空虚，血少不足以成孕。

3. 肝郁脾虚

如因七情内伤，致使肝失条达，气机郁滞，肝气郁结，疏泄失常，则损脾致塞，气机不利而冲任失其通盛，带脉失其宽舒，胞脉不畅，难以摄精成孕。

4. 痰湿内阻

因体质肥胖，或嗜食膏粱厚味，气机不畅，运化失调，水精不能四布，反化为饮，聚而成痰，痰饮黏滞缠绵，影响月经；或躯脂满溢，遮盖子宫，阻滞胞宫、胞脉，不能摄精成孕。

5. 血瘀阻滞

经期、产后余血未净，平素房事不节，可致瘀；感受寒邪，加之自身阳虚，则寒凝血瘀。血滞不行，瘀积日久，冲任内停，阻滞胞脉，两精不能相合，而致不孕。

二、辨证论治思路

盛正和教授认为，免疫性不孕的发生关系本虚标实两方面，脾肾亏虚为本，肝郁气滞、痰湿、瘀血等为标。盛正和教授根据多年临床经验，建议从健脾补肾、补益气血入手，同时应用清热燥湿化痰、暖宫散寒、活血化瘀、疏肝理气等多种治法，对本病进行分证论治。

1. 肾阴亏虚

主症：婚久不孕，自身免疫抗体阳性，月经先期或后期，经色红质稠，量少或闭经，无血块，形体消瘦，头晕耳鸣，腰膝酸软，或五心烦热，心悸，口干咽燥。舌质红，苔少，脉细数。

治法：滋肾填精，调冲助孕。

方药：归肾丸加减。

组成：熟地黄15g，山茱萸15g，怀山药15g，枸杞子15g，杜仲12g，菟丝子15g，当归12g，白芍12g，茯苓15g，紫河车9g，龟甲30g。

加减：肢冷、畏寒者，加肉桂6g，熟附片12g；腰腹发冷，带下清冷者，加巴戟天12g，锁阳12g，乌药15g，桂枝12g；伴血虚不行者，加鸡血藤30g；脾虚易伴湿，加陈皮15g，白术30g，白扁豆15g，法半夏12g，苍术15g。

2. 肾阳亏虚

主症：婚久不孕，自身免疫抗体阳性，月经后期或正常，量少色淡，甚则闭经，面色暗淡，神疲乏力，腰痛腹冷肢寒，性欲淡漠，小便清长或频数。舌质淡红，苔薄白腻，脉沉细或迟。

治法：温补肾阳，调理冲任。

方药：鹿角赞孕汤（自拟）。

组成：鹿角霜9g，紫石英12g，杜仲12g，当归12g，锁阳12g，菟丝子15g，熟地黄12g，人参12g，白术15g，山药15g，枸杞子15g，炙甘草9g。

加减：肢冷、畏寒者，加肉桂6g，桂枝12g，熟附片12g；腰腹发冷，带下清冷者，加小茴香15g，艾叶12g，巴戟天12g；瘀血者，加桃仁15g，红花12g，赤芍15g，牡丹皮15g；温阳药易致湿热，可加黄柏12g，黄芩12g，黄连6g，草豆蔻12g，胆南星12g，薏苡仁30g。

3. 气血亏虚

主症：婚久不孕，自身免疫抗体阳性，月经后期或正常，量少色淡或闭经，头晕眼花，心悸怔忡，肌肤不润，面白无华或萎黄。舌淡，苔白，脉细弱。

治法：补气益血，调理冲任。

方药：人参养荣汤加减。

组成：党参15g，黄芪15g，白术15g，茯苓15g，白芍12g，熟地黄15g，远志12g，陈皮15g，当归12g，鸡血藤30g，山茱萸15g，肉桂6g，炙甘草9g。

加减：若因失血亏败，致气血虚弱或肾气虚惫者，加血肉有情之品鹿茸、鹿角霜、紫河车；血虚致瘀者，加炮姜、艾叶、三七、仙鹤草；湿阻气机者，加豆蔻、藿香、佩兰、砂仁、草豆蔻。

4. 肝郁脾虚

主症：婚久不孕，自身免疫抗体阳性，月经先后无定期，量多少不定，经前乳房胀痛，胸胁不舒，小腹胀痛，精神抑郁，或烦躁易怒。舌淡暗，苔薄白，脉弦。

治法：疏肝解郁，养血通络。

方药：柴胡疏肝散加减。

组成：柴胡 15g，枳壳 12g，香附 15g，白芍 12g，当归 12g，川芎 15g，陈皮 15g，炙甘草 9g，桑枝 12g，王不留行 15g，川牛膝 12g。

加减：偏于气滞，胸胁及少腹胀甚者，加莪术 12g，青皮 15g，木香 12g；偏于血瘀，少腹疼痛拒按者，加桂枝 12g，三棱 12g，益母草 15g，乌药 15g；湿聚中下焦者，加苍术 15g，薏苡仁 30g，萆薢 15g，车前草 15g，防己 9g。

5. 痰湿内阻

主症：婚久不孕，自身免疫抗体阳性，形体肥胖，月经延后或闭经，经色红质黏腻，夹有血块，带下量多，色黄白无臭，头昏心悸，胸闷泛恶，小腹作胀，大便或溏。舌淡胖，苔白腻，脉滑或濡。

治法：祛痰除湿，兼调气血。

方药：薏柏续酮汤（自拟）。

治法：祛痰化湿。

组成：薏苡仁 30g，茯苓 15g，黄柏 12g，苍术 15g，法半夏 12g，陈皮 15g，当归 12g，川芎 15g，猪苓 15g，车前草 15g，红藤 15g，败酱草 15g，生姜 12g。

加减：呕恶、脘闷，属中焦湿困者，加厚朴 12g，竹茹 12g，旋覆花 12g，藿香 12g，草果 12g；带下，病在下焦者，加四妙散加味；清浊不分者，加萆薢 15g，石菖蒲 15g，吴茱萸 6g，泽泻 15g；需温中散湿者，加干姜 12g，胡椒 9g，花椒 12g，荜茇 12g，荜澄茄 12g。

因经期或人流术后感染湿热之邪，胞脉阻滞者，此方亦有效。

6. 气滞血瘀

主症：婚久不孕，自身免疫抗体阳性，心烦易怒，善太息，胸闷乳胀，少腹胀痛，经量或多或少，色紫黑夹有血块，月经后期，头昏腰酸。舌质暗，或边有紫瘀，舌苔白微腻，脉弦涩。

治法：理气活血，祛瘀调经。

方药：柴桃衍宗汤（自拟）。

组成：柴胡 12g，桃仁 15g，当归 12g，生地黄 15g，白术 15g，川芎 15g，赤芍 15g，枳壳 12g，水蛭 6g，川牛膝 12g，桔梗 6g，菟丝子 15g，淫羊藿 12g。

加减：偏于气滞，胸胁及少腹胀甚者，加莪术 12g，青皮 15g，木香 12g；偏于血瘀，少腹疼痛拒按者，加桂枝 12g，艾叶 12g，三棱 12g，三七 6g，郁金 15g，小茴香 15g，路路通 15g；若因实热滞涩而瘀，小腹疼痛灼热，带下色黄者，加黄柏 12g，败酱草 15g，牡丹皮 15g，土茯苓 15g，漏芦 15g，薏苡仁 30g，熟大黄 9g。

7. 寒凝血瘀

主症：婚久不孕，自身免疫抗体阳性，月经后期量少，色紫黑，有血块，或月经正常，平时少腹作痛，遇寒则重，得热则舒。舌质紫暗，或舌边有瘀点，脉弦细或沉细。

治法：暖宫散寒，化瘀毓麟。

方药：温经汤加减。

组成：桃仁 15g，红花 12g，当归 12g，白芍 12g，桂枝 12g，川芎 15g，党参 15g，丹参 30g，法半夏 12g，水蛭 9g，干姜 12，肉桂 6g，炙甘草 9g。

加减：小腹冷痛明显者，加乌药 15g，吴茱萸 6g，小茴香 15g，艾叶 12g；因内有癥积，瘀血阻滞所致，但正气尚实者，加熟大黄 12g，穿破石 15g，半枝莲 15g，三棱 12g，炮山甲 3g（用代用品）；若邪实又正虚，则改养血调经之法，加黄芪 30g，白芷 12g，鸡血藤 30g，黄精 15g，枸杞子 15g，桑椹 15g，阿胶 6g。

三、中西医融合临床经验

盛正和教授指出，妊娠是一个复杂的生理过程，涉及夫妇双方，与生殖细胞、子宫环境、胚胎着床与发育、内分泌与免疫调节等多种因素相关。越来越多的研究表明，自身免疫性疾病会明显增加流产等不良妊娠结局的风险，最常见的容易合并复发性流产的自身免疫性疾病为抗磷脂综合征、系统性红斑狼疮、干燥综合征、类风湿关节炎、系统性硬化症、血管炎等。2016 年版及 2020 年版《复发性流产病因检查专家共识》均建议复发性流产患者行自身免疫相关抗体筛查。激素、免疫抑制剂、低分子肝素等药物的运用，可以有效延缓自身免疫性疾病的进展，同时在一定程度上改善妊娠结局。但这些治疗方法至今仍存在争议，仅属临床经验性治疗。免疫性不孕的部分检查措施目前亦存在较大争议。譬如临床常见的高水平甲状腺抗体合并高胰岛素血症、单一的抗核抗体、抗卵巢抗体、抗精子抗体、组蛋白抗体阳性是否采用西药抗免疫治疗值得商榷。中医学讲求"天人一体"整体观，其治疗免疫性不孕的优势可以体现在多方面：改善卵泡质量与内膜容受性，可以采用温阳益气、补血活血法；改善黄体功能，可以采用疏肝解郁、滋养肝肾、清热凉血法；调整免疫应答，可以采用健脾祛湿、阴阳双补、理气解表法；改善血栓前状态，可以采用温经活血、逐瘀散结法等。我们应该充分利用中医的优势，融汇中西，提升疗效。

四、临证心得与体会

盛正和教授指出，中医治疗免疫性不孕涉及孕前和孕后两个阶段，要做到分期论治，预培其损，从根本调治，否则即便能够受孕，亦可能半途而废。《素问·四气调神大论》曰："是故圣人不治已病治未病，不治已乱治未乱，此之谓也。夫病已成而后药之，乱已成而后治之，譬犹渴而穿井，斗而铸锥，不亦晚乎。"受孕是一个复杂的生理过程，必须女子"肾气盛，天癸至，任脉通，太冲脉盛，月事以时下"，男子"肾气盛，天癸至，精气溢泻"，两神相搏，合而成形，故能有子。

孕前辨五脏之不足，治疗以补肾健脾为主，先天与后天并重，兼顾清热、活血、温阳、疏肝之法。肾主先天，脾主后天，肾之精气、肝之阴血均有赖于脾土运化的水谷精微充养。脾肾虚弱，气血生化乏源，冲任不调，则胎元不授。孕前培补虚损犹如播种之前预先培土，土壤肥沃则有利于种子发芽生长，同时要注重土壤的温度与湿度。《傅青主女科》云："夫寒冰之地，不生草木，重阴之渊，不长鱼龙。今胞胎既寒，何能受孕？"因此孕前补脾肾的同时要注重温阳，加用附子、干姜、桂枝、艾叶等。一般孕前治疗需要 3～6 个月，同时应采取避孕措施，必要时讲求男女同治。经验助孕基础方：熟附子 12g，桂枝 12g，白芍 12g，山茱萸 15g，枸杞子 15g，当归 12g，川芎 15g，益母草 15g，菟丝子 15g，沙苑子 15g，桑寄生 30g，续断 15g，杜仲 15g。

孕后以安胎固冲为原则，肾主封藏，脾主统摄，冲任不固，则胎元失于固摄而殒堕，固摄冲任同样以补肾健脾为本。补肾以固先天，健脾以养后天，补肾健脾，提纲挈领，预培其损，不失准绳。女子以肝为先天，以血为本，以气为用，而不孕症患者多因求子心切，易出现肝气郁结、情志不畅等问题，肝疏泄和藏血功能异常，导致月经失调，影响排卵功能。因此临床中可用逍遥散加减，并注重对患者进行心理疏导，帮助其建立信心，孕后休息静养，心神安宁，消除对妊娠失败的恐惧心理。备孕期需严密监测，一旦发现受孕，立即先期保胎，防蹈流产覆辙。需要特别指出的是，岭南气候炎热潮湿，孕后不宜峻补，临床所见大量食补造成湿热下注继而胎漏者众，治疗尤其注重健脾化湿、清热理气以安胎；瘀血体质者，孕期可以活血止血双向调控，使用药性温和之品如当归、茜草、侧柏叶、藕节等。经验安胎基础方：菟丝子 15g，沙苑子 15g，桑寄生 15g，续断 15g，杜仲 15g，山茱萸 15g，覆盆子 15g，白芍 12g，党参 15g，紫苏梗 12g，砂仁 12g，乌药 15g，黄芩 12g。随症加减。

在上述治疗的基础上，我们应该充分发挥中医药治疗手段的多样性，有针对性地使用针刺、艾灸、穴位贴敷等方法，综合调理全身及脏腑功能，使之阴阳平和，气血充沛，冲任通盛，胞宫得暖，得以受孕。

（盛正和）

第二十六章　狼疮性肾炎

李燕林教授诊治经验

一、对病因病机的认识

李燕林教授认为，狼疮性肾炎（lupus nephritis，LN）属于中医学"肾痹"范畴，由于其临床表现各有不同，故又可归属于中医不同疾病。如 LN 早期以蛋白尿为主者，属中医学"尿浊"范畴；LN 表现为肾病综合征常合并低蛋白血症，出现浮肿、腹水等症状，属中医学"水肿""肾水"范畴；系统性红斑狼疮（SLE）活动期常可继发急性肾功能衰竭，属中医学"癃闭""关格"范畴；LN晚期可出现慢性肾功能衰竭，属中医学"肾衰""虚劳"范畴。

李燕林教授认为，LN 的发生是由于先天禀赋不足，阴阳气血失调，导致毒邪内蕴于脏腑经络，气血凝滞而成。病因主要包括内外两个方面：在内为先天禀赋不足，或饮食情志失调，或劳倦过度耗伤正气，导致脏腑阴阳气血失调；在外则是感受六淫疫疠邪毒，乘虚侵袭机体，深入营血，泛滥肌肤，痹阻关节，阻塞肾络，伤津耗液，脉络阻滞，发为此病。

LN 的病机特点是本虚标实，虚实夹杂，肾虚为本，热毒炽盛、瘀血内停为标；病机关键在于虚、毒、瘀。病之初，多为湿热火毒乘虚侵袭肌肤，致气血失和，热毒燔灼，迫血外溢，病在皮肤、筋脉、关节；病久不愈，火毒之邪日益灼伤阴液，病邪深入脏腑，多并见肾阴亏虚及肝肾阴虚之证。李教授主张"久病入络""久病必瘀"的观点，认为湿浊内生、瘀血阻滞是病理改变的关键环节。

二、辨证论治思路

论治 LN，李燕林教授主张辨病与辨证相结合，紧扣"虚、毒、瘀"三大病机，抓住不同时期的病机关键，合理选择扶正祛邪之法，分型论治，同时依据症状的不同，随症加减。LN 不同的病理阶段可有截然不同的临床表现，故李燕林教授认为辨证时应当分清标本缓急，分期论治。LN 急性活动期以标实为主，阳毒为害，治疗上多采用清热解毒、清热化湿、凉血祛瘀之法；慢性缓解期热毒不著，以正虚为主，治疗上多用扶正配合养阴清热之法；进入久病迁延期，患者多处于慢性肾功能不全阶段，辨病属"肾衰"范畴，按照肾衰的辨治思路进行治疗，李教授多以尿毒康合剂为主，再根据患者不同症状随症加减，以期保护肾功能，延缓肾脏病进展。

1. 热毒炽盛

主症：起病急骤，高热持续不退，两颧红斑或手部红斑，斑色紫红，神昏。烦躁口渴，关节疼痛，尿短赤。舌红绛，苔黄，脉洪数或弦数。

治法：清热解毒，凉血活血。

方药：犀角地黄汤加减。

组成：水牛角 30g，生地黄 30g，牡丹皮 10g，赤芍 15g。

加减：尿血甚者，加小蓟、白茅根；紫癜、出血多者，加紫草、蒲黄；大便干者，加瓜蒌。

中成药：安宫牛黄丸，醒脑静注射液；或加用院内制剂息风通脑胶囊。

2. 湿热蕴结

主症：皮肤疖肿、疮疡，咽喉肿痛，小便黄赤、灼热或涩痛不利，面目或肢体浮，呕吐频作，尿少便秘，脘腹痞满，胃纳不佳，口苦、口干不欲饮。舌红，苔黄腻，脉滑数。

治法：清热化湿，降逆止呕。

方药：黄连温胆汤加减。

组成：川黄连 5g，竹茹 10g，枳实 10g，法半夏 10g，橘红 10g，甘草 5g，生姜 5g，茯苓 15g。

加减：胸闷腹满较重者，加厚朴以行气除满；尿频而痛者，加车前子、石韦、蒲公英以利尿通淋；咽痛者，加玄参、板蓝根以解毒利咽。

中成药：四妙丸。

3. 脾肾气虚

主症：面色萎黄或少华，倦怠乏力或气短懒言，面部、四肢浮肿，畏寒肢冷，腰膝酸软冷痛，食少纳呆，恶冷喜热饮或泛吐清水，大便不实或便溏泄泻，尿少，口淡不渴。舌淡胖，苔白，有齿痕，脉沉细。

治法：补肾健脾。

方药：实脾饮加减。

组成：云苓 15g，白术 15g，木瓜 10g，甘草 10g，大腹皮 15g，草果 10g，厚朴 10g。

加减：水肿明显者，可加泽泻、薏苡仁，以健脾利湿消肿；兼有瘀血者，可加丹参、三七粉（冲服），以活血止血；出血较久，缠绵不愈者，加五味子、赤石脂，以收涩止血；尿蛋白明显者，加芡实、金樱子，以补气健脾固摄。

中成药：雷公藤多苷片，正清风痛宁缓释片，金匮肾气丸，金水宝胶囊，百令胶囊，黄芪注射液。

4. 气阴两虚

主症：乏力气短，恶风怕冷，自汗盗汗，脱发，口干，大便燥结，腰脊酸痛。舌质红，苔少或苔薄，脉细数或细弱。

治法：养阴益气。

方药：参芪地黄汤加减。

组成：生黄芪 30g，太子参 10g，熟地黄 15g，山药 15g，牡丹皮 10g，山茱萸 10g，泽泻 10g，茯苓 10g，甘草 10g。

加减：气虚甚者，加大黄芪用量，以益气扶正，加莲子、芡实固涩精微；腰膝酸软者，加杜仲、续断、狗脊以补肾壮腰；夜尿频者，加乌药、益智仁以收敛固涩。

中成药：生脉注射液，参麦注射液。

5. 肝肾阴虚

主症：腰酸膝软，脱发，眩晕耳鸣，五心烦热或有低热，口干咽燥，视物模糊，月经不调或闭经，大便干结，尿少色黄。舌红，苔少或有剥脱，脉细。

治法：滋养肝肾。

方药：六味地黄汤或知柏地黄丸加减。

组成：生地黄 15g，怀山药 15g，牡丹皮 10g，山茱萸 10g，泽泻 10g，云苓 15g，黄柏 10g，知母 10g。

加减：阴虚火旺者，加鳖甲、龟甲、麦冬；肝阳上亢者，加夏枯草、生白芍等；夜寐差者，加龙骨、牡蛎。

中成药：六味地黄丸，知柏地黄丸，金水宝胶囊，百令胶囊，生脉注射液，参麦注射液。

三、中西医融合临床经验

LN 是 SLE 常见且严重的系统损害之一，是我国肾活检病例中继发性肾脏病变最常见的原因，也是影响 SLE 患者远期预后和死亡的主要因素，预后不佳，治疗棘手。近年来，糖皮质激素和免疫抑制剂的应用在控制 LN 病情活动、延缓疾病进展方面取得了巨大进步，但仍有部分患者经用药病情不能缓解，或缓解后复发。李燕林教授认为，中西医结合是 LN 的重要治疗方法，两者优势互补，互资其长，在控制病情活动、提高疗效的基础上，可进一步减少不良反应、降低复发率。

在 LN 初期，用药以激素及免疫抑制剂为主，中药为辅，以求尽快控制症状，阻断肾脏病理损害。此时，大剂量激素和免疫抑制剂的应用往往会带来诸多毒副作用，中医药辅以滋阴凉血、清热解毒、活血化瘀之法，可协助控制病情，改善患者症状，减轻毒副作用，起协同治疗效果。随着激素和免疫抑制剂的逐渐减量或维持，治疗则以中医药为主，西医药为辅，以求调整免疫功能，促进肾损伤恢复，防止复发。此时，中医药予益气养阴、滋补肝肾，或温补脾肾、化瘀利水之法，可增强机体免疫力，防止病情复发和反跳，改善患者自觉症状。

李燕林教授认为，LN 发展到后期迁延不愈，出现肾衰的一系列表现，则可按照肾衰进行辨证论治。针对慢性脾肾亏虚、浊毒内蕴的本虚标实的病机，李教授研制了尿毒康合剂，主要由大黄、丹参、黄芪、红花、地榆组成，具有泄浊毒、通肾络、益气健脾的功效。方中君以黄芪，益气固表、托毒，不仅能补虚益脾之功，而且能补肾脏元气亏虚；臣以大黄，泻浊逐瘀以通肾络，大黄可荡涤肠胃，祛瘀排毒，进而宣畅气机，通血脉；佐以地榆，凉血解毒，地榆能入于下焦血分以除热，配合大黄泄热凉血；配伍红花，有活血祛瘀、通经脉之功，并可助祛水除湿；丹参祛瘀生新，与红花相伍可"去宛陈莝"。诸药相合，扶正祛邪，攻补相宜。该方组方严谨，配伍精良，在临床用于治疗 LN 及各种原因导致的肾功能衰竭获得良效。

此外，李燕林教授根据中药的药理特性进行临证加减，常常取得良效。比如，将昆明山海棠、青风藤用于抗炎、免疫抑制，黄芪、大黄用于改善肾功能，丹参、赤芍用于改善微循环，最大限度地发挥了中医中药的治疗作用。

四、临证心得与体会治疗

LN 的发病形式和临床表现是多种多样的，肾脏病理表现多样，而且在不同的时期病情变化、转归也呈多样化，加上激素、免疫抑制剂等西药的使用，情况更为纷繁复杂。但万变不离其宗，LN 的根本病机是本虚标实，虚实夹杂，肾虚为本，热毒炽盛、瘀血内停为标。

李燕林教授认为，论治 LN 应抓住"瘀血"这一关键病机，活血化瘀之法应贯穿疾病治疗的全过程，正所谓"治不活血，非其治也"。针对瘀血，应重视宏观与微观辨证相结合，不必拘泥于"面色黧黑晦暗，口唇发绀，肌肤甲错，腰部疼痛，舌质紫暗，或有瘀点、瘀斑，舌下络脉粗张及瘀紫，脉沉、细、涩"这些典型血瘀征象。对于早期无临床症状和体征时，可以结合微观辨证，如肾脏病理出现肾小球硬化、肾小管萎缩、肾间质纤维化、基底膜增厚、血管襻挤压、闭塞，以及血管壁增厚、小动脉硬化等微观病理改变，实验室检查出现血液黏度增加、血小板聚集、纤溶激活等血液流变学异常，影像学检查显示肾脏缩小、结构紊乱等，都可以辨证为血瘀证，给予活血化瘀治疗。轻者养血活血，如当归、丹参、川芎、赤芍等；中者活血化瘀，如红花、桃仁等；重者破血化瘀通络，如三棱、莪术、地龙、水蛭等。同时，李教授还注重气血辨证，用药注意祛邪而不伤正，辨阴阳寒热虚实，合理配伍补气、清热、滋阴诸法。

（李燕林）

第二十七章　抗磷脂综合征

杨爱成教授诊治经验

一、对病因病机的认识

杨爱成教授认为，在临床工作中，应重视整体观和辨证论治，对风湿类疾病患者的诊治尤应如此。随着医学的发展，人们对风湿类疾病发病机制的研究也在不断深入。抗磷脂综合征（antiphospholipid syndrome，APS）是以反复的动静脉血栓形成、习惯性流产和血小板减少等症状为主要表现的一组临床综合征，与抗磷脂抗体（aPL 抗体）密切相关，严重者可导致极为罕见的灾难性抗磷脂综合征（CAPS）。目前认为，APS 的病理特点与"虚、瘀、热"三者密不可分。APS 主要发病机制为肾虚血瘀，为本虚标实证，肾虚为本，血瘀为标，可兼有血热、湿热，故而瘀热邪毒为主要的病理产物。疾病发展过程中，多发血栓贯穿始终，与中医的血瘀证及络病有共同之处。

中医学中并无 APS 之说，根据其临床症状，可归属于"血瘀证"的范畴。临床中，APS 患者发生在各组织、器官及系统的损害差异较大，中医学的"脉痹""血证""虚劳""头痛""中风""滑胎""屡孕屡堕""数堕胎"等多种疾病，与 APS 有着相类似的病因病机。肾虚血瘀是发病的内因所在，湿热邪毒是发病的诱因。中医学认为，本病的临床表现不一，先天不足，病情迁延，久病及肾，邪气入络，最终导致肾虚之证。《黄帝素问宣明论方》言："小腹胀而硬，小便自和者，瘀血证也。"抵当汤方为"瘀血证"方，随着历代医家研究的不断深入，瘀血证理论也相对更加完善。《医学正传》引朱丹溪之言，提出"自郁成积，自积成痰，痰夹瘀血，遂成窠囊"，瘀可与其他邪气相兼为病，如"痰夹瘀血"。血瘀与络脉的关系也不可割离，如叶天士《临证指南医案》认为，"大凡经主气，络主血，久病血瘀"，"初为气结在经，久则血伤入络"。故而肾虚血瘀之证亦属于"络病"范畴，且贯穿疾病的整个过程。另外，抗磷脂综合征易出现反复妊娠丢失之临床特征，属于中医学"滑胎"的范畴。根据历代医家对滑胎的认识和对临床的观察，肾虚血瘀为其基本病因病机，其滑胎主要是瘀热互结所致，属本虚标实之证，瘀热聚结于胞宫之内，热入血分，经络受损，血溢脉外而成病理产物之瘀血，瘀血留滞日久，致使新血不生，胎元失养，故而导致滑胎，并且屡孕屡堕。对于多次滑胎的患者，更应该注重此为本虚标实证，应当以"急则治其标"为原则，兼顾"肾虚血瘀"的基本病机，以凉血化瘀、补肾固胎为治则。

APS 可分为原发性抗磷脂综合征（PAPS）和继发性抗磷脂综合征（SAPS）。后者多见于系统性红斑狼疮、类风湿关节炎、系统性硬化症和肿瘤等疾病。APS 是一类免疫系统紊乱的疾病，具体病因并不明确，且多具有家族倾向。

在 APS 的整个发展和转归中，患者先天不足，加之久病及肾，邪气入络导致肾虚之证。肾虚主要与肾之精、气、阴、阳亏虚有关，其与血瘀的形成又有密不可分的关系。若肾精不足，精亏而血少，血行迟缓而致血瘀；若肾气不足，血行无力则凝滞，而致血瘀；肾阴亏损，阴虚生内热，阴津内耗，阴液受损，血液黏滞而致血瘀；若肾阳亏损，则阴寒内生，阳气无力温煦血脉，寒凝血脉而致血瘀。肾虚会导致血瘀的产生，反之，血瘀亦可导致肾虚的进一步发展。疾病的中后期，肾虚和血瘀往往相互影响。故应以补肾活血通络法为基本治法。在临床应用中，对于 APS 患者除补肾外，还需兼顾活血，正如《血证论》所言："瘀血不行，则新血断无生理……盖瘀血去则新血已生，新血生而瘀血自去。"气血生化有源，气行则血行，而无血瘀之弊。

岭南地区为热带、亚热带气候，长期处于高温环境，温高湿重，时有暴雨，故多夹热、夹湿。肾虚血瘀为基本病机，若兼夹湿热之邪，则多为本虚标实之证，血瘀贯穿始终，多与湿热之邪胶结，导致血瘀难行，湿热之邪难除。故而，仔细分析抗磷脂综合征的病因病机，为本虚与标实之证，应当"急则治其标"，或是标本兼顾，综合考虑。

二、辨证论治思路

杨爱成教授认为，APS 属正虚标实证，且多责之肾虚血瘀，可累及多系统、多器官。APS 多表现为反复发作的动静脉血栓形成，中医学称之为"脉痹""血证"。若累及皮肤，可见网状青斑，引起皮肤水肿、红斑溃烂、坏死或坏疽等外科常见疾病；若累及神经系统，可出现偏头痛、头晕，甚者脑梗死，或引发癫痫；若累及心血管系统，可出现心脏瓣膜病变等病变；若累及消化系统，可出现肝、脾、肠系膜动脉的病变，可造成小肠梗死等严重并发症；若累及泌尿系统，出现肾动静脉的血栓栓塞；若累及内分泌与代谢系统，患者大多有血小板减少，可反复出现早期自发性流产，导致妊娠失败的结局，或是表现月经的异常。

故本病的辨证需十分谨慎，针对累及的不同系统，辨证也应有所区别。其中，肾虚血瘀贯穿疾病始终，须时时兼顾，补肾活血通络亦应是基本治则治法。肾虚属于先天不足，肾精亏虚，抑或肾气、肾阴、肾阳亏损。另外，应辨明在血瘀的基础上是否兼有其他的邪气，如是否兼有湿、热之邪，根据临床症状随证加减。

1. 肾虚血瘀

（1）肾虚更甚

主症：头晕，头痛，面色暗淡，腰膝酸软，畏寒肢冷，尿频尿急，小便清长。舌质淡或暗淡，伴有瘀点、瘀斑，脉沉细。

治法：补肾，活血，通络。

方药：补肾活血方加减。

组成：菟丝子15g，巴戟天15g，黄精15g，淫羊藿15g，仙茅15g，紫石英15g（先煎），丹参15g，鸡血藤30g，红花10g，桃仁10g。

加减：气虚明显者，加用党参10g，黄芪30g；兼湿明显者，可加用茯苓20g，白术10g，薏苡仁20g，佩兰10g；瘀血甚者，可加用川牛膝15g；口干口渴者，加葛根30g；皮肤紫瘀斑块者，可加用紫草10g；大便秘结者，可加用制大黄10g。

（2）血瘀更甚

主症：腰膝酸软，神疲乏力，经行腹痛，痛有定处，经色紫暗夹血块，或经量时多时少。舌质紫暗，苔薄黄，脉弦细。

治法：活血，益肾。

方药：补阳还五汤加减。

组成：黄芪30g，广地龙15g，川芎15g，桃仁15g，当归15g，赤芍15g，红花15g，丹参15g，女贞子15g，墨旱莲15g，益母草30g。

加减：若患者无大便，腑气不同，加用制大黄10g；口干口渴者，加用天花粉10g，葛根30g；胁下痞硬，嗳气不舒者，加用白芍10g，煅牡蛎15g。

2. 瘀热互结

主症：低热或自觉烘热，颜面、手足斑疹隐隐，斑疹斑块暗红，两手白紫相继，两腿青斑如网，口糜口疮，时有关节疼痛，腰膝酸痛，小便短赤，女子月经愆期。舌红起刺或边有瘀斑，苔薄黄，脉细弦或涩数。

治法：凉血活血，清热祛瘀。

方药：犀角地黄汤加减。

组成：犀角（用水牛角）10g，生地黄 10g，白芍 10g，牡丹皮 10g，墨旱莲 10g，车前草 15g，益母草 15g，泽兰 15g。

加减：全身斑疹隐隐者，为热入血分，可加用玄参 10g，知母 6g，以清血分热；关节肿痛甚者，可加用木瓜 30g，伸筋草 30g，以舒筋活络、通利关节；关节麻木不仁，瘀肿疼痛者，加用中成药复方地龙片有良好效果。

3. 湿热蕴结

主症：发热不退，纳呆，饮食无味，或恶心呕吐，或四肢沉重无力，关节红肿疼痛以下肢为主，全身困乏无力，全身沉重酸胀，浮肿或有关节积液，尿少色黄，女子带下色黄量多。舌暗红，苔黄腻，脉滑数。

治法：清利湿热，活血通络。

方药：四妙散合桃红四物汤加减。

组成：苍术 10g，黄柏 10g，薏苡仁 15，川牛膝 15g，当归 10g，川芎 10g，白芍 10g，生地黄 10g，桃仁 10g，红花 6g，益母草 15g，泽兰 15g。

加减：若出现刺激性咳嗽，伴有气喘者，加用矮地茶 30g，鸡骨草 30g，以止咳平喘、清利湿热、活血化瘀；若湿较热更甚者，改薏苡仁为 30g，加用茵陈 10g，车前子 15g；若热较湿更甚者，改苍术为 15g，黄柏为 15g，可加用滑石 10g，栀子 10g；若有夹瘀之象，改川牛膝为 30g，当归为 15g。

三、中西医融合临床经验

APS 是临床治疗较为棘手的风湿免疫系统疾病，会对人体各个系统造成危害，甚至出现严重并发症，故而临床上对 APS 常常采用中西医结合的办法，以提高临床疗效、减少并发症的发生。临床中无论是采用中医的辨证论治还是西医的调节免疫及等对症处理，对于患者而言，能减轻病痛、减少并发症的发生就是最好也是最有效的方法。从中医学角度来说，APS 与"血瘀证""络病"的临床表现非常吻合，故从血瘀证和络病角度研究 APS 的中医病因病机是一个很大的突破口。中医治疗还需兼顾主体，依旧要根据患者既往体质情况精准辨证。本病亦可归属于中医学"中风""头痛"范畴，此类患者往往预后转归不佳。杨教授认为，对于APS患者，"瘀血"是贯穿始终的病理因素，在标实的证候当中，治疗应当兼顾"活血祛瘀"之法。

本病在临床中多见于女性，易造成女子"滑胎"，且"屡孕屡堕""数堕胎"。从西医学角度来说，APS涉及风湿免疫、内分泌与代谢、血液系统等，其发生的病理生理学改变可涉及多个系统，甚至可导致五官、皮肤、妇产科等学科类疾病。总之，无论PAPS或SAPS，均可发生反复动静脉血栓形成，对育龄期女性来说，常有早期自发性流产的风险。

西医治疗本病目前主要予以抗血小板凝集的药物，抑制血栓的生成，对已形成血栓的患者采取溶栓处理，对SAPS酌情使用激素和免疫抑制剂。对于反复早期自发性流产的患者临床使用药物更需谨慎，尽早在孕早期干预，长期小剂量阿司匹林联合低分子肝素可提高妊娠成功率。从中医学角度来看，补肾安胎是治疗的首要目的，但不可滋腻太过，否则易致郁积化热，热瘀互结，缠绵日久。

四、临证心得与体会

杨教授认为，临床在治疗APS时不可操之过急，疾病有其发展过程，需要判断病势发展和预后转归。本病属久病、旧病，肾虚日久，一身尽病，累及气血阴阳亏损，邪气易于留恋；瘀血贯穿始终，瘀久化热，易于兼湿、兼热，虚实夹杂，导致疾病日久缠绵不愈。明清时期"血瘀证"理论日趋成熟，有较为完善的证治系统。陈修园在《金匮要略浅注》在大黄䗪虫丸条文中提出"血瘀证"一词，"而血瘀证，虽在于内……名为五劳"。王清任也提出了有关"血瘀证"的概念。他主张的诸病之因，皆由血瘀，并在《医林改错》中提出独特的划分疾病部位的方法，"在外分头面四肢，周身血管，在内分膈膜上下两段，膈膜以上，心肺咽喉，左右气门，其余之物，皆在膈膜以下"，提出了50余种血瘀病证。这些对应的部位是否可看作APS血瘀对应累及的各个系统？故在APS病程中，血瘀是标，肾虚是本，标本兼治，中西医结合可取得更好的疗效。

在岭南地区，气候特点本就多热、多湿，在肾虚血瘀的基础上，更易夹热、夹湿，故治疗本病更应该兼顾标本，治则治法亦要遵守因时制宜、因地制宜、因人制宜的整体观念，根据患者的不同体制辨证论治。

无论是原发性抗磷脂综合征还是其他免疫系统疾病引起的继发性抗磷脂综合

征，临床中年轻女性均占多数，西医学提出可能与雌激素有一定的相关性。抗磷脂综合征易引发育龄女性习惯性流产的发生，因此，改善微循环，抑制血小板的聚集及血液高凝，对抗血栓形成十分重要，并维持胎盘对胎儿的正常供需，维持母胎界面的免疫平衡。从中医病因方面而言，是肾虚为本，血瘀、兼湿、兼热为标，中医药辨证论治，可标本兼顾，使母胎之间维持阴阳平和的状态。

参考文献

［1］刘完素.黄帝素问宣明论方[M].北京：中国中医药出版社，2007.

［2］朱震亨.丹溪心法[M].上海：上海科学技术出版社，1959.

［3］张军平.四妙勇安汤防治心血管疾病的研究与实践[M].北京：中国中医药出版社，2016.

［4］赵倩倩，经燕.基于瘀热理论探讨产科抗磷脂综合征辨证治疗[J].新中医，2022，54（12）：242-245.

［5］许正锦，陈进春，邱明山.抗磷脂抗体综合征的中医防治进展[J].长春中医药大学学报，2009，25（1）：142-143.

［6］吴诗敏，谈勇.从"痹"论治产科抗磷脂抗体综合征[J].中华中医药杂志，2020，35（6）：3047-3051.

［7］陈修园.陈修园医书全集（上）[M].北京：中医古籍出版社，2017.

［8］陈爱玲.《医林改错》之瘀血观阐释[J].北京中医药，2016，35（11）：1046-1047.

（杨爱成）

附录　当代岭南中医风湿名家简介

刘良教授简介

刘良，中国工程院院士，美国发明家学会院士，澳门科技大学原校长；现任广东省中医药科学院首席科学家、世界中医药学会联合会中医药免疫专业委员会会长、中国中医科学院客座研究员、广州中医药大学和湖南中医药大学客座教授。他是中药全球化联盟创盟成员及执行委员，担任国际著名 SCI 期刊《植物医学》（*Phytomedicine*）副主编，亦是国内外 10 多种学术期刊编辑委员会的成员。他先后获得首届全国创新争先奖、树兰医学奖（2022 年）等荣誉；主持了"世界卫生组织亚太区传统医学 2020 发展策略（2010—2020）"。

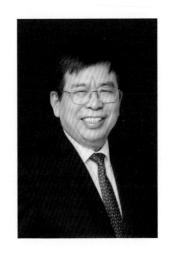

吕玉波教授简介

吕玉波，广州中医药大学原副校长、广东省中医院 / 广州中医药大学第二临床医学院 / 广东省中医药科学院原院长兼党委书记。现任中国医院协会副会长、中华中医药学会副会长、广东省中医药学会会长、广东省中医院终身名誉院长；先后承担"九五"国家科技攻关计划、国家重点基础研究发展计划（973 计划）、"十一五"国家科技支撑计划、国家行业专项、国际合作项目等国家级重大项目；在各级杂志上发表 50 余篇论文，出版论著 11 部。其代表著

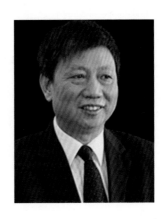

作有《医院决策实战全录》《医院品牌战略发展实录》《文化管理创新模式初探》；先后获得"全国卫生系统优秀党委书记""全国卫生系统先进工作者""医院管理突出贡献奖""全国五一劳动奖章"和"全国中医药杰出贡献奖"等荣誉称号。

陈纪藩教授简介

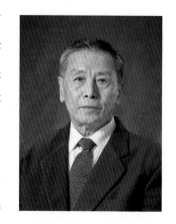

陈纪藩，教授，博士，博士研究生导师，曾任广州中医药大学第一临床医学院院长、中医临床基础学（金匮要略专业）学术带头人，现为广东省中医风湿病重点专科专病学术带头人，享受国务院政府特殊津贴专家；主持并承担国家自然科学基金重点项目、中日合作项目等共 15 项，获国家级教学成果奖二等奖；发表学术论文 50 多篇，主编或参与编写学术专著及教材 10 余部；主要从事《伤寒杂病论》的研究和风湿免疫性疾病的治疗。陈教授治学严谨，"勤求古训，博采众方"，在医圣张仲景和杰出的医药学家李时珍学术思想影响下，善于挖掘古方药治疗类风湿关节炎、强直性脊柱炎、骨关节炎、痛风、系统性红斑狼疮、儿童风湿病等；创制抗风湿中药"通痹灵"系列，疗效显著。

邓兆智教授简介

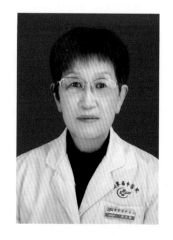

邓兆智，教授，博士研究生导师，曾担任广东省中医院科研科科长，主持国家级、省级课题 6 项，先后在国内外医学杂志上发表论文 20 余篇，主编或参与编写学术专著及教材 2 部。邓教授在中医内科学、中西医结合风湿病学、临床免疫学等方面有较深的研究，学术上形成了以中西医结合综合方法诊治风湿类疾病的特点，对风湿类疾病中医证候的临床规范化分类、辨证有独特的见解和论述。

沈鹰教授简介

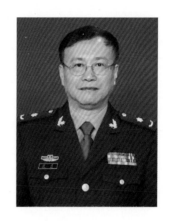

沈鹰，博士研究生导师。全军中医药学会常务理事；发表论文 30 多篇，参与编写著作 2 部，获军队科技进步奖二等奖 1 项。沈教授在中医、中西医结合治疗内科疾病方面有丰富的临床经验，尤其对风湿性疾病、脾胃消化病、肿瘤和内科疑难杂病有较深的造诣。

李志铭教授简介

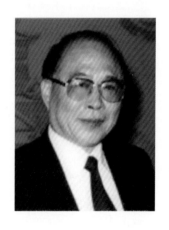

李志铭，主任医师，教授。1993 年获评广东省名中医，2000 年入选当代世界传统医学杰出人物。李教授是著名风湿病专家，也是我国最早研究风湿病的中医专家之一。他是我国抗风湿新药"雷公藤"研究有突出贡献者之一，其研制的抗风湿药"风湿宝"已获国家发明专利。李教授发表了多篇医学论文，主要著作有《痹证论》《常用中药类比选编》《历代名医医德故事》《风湿病与痛风》《李志铭经验妙方》。其中《痹证论》是我国中医药界最早的风湿病专著之一，获广东省科学技术进步奖。李教授提出"从气论治痹证"的新观点，并总结出"四结合疗法"和"强肌法"的治疗经验。

何羿婷教授简介

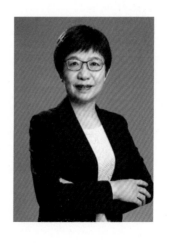

何羿婷，博士，博士研究生导师，广东省名中医。现任广东省中医药学会秘书长，主持"十五"国家科技攻关计划、国家自然科学基金项目等各级课题 20 余项，多次被评为"岭南名医"及"羊城好医生"。她长期从事风湿病临床和科研工作，应用中医药治疗风湿性疾病具有丰富的临床经验，作为全国名中医焦树德的传承人，对强直性脊柱炎的中医诊疗具有独到见解。

何世东教授简介

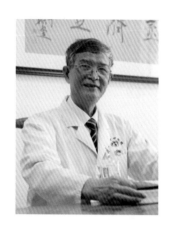

何世东，教授，硕士研究生导师，享受国务院政府特殊津贴专家。他主持和参与国家级、省部级、厅级、校级科研课题共 12 项，获省级科研、教研成果奖项 4 项；发表论文 26 篇，参编学术专著 1 部；主要从事中西医结合治疗肾病、消化道疾病、风湿性疾病的研究。何世东教授在风湿领域的学术观点：①在类风湿关节炎中重视扶正培本法，正虚是发病的主要病机，扶正培本，调节肝脾肾是治疗的重要原则。急性期祛邪务尽，缓解期治以扶正培本。他善用岭南草药，以加强清热利湿止痛的作用。②系统性红斑狼疮基本病因病机是肝肾阴虚，络脉瘀阻。急性期病机是热毒炽盛，入营入血；缓解期治以扶正培本，中西合璧，相辅相成。

黄清春教授简介

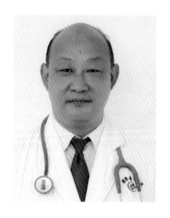

黄清春，教授，博士，博士研究生导师。中华中医药学会免疫学分会 / 广东省中医药学会风湿分会主任委员；承担国家和省级自然科学基金等项目 25 项，获医疗成果奖 7 项，申请专利 6 项；发表论文 90 余篇，以主编和副主编参与编写医学专著 9 部；2015 年获评首届"羊城好医生"，2018 年荣登"胡润中国好医生榜"。黄教授主要从事中西医结合治疗各种风湿病的研究，在类风湿关节炎方面提出"血瘀证"是其核心病机，并提出分期辨治该病，"早期中医西医相结合，中期内治外治相结合，晚期内科外科相结合"及"活血化瘀贯穿类风湿关节炎治疗始终"的学术思想。

储永良教授简介

储永良，硕士，硕士研究生导师。国医大师李济仁教授学术传承人，广东省中医院珠海医院风湿血液科主任；中华中医药学会风湿病分会委员；主持并参与省市级课题 10 余项，获得中华中医药学会科学技术进步奖二等奖 1 项；参编中华中医药学会《中医内科临床诊疗指南》1 部，发表高水平论文 30 余篇。储教授临床坚持"治病求本"的思想，结合不同风湿病特点，提出从"本证"和"变证"及"伴证"辨病辨证治疗风湿病，结合国医大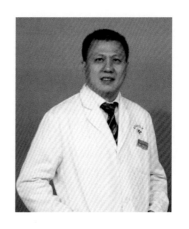师李济仁思想提出"脾肾阳虚"为痛风的病本，擅长用整脊手法、小针刀、射频消融、关节腔镜等中医特色外治疗法，治疗各种颈肩腰痛等局部风湿症，对各种疑难疾病如免疫性不孕具有丰富的临床经验。

以下按姓氏拼音首字母排序

陈光星教授简介

陈光星，博士，博士研究生导师，广州中医药大学第一附属医院白云医院副院长。美国哈佛大学麻省总医院访问学者，教育部"新世纪优秀人才"，教育部学位与研究生教育发展中心学科评估专家；主持国家级、省级课题 10 项，获教育部科学技术进步二等奖，自主研发的抗风湿中药制剂获国家发明专利授权 2 项；在国内外期刊发表论文 40 余篇，主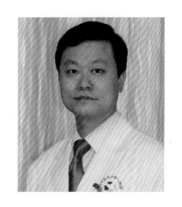编或参与编写学术专著及教材 2 部。陈教授主要从事风湿免疫性疾病相关的医疗、科研和教学工作，学术特长如下：①中西医结合治疗风湿免疫性疾病，尤其对类风湿关节炎、强直性脊柱炎和系统性红斑狼疮的诊治具有丰富的临床经验。②中医药治疗风湿病的机制研究。③类风湿关节炎的免疫学研究。

陈秀敏教授简介

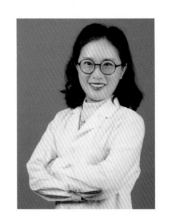

陈秀敏，博士研究生导师。广东省中医院拔尖人才，中华中医药学会免疫学分会副秘书长；主持国家级、省部级及院级等各级课题8项，获中华中医药学会科学技术奖二等奖1项；以第一作者或通讯作者发表SCI论文9篇，参编著作1部；主要从事风湿免疫性疾病的机制和治疗研究。

窦乘华教授简介

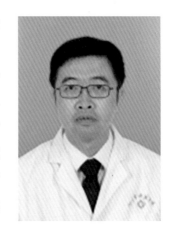

窦乘华，教授，第六批全国老中医药专家学术经验继承人。现任柳州市中医医院风湿免疫科副主任，兼任广西医师协会中医师分会常务委员、广西医学会风湿病分会委员、柳州市风湿免疫分会副主任委员。窦教授从事临床工作20余年，擅长中西医结合治疗类风湿关节炎、痛风、骨关节炎、骨质疏松症、系统性红斑狼疮、炎性肌病、系统性硬化症、脊柱关节炎、血管炎及常见血液系统疾病等，对痹证运用中医辨证，汤药内服结合针灸外治，有丰富的临床经验。

黄闰月教授简介

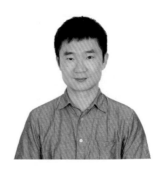

黄闰月，博士，博士研究生导师，博士后合作导师，国家青年岐黄学者，任广东省中医院风湿免疫研究团队负责人。他主持及参与国家自然科学基金、省部共建中医湿证国家重点实验室、教育部粤港澳联合实验室、广东省科技厅及广东省重点实验室等研究

课题 10 余项，作为主要参与人获得中华中医药学会科学技术奖二等奖，开发相应的中药复方与单体并获批或申报专利 7 项；发表 SCI 论文 30 余篇，主编或参与编写学术专著及教材 5 部。在基础研究方面，黄教授聚焦于研究 COX–2/TxA2 正反馈激活通路在类风湿关节炎滑膜炎症反应、巨噬细胞代谢重编程和炎症性骨破坏等病理环节的作用，并探索相关中医药的调控分子机制；在临床研究方面，他提出了"中药复方 DMARDs"的学术概念。

黄胜光教授简介

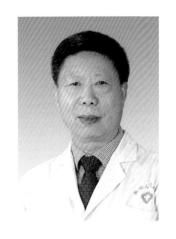

黄胜光，硕士，硕士研究生导师，华中科技大学协和深圳医院中医风湿科创科主任，深圳市健康教育首席专家。他主持及参与国家级、省级课题 3 项并获奖；发表论文 20 余篇，主编或参编著作 4 本。黄教授主要从事中西医结合治疗风湿免疫疾病，学术思想及特点如下：①创立中西医结合序贯疗法治疗痛风性关节炎，可以达到防止复发和减少药物副作用的效果。②总结出扶正固本、清热解毒、活血化瘀等类风湿关节炎的中医疗法，与西药有机配合，达到控制病情、增强体质、防止复发的目的。③对于结缔组织疾病肺间质病变的中医治疗，提出益气活血是本病的基本治疗方法，匡扶正气、提高抗病能力是增加生存期的关键。

黄智胜教授简介

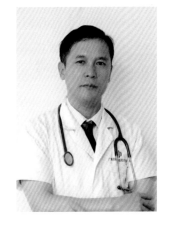

黄智胜，研究生导师，广州中医药大学附属广州中西医结合医院康复科主任，风湿病研究国际合作联盟大会首届理事。他主持广东省中医药管理局课题 1 项，参与省、市、区级课题多项，申请 4 项专利；发表 SCI 论文 4 篇，发表专业学术论文 20 余篇，主编专业著作 1 部。黄教授擅长中西医结合治疗风湿病、中风及颈肩腰腿痛等疾病，在风湿系统疾病诊断治疗方面能力突出，擅长中西医结合治疗风湿病、中风及颈肩腰腿痛等疾病。他从2016年开始与澳门科技大学刘良校长团队展开多方面合作，并主持广州中西医结合医院与澳门科技大学合作的关于"中西药物治疗类风湿性关节炎对肠道微生态影响的比较研究"项目的临床研究工作。

何晓红教授简介

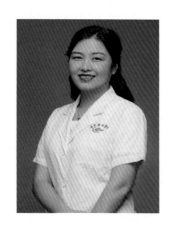

何晓红，硕士，硕士研究生导师，广东省中医院风湿科副主任医师。她主持及参与国家级、省级、省部级课题 20 余项，荣获中华中医药学会科技进步奖二等奖 1 项，2021 年荣获"岭南名医"称号；编写专著 6 部，发表论文 20 余篇。何教授擅长类风湿关节炎、强直性脊柱炎、痛风性关节炎、系统性红斑狼疮、干燥综合征、骨关节炎等疾病的中西医结合治疗。

林昌松教授简介

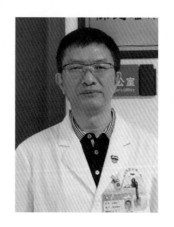

林昌松，博士生导师，广州中医药大学第一临床医学院经典临床研究所副所长，中南六省防治风湿类疾病协作委员会副主任委员。他承担国家级及省级自然科学基金项目 5 项，获华医学会教育技术成果奖一等奖；主编及参编著作 6 部，发表学术论文 50 多篇。作为国家中医药管理局高水平重点学科《金匮要略》带头人，林昌松教授中医经典理论造诣深厚，提出"祛湿为治痹之第一要务"，立"祛风湿、通血脉、强筋骨"（简称祛湿通脉法）为痹病的主要治法。林教授结合岭南风湿病特点，创"补肾祛湿通脉"风湿病治法，在此治法指导下，研发"南续益母颗粒""泻浊通痹膏"等纯中药制剂。

李娟教授简介

李娟，博士，博士研究生导师，博士后合作导师，南方医科大学中医药学院内科教研室/南方医院中医科副主任，国家中医药管理局高水平中医药重点学科（中医痹病学）学科带头人。她主持国家自然科学基金项目20余项，获中国中西医结合学会科学技术奖一等奖（排名第一），研发防治骨质疏松药物——骨灵丸（片）并获发明专利1项，转化保健品"中元片"和"欣月片"获国家食品药品监督管理局批准。她以第一/通讯作者发表专业论文逾百篇，SCI论文31篇，主编或参编专著30部。李教授主要从事中西医结合风湿病基础与临床研究工作。

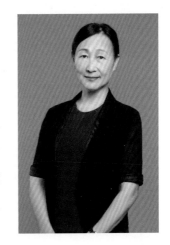

李燕林教授简介

李燕林，博士研究生导师，广东省中山市中医院肾病科风湿科主任，国家临床重点专科肾病科学科带头人。他主持广东省自然科学基金、广东省中医药局重点专项等课题10余项，以第一/通讯作者发表论文50余篇（SCI收录7篇），主编专著6部。李教授主要从事中西医结合治疗急慢性肾炎肾衰、痛风、风湿免疫性病的研究。

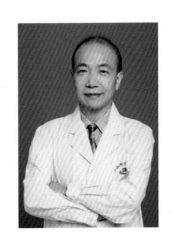

李凤珍教授简介

李凤珍，研究生导师，广西国际壮医医院风湿病科主任，广西民族医药协会壮医风湿病学专业委员会主任委员。她主持国家科技支撑计划项目子课题等各级课题10余项，获中国民族医药学会科学技术奖三等奖；发表学术论文20余篇，主编及参编壮医著作

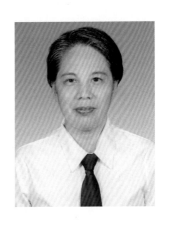

10 余部。擅长壮医治疗骨关节炎、痛风、类风湿关节炎、强直性脊柱炎、系统性红斑狼疮、硬皮病、银屑病关节炎、皮肌炎、多发性肌炎、骨质疏松症、股骨头坏死等风湿病；擅长治疗再生障碍性贫血、白细胞减少、白血病、血小板减少性紫癜、多发性骨髓瘤等血液病。

刘晓玲教授简介

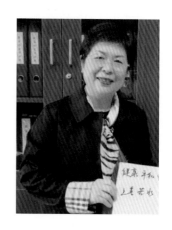

刘晓玲，硕士研究生导师，中华中医药学会仲景学说专业委员会常务委员。她先后主持和参与课题 20 多项，发表论文 30 多篇，出版和参编著作 20 多部，多次被学生评为"受学生欢迎的任课老师"。刘教授主要从事中医经典《金匮要略》的教学，以及中医、中西医结合治疗内科病、风湿病工作。

刘清平教授简介

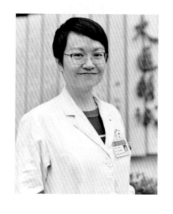

刘清平，博士，硕士研究生导师，广州中医药大学金匮要略教研室副主任，全国优秀中医临床人才，广东省杰出青年人才，美国密歇根大学访问学者；兼任广东省中西医结合学会风湿病专业委员会主任委员。她师从全国老中医药专家学术经验继承工作指导老师陈纪藩教授，从事中医治疗风湿病研究及《金匮要略》研究。

黎海冰教授简介

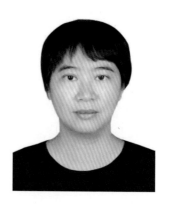

黎海冰，广东省中医药学会内科专业委员会委员。她发表高水平学术论文 10 余篇，主持省市级课题 3 项，获罗定市科技优秀论文奖三等奖 2 项。黎教授擅长风湿免疫科及内分泌科疾病的中西医诊治工作，以及慢性疾病、亚健康的中医调理，尤擅长痛风、类风湿关节炎、强直性脊柱炎、骨性关节炎、系统性红斑狼疮、糖尿病、甲状腺功能亢进症等疾病的诊治工作和营养饮食指导。

蒙向欣教授简介

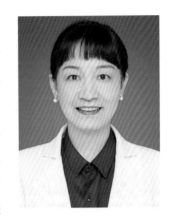

蒙向欣，广州市医师协会中医学医师分会主任委员。她主持并参与广东省中医药局课题多项，以及其他多项课题的临床研究；在国内外医学杂志（SCI、核心期刊）发表论文多篇，主编专著 3 本。蒙教授从事中西医结合肾病科、风湿科工作 20 年余，"从瘀、从湿、从虚论治风湿痹病"，擅长中西医结合、针药并用治疗痛风性关节炎、系统性红斑狼疮、类风湿关节炎、强直性脊柱炎、干燥综合征等风湿免疫疾病。

潘峰教授简介

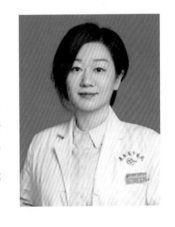

潘峰，博士，国医大师朱良春教授学术继承人，广东省中医药学会风湿与关节康复专业委员会委员。她主持及参与多项国家级及省部级课题，发表多篇论文，参与多部著作的编写。潘教授擅长以虫类药治疗类风湿关节炎、痛风、强直性脊柱炎、干燥综合征等各类风湿专科疾病。

潘胡丹教授简介

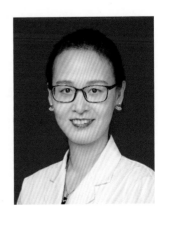

潘胡丹，博士，博士研究生导师。她以第一作者在 Q1 区间 SCI 期刊发表论文 6 篇，中国领军期刊论文 3 篇，申请、授权专利 5 项。潘教授聚焦类风湿关节炎等疾病的中医辨证客观化指标缺乏、循证医学评价证据不足、中医治疗作用机理不清等临床突出问题，集成多学科的前沿技术开展融合创新研究，取得了多项原创性成果。

彭剑虹教授简介

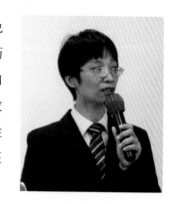

彭剑虹，教授，现任广东省中医结合学会风湿免疫分会委员会常务委员。她主持并参与广东省中医药局课题多项，以及其他多项课题的临床研究；在国内外医学杂志（SCI、核心期刊）发表多篇论文。彭教授从事风湿性疾病诊疗工作 20 余年，对常见风湿性疾病和疑难病的中西医诊治有丰富的经验，对其中医辨证论治思路也有深入研究。

庞学丰教授简介

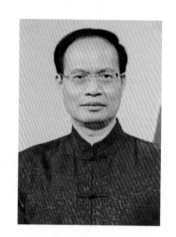

庞学丰，硕士研究生导师，广西中医药大学附属瑞康医院风湿免疫科主任，广西名中医，全国优秀中医临床人才，广西中西医结合学会风湿病分会主任委员。他主持国家级、省部级、厅级课题近 20 项，获广西医药卫生适宜技术推广奖一等奖；主编或参与编写学术专著及教材 10 多部；发表论文 60 余篇。庞教授根据不同风湿病的特点，结合桂派中医大师——徐富业教授提倡的"动静并治"的学术观点，研制了治疗风湿性疾病的系列方药，临床应用效果显著。

邱联群教授简介

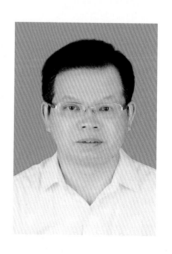

邱联群，研究生，研究生导师，广东省第二中医院风湿病科主任，中国中西医结合风湿病防治联盟常务委员。他主持并参与广东省中医药局课题多项，以及其他多项课题的临床研究；在国内外医学杂志（SCI、核心期刊）发表论文多篇。邱教授从事临床、科研、教学工作三十余载，学识渊博，治学严谨，善于挖掘和探索古方药治疗现代疾病的方法和途径，如类风湿关节炎、强直性脊柱炎、骨性关节炎、痛风性关节炎、系统性红斑狼疮、硬皮病、多发性肌炎、皮肌炎、干燥综合征、白塞病、成人斯蒂尔病等风湿免疫性疾病以及其他内科杂病；擅长运用《内经》《伤寒论》《金匮要略》等经典著作的理法方药进行辨证论治。

孙维峰教授简介

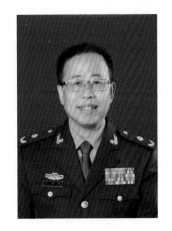

孙维峰，教授，博士研究生导师，博士后合作导师，南部战区总医院首席专家。他主持国家自然科学基金、全军中医药重大专项等各种基金课题 10 余项，发表论文 130 余篇，研发军队医院非标准制剂 4 个；获全军科学技术进步二等奖，国家发明专利 3 项。孙教授对女性风湿免疫性疾病的中医治疗有较深造诣，拟定出治疗妇科风湿病系列经验方，在临床取得满意疗效。此外，他根据岭南地区高尿酸血症多为脾虚湿困、痰瘀互结的病机特点，研制出军队医院非标准制剂复方土茯苓颗粒，在临床上治疗高尿酸血症，预防和减少痛风发作取得了较好的效果。

盛正和教授简介

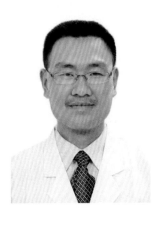

盛正和，教授，硕士，研究生导师，世界中医药学会联合会风湿病专业委员会常务委员。他主持、参与国家自然科学基金项目、广西自然科学基金、柳州市科学技术局项目等多项课题的研究工作；发表高水平学术论文 30 余篇。盛教授擅长中西医结合治疗类风湿关节炎、强直性脊柱炎、系统性红斑狼疮、干燥综合征、硬皮病、血管炎、痛风等风湿免疫性疾病，以及天疱疮、过敏性皮炎、银屑病、湿疹等皮肤疾病。

谈平教授简介

谈平，教授，海南省肾病风湿科学科带头人，任海南省中医院肾病风湿科主任，第六批全国老中医药专家学术经验继承工作指导老师。她主持研究海南省卫生厅科研课题 1 项；发表论文 10 余篇，副主编专著 2 部。谈教授擅长中西结合治疗各种肾病，如肾病综合征、狼疮性肾炎、隐匿性肾炎、肾小管疾病、糖尿病肾病、高血压性肾病、痛风性肾病等，以及血液透析治疗肾功能衰竭。

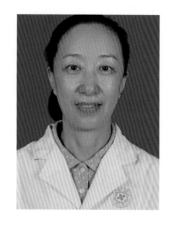

王华教授简介

王华，教授，硕士，研究生导师，广东省基层医药学会健康管理专业委员会副主任委员。他主持广东省中医药局科研项目 3 项，获 2011 年度廉江市科学技术进步奖一等奖；发表学术论文 12 篇，主编及参编学术专著 4 篇。王教授擅长中西医结合治疗风湿性疾病，消化系统疾病、妇女月经不调等内科、妇科疑难杂症。

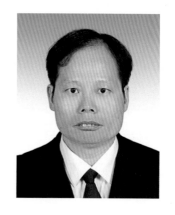

吴金玉教授简介

吴金玉，教授，博士，博士研究生导师，博士后合作导师，广西名中医。现任广西中医药大学第一附属医院风湿科主任，兼任中华中医药学会风湿病分会及肾脏病分会常务委员。她主持国家自然科学基金 5 项、省部级课题 7 项，获中国中西医结合学会科学技术奖一等奖 1 项；发表专业学术论文 60 余篇，主编、副主编专著 4 部。吴教授擅长中医和中西医结合诊治肾脏病和风湿性疾病。

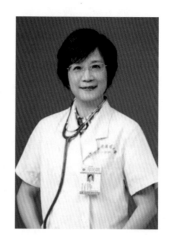

肖长虹教授简介

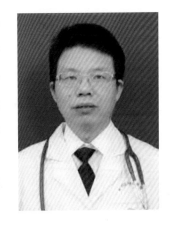

肖长虹，教授，博士，博士研究生导师，博士后合作导师，现任南方医科大学中西医结合医院风湿病科主任、内科党支部书记，兼任中国中西医结合学会风湿病专业委员会副主任委员。他主持4项国家自然基金项目、10余项省部级科研课题，获得军队科学技术进步奖二等奖；在国内外期刊发表论文70余篇，出版专著7部。肖教授主要从事风湿病中西医结合临床诊治方案、作用机制与新剂型研发工作。

肖学吕教授简介

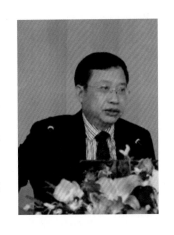

肖学吕，教授，中华医学会深圳分会风湿病学会副主任委员。他主持并参与广东省中医药局课题多项，以及其他多项课题的临床研究；在国内外医学杂志（SCI、核心期刊）发表论文30余篇。肖教授擅长治疗系统性红斑狼疮、干燥综合征、类风湿关节炎、强直性脊柱炎、痛风、皮肌炎和多发性肌炎、系统性硬化症等难治性风湿性疾病。

熊万胜教授简介

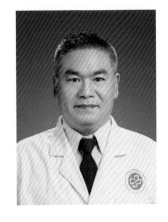

熊万胜，教授，北京中医药大学深圳医院（龙岗）风湿科主任，中国风湿免疫病医联体联盟区域联盟深医风湿免疫病医联体联盟理事，获得2019年"深圳龙岗百名好医生""杏林高手"、2021年度中华中医药学会风湿病分会优秀工作者等荣誉称号。他承担并完成了多项省市级科技项目，在核心期刊发表论文10余篇。熊教授主要从事系统性红斑狼疮、血管炎、类风湿关节炎、强直性脊柱炎、痛风、肌炎等风湿性疾病的研究。

尹智功教授简介

尹智功，教授，现任柳州市中医医院风湿免疫科学术带头人、广西中医风湿病学会副主任委员。他擅长运用中西医两套技术及核医学技术诊治肾脏疾病、风湿性疾病、疑难杂病等，强调痰瘀在风湿性疾病的发病及治疗中的影响，伏邪是该病反复发作、缠绵难愈的根源，痰湿瘀化热为疾病快速发展之因素，因此在用药上多选血府逐瘀汤、湿胆汤等。

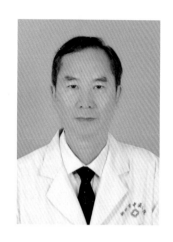

叶雪英教授简介

叶雪英，教授，硕士，广东省中医药学会风湿免疫分会委员。她参与广东省中医药管理局课题 4 项，东莞市科技局课题 3 项。叶教授擅长中西医结合治疗风湿免疫性疾病，如类风湿关节炎、强直性脊柱炎、痛风、系统性红斑狼疮、干燥综合征、产后风湿病、骨性关节炎等疾病。

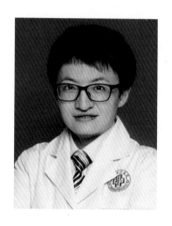

杨爱成教授简介

杨爱成，教授，博士。他主持或参与国家自然科学基金及省级科研课题多项，获省级重大科研成果奖 1 项；在国内各级杂志发表论文 20 余篇，参编专著多部。杨教授擅长急/慢性肾小球肾炎、急/慢性肾衰竭、急/慢性尿路感染、肾病综合征、狼疮性肾炎等疾病的治疗。

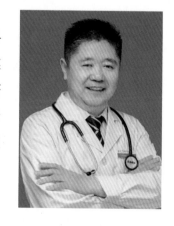

张剑勇教授简介

张剑勇，教授，博士，博士研究生导师，深圳市中医院风湿病科主任，兼任中华中医药学会风湿病分会副主任委员。他主持国家自然科学基金项目1项，完成其他国家级和省市级课题20项，获中华中医药学会科学技术奖4项；主编《风湿免疫疾病中医特色疗法》等著作20部，发表论文140篇，其中SCI论文20篇。张教授擅长运用中西医结合方法诊治风湿性疾病。

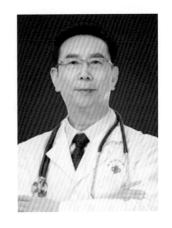

钟力教授简介

钟力，教授，广东省中医药学会风湿病专业委员会常务委员。她参与多项国家级、省市级课题的研究，获中华中医药学会科学技术奖3项；发表论文40余篇，其中参与发表SCI论文10余篇，参编著作1部。钟教授擅长中西医结合治疗风湿性疾病，如系统性红斑狼疮、类风湿关节炎、强直性脊柱炎、骨性关节炎、白塞病、结节性红斑、复发性风湿病、产后风湿病等。

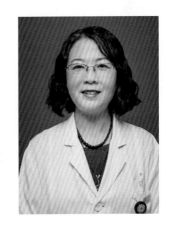

钟秋生教授简介

钟秋生，教授，硕士，广东省东莞市松山湖中心医院中医科主任，广东省中医药学会风湿病专业委员会常务委员。他主持和参与广东省中医药局等课题5项；发表论文80余篇，主编及参编学术著作3部。钟教授擅长风湿免疫病的中西医诊疗，熟悉内科常见病、疑难病的诊治，对经典著作有一定的临床和理论研究。

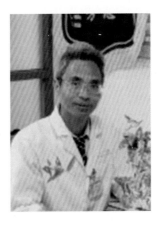

朱峪英教授简介

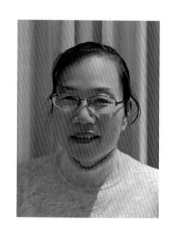

朱峪英，教授，解放军第九二三医院（原三零三医院）中医科和风湿科名誉主任，现任广西中西医结合学会风湿病分会副主任委员。她主持并参与广东省中医药局课题多项，以及其他多项课题的临床研究；在国内外医学杂志（SCI、核心期刊）发表论文多篇。朱教授擅长中西医结合治疗类风湿关节炎、强直性脊柱炎、产后风湿性关节痛等自身免疫性疾病。

郑宝林教授简介

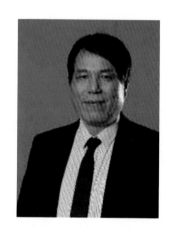

郑宝林，教授，佛山市中医院肾病风湿科主任，硕士研究生导师。广东省医药质量管理协会关节炎与相关疾病分会主任委员。他先后完成了省、市级科研课题多项，发表学术论文 20 多篇。郑教授在运用中西医治疗肾病、风湿免疫性疾病方面积累了丰富的经验，对类风湿关节炎、强直性脊柱炎、痛风性关节炎、系统性红斑狼疮、慢性肾炎、肾病综合征、慢性肾功能不全的诊断和治疗具有独到的见解。

曾翠青教授简介

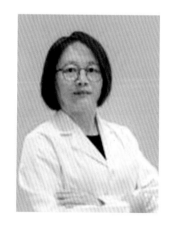

曾翠青，教授，现任中华中医药学会风湿病学分会委员。她主持并参与省级多项课题的临床研究，在国内外医学杂志（SCI、核心期刊）发表论文多篇。曾教授擅长中西医结合诊治各种风湿免疫性疾病。